DEUTSCHE DEMOKRATISCHE REPUBLIK
DEUTSCHE AKADEMIE DER LANDWIRTSCHAFTSWISSENSCHAFTEN ZU BERLIN
INSTITUT FÜR LANDWIRTSCHAFTLICHE INFORMATION UND DOKUMENTATION

Landwirtschaftliches Zentralblatt

ABTEILUNG IV

VETERINÄRMEDIZIN

8. JAHRGANG
1963

AKADEMIE-VERLAG · BERLIN

LZ. IV VETERINÄRMEDIZIN · JG. 1963 · NR. 8 · SEITE 1569—1792 · BERLIN · AUGUST 1963

LANDWIRTSCHAFTLICHES ZENTRALBLATT

ABTEILUNG VETERINÄRMEDIZIN

INHALTSVERZEICHNIS

NAMENVERZEICHNIS

Seitenzahl in [Klammer] bedeutet Bibliographie, mit Stern * bedeutet Buchbesprechung

LANDWIRTSCHAFTLICHES ZENTRALBLATT
ABTEILUNG VETERINÄRMEDIZIN

1963 NR. 8 AUGUST

I. ALLGEMEINES

Jones, R. S. A visit to the Royal Veterinary and Agricultural College, Copenhagen. **(Besuch der Königlichen veterinärmedizinischen und landwirtschaftlichen Hochschule in Kopenhagen.)** Veterin. Rec. **74** (1962) Nr. 43. S. 1155 bis 1157. 20.

Pritchard, W. R.; Iowa State Univ., Coll. of Veterin. Med., Veterin. Med. Res. Inst. Research in veterinary medical science. **(Forschung auf dem Gebiet der veterinärmedizinischen Wissenschaft.)** Iowa State Univ. Veterinarian **24** (1961/62) Nr. 3. S. 127–135. – 3 Lit.
Der Forscher muß eine eingehende Kenntnis vieler Tatsachen und Umstände haben; er muß sehr wißbegierig sein hinsichtlich aller ungeklärten Fragen. Er braucht eine große Ausdauer und ist immer bereit, seine Erfolge mitzuteilen. Von großer Bedeutung ist die Zusammenarbeit im Kollektiv, die freundschaftlich und frei von Eifersüchteleien sein muß, auch im Verhältnis zum technischen Personal. Immer muß Bescheidenheit und Zurückhaltung gegeben sein. Die ständige Unterrichtung über alle neuen Arbeiten, sei es durch das eigene Lesen oder durch Studium von Referaten oder gelegentliche Aussprachen, ist selbstverständliche Voraussetzung. Das einmal gewählte Thema ist gründlich vorzubereiten durch genaues Studium der bereits vorliegenden Angaben, durch Rücksprache mit Spezialisten unter Berücksichtigung der Praxis. Nach exakter Ausführung der notwendigen Experimente ist das Ergebnis zusammenzufassen und in einer Forschungszeitschrift zu veröffentlichen. Alle fremden Autoren – auch Diskussionsbemerkungen – müssen eindeutig zitiert werden. Im übrigen spielt auch das Glück (Zufall) bei vielen neuen Erkenntnissen eine gewisse Rolle. Die Grundwissenschaften sind bei den humanen, veterinärmedizinischen und biologischen Wissenschaften die gleichen. Viele der Arbeiten sind von großem entscheidendem Wert. Vf. ist der Auffassung, daß während der nächsten 10 Jahre die tierärztlichen Forscher die Führung in den biomedizinischen Fächern übernehmen werden.
M. Ziegler. 60.

Ramon, G. À propos de la recherche scientifique vétérinaire en France. **(Zur Frage der wissenschaftlichen tierärztlichen Forschung in Frankreich.)** Bull. Acad. vétérin. France [N.S.] **35** (1962) Nr. 6. S. 205–211.
Schon vor 10 Jahren hat Ramon in einem Bericht an die Akademie der Wissenschaften auf die Notwendigkeit einer selbständigen tierärztlichen Forschung hingewiesen und dies mit dem sehr großen Schaden begründet, den Frankreich während der vergangenen Jahrzehnte durch die Tierseuchen, insbesondere die Maul- und Klauenseuche erlitten hat. Auch die Gefahren für den Menschen wurden dargelegt. Die Behörden haben aber bis heute noch nichts Durchgreifendes unternommen. Und das in einem Land, in dem Pasteur geforscht hat und seine Nachfolger, darunter viel tierärztliche Gelehrte, seine Arbeiten mit Erfolg fortsetzten. Frankreich muß wie früher an der Spitze des Kampfes gegen die Seuchen bei Mensch und Tier stehen. Auch der neue Gesetzentwurf für ein Nationales Institut der tierärztlichen Forschung blieb im Parlament liegen. Schließlich wurde die Recherche Vétérinaire ohne

Rücksprache mit den Fachstellen der Recherche Agronomique unterstellt. Gegenüber diesem „erreur und nonsens" wurde Einspruch erhoben und nochmals darauf hingewiesen, daß die Recherche Vétérinaire mit genügend Mitteln ausgestattet werden muß, so daß sie in voller Unabhängigkeit ihre Forschungen im Interesse des Fortschritts und des Staates ungehindert durchführen kann. M. Ziegler. 60.

Mornet, P. La recherche vétérinaire en Grande-Bretagne. **(Die tierärztliche Forschung in Großbritannien.)** Bull. Acad. vétérin. France [N.S.] **35** (1962) Nr. 6. S. 219–230.

Auf Grund einer Besichtigungsreise berichtet Vf. über die tierärztliche Forschung in Großbritannien. 3 Gruppen von Forschungsinstituten sind zu unterscheiden. Zu der 1. Gruppe gehören die Zentrallaboratorien Weybridge, Lasswade sowie die verschiedenen tierärztlichen Untersuchungszentren (18); sie sind der Abteilung Tiergesundheit des Landwirtschaftsministeriums in London unterstellt und werden auch von ihm unterhalten. Auch das Untersuchungszentrum in Schottland gehört hierher; es untersteht aber der Abteilung Landwirtschaft und Fischerei in Edinburgh. Die nächste Gruppe arbeitet mit privaten Mitteln und ist auf allen Gebieten der wissenschaftlichen Forschung tätiger als in Frankreich. Der zunehmende Umfang der Probleme, der rasche Fortschritt der Wissenschaft, die Vermehrung des Personals und schließlich die Inflation haben dazu geführt, daß die Existenz der privaten Laboratorien gefährdet wurde, so daß die Research of Agricultur zur Unterstützung eingreifen mußte. Auf die Dauer werden diese privaten Institute wohl nicht bestehen bleiben, sondern durch Übernahme auf den Haushalt des Staates oder der Regierung, wie in allen Ländern, abgelöst werden, da nur der staatliche Haushalt allein die Regelmäßigkeit und die Fortdauer der Forschung sicherstellen kann. Bei den Engländern wird diese Regelung angesichts ihrer besonderen Tierliebe zweifellos noch längere Zeit in Form von Geschenken und sonstigen Zuwendungen bestehen bleiben. Als weitere Gruppe von Instituten werden von der Research of Agricultur die Stationen zur Erforschung der Maul- und Klauenseuche und der Geflügelkrankheiten unterhalten. Vf. geht dann weiter auf Einzelheiten über die Ausgaben der Institute, die Zahl der Untersuchungen und ihrer Mitarbeiter und über die große Menge und die Art der zu bearbeitenden Probleme ein, insbesondere auch über die Bedeutung der genetischen Faktoren und der Mangel- und Stoffwechselkrankheiten. Die beiden Institute Weybridge und Lasswade stellen auch Vaccinen und diagnostische Antigene her. Für beide Institute gelten die üblichen Verwaltungsvorschriften, die übrigen Anstalten besitzen eine sehr weitgehende Selbständigkeit. Die Forscher in Weybridge und Lasswade sind öffentliche Beamte, die anderen nur Angestellte. Wie in Frankreich bestehen auch in England mehr oder minder große Schwierigkeiten bei Heranziehung des Nachwuchses für die Forschung. M. Ziegler. 60.

Wooldridge, W. R.; London, Animal Health Trust. The future of the veterinary profession. Veterinary practice. **(Die Zukunft des tierärztlichen Berufes; tierärztliche Praxis.)** Brit. veterin. J. **118** (1962) Nr. 10. S. 403–410. — 1 Lit.

Die Tierheilkunde erlebte nach der erfolgreichen Bekämpfung der Tierseuchen (Rinderpest, Lungenseuche, Rotz usw.) zu Beginn des vorigen Jahrhunderts einen außerordentlichen Aufschwung, wenn sie auch in England erst 1844 eine Standesordnung erhielt. Durch die folgende Spezialisierung wurde das Können der Tierärzte sehr erheblich gefördert; auch die kleinen Haustiere wurden in tierärztliche Betreuung übernommen. An 6 Universitäten wurden 1848 tierärztliche Colleges errichtet, deren Abteilungen schon mit tierärztlich vorgebildeten Professoren besetzt werden konnten. Die weitere Zunahme der tierärztlichen Tätigkeit führte zusätzlich zur Errichtung von 4 Forschungszentren, deren Aufgabengebiet in gleicher Weise wie bei den internationalen tierärztlichen Kongressen aufgegliedert wurde. Während und nach den beiden Weltkriegen hat sich die tierärztliche Arbeit noch weiter wesentlich vergrößert und spezialisiert (z. B. Untersuchung der vom Tier stammenden Lebensmittel) sowohl hinsichtlich der verschiedenen Tierarten als auch einzelner Krankheiten. Die Tierärzte üben ihre Tätigkeit teils einzeln aus, teils gemeinsam mit anderen Tierärzten; letztere Form scheint wesentlich zuzunehmen, bedingt durch die Vermehrung der Tierärzte, durch die dadurch mögliche exaktere Behandlung, durch die bessere Ausrüstung und modernere Einrichtung sowie schließlich durch die dadurch gegebene wirtschaftlichere Auslastung der technischen Hilfskräfte. Vf. erörtert dann die Einführung eines Hospitaldienstes für Tiere, dessen Vor- und Nachteile einzeln aufgeführt werden. Schließlich wird das Problem einer staatlichen Tiergesundheitskörperschaft besprochen, das auf verschiedene Weise gelöst werden könnte: durch die Verstaatlichung des tierärztlichen Berufes oder durch Errichtung einer unabhängigen Gesellschaft mit Zuschuß von der Regierung und den Wohltätigkeitsfonds sowie durch Erhebung verminderter Gebühren (in Verbindung mit anderen tierärztlichen Körperschaften). Entscheidend muß aber sein, daß nur solche Institutionen errichtet werden, die der Tiergesundheit und dem Tierschutz am besten dienen. M. Ziegler. 100.

Marshall, R. S.; London, Dep. of Techn. Co-operation. The future of the veterinary profession. The present state of the overseas services and their possible future development. **(Die Zukunft des tierärztlichen Berufes; der gegenwärtige Stand in den überseeischen Ländern und seine mögliche künftige Entwicklung.)** Brit. veterin. J. **118** (1962) Nr. 11. S. 448–460.

Vf. schildert den Aufbau des Veterinärwesens in sämtlichen überseeischen Ländern, die früher zum Commonwealth gehörten und zum Teil noch gehören. Er beginnt mit Indien, das 1892 eine zivile Veterinärverwaltung erhielt, nachdem schon 1862 eine Armeeveterinärschule in Poona gegründet worden war. Weitere Schulen mit 3–4jährigen Kursen wurden geschaffen; heute gibt es in jedem größeren Staat ein Veterinary College. Weitbekannt ist das Forschungs- und Ausbildungsinstitut in Mukteshwar, das bereits 1893 errichtet wurde. In Indien gibt es zur Zeit 7000 Tierärzte, überwiegend im Staatsdienst, nur 30 in privater Praxis. Der Veterinärverwaltung stehen zahlreiche Laienhilfskräfte zur Verfügung, die aber angesichts des außerordentlich großen Tierbestandes nicht ausreichen; ihre Ausbildung wird weitgehend gefördert. In Nepal ist das Veterinärwesen nicht gut entwickelt, um so mehr dagegen in Burma mit einer fortschrittlichen Verwaltung (3 Tierärzte, 12 Inspektoren und 120 Assistenten). In Ceylon gibt es 23 Tierärzte, davon 6 Praktiker, und seit 1947 eine tierärztliche Fakultät an der Universität. In Singapore und den Nachbarländern ist ein gut organisierter Veterinärdienst mit einem Institut in Ipoh vorhanden. Beinahe frei von Seuchen sind Burma, ebenso Nordborneo und Hongkong. In Afrika ist das Veterinärwesen fast durchweg gut organisiert. An der Spitze steht Südafrika mit dem weltbekannten Institut in Onderstepoort (Sir Theiler). Ähnlich ist es in Kenia mit einer tierärztlichen Fakultät, ebenso in Taganjika, Nigeria mit Spezialinstituten in Yom, Ghana mit dem College in Acca. Äthiopien hat kein organisiertes Veterinärwesen, obwohl das gerade für dieses Durchgangsland dringend notwendig wäre. Aus diesem Bericht ergibt sich, daß in den meisten überseeischen Ländern der Veterinärdienst gut bis sehr gut organisiert und zum Teil mit ausgezeichneten Männern besetzt ist, so daß große Gebiete weitgehend von den gefährlichen Tierseuchen befreit sind. Durch Heranziehung der einheimischen Kräfte ist man eifrig bemüht, brauchbares Fachpersonal auszubilden. Veterinärschulen, Colleges und Fakultäten sind in großer Zahl vorhanden. Die Unabhängigkeit der afrikanischen Staaten ist allerdings so rasch gewachsen, daß sich größere Lücken im Fachpersonal zeigen, die noch nicht aufgefüllt werden konnten. Die Nationalstaaten bedürfen während der Übergangszeit dringend der britischen Hilfe, die im Rahmen der sogenannten technischen Kooperation ohne weiteres gewährt wird. Die überragende Bedeutung eines straffen Veterinärwesens für die überseeischen Länder ergibt sich somit aus dem ständig zunehmenden Verbrauch an vom Tier stammenden Nahrungsmitteln (infolge des starken Bevölkerungszuwaches) sowie der Notwendigkeit einer nachdrücklichen Bekämpfung der Tierseuchen hinsichtlich des Handels mit Tieren und tierischen Produkten. M. Ziegler. 100.

Ewer, T. K.; Bristol, Univ. The veterinary surgeon in relation to animal husbandry. **(Der Veterinärchirurg und das landwirtschaftliche Nutztier.)** Veterin. Rec. **74** (1962) Nr. 43. S. 1141–1148. 100.

Duval, Yves; Alfort, École Nat. Vétérin. Le syndicalisme professionnel vétérinaire. **(Die tierärztliche Berufsgenossenschaft.)** Diss. Alfort **1962** 50 S. – 26 Lit. K. Reinhardt. 100.

Schulze, D.; Berlin, Min. für Landwirtsch., Erfass. und Forstwirtsch., Veterinärwes. **Die internationale sozialistische Arbeitsteilung auf dem Gebiet des Veterinärwesens.** Int. Z. Landwirtsch. [Sofia/Berlin] **1962** Nr. 4. S. 110–115.
Dem Veterinärwesen der sozialistischen Länder erwachsen umfassende, bedeutungsvolle Aufgaben, deren Lösung ohne die internationale sozialistische Zusammenarbeit nicht möglich wäre. Dazu gehört vor allem die Gesunderhaltung des außerordentlich wertvollen Tierbestandes und weiter auch die Abwendung der Gefahren, die für den Menschen durch die Haltung und den Handel mit Nutz- und Zuchttieren entstehen können. Aus diesem Grunde entwickelte sich seit dem Jahre 1957 eine immer intensivere, mehrseitige Zusammenarbeit im Rahmen der ständigen Kommission für Landwirtschaft des Rates für gegenseitige Wirtschaftshilfe. Ihr Ziel ist es, durch die ständig sich erweiternde wissenschaftlich-technische Zusammenarbeit, den ökonomischen Nutzen der gesellschaftlichen Produktion ständig zu erhöhen. Auf den zurückliegenden 5 Tagungen der ständigen Arbeitsgruppe für Veterinärwesen wurde bereits eine große Zahl von aktuellen Fragen behandelt und die diesbezüglichen Entschließungen als Empfehlungen an den Rat der zuständigen Kommission weitergeleitet. Bisher wurden bearbeitet – nur stichprobenartig in der Reihenfolge der ersten Beratung aufgeführt: Bekämpfung und Impfung gegen Geflügelpest, Schweinepest, Maul- und Klauenseuche und Tuberkulose; Prüfung und Herstellung von Biopräparaten (Tuberkulinstandardisierung), Senkung der Herstellungskosten. Untersuchung von Fleisch- und Fleischprodukten, Bau von Schlachthöfen; Export und Import von Tieren und tierischen Erzeugnissen, Tierkörperbeseitigung, Transportveterinärdienst, Grenzkontrollpunkte, Ausbildung der Tierärzte in der Lebensmittelkontrolle, Brucellosediagnostik und Bekämpfung; Überwachung der Besamungsstationen, Untersuchung des Spermas, Export und Import desselben usw. Die praktische Anwendung der gemeinsam erarbeiteten Empfehlungen führte schon jetzt zu einer ständigen Höherentwicklung und Verbesserung der Arbeitsweise des Veterinärwesens. In Zukunft wird noch stärker als bisher die Erhöhung der ökonomischen Wirksamkeit der Maßnahmen des Veterinärwesens in den Mittelpunkt der Beratungen der ständigen Arbeitsgruppe für Veterinärwesen gestellt werden. M. Ziegler. 120.

Lerche, M.; Berlin. **Die Bedeutung der tierärztlichen Institute für Volkswirtschaft, Volksernährung und Volksgesundheit.** Tierärztl. Umschau **18** (1963) Nr. 1. S. 3–12.
Nach einem Hinweis auf das 200jährige Bestehen der ersten École vétérinaire in Lyon (1762) bringt Vf. eine Zusammenstellung der Tierarzneischulen, die gegen Ende des 17. Jahrhunderts in den deutschen Ländern errichtet wurden.

Ihrer zielbewußten und mühevollen Arbeit gelang es schließlich in den folgenden Jahren und Jahrzehnten, durch die Ausbildung von Tierärzten und die Durchführung entsprechender veterinärpolizeilicher Maßnahmen die außerordentlich verlustreichen Seuchen wie Rinderpest, Milzbrand, Lungenseuche, Malleus, Brustseuche usw. mit großem Erfolg zu bekämpfen. Nach Tilgung dieser akuten Seuchen ging man an die Beseitigung der chronischen Seuchen, wie der Tuberkulose und der Zuchtkrankheiten. Auf Veranlassung v. Ostertags wurden im Laufe der nächsten Jahre bakteriologische Untersuchungsinstitute an den Landwirtschaftskammern der preußischen Provinzen geschaffen, die die notwendigen bakteriologischen Untersuchungen übernahmen. Nach Inkrafttreten des Reichstierseuchengesetzes vom 1. 5. 1909 wurden neben diesen Instituten Veterinäruntersuchungsstellen zur Unterstützung der Amtstierärzte in Preußen sowie in den übrigen Ländern gegründet. Sie mußten im Laufe der Jahre infolge der Fülle der wachsenden Aufgaben, die im einzelnen aufgeführt werden, immer weiter ausgebaut werden. Dabei ist besonders die Maul- und Klauenseuche-Forschungsanstalt auf der Insel Riems im Jahre 1919 zu erwähnen, die durch ihre grundlegenden Arbeiten Weltruf erworben hat. Bei der Bekämpfung der wirtschaftlich so schweren Schaden verursachenden Tuberkulose, die schon 1900 von v. Ostertag eingeleitet wurde und schließlich jetzt nach mannigfachen Schwierigkeiten zu vollem Erfolg führte, haben die Institute entscheidend mitgewirkt. Auch bei der Niederringung der Brucellose mußten sie und müssen noch durch die notwendigen massenhaften Blut- und bakteriologischen Untersuchungen ausschlaggebend mitarbeiten. Es gelang dadurch, die Verseuchung von 5,09% auf 1,7% herabzudrücken. Das Salmonellenproblem bringt neuerdings ebenfalls eine weitere Zunahme der Laboratoriumsarbeiten mit sich. Auch die Bekämpfung der sonstigen Zoonosen wird zu einem neuen Arbeitsgebiet. Der Ernährung und Gesunderhaltung des Menschen dienen auch die großen Aufgaben, die bei der Überwachung und Untersuchung der vom Tiere stammenden Lebensmittel einschließlich der Milch zu bewältigen sind. Dabei bleibt das alte Tätigkeitsfeld der Zuchthygiene weiter bestehen; es erfordert sogar durch die Überwachung der künstlichen Besamung neue Kräfte, ebenso steht es mit der Untersuchung auf Blutgruppen. Die praktische Durchführung gerade der letzten Aufgaben erfordert eine neue, zum Teil schon im Gange befindliche Organisation, den sogenannten Tiergesundheitsdienst, der nach und nach für jede Tierart einzeln geschaffen werden muß. Unter der Leitung der Institute werden neben den Spezialisten insbesondere die praktischen Tierärzte herangezogen werden müssen. Zum Schluß sei noch darauf hingewiesen, daß sich Vf. nachdrücklich dafür einsetzt, daß die tierärztlichen Institute neben ihrer Untersuchungstätigkeit auch Forschungsarbeiten durchführen, da gerade durch die Verbindung mit der Praxis schon überaus wichtige Ergebnisse erzielt werden konnten. M. Ziegler. 140.

Greig, W. A.; Glasgow, Univ., Veterin. Hospital, Dep. of Veterin. Med. The interpretation of laboratory reports. **(Auswertung von Laborberichten.)** Veterin. Rec. 74 (1962) Nr. 45. S. 1203–1212. 140.

Gould, C. M.; Southampton. Laboratory techniques in general practice. **(Labortechnik in der allgemeinen Praxis.)** Veterin. Rec. 74 (1962) Nr. 45. S. 1195–1203. 140.

Straub, O. C.; Blaubeuren. **Eindrücke von Indonesien.** Tierärztl. Umschau 18 (1963) Nr. 4. S. 161–165. — 11 Abb., 15 Lit.

Es wird über die besonders großen Probleme der Veterinärmedizin im tropischen Indonesien berichtet. Das Land verfügt über etwa 5,3 Mill. Rinder, 3,3 Mill. Wasserbüffel, 9,5 Mill. Ziegen, 3,0 Mill. Schafe und 1,2 Mill. Schweine. Eine besondere Rolle spielt der Wasserbüffel. Erst in den letzten Jahren wurde das Interesse der tierärztlichen Forschung auf dieses Tier gelenkt. Trotz des Pflanzenreichtums im Lande ist die Tierernährung ein Hauptproblem. Die tierärztliche Ausbildung wird erst seit Staatsgründung (1950) an einer eigenen Fakultät (Bogor) durchgeführt. Bisher ist die Zahl der Tierärzte auf etwa 300 angewachsen, es besteht aber noch starker Bedarf, um die Tierbestände einigermaßen zufriedenstellend überwachen zu lassen. Unter den tierärztlichen Problemen dominieren Seuchen (Tollwut, Pasteurellose, Brucellose, Tuberkulose, Rotz, Lymphangitis epizootica, MKS, Salmonellose, atypische Geflügelpest, Lepra und eine Osteomyelitis der Büffel) und parasitäre Erkrankungen (Distomatose, Cysticercose, Dourine, Texasfieber, Coccidiose, Zeckenbefall). E. Wiesner. 140.

II. ANATOMIE, HISTOLOGIE, EMBRYOLOGIE

Özgüden, Turgut; Ankara, Univ., Veterin. Fak.; Anatomi Kürsüsü. Evcil hayvanlarin (At-Merkep-Sigir-Manda-Keçi-Koyun-Köpek-Kedi-Deve-Fil) kulak Kemiklerinin (Ossicula tympani) Karşilaştirmali (komparatif-anatomik) Araştirmasi. **(Zur vergleichenden Anatomie der Ossicula tympani beim Pferd, Esel, Rind, Büffel, Schaf, Schwein, Hund, Kamel, Elefant, bei der Ziege und der Katze.)** Ankara Üniv. veterin. Fak. Dergisi 9 (1962) Nr. 1. S. 35–53. – 4 Abb., 11 Lit. Zus. in Engl.

Es wurden die Ohrknöchelchen von 20 Pferden und Eseln, 15 Kühen, 10 Büffeln, 20 Schafen und Ziegen, 8 Schweinen, 10 Hunden, 5 Katzen, 3 Kamelen und einem Elefanten untersucht und dabei folgende Unterschiede festgestellt: Die Gelenkfläche des Hammerkopfes zeigt bei den Equiden eine ovale Form, bei den Carnivoren eine halbkreisförmige und bei den übrigen Species die Form einer auf den Kopf gestellten Birne. Der Grad des Winkels zwischen den Gelenkfacetten variiert bei den einzelnen Species. Der Rand der Gelenkfläche ist bei allen Arten aufgezogen. Eine am Hammerhals beginnende Knochenleiste, die sich auf den Hammerkopf fortsetzt, ist bei allen Species mit Ausnahme des Kamels vorhanden. Der Grad des Winkels zwischen dem Hals und dem Stiel variiert bei den einzelnen Tierarten, ebenfalls die Richtung und die Größe des Proc. muscularis. Die Lage und die Größe des langen Fortsatzes ist unterschiedlich, nur bei den Equiden fehlt dieser. Die Form und Größe des sich an der Basis des Stiels befindenden lateralen Fortsatzes ist bei den untersuchten Tieren verschieden. Es konnte nicht festgestellt werden, daß der Amboß der Equiden einem menschlichen Molaren ähnelt. An der Medialseite des Amboßkörpers befindet sich beim Büffel, Elefant, Schaf und bei der Ziege ein deutlicher Knochenvorsprung. Beim Schwein, Rind und den Equiden ist das Crus longum des Ambosses dünner als das Crus breve, bei den übrigen Tierarten ist es umgekehrt. Beim Schwein, Schaf, Hund und bei der Ziege ist das Crus longum mit dem Os lenticulare verschmolzen, so daß es bei diesen Tieren als Proc. lenticularis bezeichnet werden kann. Auf dem oberen Ende des Crus breve befindet sich eine kleine Gelenkfläche, die bei den einzelnen Species verschiedene Formen aufweist. Verschiedene Formen der Gelenkfläche finden sich ebenfalls auf dem Capitulum stapedis. Die Lage und das Verhältnis der Crura untereinander ist bei den einzelnen Tieren unterschiedlich. Das Größenverhältnis zwischen Capitulum und Basis stapedis variiert bei den einzelnen Species. R. Berg. 280.

Purohit, M. S. und Rathor, S. S.; Bikaner, Rajasthan Coll. of Veterin. Sci. and Animal Husbandry. Stomach of the camel in comparison to that of the ox. **(Der Magen des Kamels im Vergleich zu dem des Rindes.)** Indian veterin. J. 39 (1962) Nr. 11. S. 604–608. – 8 Abb., 1 Tab., 4 Lit.

Zur Untersuchung dienten 2 Kamele im Alter von 8 und 17 Jahren. Das Fassungsvermögen des Pansens beträgt bei einem mittelgroßen Kamel etwa 116 Liter. Der Pansen erstreckt sich vom Kaudalrand der 8. Rippe bis zum

1. Lendenwirbelquerfortsatz. Er beansprucht den größten Teil der linken Bauchhöhlenhälfte und überschreitet ventral die Medianebene. Der Pansen besitzt zwei besondere Abschnitte, die durch starke Muskelfalten von der eigentlichen Pansenhöhle abgeteilt werden, die Drüsensäcke. Diese Säcke liegen cranioventral und medioventral vom Pansen. Jener Teil des Pansens, der beim Rind dem Labmagen anliegt, wird beim Kamel vom rechten Drüsensack in Anspruch genommen. Die Drüsensäcke bestehen innen aus kleineren Abteilungen, die selbst wieder unterteilt sind. Der cranioventrale Drüsensack ähnelt sehr dem Reticulum, so daß er leicht mit diesem verwechselt werden kann. Die Drüsensäcke sind innen mit einem einfachen Zylinderepithel ausgestattet und enthalten tubulöse Drüsen. Ihr mikroskopischer Bau ist ähnlich dem des Colons mit der Ausnahme, daß die Krypten nicht so tief und Becherzellen zahlenmäßig geringer sind. Das Reticulum ist ein birnenförmiges Organ, das mit dem cranioventralen Drüsensack des Pansens verbunden ist. Es liegt im Gegensatz zum Rind rechts von der Medianebene. Kaudal steht der Netzmagen mit cranioventralem Drüsensack und cranial mit dem Psalter in Verbindung. Der Psalter des Kamels ist beträchtlich länger und größer als der des Rindes. Der Labmagen liegt dem Pansen, der Haube und dem Blättermagen an. R. Berg. 280.

Goller, H.; München, Univ., Tieranatom. Inst. **Gefäß- und Nerventopographie der Vorder- und Hinterextremität des Pferdes.** Veterin.-med. Nachr. **1962** Nr. 4. S. 240–255. — 2 Abb. Zus. in Engl.

Im Mittelpunkt dieser Arbeit stehen 2 topographische Abbildungen von den Gefäßen und Nerven der Vorder- und Hinterextremität des Pferdes. In der Idee geht diese Darstellung vom „Lehrbuch der vergleichenden Anatomie", Bd. III von Dobberstein und Koch (1958) aus, wo die Extremitäten in Scheiben zerlegt wurden, ohne daß jedoch die Gefäße und Nerven im Zusammenhang dargestellt wurden. Vf. zerlegte die Vorder- und Hinterextremitäten eines formalinisierten Pferdes ebenfalls in Querschnittserien und entwickelt die obengenannte Idee insofern weiter, als der „Gefäßbaum" und die Nerven in ihrer Kontinuität dargestellt werden. Eine derartige Darstelhung der Gefäße und Nerven ist neu. Über Verlauf und Verzweigung wird das Bekannte in den Lehr- und Handbüchern der Veterinäranatomie vorausgesetzt. Vf. beschränkt sich auf eine Beschreibung der einzelnen Querschnitte und verweist im übrigen auf die bekannten Lehr- und Handbücher sowie Atlanten der Veterinäranatomie. R. Berg. 300.

Brosseau, Joseph; Alfort, École Nat. Vétérin. Anatomie descriptive et topographique des organes post-diaphragmatiques du hamster doré (foie, estomac, pancréas, rate). **(Beschreibende und topographische Anatomie der Bauchorgane des Goldhamsters: Leber, Magen, Pankreas und Milz.)** Diss. Alfort **1962** 61 S. — 10 Abb., 36 Lit. K. Reinhardt. 300.

Schild, Urs; Zürich, Univ., Veterin.-Pathol. Inst.; Veterin.-Anatom. Inst. **Metrische Untersuchungen an Metacarpal- und Metatarsalknochen gesunder Rinder, als Grundlage für die pathologisch-anatomische Beurteilung der Hauptmittelfußknochen.** Diss. Zürich **1962** 38 S. — 8 Abb., 10 Tab., 26 Lit.

Während bei lokalisierten Knochenveränderungen stets ein Vergleich mit gleichen oder ähnlichen Knochen möglich ist, werden bei erworbenen oder erblichen generalisierten Erkrankungen Vergleiche mit gleichaltrigen Tieren unter Berücksichtigung von individuellen Schwankungen immer schwierig sein. Vf. hat deshalb von 50 normal geschlachteten und gesunden Höhenfleckviehrindern je einen vorderen und hinteren Hauptmittelfußknochen ausgemessen, nachdem sie in der Transversalebene aufgesägt wurden. Sowohl Metacarpal- als auch Metatarsalknochen waren am distalen Ende breiter als am proximalen. Bei den Metacarpalknochen war die Substantia compacta am proximalen Ende im Übergang in die Substantia spongiosa lateral dicker, bei den Metatarsalknochen hingegen medial. Die Metacarpalknochen zeigten im allgemeinen eine dickere Compacta als die Metatarsalknochen. Die dünnste Stelle der Substantia compacta befand sich ausnahmslos am distalen Ende, am Übergang in die Substantia spongiosa. E. Wiesner. 385.

Sullivan, G. E.; Sydney, Univ., Dep. of Histol. and Embryol.; Dep. of Zool. Anatomy and embryology of the wing musculature of the domestic fowl (Gallus). **(Anatomie und Embryologie der Flügelmuskulatur des Haushuhnes [Gallus].)** Austral. J. Zool. **10** (1962) Nr. 3. S. 458–518. – 39 Abb., 2 Tab., 54 Lit.

6 erwachsene Weiße Leghorns wurden präpariert und die Flügelmuskeln untersucht. Variationen konnten nicht beobachtet werden. Weiterhin wurden 13 Weiße Leghorn-Embryonen der Stadien 25–26 bis 38 (Hamburger und Hamilton 1951) in Susa fixiert, dehydratisiert, in Methylbenzoat und Celloidin aufgehellt, in Paraffin eingebettet und in Serie geschnitten. 6 wurden transversal geschnitten und 7 sagittal. Die embryonale Entwicklung der Muskulatur wurde untersucht und die Homologien mehrerer Muskeln der Vogel- und Reptilienschultergegend erläutert. Wie bereits bei anderen Tetrapoden untersucht, erscheint die Muskulatur des Flügels des Hühnerembryos zuerst als ein Paar gegenüberliegender – eine ventral, die andere dorsal – verdichteter Mesenchymmassen. Diese prämuskuläre Masse ist gelappt. Diese Lappung gestattet auf einer sehr frühen Entwicklungsstufe die Identifizierung der Primordia verschiedener Muskelgruppen, bevor sich die einzelnen Muskeln differenziert haben. Die definitiven Muskeln bilden sich auf Grund eines Spaltungsprozesses der prämuskulären Massen. Vf. stellt fest, daß die Nomenklatur der Muskeln verwirrend ist. Diese wurde durch die Schwierigkeit der Homologiebestimmung durch Untersuchungen, die sich nur auf adulte Tiere beschränken, verursacht. Es wurde deshalb eine Revision der Termini für die Flügelmuskeln vorgenommen in der Absicht, die Nomenklatur der Vögel zu stabilisieren. R. Berg. 400.

David, Gilbert; Alfort, École Nat. Vétérin. Voies d'accès à l'estomac chez les petits animaux de laboratoire. **(Der Mageneingang bei den kleinen Laboratoriumstieren.)** Diss. Alfort **1962** 54 S. – 18 Abb., 15 Lit.
K. Reinhardt. 425.

Guiard, Charles-Henri; Alfort, École Nat. Vétérin. Anatomie de l'appareil génital mâle du cobaye. **(Anatomie des männlichen Geschlechtsapparates beim Meerschweinchen.)** Diss. Alfort **1962** 55 S. – 11 Abb., 17 Lit.
K. Reinhardt. 458.

Reinhard, Karl R., Miller, Malcolm E. und Evans, Howard E.; Bethesda, Md., Nat. Inst. of Health; Ithaca, N.Y., Cornell, Univ., New York. State Veterin. Coll. The craniovertebral veins and sinuses of the dog. **(Die craniovertebralen Venen und Sinus des Hundes.)** Amer. J. Anatomy **111** (1962) Nr. 1. S. 67–87. – 11 Abb., 11 Lit.

Nach kurzen Hinweisen auf die vorhandene Literatur geben Vff. an Hand von an 28 Hunden mittels verschiedener Methoden durchgeführten Untersuchungen eine zusammenfassende Schilderung der craniovertebralen Venenversorgung. Die Ausbildung der einzelnen Venen und Blutsinus des Schädels und der Wirbelsäule wird eingehend beschrieben und in mehreren vorzüglichen Abbildungen dargestellt. Vor allem werden dabei auch die Möglichkeiten des Blutabflusses erörtert. So fließt das Blut des Gehirns außer über die V. jugularis externa, die mit ihren zahlreichen Ästen den Großteil des Blutes aufnimmt, auch über den Sinus vertebralis longitudinalis, die Vv. vertebrales und die V. jugularis interna ab. G. Michel. 510.

Corbes, Gérard; Alfort, École Nat. Vétérin. Le tissu lymphoide chez les galliformes. **(Das lymphatische Gewebe bei den Hühnervögeln.)** Diss. Alfort **1962** 69 S. – 3 Abb., 7 Tab., 81 Lit. K. Reinhardt. 520.

Malinovský, Lubomír; Brno, Purkyně Univ., Inst. of Anatomy. Contribution to the anatomy of the vegetative nervous system in the neck and thorax of the domestic pigeon. **(Beitrag zur Anatomie des vegetativen Nervensystems des Halses und des Thorax bei der Haustaube.)** Acta anatom. [Basel] **50** (1962) Nr. 4. S. 326–347. – 8 Abb., 33 Lit. Zus. in Franz.
Es wurde das Verhalten des N. vagus und N. sympathicus an 30 Haustauben untersucht. Wo der N. vagus aus der Medulla oblongata entspringt, verdickt er sich zum Ggl. proximale (jugulare), das mit dem Ggl. proximale des 9. Gehirnnerven zu einem relativ großen Wurzelganglion beider Nerven verbunden ist. Die Schädelhöhle verläßt der N. vagus durch das Foramen jugulare. Der N. vagus bildet mit dem 9. Gehirnnerv die starke Staderinsche Anastomose. Das Ggl. cervicale craniale des Sympathicus wurde stets etwas medial zwischen 9. und 10. Gehirnnerven gefunden. In seinem Verlauf zieht der N. vagus an den Muskeln der Lateralseite des Hales entlang und kreuzt ventral die Cervicalnerven. Er zieht über den Dorsalrand der Schilddrüse und der Epithelkörperchen. 5–10 mm caudal der Schilddrüse bildet der N. vagus das Ggl. trunci ni vagi. Im Thorax zieht er dorsal der A. subclavia und teilt sich im Bereich der A. pulmonalis. Etwas weiter caudal tritt der N. vagus wieder zusammen und bildet auf diese Weise um den Ramus arteriae pulmonalis eine Schlinge. An der Teilungsstelle des N. vagus werden Rr. pulmonales ni vagi, Rr. bronchales, Rr. cardiaci medii und caudales abgegeben. Der N. recurrens dexter schlägt sich auf der rechten Seite um den Arcus aortae. Auf der linken Seite verläuft der N. recurrens erst caudal und schlägt sich dann um den linken Bronchus, um cranial zu ziehen. Der thorakale Sympathicus liegt in enger Beziehung zu den 7. Rippenpaaren. Die Ggll. befinden sich auf der Lateralseite der Wirbelsäule, etwa in der Mitte zwischen zwei Rippenköpfen. Von den beiden cranialen symphatischen Ggll. entspringen Rr. pulmonales und der N. cardiacus ni sympathici. Die stärkeren Nn. splanchnici nehmen ihren Ursprung aus dem 2. und 3. sympathischen Thoracalganglion. R. Berg. 585.

Dubanský, Vladimír; Brno, Veterin. Fak. VŠZ, Histol.-Embryol. Ústav. Morfologie anální žlázy nutrie. **(Morphologie der Afterdrüse bei der Nutria.)** Sborník Vysoké Školy zemědělské Brně, Rada B **9(30)** (1961) Nr. 1/2. S. 81–90. – 8 Abb., 14 Lit. Zus. in Russ., Dtsch.
Auf Grund einer Afterdrüsen-Untersuchung von 18 Nutrias im Alter von 7 Mon. bis 4–5 Jahren (davon die meisten 9 Mon. alt) wird das makro- und mikroskopische Bild der Analdrüse von *Myocastor coypus molina* 1782 beschrieben. Die Drüse ist sowohl bei Männchen entwickelt als auch bei Weibchen, bei denen sie jedoch kleiner ist. Sie ist 1–4 cm lang und etwa 1–1,5 cm breit. In beiden Fällen mündet die Drüse in die Analöffnung, durch die sie bis zu einem Drittel ihrer Länge nach außen ausgestülpt ist. Am Gipfel des ausgestülpten Teils befinden sich 4 warzenförmige Öffnungen, wo die Drüse ausmündet. Die Oberfläche der Drüse besteht aus 3 Schichten, wovon die oberste Schicht von einem kollagenen Bindegewebe gebildet wird; dann folgt eine Schicht der quergestreichten Muskulatur, und die dritte Schicht besteht wiederum aus kollagenem Bindegewebe. Ein Teil der ausgestülpten Drüse ist mit einer Schleimhaut bedeckt, die an der Dorsalseite in die Darmschleimhaut übergeht. Ein Teil der Schleimhaut samt Behaarung und der ventrale Teil der Drüse sind mit einem fliesenförmigen Epithel bedeckt, mit dem auch die Endausgänge der Drüse ausgepolstert sind. Nach histologischer Untersuchung stellt die Analdrüse eine komplizierte alveolare Smegmadrüse dar, der Sekretion nach handelt es sich um eine holokrine Drüse. F. Nádvorník. 600.

Declercq, Serge; Alfort, École Nat. Vétérin. Études sur l'anatomie des mamelles de la brebis. **(Anatomische Untersuchungen über das Euter des Schafes.)** Diss. Alfort 1962 43 S. — 9 Abb., 2 Tab., 9 Lit.

K. Reinhardt. 610.

Schmidt, W.; Hamburg, Univ., Anatom. Inst. **Licht- und elektronenmikroskopische Untersuchungen über die intrazelluläre Verarbeitung von Vitalfarbstoffen.** Z. Zellforsch. mikroskop. Anatom. 58 (1962) Nr. 4. S. 573–637. — 30 Abb., 1 Tab., 193 Lit.

Als Versuchsobjekte wurden Zelltypen ausgewählt, an denen bereits verschiedene Untersucher den Ablauf der Vitalfärbung im lichtmikroskopischen Bereich studiert und beschrieben hatten. Als Versuchsobjekte dienten Epidermiszelle (Tritonlarve), Amnionepithelzelle (Hühnchen), Dünndarmepithelzelle (Maus, Triton und Daphnie), Tubulusepithelzelle des Hauptstückes (Urniere Triton und Niere Maus, Ratte). Es wurden folgende Farbstoffe verwendet: Hellfeldfarbstoffe: Neutralrot (Hollborn), Trypanblau (stand. Bayer). Fluorochrome: Neutralrot (Hollborn), Acridinorange (Bayer). Elektronendichte Farbstoffe: Myofer (Hoechst), Goldsol (Degussa). Neutralrot und Acridinorange lagen in einer nach Zanker gereinigten Charge vor. Die Verarbeitung der Vitalfarbstoffe ist an definierte submikroskopische Cytoplasmastrukturen gebunden. Die Anreicherung und Speicherung erfolgt in einem System von Vacuolen, das in jeder Zelle vorhanden ist. Der Ausbildungsgrad bei den einzelnen Zellen ist unterschiedlich und hängt von dem augenblicklichen Funktionszustand ab. Beim Färbevorgang können die Phasen der Farbstoffaufnahme, Diffusfärbung, vacuolären und granulären Anreicherung, Krinombildung und Farbstoffausscheidung unterschieden werden. Kolloide Farbstoffe, die nicht gespalten und resorbiert werden können, verbleiben in den Vacuolen im Zustand der Speicherung. Durch Pinocytose aufgenommene Stoffe liegen zwar innerhalb des Zelleibes, aber in einer vom Plasmalemm gebildeten Vacuole. Bei der diffusen Verteilung der Farbstoffe über das Grundplasma werden Neutralrot und Acridinorange an Lipoide, Eiweißkörper und Nucleoproteide gebunden. Das makromolekulare Myofer findet sich frei verteilt im Grundplasma. Die Eliminierung geht mit einer Anreicherung im vacuolären Apparat einher (vacuoläre oder granuläre Speicherung in der Lichtmikroskopie). Bei hoher Belastung der Zelle mit den basischen Farbstoffen Neutralrot und Acridinorange entstehen im Cytoplasma RNS- und DNS-haltige granuläre Ablagerungen. Die Ausscheidung des Farbstoffes konnte nur an dem kolloiddispersen Trypanblau verfolgt werden. Dieses wird in der Nierentubuluszelle nach Anreicherung und Speicherung wieder an der Zelloberfläche ausgestoßen. R. Berg. 710.

Enlow, Donald H.; Ann Arbor, Univ. of Michigan, Dep. of Anatomy. Functions of the haversian system. **(Funktionen des Haversschen Systems.)** Amer. J. Anatomy **110** (1962) Nr. 3. S. 269-305. — 29 Abb., 2 Tab., 46 Lit.

Am Os femoris, an der Tibia, dem Humerus, dem Radius und der Mandibula des Rhesusaffen sowie an mehreren Knochen des Hundes sowie anderer Vertebraten wurde eingehend die Verteilung und die strukturellen Beziehungen der primären und sekundären Osteone sowie das Auftreten der nicht pathologischen Nekrose im kompakten Knochengewebe untersucht. Dabei wurden vor allem die mit der Bildung der sekundären Osteone im Zusammenhang stehenden strukturellen und funktionellen Beziehungen herausgestellt und ausführlich diskutiert. Das sekundäre Osteon wird als eine innere Strukturanpassung des kompakten Knochengewebes auf verschiedene funktionelle und durch die Entwicklung bedingte Verhältnisse, die jedoch nicht zu einer Veränderung der makroskopischen Form des Knochens führen, angesehen.

G. Michel. 805

Eglitis, Irma und Knouff, R. A.; Columbus, Ohio State Univ., Coll. of Med., Dep. of Anatomy. An histological and histochemical analysis of the inner lining and glandular epithelium of the chicken gizzard. **(Eine histologische und histochemische Analyse der Innenauskleidung und des Drüsenepithels des Hühnermagens.)** Amer. J. Anatomy **111** (1962) Nr. 1. S. 49–65. – 19 Abb., 1 Tab., 18 Lit.

Der Magen aller körnerfressenden Vögel ist durch eine dicke Muskelhülle und durch einen Schleimhautbelag, über dessen Natur unterschiedliche Meinungen bestehen, ausgezeichnet, Vff. untersuchten daher diese Verhältnisse am Magen gesunder Hühner nochmals eingehend mittels zahlreicher histologischer und histochemischer Methoden. Dabei konnten zwei grundsätzliche Typen von Drüsenzellen festgestellt werden: die kubischen Zellen, welche die tubulösen Drüsen auskleiden und eine fest werdende Substanz produzieren, die in Form von Stäben oder Säulen die bedeckende Membran durchdringt; die Zylinderzellen, welche die Oberfläche bedecken sowie die Krypten auskleiden und ein weicheres Material produzieren, welches sich, bevor es erhärtet, über die freie Oberfläche ausbreitet und die Substanz der horizontalen Streifen bildet. Das Vorkommen von an Protein gebundenen Sulfohydryl- und Disulfidgruppen in den Sekretionsprodukten beider Zellarten beweist nach Ansicht der Vff. nicht die Keratinnatur des Schleimhautbelages. Aus ihren eingehenden Untersuchungen und Erörterungen folgern sie, daß die sog. Keratinmembran aus einem Kohlenhydrat-Protein-Komplex mit einem geringeren Cystingehalt als im epidermalen Keratin besteht, und sind der Meinung, daß die Bezeichnung „Cuticularmembran" zu bevorzugen wäre.

G. Michel. 830.

Krŭstev, Ch. (Krâstew, Ch.) Strukturata na belija drob pod elektronnija i optičeskija mikroskop. **(Lungenstruktur unter dem Elektronen- und optischen Mikroskop.)** Naučni trudove. Visš veterinarnomedicinski institut „Prof. d-r G. Pavlov", Sofija **10** (1962) S. 93–107. – 15 Abb., 30 Lit. Zus. in Russ., Dtsch.

Ultradünne Schnitte aus Lungen von Huhn, Ratte, Hase und einigen Reptilien (Schildkröte und Schlange) wurden unter Linsen- und Elektronenmikroskop untersucht. Nach künstlich verursachter Atelektase wurden außerdem Beobachtungen über den Aufbau der Hasenlunge angestellt. Die Ausschnitte wurden nach der Methode für die elektronenmikroskopische Histologie hergestellt und mit Regaud-Hämatoxylin gefärbt. Die experimentellen Untersuchungen haben gezeigt, daß sich an den Alveolarwänden bei Reptilien und Säugetieren besondere Deckzellen befinden, deren Grenzen mit beiden Mikroskoparten nur schwer bestimmt werden können. Allein in den respiratorischen Bronchiolen der Hühnerlunge wurden keine solchen Zellen beobachtet. Die Untersuchungen haben die alte Lehre von Elenz-Kölliker über den Bau der Epithelzelldecke der Lungenalveolen widerlegt. Nach Vf. stellen die von vielen Autoren beschriebenen „kleinen Kernzellen" Körperchen von Deckzellen dar, die sich in den interkapillären Nischen befinden. Die Auswüchse der Deckzellen werden von diesen Autoren für kernlose Epithelplättchen gehalten. G. Radew. 840.

Liu, Hin-Ching; Hong Kong, Univ., Dep. of Anatomy. The comparative structure of the ureter. **(Die vergleichende Struktur des Ureters.)** Amer. J. Anatomy **111** (1962) Nr. 1. S. 1–15. – 20 Abb., 9 Tab., 13 Lit.

An mehreren Arten von Süßwasserfischen, Seefischen, Amphibien, Reptilien, Vögeln und Säugetieren wird anatomisch an Injektions- und Korrosionspräparaten sowie histologisch und histochemisch die Ausbildung des Harnleiters untersucht. In der anschließenden Diskussion der gewonnenen Ergebnisse werden die strukturellen und funktionellen Beziehungen vor allem im Hinblick auf die Hauptausscheidungsprodukte des Proteinstoffwechsels

(Ammoniak, Harnstoff oder Harnsäure) erörtert. Bei Reptilien, Vögeln und Säugetieren, nicht bei Fischen, besteht eine Beziehung zwischen der Länge des Ureters und der Menge der in die Wand eingelagerten glatten Muskulatur. In dem Epithel finden sich bei Süßwasserfischen, Reptilien und Vögeln Becherzellen; sie fehlen bei Salzwasserfischen, Amphibien und Säugetieren. Bei Amphibien und Säugetieren läßt sich als Polysaccharid vor allem Glykogen feststellen, während in dem Ureterepithel von Fischen, Reptilien und Vögeln die sauren Mucopolysaccharide überwiegen. G. Michel. 850.

Stinson, Al. W., Weber, Alvin F. und Zemjanis, Raimunds; St. Paul, Univ. of Minnesota, Coll. of Veterin. Med., Div. of Veterin. Obstetrics; Div. of Veterin. Anatomy. The bovine endometrium — An electron microscopic study. **(Das Endometrium des Rindes. — Eine elektronenmikroskopische Studie.)** Amer. J. veterin. Res. **23** (1962) Nr. 97. S. 1164–1182. — 25 Abb., 18 Lit.

Aus dem Uterus von 6 Kühen, die am 17. bzw. 18. Tag nach dem Oestrus getötet wurden, und an Biopsiematerial, welches an verschiedenen Tagen des Zyklus aus dem Uterus von 3 Kühen entnommen wurde, untersuchten Vff. elektronenmikroskopisch den Bau des Endometriums. Vor allem wurden dabei die submikroskopischen Bildungen des Epithels beschrieben. Die cytoplasmatischen Veränderungen in den Epithelzellen während des letzten Drittels des Zyklus weisen auf eine steigende Zellaktivität hin. Die Mitochondrien, die in zwei verschiedenen Formen gefunden werden, nehmen an Zahl, Größe und Innenstruktur zu, das endoplasmatische Reticulum proliferiert und die Microvilli an der Zelloberfläche werden länger und zahlreicher.

G. Michel. 870.

Seifert, Klaus; Kiel, Univ., Pathol. Inst. **Elektronenmikroskopische Untersuchungen der Aorta des Hausschweines.** Z. Zellforsch. mikroskop. Anatom. **58** (1962) Nr. 3. S. 331–368. — 13 Abb., 79 Lit.

Es standen 5 junge männliche Schweine für diese Untersuchungen zur Verfügung. Das Endothel besteht aus einer einfachen Lage von abgeplatteten Zellen, die einen kontinuierlich zusammenhängenden porenfreien Belag bilden. Die Grenze zwischen zwei aneinanderstoßenden Endothelzellen ist klar gezeichnet durch die beiden zueinander parallel laufenden Zellmembranen. Die Endothelzellen enthalten einen relativ großen, ovalen Kern. Die Schweineaorta enthält zwischen Endothel und Media eine ausgeprägte subendotheliale Intimaschicht von kompliziertem Bau. Sie besteht aus den 4 Strukturkomponenten: Grundsubstanz, kollagenen Fibrillen, elastischen Fasern und Zellen. Die Media nimmt den größten Teil des Aortenwanddurchmessers ein und ist das tragende Moment der Wandung. Es fällt eine Schichtung in elastische Membranen und dazwischen eingelagerte Muskelzellen auf. Bei der Feinstrukturanalyse lassen sich vier Strukturkomponenten erkennen: Grundsubstanz, elastische Fasern und Systeme, kollagene Fasern und Muskelzellen. Die Adventitia besteht vorwiegend aus einander durchflechtenden dicken Bündeln starker kollagener Fasern, deren Einzelfibrillen 3–4mal dicker sind als die der Media und der Intima. Am unscharfen Übergang aus der Media werden die Muskelzellen kleiner, die elastischen Fasern dünner, die gleichmäßige Packung der Lamellen geht verloren, während gleichzeitig die Kollagenfasern zum überwiegenden Strukturelement werden. Adventitia, äußeres und — seltener — mittleres Mediadrittel enthalten Blutgefäße. Die Adventitiagefäße sind kleine Arterien und Venen von uncharakteristischem Bau. Die Wandung der größeren Vasa privata in der Media besteht aus einem relativ dicken, porenfreien Endothel, darunter einer schmalen homogenen Basalmembran. Die Kapillaren sind ebenfalls von einer relativ dicken, porenfreien Schicht von Endothelzellen ausgekleidet.

R. Berg. 970.

Clark jun., Sam L.; St. Louis, Mo., Washington Univ., School of Med., Dep. of Anatomy. The reticulum of lymph nodes in mice studied with the electron microscope. **(Das Reticulum der Lymphknoten der Maus, untersucht mit dem Elektronenmikroskop.)** Amer. J. Anatomy **110** (1962) Nr. 3. S. 217 bis 257. — 21 Abb., 22 Lit.

Bei den vor allem an Mesenteriallymphknoten der Maus durchgeführten Untersuchungen konnte elektronenmikroskopisch festgestellt werden, daß das fibröse Reticulum aus kollagenen Fibrillen, wenigen elastischen Fasern sowie einem feinen fibrillären Material besteht und in der gesamten Ausdehnung von Reticulumzellen eingehüllt ist. Die Wand der Sinus besteht aus den dem Lumen zunächst liegenden Uferzellen, einer Lage von Faserbündeln und einer Lage von mehr abgeflachten Reticulumzellen. Außer den in der Innenwand des Marginalsinus sich findenden Poren, die dicht mit Makrophagen angefüllt waren, konnten keine Unterbrechungen der Sinuswände gesehen werden. Das celluläre Reticulum ist als eine ununterbrochene Schicht von Zellen anzusehen, die das lymphoide Gewebe durchdringt, die Wand der Sinus bildet und dabei stets einen die Reticulumfasern enthaltenen feinen Raum von einem viel größeren, freie Zellen enthaltenden Raum trennt. G. Michel. 980.

Chidroglujan, Š. A. (Chidroglujan, Sch. A.); Orbeli-Inst. für Physiol. der Akad. der Wiss. der Armen.SSR. O nervnych kletkach na poverchnosti spinnogo mozga u koški i sobaki. **(Über die Nervenzellen an der Oberfläche des Rückenmarks der Katze und des Hundes.)** Doklady Akademii nauk Armjanskoj SSR, Erevan **34** (1962) Nr. 4. S. 187–191. — 4 Abb., 2 Lit. Orig.: russ., Ausz.: armen.

Es wurde die „subpiale Nervenschicht" (Nemilow) des Rückenmarks bei 20 Katzen und 20 Hunden mit Hilfe der Imprägnationsmethode nach Kampos, der Thioninfärbung und der Methode nach Dogel untersucht. Diese Schicht befindet sich direkt unter der Pia mater zwischen dem Sulcus lateralis dorsalis und dem Sulcus lateralis ventralis an beiden Seiten des gesamten Rückenmarks. Diese Schicht enthält zwei Nervenzellformen, die spindelförmigen und die multipolaren Zellen. Die in der Größe stark variierenden spindelförmigen Zellen liegen in Reihen und sind so angeordnet, daß ihre Längsachse parallel zur Achse des Rückenmarks verläuft. Ihre cranial und caudal verlaufenden Dendriten bilden mehrere miteinander in Verbindung stehende Nervenfaserbündel. Die an den Seitenflächen der Spindelzellen entspringenden Ausläufer (Dendriten) strahlen dann ebenfalls mit ihren Endästen in diese Bündel ein. Einige der Dendriten gehen in die Tiefe des Rückenmarks. Die multipolaren Zellen der subpialen Schicht sind größer als die spindelförmigen und verteilen sich über die ganze Seitenfläche des Rückenmarks. Sie bilden manchmal Gruppen von 2–3 Zellen. Ihre Ausläufer verlaufen in den verschiedensten Richtungen und sind häufig auch an der ventralen Fläche des Rückenmarks und in der Pia mater (entlang der Blutgefäße und der Bindegewebsfasern) festzustellen. An den Blutgefäßen der Pia mater wurden ebenfalls Nervenzellen beobachtet. Die marklosen Nervenfasern beider Zellformen bilden ein bald dichteres, bald lockereres Geflecht. An den Zelleibern wurden Terminalfäserchen und synaptische Bildungen beobachtet. Die Nervenzellen der subpialen Schicht sind im gewissen Maße für die Innervation der Pia mater verantwortlich. Nach ihrem Aussehen können sie zu den Nervenzellen des II. Typs nach Dogel gerechnet werden. Demzufolge müssen sie receptorischer Natur sein. D. Lindner. 1010.

Carpenter, Malcolm B. und Hanna, George R.; New York, Columbia Univ., Coll. of Physicians and Surgeons, Dep. of Anatomy. Lesions of the medial longitudinal fasciculus in the cat. **(Läsionen des Fasciculus longitudinalis medialis der Katze.)** Amer. J. Anatomy **110** (1962) Nr. 3. S. 307–331. — 18 Abb., 88 Lit.

Der Fasciculus longitudinalis medialis stellt eines der ältesten Fasersysteme des Gehirnstammes dar. Da über die Anatomie dieses Faserstranges noch Unklarheiten bestehen, untersuchten ihn Vff. an 28 Katzen erneut. Nach ein- oder beidseitigen Läsionen des Fasciculus longitudinalis medialis an verschiedenen Stellen wurde an Hand der degenerierten Fasern, die mittels der Laidlawschen Modifikation der Methode von Nauta und Gyrax nachgewiesen wurden, die Zusammensetzung, der Verlauf und die Ausbreitung der Fasern dieses Stranges beschrieben. Die Ergebnisse werden im Vergleich zur bisherigen Literatur eingehend diskutiert. Dabei wurden vor allem auch physiologische Befunde berücksichtigt. So wird die Hypothese aufgestellt, daß die mit den Läsionen des Fasciculus longitudinalis medialis im Zusammenhang stehenden Störungen der gepaarten horizontalen Augenbewegungen primär der physiologische Ausdruck einer auf der Unterbrechung der aufsteigenden sekundären Vestibularbahnen beruhenden vestibulären Gleichgewichtsstörung sind. G. Michel. 1010.

Knoche, H.; Münster/Westf., Univ., Anatom. Univ. **Morphologisch-experimenteller Beitrag zur Kenntnis der Formatio reticularis des Hirnstammes.** Z. Zellforsch. mikroskop. Anatom. 58 (1962) Nr. 3. S. 289–311. – 6 Abb., 187 Lit.

Die Untersuchungen wurden an 32 Katzen und 64 Kaninchen durchgeführt. Es ist Vf. gelungen, echte Endigungen an der Oberfläche der Reticulariszellen zu beobachten (feine ring- und kolbenförmige Endorgane am Perikaryon von Reticulariszellen). Bei einem Vergleich experimentell geschädigter oder krankhaft veränderter synaptischer Formationen mit normalen Endigungen zeigen die letzteren eine feingliedrige Bauweise und sehr gute Imprägnation. Nach einer Durchtrennung der Neuriten oder Schädigung der Perikarya kommt es nicht nur zu einer Verformung der synaptischen Apparate, sondern auch zu einer Änderung ihrer Imprägnierbarkeit. Die meisten an der Oberfläche der Nervenzellen des N. reticularis lateralis befindlichen Endringe, -ösen und -kolben sind vergrößert und sehr stark imprägnierbar. Die Endigungen befinden sich infolge einer Läsion der motorischen Hirnrinde in einem degenerativen Zustand. Bereits bei der Imprägnation können die Auswirkungen der Rindenläsionen festgestellt werden. Bleiben die normalen Endigungen in der Reduktionslösung einer Beobachtung unzugänglich, so fallen die synaptischen Endformationen durch ihren tiefschwarzen Farbton schon in der Silber-Ammoniak-Lösung auf. Während sich bei Läsionen im motorischen Rindenfeld Veränderungen an zahlreichen synaptischen Endapparaten im N. ret. gigantocellularis, N. reticularis paramedianus und N. reticularis lateralis zeigten, konnten nach Schädigung der Sehrinde nur relativ wenige entartete Endkolben, Ringe und Ösen in der Substantia reticularis gefunden werden. Sie breiten sich hauptsächlich am Perikaryon und an den Fortsätzen der Ganglienzellen aus dem N. reticularis lateralis aus. Die Untersuchungsergebnisse des Vf. legen dar, daß sich an der Oberfläche der Ganglienzellen des N. reticularis lateralis zahlreiche synaptische Endigungen von der motorisch-sensorischen Rinde ausbreiten. R. Berg. 1010.

Kičev, G. (Kitschew, G.); Plowdiw, Bulgarien, Höheres Landwirtsch. Inst. „W. Kolarow", Lehrstuhl für Physiol. und Anatomie Landwirtsch. Nutztiere. Inervacija na kosmenite folikuli v zarunenata koža na ovcete. **(Innervation der Haarfollikel in der bevliesten Haut der Schafe.)** Naučni trudove. Visš selskostopanski institut „Vasil Kolarov", Plovdiv **10** (1961) S. 159–185. – 26 Abb., 67 Lit. Zus. in Russ., Dtsch.

Vf. macht den Versuch, die Innervation der Haarfollikel in spezifischen Hautstrukturen des Schafes zu beschreiben. Er findet die Gegend unter und über den Talgdrüsen am stärksten innerviert. Hier liegen die Nervenstränge horizontal und verzweigen sich in eine große Anzahl horizontal verlaufender Nervenbündel. Im Haarkomplex wird nicht immer ein kapselförmiges Nervengebilde festgestellt. Der Follikel eines Oberhaares wird von dem in den Haarkomplex hineinragenden Nervenbündel innerviert; dies nähert sich dem Oberhaar etwas über der Stelle, wo der follikuläre, glatte Muskel befestigt ist. An gleicher Stelle nähert sich der Kanal der Schweißdrüse der Haarwurzel. Die Innervation des Flaumhaares ist eng mit der Innervation des Oberhaares verbunden. Follikuläre Receptorennervenelemente in der Haut konnten nach einer Modifikation des Gross-Schulschen Verfahrens imprägniert werden; sie sind Äste des sympathischen Nervensystems. N. Iwanow. 1030.

Mullenbach, Philippe; Alfort, École Nat., Vétérin. Variations pondérales des cuirs des bovins à l'abbattoir. **(Gewichtsschwankungen der Rinderhäute in Schlachthöfen.)** Diss. Alfort **1962** 41 S. – 4 Abb., 9 Tab., 6 Lit.
K. Reinhardt. 1080.

Falin, L. I. Glikogen v èpitelii slizistych oboloček i koži i ego značenie. **(Das Vorkommen von Glykogen in Haut- und Schleimhautepithelien und seine Bedeutung.)** Uspechi sovremennoj biologii, Moskva **54** (1962) Nr. 2. S. 228–247. – 11 Abb., 1 Tab., 99 Lit.
Vergleichend-physiologische Betrachtungen. Das Glykogen übt in verschiedenen Epithelien wahrscheinlich unterschiedliche Funktionen aus; in mehrschichtigen Epithelien lassen sich Beziehungen des Glykogen-Gehalts zu Zellwachstum und Zellteilung erkennen. Die Beteiligung des Glykogens an der Keratinbildung darf als Sonderfall bestimmter Epithelien gelten. Tabelle zum Glykogengehalt in Epithelien verschiedener Mundhöhlenderivate von Mensch, Affe, Hund, Katze, Kaninchen, Meerschweinchen, Ratte, Rind und Schwein. E. Koch/Jena. 1080.

Rohen, Johannes W.; Mainz, Johannes-Gutenberg-Univ., Anatom. Inst. **Über das Ligamentum pectinatum der Primaten.** Z. Zellforsch. mikroskop. Anatom. **58** (1962) Nr. 3. S. 403–421. – 9 Abb., 46 Lit.
Es wurden licht- und teilweise elektronenmikroskopische Untersuchungen an 62 Bulbi von 25 verschiedenen Primatengenera (*Tupaia glis*, *Lemur catta*, *Lemur fulvus*, *Galago senegalensis*, *Galago crassicaudatus*, *Callithrix jachus* und *Cercopithecus aethiops*) vorgenommen. Der strukturelle Aufbau der Kammerwinkelregion des Auges ist bei Primaten sehr verschieden. Bei den Halbaffen ist die Kammerbucht in der Regel tief, die corneosklerale Resorptionsfläche für das Kammerwasser im Verhältnis zur Größe des Auges relativ breit, ein Schlemmscher Kanal fehlt. Allen Halbaffen gemeinsam ist die auffallende Entwicklung des Lig. pectinatum und die ausgedehnte Kammerbucht mit einem relativ undifferenzierten Filterwerk. Bei den *Simiae* findet sich, von einigen Sonderfällen (*Aotes*, *Callithrix*) abgesehen, durchweg ein anderes Strukturbild der Kammerbucht (hochdifferenziertes Trabekelwerk). Fontanasche Räume fehlen, der Ciliarmuskel grenzt nahezu an die Kammerbucht, die Iriswurzel ist am Ciliarkörper fixiert und das Lig. pectinatum erscheint gegenüber Halbaffen rudimentär. Elektronenmikroskopisch ließ sich an diesen Geweben, im Vergleich zu den *Prosimiae*, eine weit kompliziertere Struktur nachweisen. Die Lamellen des Filterwerkes und die Lig. pectinatum-Stränge bestehen bei allen *Simiae*, die untersucht wurden, aus mehreren Schichten. Das auffallendste Strukturelement dieser Lamellen ist ein faserartiges, kollagenähnliches Element mit einer Querstreifenperiode von 805 bis 1150 Å, das bei den *Prosimiae* nicht nachgewiesen werden konnte.
R. Berg. 1110.

III. PHYSIOLOGIE, PHYSIOLOGISCHE CHEMIE

Goranov, C. und Nejčev, O. (Goranow, Z. und Nejtschew, O.) Vŭrchu modifikaciata na njakoi eksperimentalni i drugi operacii na tŭnkitę červa pri edri i drebni preživni životni i pri konja. **(Über die Modifikation mancher**

experimenteller und anderer Dünndarmoperationen bei Klein- und Groß-Wiederkäuern und beim Pferd.) Naučni trudove. Visš veterinarnomedicinski institut „Prof. d-r G. Pavlov", Sofija **10** (1962) S. 345–353. – 5 Abb., 12 Lit. Zus in Russ., Dtsch.

Zwecks Vorbereitung zur experimentellen Untersuchung der Physiologie der verschiedenen Abschnitte des Verdauungsapparates haben Vff. durch Operation bei 12 Kühen, 2 Büffelkühen, 5 Bullen und 24 Schafen Fistelanastomosen an Zwölffingerdarm und Ileum angelegt. Es wurde die Methode von Sinestokow angewendet, die von Vff. durch Anlage der Fistelkanülen des Ileums an seinem Endteil, 15 cm vor der Ileocaecal-Klappe modifiziert wurde. Versuchsweise wurden bei 6 Pferden 60–350 cm des Jejunums ektomiert. Es wurde ein neues Verfahren mit doppelter Enteroanastomose „Ende mit Wand" erprobt, bei dem die Gefahr einer Stenose des Darmlumens oder einer Invagination vermieden wird. Beschrieben wird außerdem ein Fall von operativ geschaffener Versuchsfistel am Stutenmagen. G. Radew. 1220.

Sinclair, D. G. und Evans, E. V.; Kingston, Ontario, Queen's Univ., Dep. of Physiol. A metabolism cage designed for use with mink. **(Ein für den Nerz bestimmter Stoffwechselkäfig.)** Canad. J. Biochem. Physiol. **40** (1962) Nr. 10. S. 1395–1399. – 4 Abb., 5 Lit.

Es wird der Aufbau eines für den Nerz geeigneten Stoffwechselkäfigs beschrieben, der der Größe und dem Verhalten des Tieres Rechnung trägt. Er eignet sich für Fütterungsversuche und erlaubt eine getrennte Gewinnung von Kot und Harn, wobei eine Verunreinigung derselben mit Futterbestandteilen verhindert wird. H. Gürtler. 1220.

Klensch, H. und Juznic, G.; Bonn, Univ., Inst. für Physiol. **Teststoffverfahren nach Stewart-Hamilton mit der a.v.-Schlinge.** Pflügers Arch. ges. Physiol. Menschen Tiere **275** (1962) Nr. 6. S. 574–578.

Zwei Voraussetzungen der Methode nach Stewart und Hamilton zur Bestimmung des Herzzeitvolumens werden durch Anlegen eines künstlichen Teilkreislaufes gesichert. Die erste Forderung betrifft eine definierte Farbstoffmenge, die in minimaler Zeit in eine große Vene eingebracht werden muß und deshalb mit einem bis in die V. cava cranialis reichenden Katheter injiziert wird. Die andere Forderung ist die nach einem arteriellen Teilkreislauf konstanter Stromstärke für die Dauer des Meßvorganges, um eine Dilutionskurve mit Densitometer darstellen zu können. Der vorgeschlagene künstliche Teilkreislauf wird durch Verbindung einer Arterie (z. B. A. femoralis) mit einer Vene (z. B. V. cubitalis) über ein Schlauchsystem hergestellt. Nur noch an dieser extracorporalen a.v.-Schlinge werden alle für das Dilutionsverfahren notwendigen Prozeduren vorgenommen. Auf diese Weise wird der sonst übliche Injektionskatheter überflüssig; der Farbstoff wird durch das Eigenblut eingespült. Gerinnungsvermindernde Maßnahmen können auf die Densitometercuvette und die constant-flow-Einrichtung beschränkt bleiben. Das Verfahren erweitert den Anwendungsbereich der Methode nach Stewart-Hamilton. S. Jahne. 1310.

Spörri, H.; Zürich, Switzerland, Univ., Inst. of Veterin. Physiol. The study of cardiac dynamics and its clinical significance. **(Das Studium der Herzdynamik und seine Bedeutung für die Klinik.)** Advances veterin. Sci. **7** (1962) S. 1–41.

Für die Diagnostik von Herzkrankheiten ist die exakte Erforschung der Herzdynamik von besonderem Wert. Zwischen den Erkenntnissen der Physiologie und der klinischen Anwendbarkeit stehen die technischen Schwierigkeiten, die mit Fortschreiten der Technik schwinden. Die Anwendung folgender Methoden ist notwendig zur Untersuchung der Herzdynamik: Elektrokardiographie, Phonokardiographie, Sphygmographie, intrakardiale und intravasale Druckmessung, Pneumographie. Diese Verfahren werden besonders gut der Klärung von Herzmuskelerkrankungen, Klappenfehlern, Lungenerkrankungen mit Einbeziehung des pulmonalen Kreislaufes und Störungen des Elektrolythaushaltes dienen. Betrachtet werden hier zeitliche Beziehungen der registrierten Vorgänge unter normalen und anomalen Verhältnissen, insbesondere das Verhalten des Blutdruckes während des Herzzyklus. S. Jahne. 1315.

Goldman, R. und Haberfeld, G. C.; Los Angeles, Calif., Univ., Dep. of Med. Sodium and potassium content of rat heart muscle following nephrectomy. **(Natrium- und Kaliumgehalt des Rattenherzmuskels nach Entfernung der Niere.)** Proc. Soc. Exp. Biol. Med. [Utica] **109** (1962) Nr. 3. S. 502. 1315.

Kenner, Th. und Wetterer, E.; Wien, Univ., Inst. für Allg. und Exp. Pathol.; München, Univ., Physiol. Inst. **Experimentelle Untersuchungen über die Pulsformen und Eigenschwingungen zweiteiliger Schlauchmodelle.** Pflügers Arch. ges. Physiol. Menschen Tiere **275** (1962) Nr. 6. S. 594–613.
Die Nachahmung der natürlichen arteriellen Pulsformen in allen wesentlichen Einzelheiten durch ein physikalisches Analogiesystem, wie ein Schlauch- oder Windkesselmodell, oder eine elektrische Analogieschaltung ist bisher noch nicht geglückt. Neue Möglichkeiten sind durch Anwendung der Vierpoltheorie, die für elektrische Wellenleitungen entwickelt wurde, gegeben. Es wird ein Modell des Arteriensystems untersucht, das aus zwei in Serie angeordneten Schläuchen besteht mit unterschiedlichem Wellenwiderstand und einer Verbindungsstelle, die Wellenreflexion erzeugt. Mit diesem intermittierend durchströmten Modell werden Druckpulse erhalten, die mit den natürlichen arteriellen Pulsen weit mehr wesentliche Merkmale gemeinsam haben als solche bisher bekannter Modelle des Arteriensystems. S. Jahne. 1320.

Kenner, Th. und Wetterer, E.; Wien, Univ., Inst. für Allg. und Exp. Pathol.; München, Univ., Physiol. Inst. **Zur Theorie der Eigenschwingungen zweiteiliger Schlauchmodelle. Eine Beitrag zur Entstehung der arteriellen Grundschwingung.** Pflügers Arch. ges. Physiol. Menschen Tiere **275** (1962) Nr. 6. S. 614–627. – Vgl. vorst. Ref.
Die mathematische Behandlung theoretischer Kreislaufmodelle fördert das Verständnis für die Kreislaufdynamik ungemein. Auf mathematischem Wege erfolgte der Beweis, daß Schlauchmodelle die tatsächlichen Verhältnisse am besten wiedergeben. Schon Ronniger (vgl. Arch. Kreislaufforsch. **21** [1954] S. 127.; **22** [1955] S. 332.) hat Berechnungen über die Wirkung einer Reflexionsstelle am Übergang zweier in Serie geschalteter Schläuche bezüglich des Eingangswiderstandes und der Druckumformung angestellt. Hier nun werden die Resonanz- und Eigenschwingungsvorgänge in zweiteiligen Schläuchen theoretisch behandelt. Es wird gefunden, daß die beste Näherung ein zweiteiliges, inhomogenes, an beiden Enden positiv reflektierendes Schlauchmodell mit positivem Zwischenreflexionsfaktor hat. S. Jahne. 1320.

Têng, Hsi-hsien; Moskau, Inst. für Normale und Pathol. Physiol. der Akad. der Med. Wiss. der UdSSR. Reflektornye izmenenija arterial'nogo davlenija pri chimičeskoj stimuljacii karotidnych receptorov. **(Die reflektorische Änderung des arteriellen Blutdruckes bei der chemischen Reizung der Carotissinus-Receptoren.)** Doklady Akademii nauk SSSR, Moskva **135(28)** (1960) S. 1550–1553. – 2 Abb., 13 Lit.
Die Untersuchungen wurden an Katzen mit isoliertem Carotissinus durchgeführt, dessen nervale Verbindung mit dem Organismus durch den Carotissinusnerv gewährleistet war. Als chemische Reizsusbstanz wurde dem Perfusat Nicotin in verschiedener Menge zugesetzt. Bei geringer Nicotinkonzentration (10^{-6}, 10^{-5} g/ml) traten pressorische Reaktionen auf, bei stärkeren Nicotinkonzentrationen (10^{-4}, 10^{-3} g/ml) erfolgten zweiphasische oder depres-

sorische Reaktionen. Atemfrequenz und die Amplituden der Pneumogramme nahmen in allen Fällen zu. Nach der Denervation des Carotissinus traten diese Änderungen nicht auf, so daß auf eine reflektorische Beeinflussung des ZNS geschlossen wird. Durch Nicotin werden offenbar nur die Chemoreceptoren gereizt. Der jeweilige Wirkungseffekt hängt von der Intensität der afferenten Erregungsimpulse ab, die das Vasomotorenzentrum erreichen: die schwache Nicotinkonzentration führt zu einem Übergewicht der Erregung und somit zur Blutdrucksteigerung, die starke Nicotinkonzentration zur Hemmung und damit zur Blutdrucksenkung. H. Mielke. 1320.

Machsudov, S. M. (Machsudow, S. M.); Fergan, Staatl. Pädagog. Inst. O sosudistoj reakcii krupnogo rogatogo skota v uslovijach vysokoj temperatury. **(Über die Gefäßreaktion des Rindes unter den Bedingungen hoher Temperatur.)** Uzbekskij biologičeskij žurnal, Taškent **1960** Nr. 3. S. 54–59. — 2 Abb., 3 Tab., 14 Lit. Orig.: russ., Ausz.: usbek.
An 12 verschiedenen Punkten der Körperoberfläche wurde bei 4 zweijährigen Rindern im Verlaufe von 2 Jahren die Hauttemperatur mit Hilfe eines Mikroelektrothermometers gemessen und das Verhalten von Atmung, Puls und rektaler Körpertemperatur registriert. Die Untersuchungen erfolgten bei Außentemperaturen zwischen 18,4 und 36,8 °C. Die Hauttemperatur (Gefäßreaktionen) der Tiere ist abhängig von den Umweltbedingungen. Ebenso wie Atmung und Puls nimmt sie bei hoher Außentemperatur und direkter Sonneneinstrahlung sprunghaft zu. Dabei kommt es zu Störungen der Thermoregulation, die aber nicht beobachtet werden, wenn die Tiere vor der direkten Sonneneinstrahlung geschützt werden (Schatten). Kurzfristige direkte Sonnenbestrahlung bei hoher Außentemperatur führt zwar zur Erhöhung der Haut- und Körperinnentemperatur sowie zu frequentierter Atmung und Tachycardie, aber nicht zu Störungen der Temperaturregulation. Individuelle Besonderheiten in der Reaktionsweise der Tiere auf die beschriebenen Versuchsbedingungen sind möglich. H. Mielke. 1352.

Henderickx, H. und Heyde, H. van der; Gent, Rijkslandbouwhogeschool, Leerstoel voor Veeteelt. De verdeling van het koper in de lever van runderen. **(Die Kupferverteilung in der Rinderleber.)** Vlaams diergeneeskund. Tijdschr. **30** (1961) Nr. 9/10. S. 238–240. — 2 Tab., 4 Lit. Zus. in Engl., Franz., Dtsch. E. Wiesner. 1366.

Beljaev, P. M. (Beljajew, P. M.); Minsk, Med. Inst., Lehrstuhl für Biochem. Zavisimost' soderžanija nukleinovych kislot v pečeni i selezenke morskich svinok ot količestva potrebljaemoj imi askorbinovoj kisloty pri termičeskom ožoge. **(Die Abhängigkeit des Nucleinsäuregehaltes der Leber und Milz von der Menge der aufgenommenen Ascorbinsäure bei Meerschweinchen nach Verbrennungen.)** Voprosy pitanija, Moskva **19** (1960) Nr. 3. S. 37–42. — 4 Abb., 11 Lit. Zus. in Engl.
Der Gehalt an DNS und RNS der Leber und Milz wurde bei Meerschweinchen während 30 Tagen nach einer Verbrennung 3. Grades ermittelt. Eine Tiergruppe erhielt dabei täglich 90–95 mg Vit. C, die andere 40 mg. Die Verbrennung führte zu einer starken Störung des Nucleinsäure-Stoffwechsels in den Leber- und Milzzellen. Der Grad der Störung ist abhängig von dem Gehalt der Futterration an Ascorbinsäure. Eine bessere Versorgung der geschädigten Tiere mit Vit. C führt zu einem erhöhten RNS-Gehalt in der Milz, während der DNS-Gehalt erniedrigt bleibt. In der Leber normalisiert sich der Gehalt an beiden Nucleinsäuren bei den erhöhten Vit. C-Gaben ab 5. Tag nach der Verbrennung. Die Störung des Nucleinsäure-Stoffwechsels konnte jedoch in keinem Fall bei den 30 Untersuchungen vollkommen überwunden werden. H. Mielke. 1366.

Stein, John M. und Padykula, Helen A.; Boston, Mass., Harvard Med. School, Dep. of Anatomy. Histochemical classification of individual skeletal muscle fibers of the rat. **(Histochemische Klassifikation der individuellen Skelettmuskelfasern der Katze.)** Amer. J. Anatomy **110** (1962) Nr. 2. S. 103 bis 123. 1372.

Suttie, J. W. und Phillips, P. H.; Madison, Univ. of Wisconsin, Dep. of Biochem. Distribution of fluorine in the bovine metatarsus. **(Die Fluorverteilung im Metatarsus des Rindes.)** Amer. J. veterin. Res. **23** (1962) Nr. 96. S. 1107–1109. – 1 Abb., 1 Tab., 7 Lit. Zus. in Interlingua.
E. Wiesner. 1374.

Uhrín, V.; Brno, Katedra Chirurgie, Ortopédie a Rentgenol. Niektoré fyzikálne a biochemické vlastnosti synoviálnej tekutiny tarzálneho kl'bu koní. **(Einige physikalische und biochemische Eigenschaften der Synovia im Pferdesprunggelenk.)** Sborník Vysoké Školy zemědělské Brně, Řada B **9(30)** (1961) Nr. 3/4. S. 409–427. – 7 Abb., 9 Tab., 35 Lit. Zus. in Russ., Dtsch.

Das Versuchsobjekt bildeten 20 unter gleichen Bedingungen aufgestallte, gefütterte und gepflegte Versuchspferde, deren Bewegungsmöglichkeiten auch gleich waren. Die pH-Werte wurden mit dem tschechoslowakischen pH-Meter gemessen, das mit einer Multascop-Glaselektrode versehen war. Diese Werte bewegten sich zwischen 0,8–7,68 (durchschnittlich 7,24). Das mit Hilfe eines Sprengel-Ostwald-Pyknometers festgestellte spezifische Gewicht betrug 1,0009–1,0281 (1,0129). Die Viskosität wurde mit einem Kapillarviskosimeter nach Hess gemessen, das jedoch für das Messen von geringen Flüssigkeitsmengen nicht geeignet war, so daß die Ergebnisse nicht genau bewertet werden können. Die gewonnenen Werte waren 1,4–6,5 (2,91). Mit einem Indikator wurde der Gehalt an Calcium und Magnesium bestimmt, während der Gehalt an anorganischem Phosphor colorimetrisch gemessen wurde. Chloride wurden durch Titration auf Dichlorfluorescein nach Fajans bestimmt. Der Calciumspiegel im Blutserum betrug 10,18–14,53 mg% (12,18 mg%) in der Synovialflüssigkeit 6,17–9,94 mg% (8,27 mg%). Der Gehalt an anorganischem Phosphor im Blutserum erreichte 1,5–6,7 mg% (3,69 mg%) und in der Synovialflüssigkeit 0,7–5,5 mg% (2,92 mg%). Nach Bewegung kann sich bei Pferden der Spiegel um durchschnittlich 0,5 mg% erhöhen. Der Magnesiumgehalt im Blutserum war 1,89–3,28 mg% (2,71 mg%) und in der Synovialflüssigkeit 1,21–2,34 mg% (1,79 mg%). Der Gehalt an Chloriden im Blutserum betrug 499,98–677,58 mg% (547,78 mg%) und in der Synovialflüssigkeit 341,14–664,7 mg% (539,3 mg%). B. Hamzová. 1374.

Hydén, Holger; Gothenburg, Univ., Inst. für Neurol. **Das Neuron und seine Gliazellen als biochemische und funktionelle Einheit.** Endeavour **21** (1962) Nr. 83/84. S. 144–155. – 13 Abb., 5 Tab., 35 Lit.

Die Neuronen mit ihren zugeordneten Gliazellen bilden die Strukturelemente des Nervensystems. Die Kenntnisse über die Glia sind heute noch gering. Es konnte festgestellt werden, daß die Glia weniger RNS und Protein als die Nervenzelle enthält, aber mehr freie Lipoide. Sie wies eine stärkere Aktivität der Atmungsfermente bei einer mittleren Beanspruchung auf und zeigte sich hauptsächlich als Verbraucher von Pyruvat und Succinat, wogegen die Nervenzelle hauptsächlich Glutamat oxydiert. Auf einen Reiz hin baut das Neuron vorwiegend RNS und Protein auf. Im Stoffwechsel wird eine ausgeprägte Symbiose zwischen den Gliazellen und ihrem Neuron sichtbar. Die Glia besitzt die Schlüsselstellung zwischen den Kapillaren und der Nervenzelle. In dem Maße wie das ZNS mit steigender Entwicklungsreihe komplexere Funktionen ausführt, wächst die Zahl der Gliazellen im Verhältnis zu der der Neuronen. Das höchste Verhältnis besteht beim Menschen. Glia und Nervenzelle sind energetisch zu einem System gekoppelt. Die starke Aktivität des Atmungsfermentes in der Glia bei mittlerer Beanspruchung senkt sich, wenn der physiologische Reiz verstärkt wird. Ebenso verhält sich der RNS-Gehalt der

Glia. Dagegen wurde eine Steigerung der Fermentaktivität und der Synthese von RNS und Protein im Neuron gefunden. Die Analyse der RNS-Basen wies auf einen gekoppelten Mechanismus bei der Polynucleotidproduktion in Glia und Nervenzelle hin. Auf einen chemischen Reiz antwortet das Neuron sofort mit einer Synthese nuclearer RNS. Nervenimpulse übermitteln eine Information in modulierten Frequenzen. Die Frequenz des Neurons ist tausendmal höher als die in der Glia. Wenn ein verstärkter Reiz eine Frequenzänderung im Neuron bewirkt, kann die Frequenz der Glia augenblicklich durch einen Phasenkoppelungsmechanismus geändert werden. R. Berg. 1376.

Shackleford, John M. und Klapper, C. E., Birmingham; Univ. of Alabama, Med. Center. Structure and carbohydrate histochemistry of mammalian salivary glands. **(Struktur und Histochemie der Kohlenhydrate der Säugetierspeicheldrüsen.)** Amer. J. Anatomy **111** (1962) Nr. 1. S. 25–47. – 40 Abb., 1 Tab., 39 Lit.

Bei den an den großen Kopfspeicheldrüsen mehrerer Säugetiere (Hamster, Maus, Ratte, Kaninchen, Meerschweinchen, Hund, Katze, Rind, Schaf, Schwein, Rhesusaffe und Mensch) durchgeführten Untersuchungen wurde neben kurzen Angaben über den Bau und das Verhalten der Ausführungsgänge (Schaltstücke, Streifenstücke) vor allem das Vorhandensein der Kohlenhydrate erörtert. Nach dem mittels verschiedener histochemischer Methoden festgestellten Vorkommen von neutralen und sauren Kohlenhydraten läßt sich die Einteilung der Speicheldrüsen nach der Beschaffenheit des Sekretes wie folgt charakterisieren: muköse Drüsen enthalten reichliche Mengen von sauren Kohlenhydraten, seröse Drüsen dagegen unterschiedliche Mengen von neutralen Kohlenhydraten, während gemischte Drüsen beide Arten von Kohlenhydraten in beträchtlicher Menge enthalten. Die einzelnen Drüsen werden kurz beschrieben und ihre Einordnung in eine dieser Gruppen festgelegt. G. Michel. 1378.

Allenspach, Allan L. und Hamilton, Howard D.; Ames, Iowa State Univ., Dep. of Zool. and Entomol. Histochemistry of the esophagus in the developing chick. **(Die Histochemie des Ösophagus während der Entwicklung des Hühnchens.)** J. Morphol. [Philadelphia] **111** (1962) Nr. 3. S. 321–343. – 40 Abb., 22 Lit.

Während der Entwicklung des Hühnchens verschließt sich der Ösophagus im Alter von 5 Tagen vorübergehend. Schon nach 5½–6 Tagen treten im Verschlußgebiet Bläschen auf, die nach 7½–8 Tagen zur Wiedereröffnung des Ösophagus führen. Im Verlaufe des Verschlusses kommt es zu einer Fusion des Epithels, im Bereich der Bifurkation der Trachea. Im Gebiet der Bläschenbildung besteht eine Ähnlichkeit in der geweblichen Organisation mit dem Neuralrohr, wobei in beiden Bereichen eine hohe Zahl von Mitosen vorliegt. Die histochemische Untersuchung zeigt, daß die Basophilie im Cytoplasma und in den Kernkörperchen der Epithelzellen durch Ribonucleinsäure bedingt ist. In den Epithelzellen, besonders in den Kernkörperchen, findet man während der Zellproliferation eine starke Aktivität der alkalischen Phosphatase, die auch in den Bläschen vorkommt. Im Bereich der hohen Aktivität von alkalischer Phosphatase findet man auch saure Mucopolysaccharide. Im dorsalen Bereich des Ösophagusepithels findet man keine scharfe Abgrenzung, so daß möglicherweise eine Wanderung von Zellen zwischen Epithel und Mesenchym stattfindet. E. Kolb. 1378.

Borgman, R. F.; Clemson, S. C., Clemson Coll., Dep. of Food Technol. and Human Nutrit. Respiration of tissue slices from mice with hereditary muscular dystrophy. **(Die Atmung von Gewebeschnitten von Mäusen mit erblicher Muskeldystrophie.)** Amer. J. veterin. Res. **23** (1962) Nr. 96. S. 1081–1083. – 4 Abb., 10 Lit. Zus. in Interlingua. E. Wiesner. 1378.

Junusov, A. Ju. und Tursunov, Z. T. (Junussow, A. Ju. und Tursunow, S. T.); Inst. für Örtl. Exp. Med. der Akad. der Wiss. der Usbek.SSR. Korkovaja reguljacija sezonnych izmenenij soderžanija vody i solej v organizme. **(Corticale Regulation der jahreszeitlichen Schwankungen des Wasser- und Mineralgehaltes im Organismus.)** Uzbekskij biologičeskij žurnal, Taškent **6** (1962) Nr. 4. S. 42–45. — 1 Tab., 5 Lit. Orig.: russ., Ausz.: usbek.
Im Sommer und Winter wurde der Wasser- und Mineralgehalt an 3 Gruppen von Hunden untersucht: a) gesunde Tiere, b) Tiere mit durchtrenntem Rükkenmark und c) Tiere mit einseitig abgetragener Großhirnrinde. Bei gesunden Hunden tritt im Vergleich zum Winter im Sommer ein Anstieg der Chloride im Blut um 5% und von Ca um 7% auf, während die Trockensubstanz um 9% und Hb um 9,3% vermindert ist. Gleichzeitig ist im Sommer die Diurese erhöht, Salz- und Chloridgehalt des Harns sowie die Speichelabsonderung steigen an. Durchtrennung des Rückenmarkes führen zu Schädigungen der cortico-visecralen Beziehungen, und der Organismus ist nicht in der Lage, sich an die verändernden Umweltbedingungen anzupassen. Abtragung der einen Hälfte der Großhirnrinde bewirkt einen Anstieg sämtlicher Blutkriterien, verstärkte Diurese und Speichelabsonderung sowie verminderte Salzkonzentration im Harn und erhöhte Salzkonzentration im Speichel. Die erhöhte Wasserausscheidung und Verdickung des Blutes im Sommer zeugt von einer Schädigung der neurohumoralen Regulation bei einseitiger Entfernung der Großhirnrinde. G. Pose. 1380.

Clair, Michel Noël; Alfort, École Nat. Vétérin. De la résistance du chameau à la soif. **(Die Widerstandsfähigkeit des Kamels gegen Durst.)** Diss. Alfort **1962** 81 S. — 2 Abb., 2 Tab., 121 Lit. K. Reinhardt. 1380.

Tyler, Walter S., Gregory, Paul W. und Meyer, Karl; Davis, Univ. of California, Dep. of Anatomy; Dep. of Husbandry; New York, N.Y., Columbia-Univ., Coll. of Physicians and Surgeons, Dep. of Med. Sulfated mucopolysaccharides of urine from brachycephalic bovine dwarfs. **(Mucopolysaccharidsulfate aus dem Harn von kurzköpfigen Zwergrindern.)** Amer. J. veterin. Res. **23** (1962) Nr. 96. S. 1109–1110. — 22 Lit. Zus. in Interlingua.
E. Wiesner. 1400.

Oganesjan, A. S.; Inst. für Biochem. der Akad. der Wiss. der Armen.SSR. Vlijanie floridzina i strofantina na vydelenie gljukozy i natrija s močoj u sobak. **(Der Einfluß von Phloridzin und Strophantin auf die renale Glukose- und Natriumausscheidung bei Hunden.)** Izvestija Akademii nauk Armjanskoj SSR, Erevan **15** (1962) Nr. 8. S. 39–44. — 1 Tab., 7 Lit. Orig.: russ., Ausz.: armen.
In früheren Versuchen wurde gezeigt, daß Glukose und Natriumionen gegenseitig die Nierenreabsorption beeinflussen. Um diesen Einfluß genauer zu untersuchen, wurden Hunde mit nach außen geführtem Harnleiter mit Phloridzin (Blockierung der Glukosereabsorption) und Strophantin (Blockierung der Na-Reabsorption) behandelt. Subcutane Verabfolgung von Phloridzin (20 mg) hatte eine erhöhte Glukose- und Natriumausscheidung zur Folge. Strophantin führte nur zur erhöhten Na-Ausscheidung. Glukose ist nicht nachweisbar. Werden die Tiere vorher einer Glukosebelastung ausgesetzt, so kommt es unter dem Einfluß von Strophantin zu Glukosurie. Die Ergebnisse unterstützen die Meinung des Vf., daß Natrium die Glukosereabsorption beeinflußt. G. Pose. 1400.

Itabisashi, Tomoo und Yonemura, Toshio. Effect of ammonium chloride administration on renal glutaminase and glutamic-pyruvic and glutamic-oxalacetic transaminase. **(Der Einfluß der Verabreichung von Ammoniumchlorid auf die Glutaminase sowie auf die Glutaminsäure-Brenztraubensäure- und Glutaminsäure-Oxalessigsäure-Transaminase in den Nieren.)** Nat. Inst.

Animal Health Quart. 2 (1962) Nr. 3. S. 154–160. – 2 Abb., 7 Tab., 16 Lit. Orig.: engl.

Bei Tendenz zur Acidose werden die Spaltung des Glutamins in den Nierentubuli und die Ausscheidung von Ammoniumionen erhöht. Nach Verabreichung von Ammoniumchlorid an Mäuse und Ratten wurde das Verhalten verschiedener Fermente, die mit dem Stoffwechsel des Glutamins und der Glutaminsäure in Verbindung stehen, untersucht. Im Nierenhomogenat von Mäusen stieg die Aktivität der durch Phosphat aktivierten Glutaminase an, während die Aktivitäten der Glutaminsäure-Brenztraubensäure-Transaminase und der Glutaminsäure-Oxalessigsäure-Transaminase unbeeinflußt blieben. In Nierenhomogenaten von Ratten nahm die Aktivität der durch Phosphat aktivierten Glutaminase und der Glutaminsäure-Brenztraubensäure-Transaminase zu, während die durch Brenztraubensäure aktivierte Glutaminase und die Glutaminsäure-Oxalessigsäure-Transaminase unbeeinflußt blieben; erstgenannte Fermente erwiesen sich im Leberhomogenat der Ratte nach Ammoniumchloridgaben als unverändert. E. Kolb. 1400.

Clermont, Yves; Montreal, Canada, McGill Univ., Dep. of Anatomy. Quantitative analysis of spermatogenesis of the rat: a revised model for the renewal of spermatogonia. **(Die quantitative Analyse der Spermatogenese bei der Ratte – ein revidiertes Bild über die Erneuerung der Spermatogonien.)** Amer. J. Anatomy **111** (1962) Nr. 2. S. 111–129. – 12 Abb., 16 Lit.

Es wurden die Hoden von 16 adulten Sherman-Ratten für 16–24 Std. in Zenkers-Formol fixiert, gewaschen, dehydratisiert durch Dioxan und mit Paraffin imprägniert. Untersucht wurde der Entwicklungsmodus und die Erneuerung der Spermatogonien bei der adulten Ratte mittels analysierender Keimzellenzählungen (Typ A und Typ B der Spermatogonien sowie der intermediäre Spermatogonientyp). Diese Untersuchungen wurden in den verschiedenen Zyklusstadien des seminiferen Epithels vorgenommen und Karten über ruhende und sich teilende Spermatogonien des Typ A angefertigt. Berücksichtigung fand auch die quantitative Untersuchung der Keimzelldegeneration, die besonders in den kritischen Phasen der Spermatogenese auftreten. 10,6% der Spermatogonien vom Typ A degenerieren während der Prophase der zweiten Spermatogonienmitose im Stadium XII des Zyklus. Karten von den sich teilenden Typ A-Stammzellen, die aus Serienschnitten der Tubuli im Stadium IX des Zyklus angefertigt wurden, zeigen, daß sich diese Zellen in Gruppen oder Inseln teilen. Zieht man die Anordnung der Typ A-Stammzellen zu Paaren und das neue Verhältnis der Typ A-Stammzellen zu den mehr differenzierten Keimzellen in Betracht, so bietet sich ein neues Bild der Spermatogonienentwicklung. In Übereinstimmung mit diesem neuen Bild beginnt ein Paar Typ A-Stammzellen mit der Proliferation im Stadium IX des Zyklus, danach teilen sich die Tochterzellen fortschreitend im Stadium XII und XIV–I des Zyklus. Ihre Zahl nimmt in einer geometrischen Progression zu. Nach der 3. Spermatogonienmitose wird ein Paar Zellen zu neuen Typ A-Stammzellen, die später für neue Spermatogoniengenerationen sorgen. Die übrigen Spermatogonienelemente, die aus der 3. Spermatogonienteilung hervorgehen, differenzieren sich in den intermediären Spermatogonientyp, aus dem dann die Typ B-Spermatogonien während des Stadium IV des Zyklus hervorgehen. Die Typ B-Zellen teilen sich im Stadium VI, um eine Generation primärer Spermatocyten zu bilden. R. Berg. 1450.

Perk, K.; Rehovot, Hebrew Univ., Fac. of Agric., Dep. of Animal Anatomy and Physiol. Seasonal changes in the Glandula bulbourethralis of the camel. **(Jahreszeitlich bedingte Veränderungen der Glandula bulbourethralis beim Kamel.)** Bull. Res. Council Israel, Sect. E **10E** (1962) Nr. 1. S. 37–44. 1450.

Dickmann, Z.; Cambridge, Univ., A.R.C. Unit of Reproduct. Physiol. and Biochem. Experiments on interspecific sperm penetration through the Zona pellucida. **(Experimente über das Durchdringen von „interspezifischem“ Sperma durch die Zona pellucida.)** J. Reproduct. Fertility 4 (1962) Nr. 2. S. 121–124. — 2 Abb., 1 Tab., 2 Lit.

In den Eileiter des Kaninchens wurden zum Zeitpunkt der Ovulation (10 bis 12 Std. nach der Paarung) Eizellen der Ratte übertragen. 7–11 Std. danach wurden die Kaninchen getötet. Dabei konnte in einer von 673 wiedergewonnenen Ratteneizellen ein Spermium gefunden werden, während sie in den zur Kontrolle untersuchten Kanincheneizellen regelmäßig vorhanden waren. Das in die Ratteneizelle eingedrungene Spermium wird als anormal angesehen, da die Länge des Spermiumschwanzes um 50% die normale Länge übertraf. Die Ergebnisse zeigen, daß unter experimentellen Bedingungen die Kaninchenspermien normalerweise nicht fähig sind, die Zona pellucida der Ratteneizelle zu durchdringen. G. Michel. 1450.

Burkl, W.; Graz, Univ., Inst. für Histol. und Embryol. **Segmentation und Fragmentation der Eizellen in atretischen Eierstockfollikeln.** Z. Zellforsch. mikroskop. Anatom. 58 (1962) Nr. 3. S. 369–386. — 15 Abb., 2 Tab., 87 Lit.

Das Untersuchungsmaterial bestand aus 69 Ratten-, 5 Mäuse-, 5 Meerschweinchen-, 4 Kaninchen-, 3 Rhesusaffen-, 6 Hunde-, 5 Katzen-, 2 Feldhasen-, 1 Reh-, 3 Fuchs-, 2 Dachs- und 9 Menschenovarien. Vf. konnte zerschnürte Eizellen bei allen untersuchten Species feststellen. Der Gehalt derartiger Bildungen schwankt bei der gleichen Art von Organ zu Organ innerhalb sehr weiter Grenzen. Als „fragmentierte Eizellen“ betrachtet Vf. jene Bildungen, die entweder im ungeteilten Ooplasma mehrere kleine Kerne enthielten oder in gleich große, teils kernhaltige, teils Teilungsprodukte zerlegt waren. Als „segmentierte Eizellen“ wurden dagegen jene bezeichnet, die in annähernd gleich große einkernige Tochterzellen gegliedert waren und in deren Verband außerdem ein Polkörperchen nachgewiesen werden konnte. Die zerschnürten Eier wurden nach diesen Gesichtspunkten untersucht, und das Ergebnis fiel zahlenmäßig eindeutig zugunsten der ersten Gruppe aus. Intakte, parthenogenetisch gefurchte Eier in atresierenden Follikeln sind ein ausgesprochen seltener Befund. Der größte Prozentsatz an zerschnürten Eizellen ist ein Fragmentationsprodukt. Die Fragmentation selbst ist ein degenerativer Prozeß, der nach einem bestimmten Schema am Kern abläuft. Die Aufteilung des Eiplasmas scheint keinen festen Regeln zu folgen. R. Berg. 1450.

Perrotta, Carmie A.; Upton, N.Y., Broockhaven Nat. Lab., Biol. Dep.; New Haven, Conn., Yale Univ., Dep. of Anatomy. Initiation of cell proliferation in the vaginal and uterine epithelia of the mouse. **(Beginn der Zellproliferation in dem Vaginal- und Uterusepithel der Maus.)** Amer. J. Anatomy 111 (1962) Nr. 2. S. 195–204. — 12 Abb., 11 Lit.

29 adulten, virginen, ovariektomierten Mäusen wurde jeweils 0,125 g Oestradiolbenzoat verabreicht, um die Proliferation zu stimulieren. Außerdem wurde in verschiedenen Intervallen nach der Oestrogenverabreichung markiertes Thymidin verabreicht, um die DNS synthetisierenden Zellen zu zeichnen. Die Versuche ergaben, daß nach einer Latenzperiode von 12 Std. nach der Oestrogenverabreichung das Vaginalepithel für einige Stunden DNS zu synthetisieren begann und dann einer Zellteilung unterlegen ist. Einige dieser Zellen treten in die DNS-Synthese ein, während die übrigen ein zweites Mal der Teilung unterliegen. Die Verhältnisse der nicht basalen Zellen zu den Basalzellen ergibt eine gute Schätzung der Zellproduktion. 36 Std. nach der Verabreichung des Oestrogens beträgt dieses Verhältnis 2,3:1. Es wird die Zellproduktion nach 36 Std. auf 1,4 Zellen pro Basalzelle geschätzt. Der gesteigerten DNS-Synthese im Vaginal- und Uterusepithel nach der Oestrogenverabreichung geht eine Zunahme in der Mitosenzahl voraus. Für eine direkte Stimulierung der Mitose durch Oestrogen gibt es keine Anzeichen.
R. Berg. 1450.

Eibl, K.; Neustadt. **Die Brunst beim Schwein.** Tierzüchter 14 (1962) Nr. 7. S. 242–243.
Die Schwierigkeiten beim Erkennen der Brunstsymptome und die oft mangelhafte Erfahrung in der Beurteilung des günstigsten Deck- und Besamungszeitpunktes führen in der k.B. beim Schwein zu unterschiedlichen Trächtigkeitsergebnissen. Vf. schildert die einzelnen Phasen des Brunstgeschehens beim Schwein und betrachtet sowohl für die k.B. als auch für die natürliche Zuchtmethode die Hauptbrunst als den günstigsten Zeitpunkt der Befruchtung. Bei der k.B. des Schweines müssen sich die Schweinehalter mehr als bei der Rinderbesamung auf die Brunstkontrolle einstellen. In eigenen Versuchen konnte Vf. nachweisen, daß bei der Besamung beliebig vorgestellter Sauen nur ein Befruchtungserfolg von 35%, bei kritischer Brunstkontrolle vor der Sameneinführung jedoch eine Konzeptionsrate von 70% erzielt wurde. Dauert die Brunst länger als einen halben Tag nach der Sameneinführung oder Bedeckung an, ist eine Nachbedeckung oder Nachbesamung sinnvoll. Hier hält die Eireifung über die Lebensdauer der Spermien der bereits stattgefundenen Insemination an, und die zuletzt gereiften Eier würden somit nicht mehr befruchtet werden. Bei einer Zweitbedeckung oder -besamung ist aber auch deren Befruchtung gesichert. H. Busse. 1455.

Hilpert, Helmut und Enkelmann, Dorothea; Wangen, Allgäu, Staatl. Milchwirtsch. Lehr- und Forsch.-Anst. **Zur papierelektrophoretischen Charakterisierung von Molkenproteinen verschiedener Tierspecies.** Milchwissenschaft 18 (1963) Nr. 1. S. 26–29. — 2 Abb., 1 Tab., 6 Lit.
Aus den fettfreien Milchproben wurde bei pH 4,6 durch n/10 HCl das Casein ausgefällt und nach erschöpfender Dialyse gegen Wasser die Molkenproteine lyophilisiert. Auf die mit Veronal-Na (pH 8,6, μ 0,075) gepufferten Elektrophoresestreifen wurden nach Äquilibrierung je ein mg Protein aufgebracht, nach beendeter Laufzeit bei 120–130 °C getrocknet, 6 Min. in reinem Methanol vorgewaschen, 30 Min. in Bromphenolblau (lg/l) gefärbt, in 3 Stufen je 6 Min. in 5%iger Essigsäure entfärbt, wieder getrocknet und vor der Auswertung 15 Min. einer NH_3-Atmosphäre ausgesetzt. Die Auswertung, die im Spinco-Gerät „Analytrol" der Fa. Beckmann vorgenommen wurde, ergab Unterschiede sowohl im „Eiweißbild" als auch in der elektrophoretischen Beweglichkeit der einzelnen Bestandteile. Beispielweise zeigte β-Lactoglobulin von Ziege und Kaninchen eine geringere Beweglichkeit als das der Kuhmilch. Dafür machen Vf. die verschiedene Aminosäurezusammensetzung besonders im Hinblick auf die funktionellen Gruppen mehrfunktioneller Aminosäuren verantwortlich. Es konnte bei keiner der drei Tierspezies die Fähigkeit zur Synthese von β-Lactoglobulin A und B beobachtet werden. J. Niepel. 1470.

Conant, R. A.; Battle Creek, Mich., Kellog Co. A milking technique and the composition of mink milk. **(Eine Melktechnik und die Zusammensetzung der Milch beim Nerz.)** Amer. J. veterin. Res. 23 (1962) Nr. 96. S. 1104–1106. — 3 Tab. Zus. in Interlingua.
Durch Verwendung einer ziemlich einfachen Melkmaschine mit 45 Pulsationen pro Minute wurden Milchproben von Nerzen gewonnen, von denen die erste in einer Menge von 20 ml von 15 Fähen, die zweite aus 17 ml bestehende von 8 Fähen stammte. Es wurde eine Analyse vorgenommen, deren Resultat in einer Tabelle zusammengefaßt ist und beträchtlich von der Milchzusammensetzung des Menschen, der Kuh und der Katze abweicht. Die Unterschiede in der Nerzmilch-Zusammensetzung zwischen der ersten und der zweiten Hälfte der Laktation sind unwesentlich. Die Milchmenge ist am größten während der vierten Woche der Laktation. Offenbar beeinflussen Wurfgröße und Fähenalter die Milchmenge nicht, so daß kleine Würfe gewöhnlich besser wachsen als größere. Da die Anzahl der laktierenden Zitzen größer ist als die Welpenzahl, ist anzunehmen, daß die Welpen nicht immer dieselbe Zitze benutzen.

Die Anzahl der funktionstüchtigen Zitzen hat keinen Einfluß auf die produzierte Milchmenge. Die durchschnittliche Zitzenanzahl pro Fähe beträgt 6,8, von denen im Durchschnitt 4,0 in Funktion sind. H. Zimmermann. 1470.

McCuistion, W. R.; Forth Worth, Tex. The avian unfeathered appendages. **(Die unbefiederten Anhänge der Vögel.)** Veterin. Med. [Kansas City] **57** (1962) Nr. 9. S. 789–794. — 10 Abb., 15 Lit.
Die verschiedenen Anhänge des Kopfes der Vögel bzw. des Geflügels stehen im Mittelpunkt der Untersuchungen. Vf. versucht an Hand von Beobachtungen die Bedeutung von Kamm und Kehllappen für den Gesamtorganismus des Geflügels zu analysieren. An die anatomischen Betrachtungen bei den einzelnen Geflügelrassen schließen sich Untersuchungen über die Funktionen der Anhänge beim Helmkasuar und im Vergleich dazu über das Fehlen der Anhänge beim Strauß an. Diese werden als Beispiel für die Sonnenlichteinflüsse angeführt und Schlußfolgerungen für den Stoffwechsel abgeleitet. Es stehen weiterhin genetische und morphologische Einflüsse bei der Ausbildung der Anhänge zur Diskussion. Ein besonderes Augenmerk wird der stoffwechselregulierenden Bedeutung der Anhänge im Hinblick auf die Vit. D_2-Bildung und die damit verbundene Rachitisverhütung geschenkt.
M. Richter. 1490.

Newey, H. und Smyth, D. H.; Sheffield, Univ., Dep. of Physiol. Cellular mechanisms in intestinal transfer of amino acids. **(Die cellulären Mechanismen des intestinalen Transports von Aminosäuren.)** J. Physiol. [London] **164** (1962) Nr. 3. S. 527–551. — 4 Abb., 15 Tab., 18 Lit.
Der Transport von Glycin sowie von Glycylglycin durch die Darmwand der Ratte wurde in vitro — mit Hilfe von Säckchen aus gewendetem Dünndarm — und in vivo — mit Hilfe der Durchströmung des Dünndarms narkotisierter Ratten — untersucht. Es konnte festgestellt werden, daß Glycylglycin als solches in das Darmepithel eintritt und erst dann hydrolysiert wird. Die Aufnahme von Glycin erfolgt durch einen aktiven Prozeß und nicht nur durch einfache Diffusion. Die Eintrittsrate von Glycylglycin und Glycin ist sowohl in vitro als auch in vivo gleich groß und beträgt in letzterem Falle 790 μMol bzw. 743 μMol nach 30minütiger Durchströmung des Darms. Ein Teil des in der Zelle hydrolysierten Glycylglycins wird wieder in das Darmlumen abgegeben, jedoch mehr als die Hälfte wird durch einen Transportmechanismus auf die Serosaseite der Zelle verbracht. Unter anaëroben Bedingungen sowie in Gegenwart von 2×10^{-4} M 2,4-Dinitrophenol wird die Aufnahme von Glycin zu 70–80% und von Glycylglycin zu 30–50%, der Transport des intracellulär entstandenen Glycins zu 60–80% gehemmt. Die Hemmung des intracellulären Transportmechanismus beruht nicht auf einer Abnahme des Flüssigkeitsstromes, sondern auf einer Verminderung der verfügbaren Energie (in Form von Glukose). Durch Methionin und Oxymethionin wird die Menge des intracellulär gebildeten Glycins ebenfalls vermindert. In weit größerem Maße jedoch wird die Aufnahme von Glycin (weniger die Aufnahme von Glycylglycin) gehemmt, da Methionin mit Glycin bereits im Darmlumen in Konkurrenz steht. Eine Beeinflussung der Glycylglycin-Peptidase-Aktivität erfolgt weder durch Anoxie noch durch Dinitrophenol, während Methionin und sein Derivat eine Hemmung zur Folge haben. Für den Transport von Glycin in der Darmwand sind daher 2 Prozesse notwendig: a) ein Eintrittsmechanismus, der durch Methionin kompetitiv gehemmt werden kann, so daß eine verminderte Aufnahme von Glycin sowie eine herabgesetzte Peptidaseaktivität zu einer Abnahme des intracellulär gebildeten Glycins führen, und b) ein Austrittsmechanismus, der auf die Bereitstellung von Energie angewiesen ist und durch Anoxie bzw. Dinitrophenol gehemmt werden kann. E. Grün. 1505.

Lacy, Dennis und Taylor, A. B.; London, Univ., St. Bartholomew's Hospital Med. Coll., Dep. of Zool. and Comparative Anatomy; Urbana, Univ. of

Illinois, Dep. of Physiol. Fat absorption by epithelial cells of the small intestine of the rat. **(Fettabsorption durch die Epithelzellen des Dünndarms der Ratte.)** Amer. J. Anatomy **110** (1962) Nr. 2. S. 155–185. 1505.

Slavčev, G. (Slawtschew, G.); Plowdiw, Bulgarien, Höheres Landwirtsch. Inst. „W. Kolarow“, Lehrstuhl für Physiol. und Anatomie Landwirtsch. Nutztiere. Proučvane na infuzoriite v predstomašijata na preživnite životni. II čast. Vlijanie na vŭzrastta, pola i godišnite sezoni vŭrchu vidovija sŭstav na infuzoriite v predstomašijata na domašnite preživni životni. **(Untersuchung der Infusorien im Vormagen der Wiederkäuer. 2. Mitt. Der Einfluß von Alter, Geschlecht und Jahreszeiten auf die Artenzusammensetzung der Infusorien im Vormagen der wiederkäuenden Haustiere.)** Naučni trudove. Visš selskostopanski institut „Vasil Kolarov“, Plovdiv **10** (1961) S. 149–158. — 11 Tab., 12 Lit. Zus. in Russ., Franz. 1. Mitt. vgl. LZ. Abt. IV **5** (1960) Nr. 5. S. 784.

Vf. untersucht die Artenvielheit der Infusorien im Rumen der wiederkäuenden Haustiere aus verschiedenen Landesteilen Bulgariens sowie den Einfluß von Geschlecht und Alter der Wirtstiere sowie der Jahreszeit auf die Infusorienpopulation. Weder geographische Grenzen noch verschiedenartiges Gelände behinderten die Verbreitung der Infusorienarten. Die Infusoriendichte und -Artenvielheit ist bei Tieren des frühesten Jugendalters am schwächsten. Vom 6. Lebensmonat an finden sich bei Schafen: *Entodinium, Diplodinium, Eudiplodinium, Polyplastron, Ostracodinium, Epidinium* und *Ophryoscolex.* Von allen diesen Arten und Unterarten ist die erstgenannte bei allen Altersstufen am stärksten vertreten, nämlich von 34,5 bis 39,6%. Große Schwankungen der übrigen Arten sind bei den einzelnen Altersstufen nicht festgestellt worden. Ähnlich verhält es sich bei den Ziegen, Rindern und Büffeln. Das Geschlecht hat auf die Verbreitung der Infusoriengattungen keinen wesentlichen Einfluß; ihre Zusammensetzung ändert sich in den einzelnen Jahreszeiten nicht.

N. Iwanow. 1510.

Žerebcov, P. I. und Vrakin, V. F. (Sherebzow, P. I. und Wrakin, W. F.) Motornaja funkcija dorzal'nogo (izolirovannogo) i ventral'nogo slepych vystupov rubca. **(Die motorische Funktion der dorsalen und ventralen blinden Aufstülpung des Pansens.)** Izvestija Timirjazevskoj sel'skochozjajstvennoj akademii, Moskva **1962** Nr. 1. S. 153–166. — 8 Abb., 4 Tab., 44 Lit. Zus. in Engl.

Im Anschluß an eine Literaturübersicht der seit dem 19. Jh. erschienenen Arbeiten über die motorische Tätigkeit des Wiederkäuermagens werden die zur Erklärung der Funktionstätigkeit der dorsalen und ventralen caudalen blinden Aufstülpungen des Pansens durchgeführten Untersuchungen beschrieben. Die Länge einer Welle der dorsalen blinden Aufstülpung betrug durchschnittlich 11,4 Sek., der ventralen 11 Sek. Die mittlere Höhe der dorsalen blinden Aufstülpung ergab 22,5 mm und der ventralen 24,6 mm. Im Verlaufe von 5 Min. befand sich die dorsale Aufstülpung in der Phase aktiver Bewegungen 65,7 Sek. (21,9%), die ventrale 68,7 Sek. (22,8%). — Im Zustand bis zur Fütterung („Ruhe“) verkürzen sich die dorsalen und ventralen blinden Aufstülpungen rhythmisch. Die 1. Welle ist in der Regel hoch mit steilem Aufstieg, ihr folgen unmittelbar danach die 2., manchmal auch die 3. Welle. Hierauf tritt eine längere Pause ein. — Die subcutane Einführung neurotroper Stoffe (Atropin, Pilocarpin, Acetylcholin) zeigte, daß die Veränderung des Nervensystemzustandes sich in gleichen Stufen äußert. In den isolierten Teil eingeführte vagotrope Stoffe wirken hauptsächlich auf die Motorik des isolierten Teils, die Funktionstätigkeit der ventralen blinden Aufstülpungen veränderte sich schwach. K. Tzschachmann. 1550.

Gradinarski, G. Rumenograf sŭs sistema na vŭzdušno predavane za registracija vŭrchu kimograf na dvigatelnite funkcii pri edri preživni. **(Rumeno-**

graph mit Luftübertragungssystem zur Registrierung der Bewegungsfunktionen bei Großwiederkäuern am Kymographen.) Naučni trudove. Visš veterinarnomedicinski institut „Prof. d-r G. Pavlov", Sofija **10** S. 165–167. — 2 Abb., 5 Lit. Zus. in Russ., Dtsch.

Es wird ein Rumenograph beschrieben, bei dem ein aufgeschraubter Gummischlauch und die Mareew'sche Kapsel zur Übertragung der Pansenbewegungen verwendet werden. Z. Tomow. 1550.

Sibbald, I. R., Sinclair, D. G., Evans, E. V. und Smith, D. L. T.; Kingston, Ontario, Queen's Univ., Dep. of Physiol. The rate of passage of feed through the digestive tract of the mink. **(Die Geschwindigkeit des Futterdurchgangs durch den Magendarmkanal des Nerzes.)** Canad. J. Biochem. Physiol. **40** (1962) Nr. 10. S. 1391–1394. — 1 Tab., 4 Lit.

Bei Standardnerzen im späten Wachstumsstadium, die 9 verschiedene Kostformen erhielten, wurde die Zeit zwischen der Aufnahme von mit Karmin gefärbten Futter und dem Zeitpunkt der Ausscheidung des ersten gefärbten Kotes ermittelt. 5 Kostformen bestanden aus den üblichen, wasserhaltigen Futtermitteln und 4 aus trockenen Futterbestandteilen, die vor der Verabreichung mit Wasser vermischt wurden. In insgesamt 502 Versuchen betrug die mittlere Aufenthaltsdauer 142 Min.; sie schwankte zwischen 62 und 215 Minuten. Ein Einfluß der Kostform oder des Geschlechtes auf die Futterdurchgangszeit konnte nicht festgestellt werden. H. Gürtler. 1550.

Brækkan, Olaf R.; Bergen, Norw. Fisheries Res. Inst., Governmental Vitamin Lab. Liver storage in chicks of oral vitamin A administered in single or divided dosage. **(Die Speicherung von oral verabfolgtem Vitamin A in der Hühnerleber nach einmaliger und verteilter Dosierung.)** Int. Z. Vitaminforsch. [Bern] **32** (1962) Nr. 4. S. 369–380. — 3 Abb., 4 Tab., 22 Lit. Zus. in Franz., Dtsch.

An männlichen Vitamin A-Mangelküken wurde die Leberspeicherung nach einmaliger Verabfolgung von Vitamin A-Palmitat verglichen mit einer auf mehrere Tage verteilten Applikation. Den 14–17 Tage mit Vitamin A-Mangelkost versorgten Tieren wurde das Vitaminpräparat in Erdnußöl mit einem calibrierten Tropfer verabreicht. Die Genauigkeit dieser Methode wird als zufriedenstellend befunden. Die Bestimmung des Vitamin A in der Leber wurde nach der U.S.P. XVI-Methode vorgenommen. Bei einer Applikation von insgesamt 10000 IE Vitamin A-Palmitat während 1, 2, 4 und 8 Tagen beträgt die Speicherung 29,7; 45,6; 53,7 und 60,2%, bei täglicher Verabfolgung von 5000 IE 37,4, 45,6, 48,4 und 47,2; im letzteren Falle erfolgt eine lineare Zunahme der Leberspeicherung in Abhängigkeit der Vitamin A-Gabe bis zu 45000 IE. Die Untersuchungen zeigen, daß die Verwertung für die ersten Vitamin A-Dosen bei Vitamin A-Mangelküken herabgesetzt ist. Speicherungsversuche in der Kükenleber sollte man deshalb mit verteilten Dosen über 8 Tage durchführen. H. Schmandke. 1585.

Friesecke, H.; Weihenstephan, Inst. für Tierernähr. der TH München. **Die Versorgung des Schweines mit B-Vitaminen.** Int. Z. Vitaminforsch. [Bern] **32** (1962) Nr. 4. S. 441–447. — 4 Abb., 34 Lit.

Es wird der Gehalt von B-Vitaminen in Luzernegrünmehl, Soja-Extraktionsschrot, Tierkörpermehl, Fischmehl, Molkenpulver, Melasse, Weizenkleie, Tapiokamehl, Milocorn, Mais, Hafer und Gerste angegeben und im Zusammenhang mit der optimalen Vitaminversorgung diskutiert. Die Untersuchung zeigt, daß in der Schweineernährung die Versorgung mit Vitamin B_1, Folsäure, Biotin, Inosit und Cholin bis auf geringe Ausnahmen optimal ist. Eine suboptimale Versorgung wird beim Vitamin B_2 beobachtet, bei einseitiger Kost zeigt sich dieses Bild auch bei der Pantothensäure und beim Vitamin B_6.

Nicotinsäuremangel ist bei der Verfütterung von Mais-Soja-Rationen bekannt, über das Vitamin B_{12} können noch keine genauen Aussagen gemacht werden. H. Schmandke. 1595.

Kirchgeßner, M.; Weihenstephan, Inst. für Tierernähr. der TH München. **Das Vitamin B_6 im Eiweiß- und Mineralstoffwechsel.** Int. Z. Vitaminforsch. [Bern] 32 (1962) Nr. 4. S. 415–428. – 9 Abb., 63 Lit.

In einer Literaturübersicht wird die Bedeutung des Vitamin B_6 für den Stoffwechsel des tierischen Organismus herausgestellt. An wachsenden Schweinen wird der Einfluß der Vitamin B_6-Versorgung auf den Eiweißansatz und den Mineralstoffwechsel untersucht. Mikrobiologische Vitamin-B_6-Bestimmungen von Schweinefuttermitteln zeigen, daß eine optimale Zufuhr nur bei Verfütterung von größeren Mengen Mais und Mühlennachprodukten garantiert ist. Bei suboptimaler Vitamin B_6-Zufuhr (gemessen an der Xanthurensäure-Ausscheidung im Harn nach d,l-Tryptophan-Belastung und am Transaminasespiegel im Blutserum) ist der Eiweißansatz (N-Ansatz) vermindert. Bei ansteigender Vitamin B_6-Zufuhr wird der N- und Zn-Ansatz, die S-, P-, Ca-, Na- und K-Retention erhöht; ein Einfluß auf die Bilanz von Fe, Mn, Cu, Co und Mo wurde nicht beobachtet. H. Schmandke. 1595.

Chemnitius, K. H.; Jena, Friedrich-Schiller-Univ., Inst. für Pharmakol.; VEB Jenapharm, Wiss. Lab. **Zur Wechselwirkung zwischen Cortison und Vitamin B_{12}.** Int. Z. Vitaminforsch. [Bern] 32 (1962) Nr. 4. S. 386–391. – 1 Abb., 2 Tab., 29 Lit. Zus. in Engl., Franz.

An männlichen Mäusen wird der Einfluß von Vitamin B_{12} auf die Toxizität von Cortisonacetat und in Rattenleberhomogenaten auf den Cortisonmetabolismus untersucht. Die LD_{50} von Cortisonacetat beträgt nach 24 Std. Beobachtungszeit 1650 $\pm$ 125 mg/kg i.p., nach einer Applikation von 250 γ/kg Vitamin B_{12} s.c. (viermal im Abstand von 2 Tagen) 2400 $\pm$ 250 mg/kg i.p. Der Cortisonabbau im Rattenleberhomogenat und Einsatz von 100 γ wird durch 100, 250, 500 und 1000 γ Vitamin B_{12} nach Incubation bei 37 °C für 10 Min. um ungefähr das Doppelte gesteigert. Die Läsionsstärke der durch Cortisonacetat (8 Tage lang 100 mg/kg p.o. täglich) erzeugten Ulcera im Drüsenmagen der Ratte läßt sich durch prophylaktische mehrmalige Applikation von Vitamin B_{12} s.c. vermindern. Die Ergebnisse zeigen, daß der Antagonismus zwischen Vitamin B_{12} und Cortison im Abbau des letzteren zu suchen sein dürfte. H. Schmandke. 1595.

Hadnagy, Cs., Szabó, I., Szilágyi, D., Metz, O., Szentkirályi, E. und Dézsi, Z.; Mures-Marosvásárhely, II. Med. Klin.; Physiol. Inst. **Die Wirkung von Vitamin B_{12} auf die Histamin- und Acetylcholin-Empfindlichkeit des Meerschweinchendarmes, auf die Bewegungen des Kaninchendarmes, auf den anaphylaktischen Schock und die Antikörperbildung.** Int. Z. Vitaminforsch. [Bern] 32 (1962) Nr. 4. S. 392–398. – 14 Lit. Zus. in Engl., Franz.

Untersuchungen am überlebenden, isolierten Meerschweinchendarm zeigen, daß die Histamin- und Acetylcholin-Darmkontraktionen sowohl in der ersten als auch in der zweiten Kontraktion durch Vitamin B_{12} (1–3 γ) im kleinen Maße gesteigert werden. Der anaphylaktische Schock des Meerschweinchens wird in vivo durch Vitamin B_{12} (20–25 γ) nicht beeinflußt, dagegen wird im Schulz-Dale-Versuch die nach Antigenzugabe erfolgende Kontraktion des Meerschweinchendarmes in vitro durch Vitamin B_{12} (1 γ) gering gefördert. Die Kaninchendarmbewegung wird in vitro durch 1, 2, 5, 10 und 25 γ Vitamin B_{12} nicht beeinflußt, durch 50–60 γ erfolgt eine geringe Hemmung. Bei Ratten wird die Antikörperbildung (Bestimmung der Immunagglutinine und Hämolysine im Serum) durch dreitägige Gabe von je 1,25 γ Vitamin B_{12} und bei Meerschweinchen in Dosen von 1 γ in sehr kleinem Maße erhöht, während bei Kaninchen mit einer Dosierung von 20 γ kein Einfluß festgestellt wurde.

Die Untersuchungen bestätigen nicht die Angaben der Literatur, wonach Vitamin B_{12} eine Antihistaminwirkung aufweisen soll.
H. Schmandke. 1595.

Somogyi, J. C. und Ott, E.; Rüschlikon-Zürich, Inst. für Ernährungsforsch. **Die Wirkung des Lichtes auf den Vitamingehalt der Milch.** Int. Z. Vitaminforsch. [Bern] **32** (1962) Nr. 4. S. 493–498. – 1 Abb., 2 Tab., 15 Lit.

Die Abnahme des Gehaltes an Vitamin C (Bestimmung mit Dichlorphenolindophenol nach Fleisch) und Vitamin B_2 (Bestimmung nach Effern) wird in pasteurisierter Milch in Abhängigkeit der Verpackung 3 und 6 Std. nach Belichtung mit verschiedenen Leuchtstoffröhren bestimmt. Die Abnahme der Vitamingehalte verläuft mit einer Ausnahme (der Vitamin C-Gehalt von Milch in weißer Falsche nimmt bei einer Beleuchtungszeit bis zu 3 Std. sehr stark ab, um danach nur noch gering reduziert zu werden) stetig. Der Vitamin C-Verlust beträgt nach 6stündiger Einwirkung von weißem Licht in weißer Flasche 78 bis 83,7%, in brauner Flasche 13,3 bis 17,5% und in Tetrapack 9,4 bis 10,8%; bei gelbem Licht liegt eine Abnahme von 19,7, 10,0 und 5,8% vor, bei rotem Licht von 17,0, 6,7 und 5,0%. Eine Vitamin B_2-Abnahme wurde nach Belichtung mit weißem Licht zu 23,0 bis 39,8%, 16,0 bis 24,3% und 7,0 bis 14,0% festgestellt; für gelbes Licht liegt eine Verringerung um 16,1, 9,6 und 7,7% vor, für rotes Licht um 17,0, 13,5 und 10,5%.
H. Schmandke. 1610.

Griminger, Paul; New Brunswick, New Jersey State Univ., Nutrit. Lab. Prothrombin bioassay for vitamin K with different thromboplastin preparations. **(Biologische Bestimmung von Vitamin K mit verschiedenen Thrombokinasepräparaten.)** Int. Z. Vitaminforsch. [Bern] **32** (1962) Nr. 4. S. 405–412. – 3 Abb., 2 Tab., 8 Lit. Zus. in Franz., Dtsch.

Zur Untersuchung des Einflusses verschiedener Thrombokinasepräparate (Aufschwemmung eines Hühnerhirnpräparates in zwei verschiedenen Konzentrationen und eine Konzentrat ioneines Hühnerembryoextraktes) auf die Prothrombinzeit (nach Quick) bei der biologischen Bestimmung der Aktivität von Vitamin K wurde Vitamin-K-armen Hühnern (1 Woche Vitamin-K-armes Futter) zwei Wochen täglich 0, 0.15, 0.3, 0.6 und 1,2 mg Vitamin K_1/kg Futter und in zwei anderen Versuchen (nach 3 Wochen Vitamin K-armem Futter) Menaphthonbisulfit in Einzeldosen (0, 1, 2, 4 oder 6 und 0, 1, 1.5, 2, 3 oder 6 μg/100 g Kgw. verabfolgt. Die Bestimmung der Prothrombinzeit in den Blutproben zeigt, daß vergleichbare Resultate mit verschiedenen Präparaten erhalten werden können, wenn die Meßwerte in Kurven 2. Grades nach der Methode der kleinsten Quadrate dargestellt werden. Präparate, die eine steilere Kurve ergeben, sind vorzuziehen. H. Schmandke. 1640.

Niemeyer, Hermann, Pérez, Norma, Garcés, Edmundo und Vergara, Fernando E.; Borgoño, Santiago, Univ. de Chile, Inst. de Quim. Fisiol. y Patól. Enzyme synthesis in mammalian liver as a consequence of refeeding after fasting. **(Die Enzymsynthese in der Säugetierleber und deren Beeinflussung durch die Fütterung nach Hungerperioden.)** Biochim. biophys. Acta [Amsterdam] **62** (1962) Nr. 2. S. 411–413. – 1 Tab., 9 Lit.

Nach Hungerperioden nimmt die Aktivität verschiedener Enzyme in der Leber ab. An Albinoratten im Gewicht von 200 g wurde nach 48stündigem Hungern der Einfluß einer Dextrinfütterung mit und ohne Zulagen von Aethionin (100 bzw. 200 mg) auf verschiedene Fermentaktivitäten geprüft. Es wurde festgestellt, daß die Glucokinase nach Aufnahme der Kohlenhydratfütterung erheblich ansteigt; bei Zulagen von Aethionin wurde der Anstieg verhindert, wobei die Werte bei der höheren Dosierung sogar unter dem Hungerniveau lagen. Die alpha-Glucanphosphorylase stieg nach Dextringaben gleichfalls wieder erheblich an; die Aktivitätszunahme wurde durch die niedere Aethionindosierung nicht beeinflußt, durch die höhere um rund 30% gesenkt. Die Aktivität der Glukose-6- und 6-Phosphogluconsäure-Dehydrogenase wurde nach Aufnahme der Kohlenhydratbeifütterung nicht erhöht und war auch durch Beifütterung von Aethionin nicht zu beeinflussen. Der Gehalt der Leber an Protein war unter den verschiedenen Versuchsbedingungen weitgehend gleich. Der Effekt des Äthionins auf die „Erholung" der Enzymaktivitäten wird auf die Beeinflussung der Synthese der spezifischen Fermentproteine zurückgeführt. E. Kolb. 1680.

Tichonenko, A. S. und Poglazov, B. F. (Tichonenko, A. S. und Poglasow, B. F.); Inst. für Strahlen- und Physikal.-Chem. Biol. der Akad. der Wiss. der UdSSR. Adenozintrifosfataznaja aktivnost' različnych fagov. **(Die Adenosintriphosphatase-Aktivität verschiedener Phagen.)** Doklady Akademii nauk SSSR, Moskva **145(30)** (1962) Nr. 1. S. 218–221. – 2 Abb., 9 Lit.
Es wird die Beteiligung der aktomyosinähnlichen Eiweiße an der Kontraktion des Schwanzfortsatzes verschiedener Phagen und die damit verbundene Aktivität der Adenosintriphosphatase untersucht. Als Untersuchungsobjekte werden Phagen verschiedener Morphologie verwendet. Konzentrierte gereinigte Phagenpräparate erhielt man nach der Methode von Swanstrom und Adams. Mit der Schichtagarmethode in Petrischalen erhält man eine vollkommene Phagolysis des Bakterienrasens. Die oberste Agarschicht wird abgenommen und in 5 ml einer 0,9%igen NaCl-Lösung suspendiert. Die weitere Konzentration und Reinigung der Phagenpräparate erfolgt mit Hilfe der differenzierten Zentrifugierung. Im Verlauf einer Stunde konnten hierbei 40000 g der Phagensuspension gewonnen werden. Die gereinigten Phagenpräparate enthalten auf 1 ml 10^{12} Phagen und mehr. Obwohl zur Suspension eine 0,9%ige NaCl-Lösung verwendet wurde, konnte festgestellt werden, daß der Phage Nr. 1 Bac. mycoides sehr labil ist und bei der Konzentration leichter zerstört werden kann als andere Phagen. Der Phagentiter wurde aus den keimfreien Flecken im Bakterienrasen errechnet. Die Bestimmung der Adenosintriphosphataseaktivität wird durchgeführt unter Verwendung von 0,3 ml Boratpuffer mit einem pH von 8,0, ferner 0,3 ml einer 0,008 M Adenosintriphosphatase, 0,1 ml 0,005 M $CaCl_2$ oder $MgCl_2$ und 3 ml Phagensuspension. Es werden unbeschädigte und durch Erhitzen oder Gefrieren zerstörte Phagenstämme verwendet. Die angesetzten Proben werden dann 3 Std. bei 37 °C aufbewahrt. Danach wird die fermentative Reaktion unterbrochen. Die Menge des abgespaltenen Phosphors wird nach der von Fiske und Subbaron angegebenen Methode festgestellt. Die Ergebnisse werden in der Menge des gebildeten Phosphors in Mikrogramm angegeben, der von der Adenosintriphosphatase durch die Phagensuspension aus 1 mg in 1 ml in 1 Std. abgespalten wird. Bei den Versuchen wurde eine deutliche Abhängigkeit der Aktivität der Adenosintriphosphatase des Phagen von Ca- und Mg-Ionen sowie vom pH-Wert festgestellt. Im sauren Medium ist die Aktivität der Adenosintriphosphatase herabgesetzt. Das Maximum ihrer Wirkung erreicht sei bei einem pH-Wert von 8,0. Die Anwesenheit von Ca- und Mg-Ionen führt zu einer Steigerung der Aktivität der Adenosintriphosphatase. Die erhaltenen Ergebnisse weisen auf eine Ähnlichkeit der Adenosintriphosphatase der Phagen mit dem aktomyosinähnlichen Ferment der Muskeln hin. Es ist möglich, daß die Anwesenheit dieser Eiweiße die kontrahierende Bewegung der Phagen bei Kontakt mit Bakterienzellen gewährleistet. W. Verter. 1680.

Azarch, R. M. und Paschina, T. S. (Asarch, R. M. und Paschina, T. S.); Moskau, Inst. für Biol. und Med. Chem. der Akad. der Med. Wiss. der UdSSR. Issledovanie vlijanija cikloserina na aktivnost' L-alanindegidrogenazy i asparaginazy. **(Untersuchung des Einflusses von Cycloserin auf die Aktivität von L-Alanindehydrogenase und Asparaginase.)** Doklady Akademii nauk SSSR, **146(30)** (1962) Nr. 3. S. 704–706. – 1 Abb., 1 Tab., 9 Lit.

Das Antibioticum D-Cycloserin und sein L-Isomeres inhibieren Pyridoxalfermente, und zwar besonders solche, deren Substrate Aminosäuren mit einer dem Cycloserin analogen Struktur und sterischen Konfiguration sind. Um zu prüfen, in welchem Maße Cycloserin auch Fermente hemmt, deren Substrate zwar eine dem Cycloserin analoge Struktur und Konfiguration aufweisen, aber kein Pyridoxalphosphat enthalten, wird seine Wirkung auf die Aktivität von Alanindehydrogenase und Asparaginase untersucht. L-Alanindehydrogenase wird aus Zellextrakten von *Bac. subtilis* gewonnen und durch fraktionierte Fällung mit Ammoniumsulfat angereichert. Die Wirkung dieses Fermentes gegenüber 0,0025–0,005 m L-Alanin läßt sich durch $1{,}4 \cdot 10^{-3}$ bis $1{,}6 \cdot 10^{-2}$ m DL-Cycloserin nicht beeinträchtigen. Die Aktivität von Asparaginase aus Blutserum von Meerschweinchen gegenüber 0,01 m L-Asparagin wird von 10^{-3}–10^{-2} m DL-Cycloserin ebenfalls nicht beeinflußt. Damit unterscheiden sich die beiden Fermente von dem die D-Alanyl-D-alanin-Synthese bewirkenden Ferment aus *Bac. subtilis*, dessen Inhibierung durch DL-Cycloserin bekannt ist. J. Müller. 1680.

Schulz, Helmut; Kiel, Univ., Inst. für Haustierkunde. **Histo-enzymologische Beobachtungen an den Pansenzotten des Rindes.** Zool. Anz. **169** (1962) Nr. 11/12. S. 433–439. — 9 Abb., 16 Lit.

Untersuchungen über die Fermentausrüstung der Pansenschleimhaut wurden im Hinblick auf den hohen intraepithelialen Stofftransport durchgeführt. Es konnte eine beträchtliche Konzentration an Atmungsfermenten (Succinodehydrase, Cytochromoxydase) sowie an hydrolytischen Fermenten (saure und alkalische Phosphatase, alpha-Naphthylacetatesterase) nachgewiesen werden, die mit dem relativ intensiven Stoffwechsel des Pansenepithels und mit der hohen resorptiven Aktivität, insbesondere für niedere Fettsäuren, im Zusammenhang steht. Gleichfalls liegt eine bemerkenswert hohe Carboanhydraseaktivität vor, die für die Resorption des Natriums und der Fettsäuren von Bedeutung sein dürfte. Es wird angenommen, daß das aus den Vormägen stammende CO_2 durch die Carboanhydrase in der Mucosa hydratisiert wird und die entstehenden H^+-Ionen gegen das Natrium und die gebildeten HCO_3-Ionen gegen die Fettsäuren (z. B. CH_3COO^-) ausgetauscht werden. Die fermentativen und energetischen Verhältnisse hinsichtlich des genannten Austausches in der Vormagen-Mucosa entsprechen den an den Nierentubuli erhobenen Befunden. E. Kolb. 1680.

Kleine, Rolf und Hanson, Horst; Halle/S., Martin-Luther-Univ., Physiol.-Chem. Inst. **Untersuchungen zur Frage des Vorkommens von Endopeptidasen in der Rinderaugenlinse.** Acta biol. med. german. [Berlin] **9** (1962) Nr. 6. S. 606–622. — 5 Abb., 6 Tab., 22 Lit. Zus. in Russ., Engl.

Die Untersuchung der proteolytischen Enzymsysteme in der Augenlinse des Rindes ergab das Vorkommen einer Leucinaminopeptidase und instabiler Dipeptidasen. Weitere Untersuchungen zum Nachweis einer Endopeptidasewirkung in Rinderaugenlinsenhomogenat (LH) wurden durchgeführt. Hämoglobin (Substrat für unspezifische Endopeptidase) wurde nicht hydrolysiert. Negativ waren auch die Versuche mit Carbobenzoxy-L-glutamyl-L-Tyrosin (Kathepsin A-Substrat; pH 4–5) und Benzoyl-L-argininmethylester (Kathepsin B-Substrat; pH 5–8,4). Lediglich das Chymotrypsin-homospezifische Substrat Acetyl-L-tyrosinaethylester wurde in sehr geringem Umfange gespalten. Die Aminosäureesterasewirkung des LH besitzt ihr pH-Optimum im alkalischen Bereich (pH 9,6); sie wird durch Esteraseinhibitoren nicht gehemmt, und es handelt sich wahrscheinlich hierbei um eine Exopeptidase vom Typ der Leucinaminopeptidase. E. Kolb. 1680.

Dumanovsky, F.; Zagreb, Veterin. Fak., Inst. za Zootehn. i Hig. O odnosu izmedu aktivnosti alkalne fosfataze i prometa kalcija, fosfora i šećera u krvi kokoši nesilica. Sadržaj doktorske disertacije iz god 1961. **(Über die**

Beziehung zwischen der Aktivität alkalischer Phosphatasen und dem Calcium-, Phosphor- und Zuckerstoffwechsel im Blut von Legehennen.) Veterin. Arh. [Zagreb] 32 (1962) Nr. 5/6. S. 150–152. – 4 Abb., Zus. in Engl., Franz.
Die Versuchshühner (Rhode Island) erhielten bei sonst gleichen Futterrationen unterschiedliche Mengen Kalk (0–4%). – Aus den Ergebnissen geht hervor, daß die Aktivität der alkalischen Phosphatasen mit der Legeleistung in Zusammenhang steht; sie steigt während der Eibildung an und fällt am Legetag; bei größerer Kalkzufuhr sinkt sie. Der Ca-Spiegel des Blutes ist während der Eibildung höher als nach dem Legen und hängt von der Kalkzufuhr im Futter ab, während sich der P-Spiegel umgekehrt verhält. Mit steigender Ca-Zufuhr sinken die Blutzuckerwerte. Ca-Mangel beeinflußt die Legeleistungsdauer, verlängert die Mauser und reduziert das Eigewicht.
P. Schmidt. 1680.

Koval'skij, V. V. und Šachova, I. K. (Kowalski, W. W. und Schachowa, I. K.); Moskau, Wernadski-Inst. für Geochem. und Analyt. Chemie der Akad. der Wiss. der UdSSR. Aktivnost' piščevaritel'nych fermentov ovec v uslovijach bornoj biogeochimičeskoj provincii severo-zapadnogo Kazachstana. **(Die Aktivität der Verdauungsfermente bei Schafen unter den Bedingungen der durch Bor gekennzeichneten Provinzen Nordwest-Kasachstans.)** Doklady Akademii nauk SSSR, Moskva **146(30)** (1962) Nr. 4. S. 967–970. – 2 Tab., 9 Lit.
Die Gebiete Nordwest-Kasachstans sind durch einen hohen Borgehalt im Boden, in den Pflanzen und in den Organen der dort lebenden Tiere gekennzeichnet. In ihrer Stärke mit dem Borgehalt des Bodens parallel laufend, tritt in diesen Gebieten die endemische Bor-Enteritis der Schafe auf. Im Vordergrund der Krankheitserscheinungen stehen Störungen in der Wirkung der Verdauungsfermente. In vitro wurde ermittelt, daß die proteolytischen Fermente innerhalb der ersten 12 Stunden nur ca. 50% der Aktivität der im Nordkaukasus genommenen Normalproben zeigen, nach 24 Stunden sogar nur noch 35%. Der Wirkungsabfall in der Amylasetätigkeit lag ungefähr in der gleichen Höhe. Der Bor-Enteritis soll primär eine Störung der Ausscheidungsfunktion der Nieren zugrunde liegen, da im 24-Stunden-Harn von gesunden Schafen 6 mg und von kranken Schafen 0,1 mg Bor gefunden wurden.
S. Willer. 1710.

Loginov, V. P. (Loginow, W. P.); Welikije-Luki, RSFSR, Veterinär-Bakteriol. Rayonlab. O patologii ščitovidnoj železy u molodnjaka životnych v rajonach jodnoj nedostatočnosti. **(Über die Pathologie der Thymusdrüse bei Jungtieren in Regionen mit einer Jodinsuffizienz.)** Veterinarija, Moskva **39** (1962) Nr. 10. S. 64–68. – 7 Abb.
Die Untersuchungen wurden an 200 Schilddrüsen von Kälbern, Ferkeln und abortierten Früchten von Kühen durchgeführt. Makroskopisch ausgebildete Kropferscheinungen wurden relativ selten, höchstens bis zu 3,5%, angetroffen. Histologisch fand Vf. bei 14,5% der untersuchten Ferkel Veränderungen, die denen beim endemischen Kropf ähnlich waren. Bei den vorwiegend in der 2. Trächtigkeitshälfte abortierten bzw. in den ersten Lebenstagen oder -wochen verendeten Kälbern kamen in 32,4% der Fälle Veränderungen mit Kropfcharakter zur Beobachtung. Dabei waren Veränderungen destruktiver Art im Drüsenparenchym mit 21,6% beteiligt. Unter diesen Fällen wiederum wurde beobachtet, daß die hauptsächlichen Veränderungen im Zusammenhang mit Störungen der Kolloidbildung standen (exzessive Anhäufung im Thymus). Für die Kropfkrankheit typische Veränderungen wurden sogar bei 60,8% der Feten und Kälber festgestellt. Das Untersuchungsmaterial stammte aus 64 Wirtschaften, von denen 28 Herkunftsbetriebe von Tieren mit erwähnten Befunden darstellen. Die histologischen Veränderungen wurden entsprechend dem Ähnlichkeitsgrad zur einen oder anderen Form der Kropf-

merkmale in Typen eingeteilt, die näher beschrieben werden. Es wird der Schluß gezogen, daß pathologisch-histologische Untersuchungen der Schilddrüse Jodinsuffizienzen im Boden und Futter gewisser Gebiete anzuzeigen vermögen. H. Rauch. 1740.

Iovino, A. J.; Brooklyn, N.Y., Long Island Univ. The anti-hormone response in pigeons. **(Die Anti-Hormon-Wirkung bei Tauben.)** J. Endocrinol. [London] **25** (1962) Nr. 2. S. 155–160. – 6 Abb., 1 Tab., 9 Lit.
Erwachsenen Tauben beiderlei Geschlechts wurde im Verlaufe von 14 Tagen täglich Extrakt des Hypophysenvorderlappens von Rindern i.m. injiziert und die Anthihormonbildung nachgeprüft. Die so behandelten Tiere bildeten Antihormone gegen Prolactin und die Gonadotropine aus. Die Widerstandsfähigkeit gegen Prolactin äußerte sich darin, daß nach längerer Behandlung im Kropf eine deutliche epitheliale Hyperplasie eingetreten war. Die Antigonadotropinwirkung konnte dadurch nachgewiesen werden, daß die Spermatogenese bei diesen Tieren in wesentlich geringerem Maße als bei kurzzeitig behandelten Tieren erfolgte. Wurde das Serum dieser Tauben gleichzeitig mit dem HVL-Extrakt von nicht geschlechtsreifen Tieren injiziert, so wurde die Entwicklung der Follikel und die Hypertrophie der Nebenhoden unterdrückt. Das bedeutet, daß Tauben ebenso wie Säugetiere auf eine lang anhaltende Hormonbehandlung mit der Bildung von Antihormonen reagieren. E. Grün. 1755.

Carew jun., L. B. und Hill, F. W.; Ithaca, N.Y., Cornell Univ., Dep. of Poultry Husbandry. Effect of methionine deficiency on the utilization of energy by the chick. **(Die Wirkung von Methioninmangel auf die Energieausnutzung bei Küken.)** J. Nutrit. [Philadelphia] **74** (1961) Nr. 2. S. 185–190. – 1 Abb., 5 Tab., 13 Lit.
Eine Kost mit 2,6% Methionin im Protein und eine Diät mit 4% Methionin wurden 14 Tage lang an junge männliche Küken verfüttert und die Energieausnutzung beobachtet. Die Bestimmung von umsetzbarer Energie, produktiver Energie, Wärmeproduktion und Gewebezuwachs ließ keine Unterschiede im Wirkungsgrad des Energiestoffwechsels erkennen. Bei mangelhaft mit Methionin versorgten Küken verstärkte sich der Fettansatz bei geringerer Eiweißproduktion. Dadurch waren trotz höherer Kalorienaufnahme keine größeren Gewichtszunahmen meßbar. I. Müller. 1785.

Landis, J.; Zürich, Eidg. TH, Inst. für Tierernähr. **Einige quantitative Gesichtspunkte des Proteinumsatzes bei laktierenden Ziegen.** Int. Z. Vitaminforsch. [Bern] **32** (1962) Nr. 4. S. 428–432. – 2 Abb., 2 Tab., 3 Lit.
An laktierenden Ziegen wird nach Fütterung mit radioaktivem Sulfat die Radioaktivität des Proteinschwefels im Panseninhalt, in der Milch, im Blutserum und in verschiedenen Geweben untersucht. Sie beträgt im Panseninhalt in Abhängigkeit des Futters 17 bis 32% der Sulfataktivität. Die Zunahme der Radioaktivität in der Milch erfolgt in den ersten Tagen rasch, im Blutserum langsam und stetig; in den verschiedenen Geweben ist der Grad der Radioaktivität unterschiedlich. Dieses Ergebnis bedeutet, daß im Pansen schwefelhaltige Aminosäuren unter Einbau von anorganischem Schwefel neu synthetisiert werden und eine Überführung in die Proteine der Milch, des Blutserums und der Gewebe stattfindet. Zur quantitativen Erfassung der Erneuerungsrate der Proteine aus der Anreicherung der Radioaktivität im Körperprotein werden aus einer aufgestellten Differentialgleichung unter Gleichsetzung der Radioaktivität des Milchproteins mit derjenigen der Vorstufen (für die Synthese bestimmter Körperproteine) durch Integration theoretische Anreicherungskurven erhalten, aus denen sich für die Gehirneiweiße eine tägliche Erneuerung von 2% und für die Proteine des Blutserums von 6% ergibt. H. Schmandke. 1790.

Kirchgessner, Manfred; Weihenstephan, Inst. für Tierernähr. der TH München. **Wechselbeziehungen zwischen dem Gehalt an Zn und verschiedenen Mengen- und Spurenelementen in der Rinderleber.** Z. Tierphysiol., Tierernähr. Futtermittelkunde 17 (1962) Nr. 5. S. 272–274. – 3 Tab., 37 Lit. Zus. in Engl.

Analytische Untersuchungen an 30 Leberproben von Kühen ergaben folgende Konzentrationen an Mengenelementen (in mg/100 g Frischsubstanz): P 348 ± 18, Na 68 ± 13, K 292 ± 25, Ca 5,1 ± 1,7, Mg 17 ± 1; die Ergebnisse stehen im allgemeinen mit Untersuchungen an anderen Säugetieren gut in Einklang, lediglich die Werte für Na und Ca liegen an der unteren Grenze. An Spurenelementen lagen folgende Konzentrationen vor (in mg/kg Frischsubstanz): Cu 55 ± 35, Mn 2,7 ± 0,4, Zn 37 ± 11, Co 0,048 ± 0,011; die Werte stehen hinsichtlich des Cu, Mn und Zn mit den Angaben des Schrifttums in Einklang, nur für Co liegen höhere Angaben vor, die methodisch bedingt sein dürften. Es ist festzustellen, daß die im Stoffwechsel gefundenen Wechselbeziehungen von Ca und Mg zu Zn auch in der Leber bestehen. Weiterhin wurde ein Abhängigkeitsverhältnis zwischen P und Zn beobachtet, das auf Komplexbildung von Zn mit Proteinen und Nucleoproteiden zurückzuführen sein dürfte. E. Kolb. 1850.

Usinger, Wolfgang; Bad Nauheim, Max-Planck-Ges., William G. Kerckhoff-Inst. **Überlebenszeit und maximale Lebensdauer in tiefer Hypothermie.** Pflügers Arch. ges. Physiol. Menschen Tiere 275 (1962) Nr. 6. S. 646–657. – 7 Abb., 2 Tab., 13 Lit.

An insgesamt 270 männlichen, weißen Mäusen, mit einem Durchschnittsgewicht von 20–22 g und einem Alter von 4–6 Mon. wurde die mittlere Überlebenszeit und die mittlere maximale Lebensdauer bei erhaltener Spontanatmung bestimmt. Die hierbei erzielten Ergebnisse zeigen, daß sowohl die Überlebenszeit als auch die maximale Lebensdauer der Mäuse bei sinkender Körpertemperatur exponentiell abnehmen. Bei konstanter reduzierter Körpertemperatur sinken Herz- und Atemfrequenz während der gesamten Kühlperiode kontinuierlich ab, s. d. niemals ein beständiger Zustand erreicht werden kann. Der Organismus des Warmblütlers ist folglich bei gesenkter konstanter Körpertemperatur kontinuierlichen Veränderungen unterworfen, die am Ende unaufhaltsam zum „Kältetod" führen.
W. Richter/Kleinmachnow. 1890.

Millemann, Jaques; Alfort, École Nat. Vétérin. Recherches sur les réflexes vaso-moteurs de la muqueuse nasale du chien étudiés par thermométrie locale. **(Untersuchungen über die vasomotorischen Reflexe der Nasenschleimhaut beim Hunde mittels örtlicher Temperaturmessungen.)** Diss. Alfort 1962 54 S. – 10 Abb., 3 Tab., 16 Lit. K. Reinhardt. 2020.

IV. RADIOBIOLOGIE

Kazarjan, V. A. (Kasarjan, W. A.); Inst. für Biophysik der Akad. der Med. Wiss. der UdSSR; Akad. der Wiss. der Armen.SSR, Sektor Radiobiol. Izmenenie sorbcionnych svojstv nekotorych tkanej u gipofizėktomirovannych oblučennych životnych. **(Veränderung der Absorptionseigenschaften einiger Gewebe bei hypophysektomierten bestrahlten Tieren.)** Izvestija Akademii nauk Armjanskoj SSR, Erevan 15 (1962) Nr. 8. S. 45–50. – 1 Abb., 19 Lit. Orig.: russ., Ausz.: armen.

82 hypophysektomierte männliche Ratten wurden 7 Tage nach der Operation γ-Strahlen (300 r) ausgesetzt. Nach 3, 7, 10, 15, 24 Tagen wurde die Absorption von Neutralrot (0,1% Lösung) in Großhirnrinde, Cerebellumrinde, Leber, Nieren und Muskeln photoelektrokolorimetrisch untersucht. Im Laufe von 30 Tagen kamen 30% der Tiere ad exitum. Sowohl in der Versuchs-

als auch in der Kontrollgruppe ist die Absorption der Großhirnrinde vermindert (erhöhte Erregbarkeit und Resistenz), die der Nieren vergrößert. In Cerebellumrinde und Muskeln ist die Absorption bei den hypophysektomierten Tieren während der ganzen Zeit gesenkt. Bei diesen Tieren fehlt die anfänglich erhöhte Absorption, die bei normalen bestrahlten Tieren auftritt.

G. Pose. 2150.

Piontkovskij, I. A. und Ivanickij, A. M. (Piontkowski, I. A. und Iwanizki, A. M.); Inst. für Höhere Nerventätigkeit der Akad. der Wiss. der UdSSR. O gipertoničeskom sindrome u životnych, oblučennych v periode ėmbrional'nogo razvitija. **(Über das hypertonische Syndrom bei Tieren, die in ihrer embryonalen Entwicklung bestrahlt wurden.)** Doklady Akademii nauk SSSR, Moskva **135(28)** (1960) S. 1554–1556. – 1 Abb., 1 Tab., 12 Lit.

Die Untersuchungen wurden an erwachsenen Kaninchen durchgeführt, die am 15. oder am 23. Tag ihrer Embryogenese einer ionisierenden Bestrahlung (300–400 r) ausgesetzt waren. Bei den am 15. Tag bestrahlten Tieren konnte eine Hypertonie nachgewiesen werden, die bei älteren Tieren stärker ausgeprägt war als bei jungen. Die am 23. Tag bestrahlten Tiere zeigten keine Veränderung im Verhalten des Blutdruckes gegenüber den Kontrolltieren. Auf Grund von elektroencephalographischen Untersuchungen wird geschlossen, daß bei frühzeitiger Bestrahlung (15. Tag) vorwiegend der Hirnstamm und damit die den Blutdruck regulierenden Zentren geschädigt werden, bei späterer Bestrahlung (23. Tag) vorwiegend das Großhirn betroffen wird.

H. Mielke. 2150.

Kričevskaja, E. I. (Kritschewskaja, Je. I.); Inst. für Biol. Physik der Akad. der Wiss. der UdSSR. Rol' nervnoj sistemy v izmenenii urovnja svobodnogo gistamina v tkanjach pri dejstvii ionizirujuščej radiacii. **(Die Rolle des Nervensystems bei der Änderung der Konzentration des freien Histamins in den Geweben nach ionisierender Strahlung.)** Doklady Akademii nauk SSSR, Moskva **135(28)** (1960) S. 193–196. – 3 Tab., 25 Lit.

Die Untersuchungen wurden an Ratten durchgeführt, bei denen der receptorische Apparat während der Bestrahlung mit Hilfe von Xylocain (intraperitoneal) ausgeschaltet worden war. Die Bestimmung des freien Histamins erfolgte chromatographisch 45 Min. nach der Bestrahlung. Bei den „anaesthesierten Tieren" fehlte jeglicher Strahleneffekt. Der Histamingehalt im Hautgewebe erhöhte sich nicht, sondern sank sogar ab. In der Leber wurde ebenfalls kein Histaminanstieg festgestellt. Die Untersuchungsergebnisse deuten auf eine reflektorische Komponente bei der Entstehung der Strahleneffekte (Erhöhung der Histaminkonzentration in den Geweben) hin.

H. Mielke. 2150.

Kruglikov, R. I. (Kruglikow, R. I.); Inst. für Höhere Nerventätigk. der Akad. der Wiss. der UdSSR. O nekotorych osobennostjach funkcij vysšich otdelov central'noj nervnoj sistemy vzroslych krolikov, oblučennych ionizirujuščim izlučeniem v antenatal'nom periode razvitija. **(Über einige funktionelle Besonderheiten der höheren Zentren des zentralen Nervensystems erwachsener Kaninchen, die in ihrer pränatalen Entwicklungsperiode einer ionisierenden Strahlung ausgesetzt waren.)** Doklady Akademii nauk SSSR, Moskva **135(28)** (1960) S. 225–228. – 1 Abb., 1 Tab., 16 Lit.

Gegenüber den Kontrolltieren konnten bei den Versuchstieren, die pränatal einer Bestrahlung (400 r) ausgesetzt waren, bedingte Nahrungsreflexe nur mit großen Schwierigkeiten ausgebildet werden. Die bedingten Bewegungsreaktionen waren labil, stark generalisiert und durch viele überflüssige Bewegungen charakterisiert. Bei den Versuchstieren scheint vor allem die Fähigkeit zur Synthese hochspezialisierter zeitlicher Verbindungen gestört zu sein, während die Fähigkeit zur Ausbildung primitiver Verbindungen erhalten geblieben ist.

H. Mielke. 2150.

Samusenko, A. L. (Samussenko, A. L.); Poltawa, Landwirtsch. Inst. Dejstvie ul'trafioletovych lučej na rost i razvitie porosjat. **(Wirkung ultravioletter Strahlen auf Wachstum und Entwicklung der Ferkel.)** Svinovodstvo, Moskva **16** (1962) Nr. 2. S. 43–44. – 1 Tab.

Zur Untersuchung wurden Ferkel der Großen Weißen Rasse in nicht angegebener Zahl herangezogen. Gruppe A erhielt tägl. innerhalb von 8 Min. 4 Biodosen (in Ultraviolett-Einheiten), Gruppe B in zweitägigen Abständen 5 Biodosen in 10 Min. und Gruppe K diente ohne Bestrahlung als Kontrolle. Nach 10 Tagen wogen die Tiere in A, B und K durchschnittl. 5,830 kg, 5,392 kg und 5,175 g (tägl. Zunahmen von 583, 539 und 517 g). Nach 40 Tagen waren es 13,736 kg, 13,313 kg und 11,144 kg (tägl. Zunahmen 343, 333 und 278 g). Die Wirkung der UV-Strahlen geht über eine Verbesserung der Vitamin A- und D-Synthese und des oxydativen Stoffwechsels. S. Willer. 2150.

Ustinov, D. A. und Kozunin, I. I. (Ustinow, D. A. und Kosunin, I. I.); Dubrowizy, Gebiet Moskau, Unions-Inst. für Tierzuchtforsch. Izučenie propuskaemosti ul'trafioletovych lučej šerstnym pokrovom životnych. **(Untersuchungen über die Durchlaßfähigkeit des Haarkleides der Tiere für ultraviolette Strahlen.)** Veterinarija, Moskva **39** (1962) Nr. 10. S. 68–70. – 1 Tab. Zus. in Engl.

Die von anderen sowjetischen Autoren geprüften biologischen Tests und ihre Ergebnisse werden besprochen. Unter den modernen, physikalischen Methoden wird als empfindlichste und objektivste die spektrophotometrische angesehen. Vff. konstruierten eine Apparatur auf der Grundlage des Quarz-Spektrophotometers SF-4 mit dem elektronisch arbeitenden Multiplikator FÉU-18., Das Maximum seiner Spektralempfindlichkeit reicht bis zum ultravioletten Bereich des optischen Spektrums. Mittels Biopsie wurden bei 11 Monate alten Kälbern der Cholmogoryer Rasse Hautstückchen mit Haaren zur Untersuchung gewonnen (methodische Einzelheiten im Original). Es wurde festgestellt, daß das Haarkleid der Kälber 10,6–16,3% der einfallenden UV-Strahlen innerhalb der Spektralzone von 200–400 Millimikron durchläßt. Bei den helleren Abschnitten beträgt dabei die Durchlaßfähigkeit durchschnittlich 10,7%, bei den schwarzen 19,2%. Die Methode kann dazu dienen, die Notwendigkeit einer Bestrahlung der Tiere mit UV-Strahlen zu bestimmen. H. Rauch. 2150.

Mach, P., Surynek, J. und Hejl, J.; Brno, Veterin. Fak., Ústav pro Patol. Fyziol. O povaze změn bílkovin v periférní krvi kuřat ozářených X-paprsky po podávání OTC a některých hemoplastik. **(Charakter der Eiweißstoffe im peripheren Kükenblut unter Röntgen-Bestrahlung nach Verabreichung von OTC und einigen Haemoplastica.)** Sborník Vysoké Školy zemědělské Brně, Řada B **9(30)** (1961) Nr. 3/4. S. 231–237. – 2 Abb., 6 Lit. Zus. in Russ., Engl.

Bei Küken wurde 60 Tage lang der Einfluß der Röntgen-Bestrahlung mit einmaliger 600 r-Gabe, Zufluß 14 r/min, auf den Eiweißspiegel im Blutplasma verfolgt. Eine Kükengruppe erhielt 21 Tage nach der Bestrahlung teils OTC in einer Gabe von 700 Gamma/kg Kgw. per os und Vitamin B_{12} 14 Gamma/kg Kgw. i.m., teils OTC und Vitamin B_{12} in den angeführten Gaben und Bc Faktor in einer Gabe von 14 Gamma/kg Kgw. per os. Außerdem wurden 3 Kontrollgruppen von Küken verfolgt, die unbestrahlt blieben. Den Küken entnahm man Blut aus der V. ulnaris, und das gewonnene Plasma wurde papierelektrophoretisch untersucht. Das Gesamteiweiß wurde refraktrometrisch bestimmt. Die Werte bewegten sich bei allen Küken im Rahmen der physiologischen Norm. Es wurde festgestellt, daß das OTC, das Vitamin B_{12} und das Bc an der Umwandlung der Eiweißstoffe des Blutplasmas beteiligt sind. Die Gruppe α-Globuline und β-Globuline + Fibrinogen blieb bei allen Küken stabil, die Gruppe der Gamma-Globuline wurde bei allen Küken mit Ausnahme der Kontrollgruppe betroffen. Die Verabreichung von stimulierend

wirkendem OTC gemeinsam mit den Haemoplastica vom Typus Vitamin B_{12} und Bc-Faktor inhibierte den Metabolismus der plasmatischen Eiweißstoffe.
F. Nádvorník. 2150.

Altmann, H.-W., Lick, R. und Stutz, E.; Würzburg, Univ., Pathol. Inst.: Freiburg/Br., Chirurg. Univ.-Klin., Röntgeninst. **Die Wirkung langfristiger Bestrahlung mit radioaktivem Strontium (Sr 90) auf die Rattenniere.** Beitr. pathol. Anatom. allg. Pathol. **127** (1962) Nr. 1. S. 79–110. – 11 Abb., 75 Lit. Zus. in Engl.

Je 20 Ratten wurden kleine Plexiglaskapseln mit Strontium 90 und Yttrium 90 (30–50 Mikrocurie) an den caudalen Nierenpol und in das Nierenlager implantiert. Innerhalb der 8–9monatigen Einwirkungszeit starben nur 2 Tiere, die übrigen wurden getötet. Durch diese Art der Strahlenschädigung sollten Kenntnisse über die Histogenese des Nierenschadens gewonnen und die empfindlichsten Teile ermittelt werden. Neben totalen Schrumpfnieren wurden sektorförmige Strahlenschädigungen gefunden. Je nach der Entfernung vom Strahlungsfeld waren die Veränderungen unterschiedlich. Auf eine nekrotische Trümmerzone folgte eine Verödungszone mit plasmatischer oder ödematöser Durchtränkung, in der Zellstrukturen nicht zu erkennen sind. Hieran schließt sich eine Zone mit Schrumpfung von tubulärem und glomerulösem Anteil und peripherwärts Schrumpfung nur des Tubulusanteiles an. Die Basalmembran der meist lumenlosen Tubuli ist verdickt. Die Mittelstücke scheinen jedoch länger erhalten zu bleiben als die Hauptstücke. In dem folgenden Randstreifen zeigen die noch erhaltenen Tubuli, besonders die Hauptstücke eine hydropische Schwellung. Blutgefäße sind nur bis zur Schrumpfungszone verändert. Die ersten Zeichen sind hier Vacuolen in den Muskelzellen, Kernschwellung und Pyknosen im Endothel. Das Epithel des Nierenbeckens erwies sich als weniger empfindlich als die Nephrone. Außerdem wurde hier zweimal ein Plattenepithelcarcinom gefunden. Eine ausführliche Erörterung der Befunde schließt sich an. W. Seffner. 2150.

Knoop, Ernst. **Die radioaktiven Substanzen in der Milch.** Milchwissenschaft 18 (1963) Nr. 1. S. 17–20. – 11 Abb., 4 Lit.

Nach der Abhandlung des ^{90}Sr-Gehaltes der Milch der Bundesrepublik von 1955–61 wird die Kontamination der Milch mit ^{90}Sr, ^{137}Cs, ^{131}J und ^{140}Ba + ^{140}La für die Zeit von November 1961 bis September 1962 mitgeteilt. Die Aktivität dieser Isotope steht in direktem Verhältnis zur gefallenen Regenmenge. Die Zeitspanne, die von hoher Gesamt-β-Aktivität des Regens bis zum Auftritt eines Maximus in der Milch verging, betrug für ^{131}J 4 Tage und für ^{140}Ba + ^{140}La 7 Tage. Das Verhältnis $\frac{^{137}\text{Cs/g K}}{^{90}\text{Sr/g Ca}}$ nimmt unter der Voraussetzung, daß keine frischen Spaltprodukte von erneuten Kernexplosionen hinzukommen, mit einer Halbwertszeit von 15 Monaten ab. Dieser Quotient ist nach Untersuchungen des Vf. bei frischem Fallout von der Regenmenge abhängig. Er erreichte im Sept. 1962 den Wert 5,4. Für ^{90}Sr und ^{137}Cs wurde in der Bundesrepublik die Risikogrenze nicht erreicht, lediglich für ^{131}J ermittelte Vf. im Sept. bis 200 pc/l Milch, wonach der für ^{131}J angegebene Grenzwert von 100 pc/l kurzfristig überschritten wurde. J. Niepel. 2160.

Pfau, Alexander und Hoeck, Helmuth; Mariensee-Trenthorst, Max-Planck-Inst. für Tierzucht und Tierernähr. **Sekretion der Gamma-Radioaktivität in die Milch in Abhängigkeit von der Kontaminierung natürlicher Futtermittel im Frühjahr 1962.** Milchwissenschaft **17** (1962) Nr. 12. S. 673–677. – 3 Abb., 1 Tab., 6 Lit.

Zur Erlangung von Erfahrungswerten für die Versuchskette Niederschlag-Pflanze–Kuh-Milch wurde die Gesamt-γ-Radioaktivität von Niederschlag, Tränkwasser, Weidegras und Milch, im Gegensatz zur Aufnahme der γ-Spektren, ohne vorherige Konzentrierung in einer Ringbecher-NaJ-Detektor-Anordnung mit nachgeschaltetem elektronischem Zählwerk gemessen. Es zeigte sich von Mai bis Juni 1962 in der Milch eine leicht steigende Tendenz der Gesamt-γ-Aktivität bei einem abgeschätzten ^{137}Cs- und ^{90}Sr-Anteil von 140 und 49 pc/l. Die γ-Energiemaxima-Verteilung zwischen Niederschlag, Weidegras und Tränkwasser stimmte überein (0,14 MeV – ^{144}Ce; 0,51 MeV – ^{106}Ru + ^{106}Rh; 0,76 MeV-^{95}Zr + ^{95}Nb). Aus 5 m Tiefe gefördertes Wasser war künstlich verseucht und zeigte dieselbe spektrale Verteilung der γ-Linien wie Niederschlag und Weidegras. Bei den Milchaschen konnte nur ^{137}Cs (0,66 MeV) und ^{40}K (1,46 MeV) festgestellt werden. Der Filterwirkungsgrad für die Kuh im II. Quartal 1962 wurde durch Messung der insgesamt mit dem Futter zugeführten und der über die Milch ausgeschiedenen γ-Radioaktivität zu 0,5% abgeschätzt. J. Niepel. 2160.

Lee, C. C.; Saskatoon, Canada, Univ. of Saskatchewan, Dep. of Chem. Uptake of strontium-85 by alfalfa. **(Die Aufnahme von ^{85}Sr durch Luzerne.)** Science [Washington] **138** (1962) Nr. 3536. S. 41–42. – 2 Tab., 5 Lit.

Die vom Vf. beschriebenen Versuche mit Luzerne sollten zeigen, inwieweit ^{85}Sr vom Boden gebunden und damit durch die Pflanze nicht mehr aufgenommen wird. Die Pflanzen wurden 60 Tage und danach noch einmal in 4 × 4-wöchentlichen Abständen nach der Aussaat geschnitten. Der Versuchsboden wurde zu Beginn der Untersuchung in 4 Fällen mit einer Lösung mit 0,1 mc trägerfreiem ^{85}Sr getränkt, in einer Versuchsreihe jedoch nur oberflächenkontaminiert. Der ^{85}Sr-Gehalt der oberirdischen Pflanzenteile wurde gemessen. Bis auf eine Versuchsreihe deuteten die Ergebnisse nicht darauf hin, daß mit fortschreitender Zeit weniger ungebundenes ^{85}Sr im Boden vorhanden ist. Die auf oberflächenkontaminiertem Boden gezogenen Pflanzen incorporierten signifikant weniger ^{85}Sr. – Im gleichen Versuch wurde der Einfluß von handelsüblichen chemischen Düngemitteln untersucht. Lediglich ein Zusatz von 1,0 mÄqu. Kalium pro 100 g Boden ergab eine geringe Reduktion der ^{85}Sr-Aufnahme. M. Worseck. 2160.

VI. PATHOLOGIE, PATHOLOGIE DER VIRUSKRANKHEITEN, FUNKTIONELLE PATHOLOGIE

Csemniczky, F. und Cziegler, S.; Budapest, Ung. Akad. der Wiss., Forsch.-Inst. für Exp. Med., Morphol. Abt. **Ein Schnellfärbungsverfahren für frische Gefrier-(Kryostat-) und Paraffinschnitte.** Mikroskopie [Wien] **17** (1962) Nr. 7/8. S. 241–245. – 6 Abb., 11 Lit. Zus. in Engl.

Für die biologische Schnelldiagnostik an frischen Gefrier- und Kryostatschnitten, aber auch für Paraffinschnitte wird folgendes Färbeverfahren empfohlen: Frische Schnitte nach 20–25 Sek. langer Trocknung, Paraffinschnitte nach dem Entparaffinieren für 8–10 Sek. in folgender Lösung färben: 1,0 Dikaliumhydrophosphat, 0,5 Kaliumdihydrophosphat, 1,0 Toluidinblau, 0,5 Safranin, 200,0 Aqu. dest. und Methanol ad 1000,0. Danach 2–3 Sek. in Leitungswasser abspülen und für die gleiche Zeit in der 2. Lösung (0,5 Dikaliumhydrophosphat, 2,5 Kaliumdihydrophosphat, 1,0 Eosin und Aqu. dest. ad 1000,0) färben. Anschließend 1 Sek. in Wasser spülen und danach 3–4 Sek. lang in Aceton entwässern. Spülen mit einmal gewechseltem Xylol, einschließen in Kanadabalsam. Das Verfahren besitzt den Vorteil, daß es sehr schnell durchführbar ist, die Farblösungen lange Zeit hindurch haltbar sind und die Farbe der fertigen Präparate auch nach 2 Jahren nicht verblaßt. D. Matthias. 2330.

Rakow, A. und Zapf, K.; Berlin-Buch, Inst. für Med. und Biol.; Inst. für Biophysik; Inst. für Pharmakol. der Dtsch. Akad. der Wiss. zu Berlin. **Zur Äquidensitometrie und ihrer Bedeutung für die Bildanalyse elektronenmikroskopischer Aufnahmen biologischer Objekte.** Mikroskopie [Wien] **17** (1962) Nr. 7/8. S. 217–230. – 10 Abb., 15 Lit. Zus. in Engl.

Neben der visuellen und photometrischen Auswertung elektronenoptischer Aufnahmen sind Informationen durch Kurven gleicher Schwärzung (Äquidensiten) möglich, deren Herstellung mit Hilfe des Sabattiereffektes am zweckmäßigsten erfolgt. Bei diesem Verfahren wird von dem die Schwärzungsverteilung enthaltenden Film eine Kopie auf einen sehr hart arbeitenden Film hergestellt, dessen Bild nicht fixiert wird, sondern noch im Entwickler mit einer vorher experimentell ermittelten Belichtungszeit nachbelichtet wird. Auf diese Weise erhält man nach erneutem Entwickeln mit anschließendem Fixieren ein Negativ für eine Äquidensite. Mit diesem Verfahren kann man ohne Photometer auf einem photographischen Film Kurven gleicher Schwärzung herstellen und auf diese Weise eine flächenhafte Photometrie betreiben. Da bei der Auswertung inhomogener Bilder elektronenmikroskopischer Aufnahmen Schwierigkeiten in bezug auf die Zuordnung der Äquidensiten zu einer bestimmten Schwärzung des Originalbildes auftreten können, haben Vff. die einzelnen Äquidensiten mit verschiedenen Farben nach dem Verfahren von Kankelwitz eingefärbt. Auf 2 mögliche Fehler bei der Herstellung der Äquidensiten wird hingewiesen. Es lassen sich sowohl Artefaktbildung durch Elektronenbeschuß als auch Objektveränderungen durch Milieueinflüsse mit Hilfe der Äquidensometrie leichter erfassen. Die Deutung der Äquidensiten steht noch am Anfang, so daß einfache Modelle vorerst der Aufklärung dienen müssen. Es darf keinesfalls den Äquidensiten bestimmte Realität in den Objekten zugeordnet werden. D. Matthias. 2333.

Seifert, Klaus; Kiel, Univ., Pathol. Inst. **Zur Orientierung inhomogener Gewebeeinbettungen für die Ultramikrotomie.** Mikroskopie [Wien] 17 (1962) Nr. 7/8. S. 231–234. – 4 Abb., 10 Lit. Zus. in Engl.
Eine exakte Orientierung des Gewebestückchens in der Einbettungskapsel bereitet oft Schwierigkeiten. Vf. beschreibt ein Einbettungsverfahren, bei dem exakte Horizontal-, Vertikal- und Schrägschnitte unter einem annähernd definierbaren Winkel möglich sind. Hierbei wird das Material nach Fixierung, Entwässerung in Alkohol und Aceton sowie nach Durchtränkung mit dem Einbettungsmittel in Kapseln gebracht, die kurze Glasrohrstücke von entsprechender Weite darstellen, die mit konzentrierter Rohrzuckerlösung auf Glasobjektträger aufgeklebt worden sind. Vor Aufnahme des Materials werden die Kapseln mit dem Einbettungsmittel gefüllt. Die Polymerisation erfolgt wie üblich im Thermostatschrank. Nach Einlegen der polymerisierten Blöcke in warmes Wasser kann man sie aus der Glaskapsel herausheben. Für die Zweiteinbettung müssen große Blöcke zerkleinert werden. Hierzu wird nach Abtragung des an der Oberseite überstehenden Meniskusrandes eine senkrecht aufgesetzte Rasierklinge mit einem leichten Hammer in den Block hineingetrieben, der dabei unter der Klinge fast immer glatt und senkrecht zur Oberfläche zerspringt. Auf diese Weise kann der Block in entsprechend viele Sektoren zerteilt werden. Mit Hilfe einer Nadel, die in den Block hineingestochen wird, kann man eine Fixierung für die verschiedensten Schnittrichtungen vornehmen. Für dieses Doppeleinbettungsverfahren hat sich bei weitem am besten das Araldit bewährt, während Vestopal und Methacrylat weniger geeignet sind. D. Matthias. 2333.

Hofer, Gerhard; Raleigh, North Carolina State Coll., Dep. of Engng. Res. A statical hardness tester for measuring the vectorial hardness of single crystal faces. **(Ein statischer Härteprüfer zur Messung der vektoriellen Härte von Einkristallflächen.)** Mikroskopie [Wien] 17 (1962) Nr. 7/8. S. 235–241. – 6 Abb., 11 Lit. Zus. in Engl.
Da es nicht möglich ist, mit einem symmetrischen Härteprüfer die vektorielle Härte an Einkristallen zu messen, wurde eine asymmetrische Eindringungsspitze in Form einer Kugelkalotte angefertigt und damit die Härte an den Flächen eines polierten Steinsalzkristalles gemessen. Die hierbei ermittelten

Werte stimmten mit den am gleichen Kristall gemessenen Ritzhärtewerten qualitativ gut überein. D. Matthias. 2340.

Urbaneck, D. und Rossow, N.; Leipzig, Karl-Marx-Univ., Med. Tierklin.; Veterin.-Pathol. Inst. **Untersuchungen zur formalen Pathogenese der sog. Hämolysenekrosen in der Leber des Rindes.** Mh. Veterinärmed. **17** (1962) Nr. 23/24. S. 941–949. – 5 Abb., 1 Tab., 19 Lit.

Mehrfach vorgenommene Leberbiopsien bei 14 Rindern mit puerperaler Hämoglobinämie und 5 Rindern mit anderen schweren Anämien werden unter Berücksichtigung der formalen Genese des sich entwickelnden Leberschadens histologisch untersucht. Die für akute hämolytische Anämien charakteristischen zentrolobulären Lebernekrosen waren in 15 Fällen nachweisbar. Mechanisch bedingte Kreislaufstörung durch Blutschattenthrombose konnte nur bei 4 Tieren festgestellt werden, so daß auch andere Faktoren für die Entstehung der Nekrosen in Betracht gezogen werden müssen. Es werden während eines klinischen Verlaufs von 10–12 Tagen 5 histopathologische Stadien unterschieden. Innerhalb von 3–4 Tagen nach dem akuten Untergang der Erythrocyten, gelegentlich schon am ersten Tag, treten zentrolobuläre Koagulationsnekrosen mit einer Randzone hydropisch degenerierter Leberzellen auf. Zwei bis drei Tage darauf fallen infiltrative und proliferative Zellreaktionen auf (2. Stadium), so daß nach weiteren 2–3 Tagen die Nekrose von Granulationsgewebe völlig resorbiert sein kann (3. Stadium). Das 4. Stadium kennzeichnet sich 2–3 Tage später durch den bereits weitgehenden Ersatz durch regenerierte Leberzellen und Faserbildung, so daß im 5. Stadium, dem der völligen Restitution oder Vernarbung, kaum noch Veränderungen anfallen. Übergänge zu zirrhotischen Vorgängen wurden nicht beobachtet. C.-H. Becker. 2538.

Kemper, Fritz; Münster/Westf., Univ., Pharmakol. Inst. **Hühnerei-Embryopathien. Über den Nachweis teratogener Wirkungen von Arzneimitteln.** Arzneimittel-Forsch. **13** (1963) Nr. 3. S. 191–194. – 4 Abb., 2 Tab., 14 Lit.,

Zum Versuch benutzt wurden 600 Eier weißer Hybridhühner. Unmittelbar vor der Bebrütung oder am 6. Tage nach Beginn der Bebrütung wurden in die Eier der Versuchsgruppen maximal 0,1 ml einer Thalidomid-Zubereitung verbracht. (Das berüchtigte Schlafmittel Contergan ist Thalidomid-haltig.) Thalidomid, vor der Bebrütung appliziert, unterband von vornherein das Angehen des Keimes im Hühnerei. Bei Injektion des Präparates am 6. Bebrütungstag korrelierte die Zahl der abgestorbenen Küken mit der Thalidomid-Konzentration (Th.). So schlüpften nach 10 mg Th. nur noch 30%, 30% waren am 7.–14. und 40% am 15.–21. Bruttag abgestorben. Grobe äußerliche Mißbildungen zeigten sich bei 10% der Versuchsgruppe nur nach 10 mg, jedoch nicht nach 2,5 bzw. 0,5 mg Th. Es zeigten sich vornehmlich Hirnprolaps, Fehlbildungen der Augenanlage und Entwicklungsstörungen des Schnabels und der Beine. Diese Veränderungen werden mit der schon früher erwogenen Möglichkeit einer „antagonistischen" Wirkung von Th. gegen Vitamine des B-Komplexes erklärt. E. Wiesner. 2615.

Rittenbach, P.; Leipzig, Karl-Marx-Univ., Veterinär-Pathol. Inst. **Zwei Fälle kongenitaler Herzmißbildung beim Pferd.** Mh. Veterinärmed. **18** (1963) Nr. 2. S. 61–63. – 1 Abb., 13 Lit.

Bei einer 3jährigen Warmblutstute wurde eine ca. 4 cm große Öffnung des Ventrikelseptums kurz unterhalb der Vorkammer-Kammergrenze festgestellt. Der Aortenursprung lag an der rechten Kammer unmittelbar neben dem Ostium der Pulmonalarterie, von dem er durch einen Myocardwulst getrennt war. In der Öffnung der letzteren waren nur 2 Klappen vorhanden. Als Folgen der Mißbildung war es zu einer starken Hypertrophie des rechten Ventrikels, beiderseitiger Kammerdilatation mit parenchymatöser Degeneration und starker Dilatation der proximalen Pulmonalarterie gekommen. Am

übrigen Tierkörper wurde Oedem der Unterhaut und Blutstauung besonders in der Leber gefunden. Im 2. Fall wurde bei einer 10-jährigen Kaltblutstute eine talergroße Öffnung an derselben Stelle wie bei dem ersten Tier mit beiderseitiger Hypertrophie und mittelgradiger Degeneration gesehen.
W. Seffner. 2625.

Hobik, H. P. und Grundmann, E.; Freiburg/Br., Univ., Pathol. Inst., Ludwig-Aschoff-Haus. **Quantitative Veränderungen der DNS und der RNS in der Rattenleberzelle während der Carcinogenese durch Diaethylnitrosamin.** Beitr. pathol. Anatom. allg. Pathol. **127** (1962) Nr. 1. S. 25–48. – 7 Abb., 2 Tab., 84 Lit., Zus. in Engl.

An Ratten, denen zwischen 3 und 146 mg der cancerogenen Substanz Diaethylnitrosamin verfüttert wurde, worüber an anderer Stelle berichtet ist, wurden mit Hilfe der Mikrospectrocytophotometrie in verschiedenen Stadien der Carcinogenese und am entwickelten Hepatom quantitative Messungen der RNS und DNS in der Leber durchgeführt. Die Verteilung der DNS, gemessen mittels der Zweiwellenlängenmethode an den Feulgen-gefärbten Schnitten, bleibt während der präcancerösen Phase gleich. Es treten aber 16 ploide große Kerne im Läppchenzentrum auf. In den läppchenzentralen Carcinominseln haben alle Kerne einen diploiden Gehalt an DNS. Am Rande dieser Inseln treten auch hyperdiploide Kerne auf, während das vollentwickelte Hepatom wieder euploide Kernarten zeigt. Die RNS, dargestellt mittels Gallocyanin-chromalaunabsorption vor und nach Ribonucleaseeinwirkung und gemessen als Cytoplasmavolumen-Einheit, ist in den präcancerösen Stadien der Läppchenzentren reduziert, in den Carcinomnestern verdoppelt und im fertigen Hepatom stark erhöht. Die Ergebnisse der Messungen sind im einzelnen graphisch und tabellarisch dargestellt. Eine ausführliche Diskussion schließt sich an.
W. Seffner. 2675.

Bowen, J. M. und Adrian, R. W.; Manhattan, Kansas State Univ., Dep. of Physiol.; Dep. of Anatomy. Ectopia cordis in cattle. **(Ectopia cordis beim Rind.)** J. Amer. veterin. med. Assoc. **141** (1962) Nr. 10. S. 1162–1167. – 5 Abb., 1 Tab., 12 Lit.

Es werden 2 Fälle von Ectopia cordis beim Rind beschrieben und eine Literaturübersicht gegeben. Beide Fälle wurden als Ectopia cordis cervicalis inferior diagnostiziert. Es handelt sich bei den Tieren um eine 6 Monate alte Shorthorn-Färse und um ein 3 Tage altes weibliches Shorthornkalb. Die anatomische Untersuchung des ersten Falles ergab ein dilatiertes Herz mit einer cranial weisenden doppelten Spitze. Der Ventriculus dexter befand sich dorsal vom Ventriculus sinister. Es konnten Anomalien der großen Gefäße, des Pericards, der Pleura, der Rippen und des Sternums festgestellt werden. Die A. brachiocephalica entsprang 5 cm vom Ursprung der Aorta entfernt und gab die A. carotis communis sinistra und dann die A. carotis communis dextra ab. Der Arcus aortae setzte sich in die A. subclavia dextra fort. Die A. subclavia sinistra entsprang 10 cm caudal des Ursprunges der A. brachiocephalica. Die aortale Öffnung des Ductus arteriosus Botalli betrug 5 mm und befand sich unmittelbar kranial des Ursprungs der A. subclavia sinistra. Die Lungen waren anomal gestaltet, jedoch die Lappung normal. Der Thorax war wesentlich weiter als bei normalen Tieren (16 cm gegenüber 9 cm bei normalen Tieren). Das 1. Rippenpaar zeigte ventral eine Divergenz anstatt einer Konvergenz bei normalen Tieren. An dem bei diesem Tier gefundenen Feten konnten keine Anomalien beobachtet werden. Die den Fall 2 betreffenden Befunde ähneln denen des ersten Falles sehr.
R. Berg. 2760.

Meitner, E. R.; Zvolen, ČSSR, Bezirkskrankenhaus, Pathol.-Anatom. Abt. **Die angeborenen Herzfehler in ihren Beziehungen zur Metamerie und Antimerie des Herzschlauches.** Virchow's Arch. pathol. Anatom. Physiol. klin. Med. **336** (1962) Nr. 2. S. 115–121. – 7 Abb., 5 Lit. Zus. in Engl.

Es wird der Versuch unternommen, die Grundtypen der angeborenen Herzfehler aus der Sicht der Entwicklungsstörungen der metameren und antimeren Konstruktionselemente des Herzens in 3 Gruppen zu gliedern und deren phylogenetisch-ontogenetische Frequenz- und Funktionsbeziehungen herauszuarbeiten. Die kongenitalen Vitien der phylogenetisch älteren metameren Gebilde des Herzschlauches sind initial afunktions-heterolog bzw. -homolog und müssen durch Störungen der jüngeren Antimeralisationseinrichtung korrigiert werden und sind dann alle biantimeral homolog. Die kongenitalen Vitien der jüngeren Antimeralisationseinrichtung, deren Frequenz im atrialen Segment den Höhepunkt erreicht, benötigen keine Korrektionen. W. Seffner. 2760.

Gabrašanski, P. und Djakov, L. (Gabraschanski, P. und Djakow, L.) Vŭrchu edin slučaj na Foramen interventriculare pri kon. **(Über einen Fall von Foramen interventriculare beim Pferd.)** Naučni trudove. Visš veterinarnomedicinski institut „Prof. d-r G. Pavlov", Sofija **10** (1962) S. 321–323. – 2 Abb., 4 Lit. Zus. in Russ., Dtsch.

Beschrieben wird ein Fall von Foramen interventriculare beim Pferd. Bei der klinischen Untersuchung wurde starkes systolisches, endocardiales Herzgeräusch festgestellt, das rechts im punctum maximum der Tricuspidalklappe deutlicher war. Der arterielle und venöse Blutdruck schwankte in normalen Grenzen, und das aufgenommene EKG gehörte zur geraden Form. Als Ursache für diesen klinischen und elektrographischen Befund werden die pathologisch-anatomischen Herzveränderungen angegeben. Im Septum interventriculare, unmittelbar unter der Grenze zwischen Vorhof und Kammer, befand sich eine ellipsenförmige, 2,5 cm große, glatt-rundkantige, beide Kammern verbindende Öffnung. G. Radew. 2760.

Monlux, William S.; Iowa State Univ., Coll. of Veterin. Med. Sudden death in the horse due to myocarditis. **(Plötzlicher Tod beim Pferde durch Myocarditis.)** Iowa State Univ. Veterinarian **24** (1961/62) Nr. 1. S. 40–41. 2760.

Ueberberg, Heinz; Biberach an der Riss, Dr. Karl Thomae GmbH, Wiss. Abt., Exp. Pathol. Lab. **Über einige Fälle von Leberruptur bei Ratten. Kurze Mitt.)** Z. Versuchstierkunde **2** (1963) Nr. 1/2. S. 52–54. – 2 Abb., 1 Lit.

Als Ursache von Todesfällen infolge Leberrupturen wurde ein Festklemmen der Ratten zwischen Futterraufe und Käfigboden, beide aus V 2 A-Stahl, ermittelt. Histologische Untersuchungen der Lebern ergaben keine pathologischen Befunde. B. Busch. 2775.

Jelínek, Karel; Brno, Veterin. Fak., Katedra pro Patol. Morfol. a Fyziol. Diferenciální diagnostika ložiskových subserosních atypických reakcí lymfatické tkáně v játrech a plicích u ovcí. **(Differentialdiagnose der fokalen subserösen atypischen Reaktionen des lymphatischen Gewebes in der Leber und Lunge der Schafe.)** Sborník Vysoké Školy zemědělské Brně, Řada B **9(30)** (1961) Nr. 1/2. S. 63–79. – 6 Abb., 8 Tab., 25 Lit. Zus. in Russ., Dtsch.

Subseröse atypische Fokalreaktionen der lymphatischen Gewebe in Leber und Lunge (Lymphadenitis nodularis multiplex hepatis et pulmonum), wie sie von V. Jelínek, Jelínková, und Černá bei Schweinen und Rindern beschrieben worden sind, fand man auch bei Schafen, allerdings seltener, und zwar von 805 untersuchten Schafen makroskopisch nur bei 15 Stück, während histologisch nur 7 Fälle in der Lunge, 4 Fälle in der Leber und 2 Fälle in der Leber und der Lunge nachweisbar waren. Bei 114 Schafen fand man Affektionen, die makroskopisch der Nodularlymphadenopathie ähnlich waren, bestätigt wurden sie jedoch nur in bereits angeführten 15 Fällen, während es sich in 81 Fällen um parasitäre subseröse Fokalaffektionen der Lunge handelte. Bei diesen Affektionen handelt es sich um die Produktion von entzündlichen Reaktionen, bei subserösen Fokalreaktionen dagegen um atypisches Wachstum des präformierten lymphatischen Gewebes. Bei histologischer Untersuchung der subserösen atypischen Fokalreaktionen der lymphatischen Gewebe in der Leber und Lunge der Schafe fand man am häufigsten ihre zweite Entwicklungsphase. F. Nadvorník. 2820.

Johnson, L. A. Y., McGavin, M. D. und Simmons, G. C.; Yeerongpilly, Queensland, Animal Res. Inst. Diseases of the bovine central nervous system in South-East Queensland. **(Erkrankungen des Zentralnervensystems der Rinder in Süd-Ost Queensland.)** Austral. veterin. J. 38 (1962) Nr. 11. S. 521–527.

31 Kälber, die nach zentralnervösen Symptomen verendeten oder getötet wurden, sind klinisch, pathologisch-anatomisch und -histologisch, bakteriologisch und toxikologisch mit folgendem Ergebnis untersucht worden: Encephalomyelitis nonpurulenta (16 Fälle), Meningitis purulenta (2 Fälle), Hypoplasia cerebellaris (4 Fälle), Hydrocephalus internus (2 Fälle), Hydrocephalus (1 Fall) und extraduraler Rückenmarksabszeß (1 Fall). In 3 Fällen konnte keine Diagnose gestellt werden. Von jedem Tier werden unter Angabe des klinischen Krankheitsbildes Untersuchungsmethodik und -ergebnisse ausführlich beschrieben. Die meisten Erkrankungen treten im Sommer auf. Allgemeine klinische Symptome waren Temperaturerhöhungen und Lahmheiten, die sich zu fortschreitenden Paralysen ausbildeten. Übertragungsversuche mißlangen. Wie serologische Untersuchungen und Untersuchungen an Hühnerembryonen zeigten, scheinen Erreger der Psittacosis-Lymphogranuloma-Gruppe nicht die Ursache dieser Erkrankungen zu sein. W. Laue. 2826.

Roots, Elmar und Schultze, Inge-Marie; Gießen, Justus-Liebig-Univ., Veterin. Hyg. und Tierseuchen-Inst. **Weitere elektronenmikroskopische Untersuchungen an Gehirnen bei der experimentellen Tollwutinfektion.** Zbl. Bakteriol., Parasitenkunde, Infektionskrankh. Hyg., I. Abt., Orig. 186 (1962) Nr. 4. S. 411–421. – 4 Abb., 1 Lit.

In Fortsetzung von Untersuchungen am Ammonshorn von mit „Virus fixe" infizierten Kaninchen und mit Stamm „Flury" infizierten Hühnerembryonen wurden elektronenoptische Befunde am Gehirn von Mäusen erhoben, die mit dem Virus fixe-Stamm „Novy Sad", Stamm „Flury 4348" und einem frisch isolierten Straßenvirus-Stamm infiziert worden waren. Dabei kamen abermals Herde von nahezu runden, dichten Körperchen zur Beobachtung, die etwa 30–40 mμ groß sind. Sie liegen offenbar in Zellfortsätzen, die Zellkerne waren frei. Sie sind nicht mit normalen Zellstrukturen zu verwechseln. In nicht infizierten Gehirnen fehlten sie. Wahrscheinlich stehen diese Körper in Beziehung zum Tollwutvirus. C.-H. Becker. 2950.

Lunzenauer, Kurt; Berlin, Humboldt-Univ., Charité, Rudolf-Virchow-Haus, Pathol. Inst. **Entzündliche Veränderungen bei der durch Eiweißmangelernährung erzeugten Leberzirrhose der Ratte.** Z. ges. inn. Med. Grenzgebiete 18 (1962) Nr. 2. S. 49–54. – 4 Abb., 40 Lit.

3 Versuchsgruppen von je 40 oder 50 männlichen weißen Ratten im Gewicht von 135 g erhielten 4 Mon. eine Eiweißmangeldiät. 20 Tiere jeder Gruppe erhielten als Tränke 50%igen Aethylalkohol, die übrigen Wasser. In der Gruppe A wurden zweimal wöchentlich p.o. Aufschwemmungen von rattendarmeigenen Bakterien verabreicht. In der Gruppe B erhielten die Tiere Aufschwemmungen verschiedener nicht darmeigener auch pathogener Keime. Gruppe C erhielt nur die Mangeldiät. In der Gruppe A starben 20, in der Gruppe B 27 und in der Gruppe C 34 Tiere und in der Kontrollgruppe D 5 Tiere bzw. mußten getötet werden. Der Rest wurde zu Versuchsende getötet. Die histologische Untersuchung ergab neben bereits bekannten Befunden entzündliche Veränderungen mit Fibrose. Im neugebildeten Bindegewebe sind die entzündlichen Veränderungen öfter vorhanden, während die eigentlichen Periportalfelder weitgehend frei sind. Die Zellinfiltrate bestehen aus Lymphocyten und Plasmazellen

und stehen oft in Beziehung zu Leberzellennekrosen. Diese Veränderungen sind bei 90% der Gruppen A und B, bei 76% der Gruppe C und bei 30% der Gruppe D nachzuweisen. Die rechten Leberhälften, besonders die von Tieren mit alkoholischer Tränke waren stärker verändert. Nach Literaturmitteilungen erhält die rechte Leber ihr Pfortaderblut hauptsächlich aus dem Dünndarm, die linke aus Dickdarm und Magen. Nur in 30% der Lebern mit entzündlichen Veränderungen konnten einige von den verabreichten Bakterienarten gefunden werden. Der Ausgang der Versuche wird so gedeutet, daß durch die Eiweißmangeldiät und den dadurch geänderten Stoffwechsel eine Voraussetzung für eine bakteriell-toxische Schädigung der Leber geschaffen wurde. Begünstigend für die bakterielle Besiedlung der oberen Dünndarmabschnitte dürfte sich die Gastritis ausgewirkt haben, die eine Folge der Mangelernährung darstellt und durch den Alkohol verstärkt wurde.

W. Seffner. 3090.

Mauron, J. und Mottu, F.; Vevey, Schweiz, Forsch.-Lab. der Nestlé-Produkte. **Die Unverträglichkeit von gekochtem Weizenmehl und Pflanzenöl in der Ernährung der Ratte.** Int. Z. Vitaminforsch. [Bern] **32** (1962) Nr. 4. S. 474–487. — 4 Abb., 7 Tab., 9 Lit.
Ratten, die unter anderem mit gekochtem Weizenmehl und Pflanzenöl (Mais- oder Olivenöl) ernährt wurden, zeigten ein struppiges und fettiges Haarfell; bei Fütterung von rohem Weizenmehl und Butterfett war das Haarfell normal, bei rohem Mehl und Pflanzenöl und gekochtem Mehl und Butter erfolgte nur ein mäßiger Befall des Haarkleides. Bei mit Lysin aufgewertetem Weizenmehl wird der Unterschied von Butterfett und Pflanzenöl nicht beobachtet. Die Untersuchungen machen es wahrscheinlich, daß die Überlegenheit des Butterfettes über pflanzliche Öle nur bei einer einseitigen Grunddiät (hoher Fettgehalt, Lysinmangel) auftritt und daß eine Ausscheidung von Nahrungsfett unter den angegebenen Bedingungen erfolgen kann.

H. Schmandke. 3120.

Dutt, Brahm und Vasudevan, B.; Izatnagar, Uttar Pradesh, Indian Veterin. Res. Inst., Animal Nutrit. Div. Clinical syndromes and histopathological changes in vitamin „A“ deficiency in cow calves. **(Klinische Syndrome und histopathologische Veränderungen bei Kuhkälbern mit Vitamin A-Mangel.)** Indian veterin. J. **39** (1962) Nr. 11. S. 584–587. — 2 Abb., 7 Lit.
Bei histopathologischen Untersuchungen an 2 Kälbern mit A-Avitaminose wurden Verhornungen und Metaplasien am auskleidenden Epithel der interlobulären Parotisdrüsengänge beobachtet. Veränderungen an anderen Organen waren nicht spezifisch. Die Parotis ist beim Rind daher als Prädilektionsort für Vitamin A-Schäden anzusehen und die beschriebenen Veränderungen sind pathognomisch für A-Hypovitaminosen. I. Müller. 3160.

Scholtens, R. G.; Urbana, Univ. of Illinois, Coll. of Veterin. Med. The effect of vitamin-deficient rations on giardiasis in the mouse. **(Die Wirkung von Vitaminmangelrationen auf die Giardiase der Maus.)** Amer. J. veterin. Res. **23** (1962) Nr. 96. S. 1084–1088. — 3 Tab., 20 Lit. Zus. in Interlingua.

E. Wiesner. 3160.

VII. BAKTERIOLOGIE, HYGIENE

Watson, G. I. A study of epidemiology. **(Eine Epidemiologiestudie.)** Veterin. Rec. **74** (1962) Nr. 48. S. 1348–1352. — 5 Abb., 5 Lit.
Anhand einiger Beispiele wird die Organisation und die Tätigkeit des sog. Seuchenbeobachtungsdienstes, einer Einrichtung der humanmedizinischen Allgemeinpraktiker in Großbritannien, dargestellt. Dieser Dienst berichtet zu wissenschaftlichen Zwecken über das Auftreten nichtanzeigepflichtiger seuchenhafter Erkrankungen und über seltene Einzelfälle jeder Art, die für

den Allgemeinpraktiker oder den Spezialisten von Interesse sind. Durch Umfragen an Ärzte der verschiedensten Gegenden können häufig epidemiologische Fragen einer Klärung zugeführt werden. Die Einrichtung eines ähnlichen Dienstes in der Veterinärmedizin wird für nützlich gehalten, besonders im Hinblick auf die Zoonosen und bestimmte Gebiete der vergleichenden Pathologie. G. Scheibner. 3200.

Jolov, I. (Jolow, I.) Vlijanie na temperaturata vŭrchu pH na njakoi chranitelni sredi. **(Temperatureinfluß auf den pH-Gehalt einiger Nährböden.)** Izvestija na Centralnija veterinaren institut za zarazni i parazitni bolesti, Sofija 5 (1962) S. 201–204. – 1 Abb., 2 Tab., 3 Lit. Zus. in Russ., Engl.
Bei der Fällung und Sterilisierung der Nährböden sinkt der pH-Gehalt am stärksten bei Fleischpepton, weniger bei Hydrolysaten und am wenigsten bei synthetischen Nährböden. Die Anwesenheit von Leberextrakt und Pferdefleischwasser verstärkt die Abnahme des pH-Wertes. Je näher der pH-Wert vor der Fällung und Sterilisierung dem neutralen Punkt liegt, um so geringer ist die Abnahme im Medium. Z. Tomow. 3280.

Müller, Henry und Horn, Maria; Leipzig, Karl-Marx-Univ., Inst. für Med. Mikrobiol. und Epidemiol. **Ein Schwärmagar zur Prüfung der Beweglichkeit von Anaërobiern, insbesondere von anaëroben Sporenbildnern.** Zbl. Bakteriol., Parasitenkunde, Infektionskrankh. Hyg., I. Abt., Orig. **187** (1962) Nr. 3. S. 334–339. – 1 Abb., 1 Tab., 8 Lit. Zus. in Russ., Engl., Franz., Span.
Die Prüfung auf Beweglichkeit spielt bei der Differenzierung der Anaërobier eine wichtige Rolle. Die bisher angewandten Methoden sind für die Routinediagnostik zu umständlich. Deshalb wird ein Nährboden mit niedriger Agarkonzentration (0,4–0,5%) und mit reduzierenden Substanzen (Natriumthioglykolat, Cysteinhydrochlorid, 1-Cystin) entwickelt, dem 0,02%ige Methylenblaulösung zusgesetzt wird. Es werden 8 Nährböden hergestellt, die die reduzierenden Substanzen in verschiedenen Kombinationen und Konzentrationen enthalten. Sie werden im allg. 48–72 Std. bei 37 °C bebrütet. Nur 1 Stamm (*Cl. histolyticum*, älterer Laborstamm) von 55 beweglichen Anaërobierstämmen bleibt unbeweglich. E. Tempel. 3280.

Kunst, Lj.; Zagreb, Veterin. Fak., Inst. za Zarazne i Invazione Bolesti. Kultura bubrežnih stanica šarana. **(Über die Kultivierung von Nierenzellen des Karpfens.)** Veterin. Arh. [Zagreb] **32** (1962) Nr. 5/6. S. 121–126. – 8 Lit. Zus. in Engl., Dtsch.
Nierenzellen des Karpfens lassen sich in vitro in einem Medium kultivieren, das 74% isotonische BAF (Bovine Amnion Fluid) und 26% isotonisch verdünntes Serum vom Kalb enthält. Vor der Kultivierung wird das Nierengewebe 40 Min. bei 20 °C mit Trypsin behandelt. – Auch mit 80% isotonischer Hanks-Lösung und 20% Fischserum ist eine Kultivierung möglich. – Der Nährboden ist alle 5 Tage zu wechseln. Gutes Wachstum zeigen die Kulturen bei einer Temperatur von 23 °C. P. Schmidt. 3280.

Shah, V. C.; New York, Columbia Univ., Zool. Dep. A quantitative micro tube gel precipitin technique. **(Eine quantitative Mikroröhrchen-Gelpräzipitationstechnik.)** Experientia [Basel] **18** (1962) Nr. 5. S. 240. – 1 Abb., 10 Lit.
Vf. führt die Agargelpräzipitation in Kapillarröhrchen (50×1–2 mm) aus. In der Mitte des Röhrchens wird dabei Agar in einer 10 mm langen Säule und daneben auf je einer Seite Antigen- und Antikörperlösung gegeben. Die Röhrchen werden auf beiden Seiten verschlossen. Die Agarsäulen können über längere Zeit konserviert und auch gefärbt werden. Die Position und Intensität der Präzipitationstreifen kann genau bestimmt werden, so daß eine quantitative Auswertung möglich ist. Chr. Lehnert. 3290.

Christoforov, L. und Sivovski, I. (Christoforow, L. und Siwowski, I.) Vürchu trajnostta na bakterialnite antigeni za RSK pri sap i bruceloza. **(Über die Haltbarkeit der bakteriellen Antigene für KBR bei Rotz und Brucellose.)** Izvestija na Centralnija veterinaren institut za zarazni i parazitni bolesti, Sofija 4 (1962) S. 43–48. – 3 Tab., 10 Lit. Zus. in Russ., Engl.
Es wurde nachgewiesen, daß die bisher geltenden Haltbarkeitsfristen von 1 bis 1½ Jahren der Malleus- und Brucellose-Antigene für die KBR übertrieben kurz waren. Es wird empfohlen die Haltbarkeitsdauer dieser Antigene nicht endgültig zu befristen, da sie sich in vorliegenden Untersuchungen auch noch nach 8jähriger Aufbewahrung bei 4–6 °C als vollkommen aktiv erwiesen. Vielmehr sollten sie alle 2–3 Jahre überprüfend titriert werden, um auf diese Weise ihre Verwendbarkeit zu verlängern. Z. Tomow. 3290.

Reuter, G.; Berlin-Dahlem, Univ., Inst. für Lebensmittelhyg. **Die Überprüfung von Laktobazillen auf ihr Milchsäurebildungsvermögen.** Berliner Münchener tierärztl. Wschr. 75 (1962) Nr. 10. S. 191–193.
Auf Grund ausführlich beschriebener Untersuchungsgänge sind die Mittelwerte der photometrischen und titrimetrischen Säurewerte in % Milchsäure umgerechnet aufgeführt. Das Verhältnis zu einander ist als Quotient ausgedrückt, dadurch sind die einzelnen Species vergleichbar. Untersuchungen mit *E. coli*, *A. aerogenes* und *B. prodigiosum* zeigten bei der photometrischen Prüfung keine positive Reaktion, es ist also die Gefahr für Fehlresultate durch „fremde" Aldehyde nicht groß. W. Mathieu. 3320.

Miller, Ruth E. und Simons, Loraine A.; Philadelphia, Woman's Med. Coll. of Pennsylvania, Dep. of Microbiol. Survival of bacteria after twenty-one years in the dried state. **(Überleben von Bakterien nach 21jähriger Aufbewahrung in getrocknetem Zustand.)** J. Bacteriol. 84 (1962) Nr. 5. S. 1111–1114. – 16 Lit.
Die 1940 bei Zimmertemperatur über Calciumchlorid im Vakuum getrockneten und dann bei 10 °C im Kühlschrank aufbewahrten Stämme der Stammsammlung des Instituts der Vff. wurden 1961 wieder aufgeschwemmt und auf Lebensfähigkeit geprüft. Nur 13 von 202 Stämmen von 67 Arten wuchsen nicht mehr an, davon 9 Stämme von Arten, von denen andere Stämme noch Wachstum zeigten. Grampositive Bakterien wiesen ein besseres Überleben als gramnegative Bakterien auf. Die überlebenden Kulturen behielten die Eigenschaft bei, die sie vor der Trocknung hatten. Quantitative Untersuchungen über das Überleben der Bakterien konnten nicht durchgeführt werden, da vor dem Trocknen keine Keimzählung stattgefunden hatte. Die angewendete Trocknungsmethode wird als brauchbar auch für schwieriger zu konservierende Bakterienarten angesehen. G. Scheibner. 3370.

Sorokin, P. Vürchu mnogostepennostta na kiselinnata inversija pri bakterialni polizacharidi i njakoi dizacharidi. **(Über die Vielstufigkeit der sauren Invertase bei bakteriellen Polysacchariden und einigen Disacchariden.)** Izvestija na Centralnija veterinaren institut za zarazni i parazitni bolesti, Sofija 5 (1962) S. 69–75. – 6 Abb., 16 Lit. Zus. in Russ., Engl.
Mittels der papierchromatographischen Analyse wurden Hydrolysate untersucht, die durch 5% Salzsäure über siedendem Wasserbad aus dem Nativstoff nach dem Wachstum von Leuconostoc mesenteroides auf synthetischem Nährboden erhalten wurden; dabei wird festgestellt, daß sich die Fructose in diesem Fall in einen neuen Stoff, die Fructose prim (?), verwandelt.
Z. Tomow. 3370.

Kashket, E. R. und Brodie, A. F.; Boston, Mass., Harvard Med. School, Dep. of Bacteriol. and Immunol. Effects of near-ultraviolet irradiation on growth and oxidative metabolism of bacteria. **Die Wirkung von Bestrahlung in der Nähe des ultravioletten Bereichs [360 mμ] auf Wachstum und Verbren-**

nungsstoffwechsel der Bakterien.) J. Bacteriol. **83** (1962) Nr. 5. S. 1094–1100. — 5 Abb., 3 Tab., 29 Lit.
Die Untersuchungen wurden mit dem *Escherichia coli*-Stamm W und einem *Pseudomonas aeruginosa*-Stamm durchgeführt. Das Wachstum der aëroben Pseudomonaden wurde gehemmt durch Licht von 360 mμ Wellenlänge bei minimalen Salzmedien, die Succinat, Glutamat oder Glukose als alleinige Kohlenstoffquellen enthielten. Der fakultativ anaërobe *Escherichia coli*-Stamm wuchs verlangsamt unter der Einwirkung der Bestrahlung bei Gegenwart einer gärungsfähigen Kohlenstoffquelle, wie z. B. Glukose. Die Wachstumsrate aërob bestrahlter Zellen auf Glukose entsprach dem anaëroben Wachstum bei solchen Kohlenstoffquellen, und es wurde eine größere Anhäufung von Endprodukten des aëroben Glukoseabbaus bei Licht als bei der dunklen Kontrolle festgestellt. Bei Bestrahlung in einem kohlenstoffhaltigen Medium, von dem die Energie nur durch oxydative Phosphorylierung erhalten werden konnte, z. B. von Succinat oder Malat, konnten die *Escherichia coli*-Zellen dieses Substrat zwar oxydieren, sich aber in ihm nicht vermehren. Dieser bakteriostatische Effekt durch Licht in einem Wellenbereich von 360 mμ konnte umgekehrt werden durch Zugabe von Glukose, die ein Wachsen bestrahlter Zellen zur Folge hat. Sichtbares Licht (500 bis 600 mμ) hatte keinen Effekt. Bestrahlte *Escherichia coli*-Zellen in Succinat enthielten Naphto- oder Benzochinone, also Verbindungen, die empfindlicher gegenüber einer Bestrahlung mit einer Wellenlänge von 360 mμ sind als andere Komponenten des Atmungsstoffwechsels. Es wird angenommen, daß die Wirkung der betreffenden Lichtstrahlen auf der Zerstörung lichtempfindlicher Komponenten beruht, wie z. B. Benzochinon Q_8 und Napthochinon K_2 C_{45} von *Escherichia coli*, welche essentiell zur Erlangung von Energie aus dem Oxydationsstoffwechsel sind. J. Beer. 3380.

Pangborn, J., Marr, Allen G. und Robrish, S. A.; Davis, Univ. of California, Dep. of Bacteriol., Electron Microscope Lab. Localization of respiratory enzymes in intracytoplasmic membranes of Azotobacter agilis. **(Die Lokalisierung der Atmungsfermente in intracytoplasmatischen Membranen von Azotobacter agilis.)** J. Bacteriol. **84** (1962) Nr. 4. S. 669–678. — 8 Abb., 16 Lit.
An Zellen von *Azotobacter agilis*, die durch verschiedene Einflüsse (Ultraschallbehandlung, osmotischer Schock) zerrissen worden waren, wurden biochemische und elektronenoptische Untersuchungen über die Lokalisation der Atmungsfermente durchgeführt. Es wurde nachgewiesen, daß in den Zellen ein Netzwerk von intracellulären Membranen in Form von Bläschen und Röhren vorkommt, das an der Bakterienhülle befestigt ist und das die Atmungsfermente in einer hohen Konzentration enthält. Auf ultradünnen Schnitten sind die tubulären intracytoplasmatischen Membranen gleichfalls nachzuweisen, wobei eine Verschattung durch Ribosomen und andere dichte cytoplasmatische Bestandteile erfolgt. Ähnliche tubuläre Membranen wurden bereits bei anderen Mikroorganismen (*Escherichia coli*) festgestellt. Die Lokalisation der Atmungsfermente in tubulären intracytoplasmatischen Membranen entspricht dem Vorkommen der Atmungsfermente in den Mitochondrien höher organisierter Lebewesen. E. Kolb. 3380.

Beutel, Heinz; München, Univ., Inst. für Tierhyg. **Versuche zur Inaktivierung pathogener Bakterien mit Röntgenstrahlen.** Zbl. Bakteriol., Parasitenkunde, Infektionskrankh. Hyg., I. Abt., Orig. **186** (1962) Nr. 2. S. 179–188. — 3 Abb., 2 Tab., 15 Lit. Zus. in Russ., Engl., Franz., Span.
Bestrahlungsversuche an *Br. abortus* (Buck 19), *S. typhimurium*, *S. enteritidis*, *Listeria monocytogenes* und *Bac. anthracis* zur Ermittlung der Röntgenstrahlendosis, die eine absolute Inaktivierung bewirkt. Es werden dazu für Brucellen 750–1500, für Salmonellen 1500 und Listerien 2000–2500 Kiloröntgen

benötigt. *Bac. anthracis* ist durch 2500 Kr nicht zu inaktivieren. Die Inaktivierungskurve ergibt für Milzbrandsporen eine einfache, bei den übrigen Keimen eine zusammengesetzte Exponentialfunktion. Als Ursache wird angenommen, daß die Populationen aus verschieden stark empfindlichen Zellanteilen bestehen. Die Bestrahlungsmethodik wird beschrieben. Der chemischen Dosimetrie wird der Vorzug vor physikalischen Meßverfahren gegeben.

Chr. Lehnert. 3380.

Welter, Joseph C. und Zuschek, Fred; Des Moines, Iowa, Diamond Lab. Properties of anaplasma marginale antigen used in a capillary tube-agglutination test. **(Die Eigenschaften des im Kapillarröhrchen-Agglutinations-Test verwendeten Anaplasma marginale-Antigens.)** J. Amer. veterin. med. Assoc. **141** (1962) Nr. 6. S. 595–599. — 5 Tab., 4 Lit.

Das agglutinierende *Anaplasma marginale*-Antigen ist hitzestabil (1 Std. bei 60°) und behält seine serologische Aktivität in einem pH-Bereich von 4,8 bis 8,6. Hypertonische NaCl-Lösung (8–16%) sowie 1% Formalin reduzieren seine antigene Wirksamkeit. Die Abnahme bzw. der Verlust der Antigenität bei Temperaturen über 60° und nach Behandlung mit Pepsin und Trypsin deuten darauf hin, daß es sich bei dem Antigen um einen Eiweißkörper handelt. Das agglutinierende Antigen besitzt im Vergleich zum komplementbindenden Antigen eine bedeutend größere Stabilität. Das Optimum der Haltbarkeit des komplementbindenden Antigens liegt bei −65 °C Aufbewahrungstemperatur. Die unterschiedliche Hitzestabilität der beiden Antigene resultiert aus der Verschiedenartigkeit ihrer Zusammensetzung. Mit 0,5% Phenol konserviertes und bei 4 °C aufbewahrtes agglutinierendes Rinderserum war mindestens ein Jahr serologisch aktiv. Nach dem Zusatz von Phenol inaktiviertes oder eingefrorenes Serum verliert seine Agglutinabilität in direkter Abhängigkeit zur Phenol-Konzentration. Bei der Untersuchung von 78 experimentell mit *Analpasma marginale* infizierten Rindern ergab sich eine weitgehende Übereinstimmung zwischen den Ergebnissen des Kapillarröhrchen-Agglutinations-Testes (KA) und der KBR. Das KA-Antigen besitzt antigene Spezifität. Es reagierte nur mit agglutinierenden *Anaplasma-marginale*-Antikörpern, nicht dagegen mit Rinder-, Kaninchen-, und Hamster Anti-Seren gegen *L. pomona, P. multocida, C. pyogenes, Cl. chauvoei, Cl. septicum, V. fetus, B. abortus, Staph. aureus, E. coli, Str. agalactiae*, Virusdiarrhoe, Virus der Rhinotracheitis des Rindes und *Eperythrozoon.* E. Kunter. 3400.

Alterauge, W.; Dortmund, Veterinäramt. **Über das Problem der lang- und kurzdauernden Immunität.** Mh. Tierheilkunde **14** (1962) Nr. 9. S. 302–305. — 16 Lit.

Es werden kurz einige Gesichtspunkte über das Entstehen der lang- und kurzdauernden Immunität erörtert. Die Immunitätsdauer ist weitgehend abhängig von der Geschwindigkeit des Abbaues der spezifischen Antikörper. Außerdem besitzt für die Dauer der Immunität noch Bedeutung, ob die Antikörper nur humoral vorkommen bzw. nur zellulär gebunden sind, oder ob sowohl humorale als auch celluläre Antikörper vorkommen.

G. Scheibner. 3430.

Brondz, B. D. (Bronds, B. D.) Nekotorye voprosy izučenija mechanizmov podavlenija i stimuljacii rosta gomotransplantatov. **(Immunbiologische Untersuchungen an Homoiotransplantaten.)** Uspechi sovremennoj biologii, Moskva **54** (1962) Nr. 2. S. 207–227. — 206 Lit.

Darlegung der wichtigsten Arbeitshypothesen zum Mechanismus der erworbenen Immunität, zur Wirkung der Hämagglutinine und Cytotoxine sowie zur Induktion humoraler Antikörper. Vf. vertritt die Auffassung, daß die erworbene Immunität durch die synergistische Wirkung humoraler Antikörper und Endoantikörper zustandekommt. Diskussion zur Bedeutung der afferenten und der efferenten Blockade. E. Koch/Jena. 3430.

Nedjalkov, S., **Marčev**, N. und **Gakev**, V. (Nedjalkow, S., Martschew, N. und Gakew, W.) Opiti za vsekidnevna chiperimunizacija na kone – producenti na protivodifteriten serum. **(Versuche zur täglichen Hyperimmunisation von Pferden — Serumspender von Antidiphtherie-Serum.)** Izvestija na Centralnija veterinaren institut za zarazni i parazitni bolesti, Sofija **5** (1962) S. 53–57. – 3 Tab., 13 Lit. Zus. in Russ., Engl.

Drei Pferdegruppen, die täglich dieselbe Antigenmenge wie die Kontrollgruppe erhielten, zeigten eine verhältnismäßig bedeutende Erhöhung des Antikörper-Titers. Die Kontrollgruppe wurde nur alle fünf Tage hyperimmunisiert.
Z. Tomow. 3430.

Obreškov, K., **Cachariev**, D. und **Stoilova**, N. (Obreschkow, K., Zachariew, D. und Stoilowa, N.) Proučvane dinamikata na antitelata sled chiperimunizacija pri njakoi antitoksični serumi, dobiti ot kone. **(Untersuchung der Antikörperdynamik nach Hyperimmunisation bei einigen aus Pferden gewonnenen antitoxischen Seren.)** Izvestija na Centralnija veterinaren institut za zarazni i parazitni bolesti, Sofija **5** (1962) S. 59–63. – 2 Abb., 1 Tab., 7 Lit. Zus. in Russ., Engl.

Festgestellt wurde die Zeit der maximalen Antikörper-Vermehrung bei Pferden, die Produzenten von Serum gegen B. Tetani, B. oedematiens und perfringens waren. Diese Zeit ist für das Antitetanus-Serum vom 7. bis zum 17. Tage, für das Anti-Oedematiens-Serum der 10. bis 15. Tag und für das Anti-Perfringens-Serum der 13. bis 22. Tag nach der Hyperimmunisation. Es wird vorgeschlagen, den Aderlaß nicht zweimal, sondern dreimal in Abständen von zwei Tagen im Augenblick des höchsten, periodisch zu verfolgenden Titers vorzunehmen.
Z. Tomow. 3430.

Ėngel'gardt, N. V. und **Abelev**, G. I. (Engelgardt, N. W. und Abelew, G. I.); Moskau, Gamaleja-Inst. für Epidemiol. und Mikrobiol. der Akad. der Med. Wiss. der UdSSR, Abt. für Immunol. und Onkol. Antitela k soedinitel'noj tkani v monospecifičeskich protivotkanevych syvorotkach. **(Antikörper für Bindegewebe in monospezifischen Antigewebeseren.)** Bjulletén ėksperimental'noj biologii i mediciny, Moskva **53(27)** (1962) Nr. 5. S. 94–98. – 3 Abb., 17 Lit. Zus in. Engl.

Bei immunologischen Untersuchungen carcinomatöser und normaler Gewebe gewinnen die monospezifischen Seren immer mehr an Bedeutung.. Vorliegende Arbeit erbringt den Beweis, daß derartige „monospezifische" Seren als solche nur für die löslichen Antigene der zu untersuchenden Gewebe anzusprechen sind, und daß sie ebenfalls eine größere Zahl von Antikörpern für unlösliche Antigene des Bindegewebes enthalten. Letztere sind aber in der Präzipitation nicht nachweisbar und kö nnen nur durch die indirekte Fluoreszenzmikroskopie nach Coons ermittelt werden.
W. Bathke. 3430.

Liacopoulos, P. L'anaphylaxie passive in vitro. I. La méthode de sensibilisation in vitro. **(Passive Anaphylaxie in vitro. 1. Mitt. Die Sensibilisierungsmethode in vitro.)** J. Physiol. [Paris] **53** (1961) Nr. 6. S. 825–835. – 5 Abb., 12 Lit. Zus. in Engl.

Nach passiver Sensibilisierung von isolierten Meerschweinchenorganen in vitro sind anaphylaktische Reaktionen zu erzielen, die denen nach aktiver oder passiver Sensibilisierung in vivo in jeder Hinsicht vergleichbar sind. Die direkte Messung der anaphylaktischen Kontraktion des sensibilisierten „glatten Muskelorgans" erscheint für das Studium der Sensibilisierungsbedingungen besser geeignet als die Messung des im Laufe der anaphylaktischen Reaktion freigesetzten Histamins. Von allen geprüften Organen mit glatter Muskulatur (Gallenblase, Bronchien, Uterus, Ileum) scheint das Ileum die interessantesten Eigenschaften zu haben. Ausführliche Darstellung der Technik.
H. Müller. 3430.

Liacopoulos, P. L' anaphylaxie passive in vitro. II. Rapports quantitatifs entre anticorps et antigène au cours de l'anaphylaxie passive in vitro. **(Passive Anaphylaxie in vitro. 2. Mitt. Quantitative Beziehungen zwischen Antikörpern und Antigen bei der passiven Anaphylaxie in vitro.)** J. Physiol. [Paris] **53** (1961) Nr. 6. S. 837–845. — 2 Abb., 1 Tab., 8 Lit. Zus. in Engl. 1. Mitt. vgl. vorst. Ref.

Die Schwellendosis des Antigens (Ovalbumin), die erforderlich ist, eine anaphylaktische Reaktion am passiv mit unterschiedlichen Antikörperkonzentrationen in vitro sensibilisierten Meerschweinchenileum hervorzurufen, beträgt 0,016 µg Stickstoff pro ml. Bei Anwendung kleiner Antigenmengen steht die Stärke der anaphylaktischen Kontraktion in engerer Beziehung zur Antigendosis als zur Konzentration der zur Sensibilisierung verwendeten Antikörper. Zwischen der Antikörpermenge und der Antigenmenge, die an der anaphylaktischen Reaktion beteiligt sind, besteht eine direkte Beziehung. Die Antigenmenge, die erforderlich ist, um eine maximale Kontraktion hervorzurufen und alle Antikörper zu neutralisieren, ist der zur Sensibilisierung verwendeten Antikörperkonzentration direkt proportional. Die Dauer des Kontaktes einer Antigenverdünnung mit einem sensibilisierten Gewebe, die notwendig ist, um eine vollständige Densensibilisierung zu erreichen, ist der für die Sensibilisierung verwendeten Antikörperkonzentration direkt proportional.

H. Müller. 3430.

Sidwell, Robert W. und Gebhardt, Louis P.; Salt Lake City, Univ. of Utah, Inst. of Environmental Biol. Res., Ecol. and Epizool. Res.; Coll. of Med., Dep. of Microbiol. Q fever antibody response in experimentally infected wild rodents and laboratory animals. **(Antikörperbildung bei experimentell mit Q-Fieber infizierten wildlebenden Nagetieren und Laboratoriumstieren.)** J. Immunol. [Baltimore] **89** (1962) Nr. 3. S. 318–322. — 3 Abb., 20 Lit.

Die Untersuchungen über die Bildung agglutinierender und komplementbindender Antikörper nach Infektion mit *Coxiella burnetii*, Stamm California AD 22, wurden an frei lebenden Mäusen (*Peromyscus maniculatus sonoriensis* (Le Conte), *P. truei nevadensis* Hall und Hoffmeister, *Microtus montanus nexus* Hall und Hayward) und Ratten (*Neotoma lepida* Thomas und *Dipodomys ordii pallidus* Durrant und Setzer) sowie an Meerschweinchen und Schweizer Albinomäusen (*Mus musculus*) durchgeführt. Die verwendeten Versuchstiere enthielten keine nachweisbaren Antikörper gegen *C. burnetii*. Alle Versuchstiere wurden i.p. mit 0,2 ml einer 10^{-5} mit NaCl-Lösung verdünnten, infektiösen Dottersack-Suspension infiziert. Die Blutentnahmen erfolgten bis zu 12 Wochen wöchentlich, später bis maximal 36 bis 52 Wochen p.i. in großen Abständen. Die Seren wurden im Kapillarröhrchen-Agglutinationstest (KA) in Verdünnungen mit einer Mischung von 25% sterilem Rinderserum in physiol. NaCl-Lösung und in der KBR untersucht. Im KA schwach reagierende Seren wurden zur Verstärkung der Agglutinationsreaktion nach 20 Min. Inaktivieren bei 56 °C noch einmal im KA geprüft. In der KBR verwendete Antigene waren Extrakte aus einem tieradaptiertem (Phase I) und einem eiadaptiertem (Phase II) *C. burnetii*-Stamm. Bei allen Versuchstieren erreichten die 1–2 Wochen p.i. nachgewiesenen komplementbindenden Antikörper der Phase II ihre höchsten Titer 3–5 Wochen p.i., während die komplementbindenden und agglutinierenden Antikörper der Phase I zuerst 3–5 Wochen p.i. und Höchsttiter innerhalb 6–36 Wochen p.i., je nach Tierart, auftraten. Die Titer der komplementbindenden Antikörper der Phase II waren bei allen Tieren stets höher als die der komplementbindenden und agglutinierenden Antikörper der Phase I. Persistierende Antikörper-Titer wurden je nach Tierart bis zu 36 bzw. 52 Wochen p.i. festgestellt. Die mit formalininaktivierten Rickettsien injizierten Nager bildeten geringe Mengen komplementbindender Antikörper der Phase II bis zu 16 Wochen p.i. Komplementbindende Antikörper der Phase I waren kaum und agglutinierende Antikörper überhaupt nicht nachweisbar. E. Kunter. 3430.

Sizaret, Philippe; Alfort, École Nat. Vétérin. Élimination spontanée et provoquée de quelques anticorps chez les organismes immunisés. **(Spontane und provozierte Ausscheidung von Antikörpern aus immunisierten Organismen.)** Diss. Alfort **1961** 140 S. – 24 Abb., 30 Tab., 260 Lit.
K. Reinhardt. 3430.

Obreškov, K. (Obreschkow, K.) Proučvane vŭrchu konserviraneto na chiperimunnite konski serumi i vlijanie na konservatite vŭrchu tjachnata aktivnost. **(Studien über die Haltbarmachung der Hyperimmunseren vom Pferde und Einfluß der Konservierungsmittel auf ihre Aktivität.)** Izvestija na Centralnija veterinaren institut za zarazni i parazitni bolesti, Sofija **4** (1962) S. 57–64. – 1 Abb., 3 Tab., 6 Lit. Zus. in Russ., Engl.
Es wurde die konservierende Wirkung von Carbolsäure, Merthiolat, Chinosol, Chloroform und einer Äther-Trikresol-Mischung geprüft. Von stärkster bakteriostatischer und bakterizider Wirkung war das Merthiolat in Konzentration 0,02%, gefolgt vom Chinosol 0,01%, der Carbolsäure 0,5%, der Äther-Kresol-Mischung 0,5%, und an letzter Stelle verblieb das Chloroform mit 0,5%. Die Elektrophorese bei den Seren wird nur durch die Carbolsäure abgeschwächt. Das soll mit der Bildung vieler Bodensätze in den mit Carbolsäure konservierten Seren in Verbindung stehen. Ein Einfluß der Konservierungsmittel auf die Herabsetzung des Serumtiters wurde nicht nachgewiesen.
Z. Tomow. 3470.

Charalambiev, Ch. (Charalambiew, Ch.) Vŭrchu utajkite v protivočumnite serumi ot svine. **(Über die Bodensätze in den Schweinepestseren.)** Izvestija na Centralnija veterinaren institut za zarazni i parazitni bolesti, Sofija **5** (1962) S. 31–35. – 2 Tab., 6 Lit. Zus. in Russ., Engl.
Die Hyper-Isoantikörper in Schweinepestseren verhalten sich nicht nur als Hämagglutinine, sondern auch als Präzipitine. Außer im Körper der Erythrocyten befinden sich die Isoantigene auch noch im Serum. Bei der Mischung von Einzelblutproben mit Mischblut bilden sich Aggregate und hämagglutinierte Erythrocyten, die die Separation qualitativ beeinträchtigen. Nach der Separation präzipitieren die aus einer bestimmten Schweinegruppe abstammenden Isoantikörper im Sammelserum die Eiweiße aus der übereinstimmenden Schweinegruppe weiter; derart wird allmählich in den Schweinepestseren der größere Teil der Bodensätze gebildet. Z. Tomow. 3470.

Alterauge, Werner; Dortmund, Veterinäramt. **Über das Problem der Dosierung im Rahmen der Durchführung von Wiederholungsimpfungen mit inaktivierten Impfstoffen.** Mh. Tierheilkunde **14** (1962) Nr. 8. S. 267–270. – 14 Lit.
Mit jeder Wiederholungsimpfung soll die Dosis im Vergleich zur vorangegangenen Impfung erhöht werden, da sonst die Gefahr bestünde, daß die im Körper vorhandenen Antikörper ausreichen würden, die injizierte Impfstoffmenge zu neutralisieren. Nur wenn die Wiederholungsimpfung in größerem Abstand zur vorausgegangenen Impfung erfolgt, soll die Impfdosis nicht erhöht werden. Mit dem Abklingen der Immunität kann auch mit im Vergleich zur Erstimpfung geringeren Impfdosen eine Auffrischung der Immunität erzielt werden. G. Scheibner. 3480.

Roberts, S. J., Squire, Robert A. und Gilman, H. L.; Ithaca, N.Y., New York State Veterin. Coll., Dep. of Med. and Obstetrics, Ambulatory Clin.; Dep. of Bacteriol. and Pathol. Deaths in two calves following vaccination with Brucella abortus strain 19 vaccine. **(Zwei Todesfälle bei Kälbern nach Impfung mit Brucella abortus Stamm 19.)** Cornell Veterinarian **52** (1962) Nr. 4. S. 592–595.

Es werden zwei Todesfälle nach subcutaner Impfung von Kälbern mit Stamm 19 beschrieben. Das eine Kalb starb ca. 4 Std. nach der Injektion. Das Sektionsergebnis sprach für Anaphylaxie oder Überempfindlichkeit, verbunden mit einem Lungenödem. Das andere Kalb verendete am zweiten Tage nach der Impfung und zeigte zuvor starke Depression, Kopfschütteln, Anorexie, Atemnot und eine Schwellung der Injektionsgegend. Pathologisch anatomisch wurden Veränderungen einer Septikämie (Phlegmone der Injektionsstelle, petechiale Blutungen, Schwellung der Milz und verschiedener Lymphknoten) ermittelt. Aus der Milz wurde *B. abortus* (wahrscheinlich Stamm 19) isoliert. Todesfälle nach Impfung von Kälbern mit *B. abortus* Stamm 19 wurden nur selten beobachtet. H. Schwarz. 3480.

Renoux, G.; Montpellier, Fac. de Méd., Lab. de Microbiol. Immunisation des ovins et caprins contre la brucellose au moyen d'un vaccin tué, incorporé à une huile minérale. **(Immunisierung von Ziegen und Schafen gegen Brucellose mittels abgetöteter Vaccine, die Mineralöl enthält.)** Ann. Inst. Pasteur **103** (1962) Nr. 5. S. 786–801. – 3 Tab., 29 Lit. Zus. in Engl., Franz.

Mehrere Vaccinen gegen *Br. melitensis*-Infektionen werden verglichen. Sie beruhen auf der Bewertung der verschiedenen ID 50 eines gewählten Stammes, *Br. melitensis* 53 H. 38, in vaccinierten Tieren und Kontrollen. Die Tiere wurden zwischen 7 Wochen und 10 Mon. nach der Impfung belastet. Die Gegenwart von mindestens einer positiven Kultur aus einem Tier zeigte, daß dieses Tier infiziert war. Die Kriterien für die endgültige Wahl der Vaccine waren: Unschädlichkeit für Mensch und Tier, einfache Herstellung, leichte Handhabung und langer Impfschutz, und zwar Immunisierungsfähigkeit für mindestens 1 Jahr. Aus diesen Gründen wurde eine Vaccine *Br. melitensis* Stamm 53 H. 38 formalinabgetötet unter Ölzusatz verwendet, sie gab bessere Resultate als andere Proben. Bei einer Brucella-Infektion war die Vaccine für mindestens 18 Mon. immunogen. Die Vaccine ist einfach zu handhaben und nicht pathogen für Mensch oder Tier. Die Verwendung der Vaccine für Felduntersuchungen wird vorgeschlagen. G. Godglück. 3480.

Hubrig, Th., Kielstein, P., Maas, A. und Meese, M.; Dessau, Forsch.-Inst. für Impfstoffe; Jena, Inst. für Bakt. Tierseuchenforsch. der Dtsch. Akad. der Landwirtsch.-Wiss. zu Berlin. **Rotlaufschutzimpfung und Antikörpernachweis.** Arch. exp. Veterinärmed. **26** (1962) Nr. 5. S. 929–944. – 16 Tab., 11 Lit.

Mit Hilfe der Wachstumsprobe wurde gefunden, daß von 332 untersuchten, etwa 12 Wochen alten Schweinen aus einem Zuchtbetrieb, in dem nicht gegen Rotlauf schutzgeimpft wurde und in dem auch bislang keine klinisch erkennbaren Rotlauferkrankungen aufgetreten waren, bereits 32 Tiere einen Wachstumsprobentiter von über 5% aufwiesen. Es konnte ferner gezeigt werden, daß die Haut des Schweines eine Sonderstellung in der Immunitätsentwicklung einnimmt. Hautreaktionen nach Infektion mit virulenten Rotlaufstämmen können bei Schweinen auftreten, bei denen sich noch keine Hautimmunität entwickelt hat oder bei denen diese bereits wieder geschwunden ist. Bei Schutzimpfungen kommt es im Gegensatz zur natürlichen Infektion nur zu einem relativ geringen Anstieg der Titer. Die Wachstumsprobe erlaubt daher keine beweiskräftige Aussage über die Immunitätslage eines Schweines. Aus den Versuchsergebnissen wird der Schluß gezogen, die Wertigkeitsprüfung von Rotlaufvaccinen an der Maus nach dem „Allgemeinen Standardprinzip" und nicht am Schwein durchzuführen. G. Scheibner. 3490.

Shuman, Richard D.; Beltsville, Md., Animal Disease and Parasite Res. Div., Nat. Animal Disease Lab. Experimental evaluation of culture and serum vaccination for the control of swine erysipelas. X. Vaccination of the offspring of immune dams with relation to age after weaning. **(Experimentelle Wert-**

bestimmung der Kultur- und Serumvaccination für die Schweinerotlaufkontrolle. 10. Mitt. Vaccination der Nachzucht immuner Sauen in Beziehung zum Alter nach dem Absetzen.) J. Amer. veterin. med. Assoc. **139** (1961) Nr. 7. S. 776-780. – 1 Tab., 6 Lit. 9. Mitt. vgl. LZ. Abt. IV **6** (1961) Nr. 12. S. 2157.
50 Ferkel immuner Sauen wurden in verschiedenem Alter mit Rotlaufserum und einer virulenten Trockenkultur vacciniert. 94 Tage später erfolgte eine Infektion auf perkutanem Wege oder durch Hautskarifikation. Es bestand eine Abhängigkeit der Immunität vom Impfalter, daher sollten Ferkel immuner Sauen erst im Alter von 3 Mon. immunisiert werden. Chr. Lehnert. 3490.

Jones, Lois M.; Geneva, World Health Organisation. A review of experiments on vaccination of goats and sheep against Brucella melitensis infection. **(Überblick über Impfversuche an Ziegen und Schafen gegen Infektion mit Brucella melitensis.)** Refuah Veterinarith [Jerusalem] **19** (1962) Nr. 2. S. 101–98. 3490.

Harvey, R. J. und Collins, E. B.; Davis, Univ. of California, Dep. of Food Sci. and Technol. Citrate transport system of streptococcus diacetilactis. **(Citrat-Transportsystem von Streptococcus diacetilactis.)** J. Bacteriol. **83** (1962) Nr. 5. S. 1005–1009. – 5 Abb., 16 Lit.
Die Aufnahme von Citrat durch *Streptococcus diacetilactis* erfolgt durch ein Transportsystem, welches auf einer passiven Diffusion und einer aktiven Aufnahme beruht. Das System ähnelt der β-Galaktosid-Permease von *Escherichia coli*; es unterscheidet sich dadurch, daß Stoffwechselenergien benötigt werden, um unter Bedingungen wirksam werden zu können, die keine intracelluläre Anhäufung transportierter Substanzen gestatten. J. Beer. 3560.

Blair, John E.; New York, Hospital for Joint Diseases, Lab. Div. What is a staphylococcus? **(Was ist ein Staphylococcus?)** Bacteriol. Rev. **26** (1962) Nr. 4. S. 375-381. – 22 Lit.
In Form eines allgemein gehaltenen Referates werden einige Pathogenitätsmerkmale der Staphylokokken besprochen. Zu der Unterscheidung pathogener Staphylokokken von den apathogenen wird kritisch Stellung genommen. W. Kuhlmann. 3565.

Sarath, L. D. und Finland, M.; Boston, Mass., Thorndike Memorial Lab. Diffusion of penicillinase from Staphylococcus aureus. **(Penicillinasediffusion von Staphylococcis aureus.)** Proc. Soc. Exp. Biol. Med. [Utica] **109** (1962) Nr. 3. S. 478. 3565.

Ivánovics, G.; Szeged, Hungary, Med. Univ., Inst. of Microbiol. The pathogenicity of Bacillus anthracis lysogenic with mutants of phage W. **(Die Pathogenität von Bacillus anthracis, lysogen mit Mutanten des Phagen W.)** J. gen. Microbiol. **28** (1962) Nr. 1. S. 87–101. – 2 Abb., 5 Tab., 17 Lit.
Mutanten des Phagen W wurden zur Lysogenisierung von kapselbildenden und nicht kapselbindenden *B. anthracis*-Stämmen verwendet. Die β-Mutante verursachte Lysogenität. Stämme mit β-Prophagen waren stabil, zeigten Koloniebildung, die Vermehrung in Mäusen war nicht beeinträchtigt, die Virulenz nicht vermindert. Die α-Mutante war nicht fähig, asporogene Stämme lysogen zu machen und ergab mit sporenbildenden Keimen einen weniger stabilen Komplex, nur aus einigen Sporen konnten stabile lysogene Bakterien erhalten werden. Auf Agarplatten mit 0,025 m-Natriumbikarbonat und Bebrütung in hoher CO_2-Atmosphäre erfolgte eine Induktion, Koloniebildung trat nicht auf, Phagen wurden frei. Kapselbildende Stämme, die Träger des Prophagen waren, zeigten im Mäuseversuch eine geringere Virulenz, was auf Induktion des α-Prophagen durch den hohen CO_2-Gehalt im Tierkörper zurückzuführen ist. Chr. Lehnert. 3570.

Klein, Frederick, Armon jun., Ira A. De, Lincoln, Ralph E., Mahlandt, Bill G. und Fernelius, Albert L.; Fort Detrick, Md., U.S. Army Chem. Corps.

Immunological studies of anthrax. II. Levels of immunity against Bacillus anthracis obtained with protective antigen and live vaccine. **(Immunologische Studien beim Milzbrand. 2. Mitt. Immunistätgrad gegen Bacillus anthracis durch schützendes Antigen und Lebendvaccine.)** J. Immunol. [Baltimore] 88 (1962) Nr. 1. S. 15–19. – 1 Abb., 5 Tab., 20 Lit. 1. Mitt. vgl. LZ. Abt. IV 7 (1962) Nr. 6. S. 1199.

Die Immunisierung von Meerschweinchen mit einem immunisierenden Antigen von *Bacillus anthracis* ergab bei Prüfung mit einem virulenten Stamm einen 1000fach größeren Immunitätsindex als bei den unbehandelten Kontrolltieren. Bei einer nachfolgenden Applikation einer Lebendvaccine stieg der Immunitätsgrad auf das 100 Millionenfache. Die Lebendvaccine allein erzeugte dagegen nur einen 10–15fachen Immunitätsanstieg.

Chr. Lehnert. 3570.

Genev, Ch. (Genew, Ch.) Selektiven metod za dokazvane na Erysipelothrix rhusiopathiae. **(Selektivmethode zum Erysipelothrix rhusiopathiae-Nachweis.)** Izvestija na Centralnija veterinaren institut za zarazni i parazitni bolesti, Sofija 3 (1962) S. 96–102. – 2 Abb., 3 Lit. Zus. in Russ., Engl.

Zum Nachweis des Schweinerotlauferregers in reichlich verschiedenartige Mikroorganismen enthaltenden Materialien hat Vf. eine schnelle und leicht anwendbare Selektionsmethode ausgearbeitet. Mit den gewöhnlichen bakteriologischen Verfahren ist die Bakterienisolierung aus solchen Materialien wie Erde, Dünger, Kot, angefaulten Organismen u. a. schwer oder oft unmöglich. Diese Methode stellt eine Kombination der Agglutinations-, bakteriostatischen und bakteriellen Mikroorganismenzüchtung dar. In ein Röhrchen mit 5 ml Bouillon wird Material verimpft und incubiert. Nach 6–8 oder 15–17 Stunden, (je nachdem, ob die Kulturen vor- oder nachmittags geimpft wurden), werden dem Röhrchen 2–3 Tropfen spezifisches Hyperimmunserum zugesetzt und das Röhrchen wieder in den Brutschrank gestellt. 24 Stunden nach der Impfung wird das Ergebnis abgelesen. In gramgefärbten Depot-Ausstrichen wird nach Bakterien mikroskopisch gesucht, wobei kennzeichnende violett gefärbte Agglutinate oder Kettchen beobachtet werden. Bei Untersuchungen von reichlich Nebenorganismen enthaltenden Proben wird die Empfindlichkeit der Methode durch die Impfung des Materials in zwei Bouillon-Röhrchen, wobei dem einen sofort die nötige Menge von Kristallviolett zugesetzt wird (gewöhnlich 1 Tropfen von 1:100 Wasserlösung), wesentlich gesteigert. Zur Verwirklichung der kombinierten Züchtung sind nur 24 Stunden erforderlich, wodurch diese Methode einen praktischen Wert für Massenuntersuchungen gewinnt.

P. Pawlow. 3640.

Toškov, A. und Kostov, V. (Toschkow, A. und Kostow, W.) Mikrochemokulturata v izviti pipetki s korigens i nejnoto sravnitelno izpitvane na fona na bakteriemijata pri červenkata po svinete. **(Mikrohämokultur mit Korrigenszusatz in gebogenen Pipetten und ihre Vergleichsprüfung auf der Grundlage der Bakteriämie beim Schweinerotlauf.)** Naučni trudove. Visš veterinarnomedicinski institut „Prof. d-r G. Pavlov“, Sofija 10 (1962) S. 227–237. – 2 Abb., 2 Tab., 6 Lit. Zus. in Russ., Dtsch.

Es wird eine neue Modifikation der Hämokultur mit Korrigens vorgeschlagen, eine Mikrokultur mit gebogener Pipette. Die Methode wurde vergleichend mit der Hämokultur mit Korrigenszusatz in Penicillingläschen, mit der klassischen Hämokultur (in Kölbchen mit 100 ml Pferdefleisch-Bouillon) und Inoculation an weißen Mäusen geprüft. Zu diesem Zweck wurden 164 aus 28 versuchsweise mit Rotlauf infizierten Schweinen entnommene Blutproben verwendet. Davon waren 88 auf Bakteriämie positiv, die in 80,68% durch die Mikrohämokultur, in 88,3% durch die Hämokultur in Penicillingläschen, in 85% durch die klassische Hämokultur und in 50% durch die Inoculation von weißen Mäusen nachgewiesen wurde.

Z. Tomow. 3640.

Charalambiev, Ch. (Charalambiew, Ch.) Opiti za pasivna hemoaglutinacija s formalinizirani eritrociti pri červenkata. **(Versuche zur passiven Hämagglutination mit formalinbehandelten Erythrocyten bei Rotlauf.)** Izvestija na Centralnija veterinaren institut za zarazni i parazitni bolesti, Sofija **4** (1962) S. 107–111. – 2 Tab., 5 Lit. Zus. in Russ., Engl.
Es wurde ein Test zur passiven Hämagglutination durch Verwendung formalinbehandelter Schweine-Erythrocyten (nach Te Punga) und Rotlauf-Bouillon-Kultur (pH 6,9–7,1) bei einem Verhältnis der Erythrocyten-Emulsion zur Kultur wie 1:2 zubereitet. Die Reaktion selbst ist spezifisch und empfindlich. Z. Tomow. 3640.

Ewald, F. W.; Frankfurt/M., Paul-Ehrlich-Inst. **Ein Beitrag zur Frage der Virulenzübertragung bei Rotlaufbakterien.** Mh. Tierheilkunde **14** (1962) Nr. 8. S. 256–259. – 1 Tab., 9 Lit.
Die als o-Formen bezeichneten Varianten von Rotlaufbakterien haben sowohl serologische Eigenschaften durch Veränderung des Antigenaufbaus als auch ihre Virulenz für weiße Mäuse verloren. Vf. versuchte, mit der von Szabo (vgl. Klin. Wschr. **1951** S. 644.) angegebenen Methode die Virulenz der O-Form von Rotlaufbakterien auf die o-Form zu übertragen. Die Virulenzübertragung gelang bei Stämmen der Typen A und B nicht. Bei Verwendung eines Stammes von Typ N trat zwar im Verlauf der Filtratpassagen die Virulenz wieder in Erscheinung, doch wird dieser Stamm als O-o-„Mischkultur“ angesehen, bei der zunächst die o-Variante überwog, der Stamm also avirulent war, während durch die veränderten Ernährungsbedingungen während der Filtratpassagen schließlich die O-Form verstärkt in Erscheinung trat. Auf mögliche Fehldeutungen bei der Verwendung derartiger O-o-„Mischstämme“ bei Durchführung gleicher Versuche wird hingewiesen. G. Scheibner. 3640.

Arsov, R. (Arsow, R.) Izsledvanija za tipova prinadležnost i virulentnost na stamovete na Bact. rhusiopathiae suis, izolirani ot zdravi svine. **(Untersuchungen über die Typenzugehörigkeit und Virulenz der aus gesunden Schweinen isolierten Stämme von Bact. rhusiopathiae suis.)** Naučni trudove. Visš veterinarnomedicinski institut „Prof. d-r G. Pavlov“, Sofija **10** (1962) S. 285–291. – 5 Abb., 17 Lit. Zus. in Russ., Dtsch.
Bei der nach der Präzipitations-Methode von Dédié ausgeführten Typendifferenzierung von 92 Stämmen wurde folgendes Ergebnis erzielt. 54,3% der Stämme haben sich als Typ A, 30,5% als Typ N und 15,2% als Typ B erwiesen. Hinsichtlich der Virulenz der aus gesunden Schweinen isolierten Stämme wurden im Vergleich zu den aus rotlaufkranken Schweinen isolierten keine Unterschiede festgestellt. Zur Virulenzprüfung wurden die Skarifikation und die s.c. Inoculation von weißen Mäusen sowie das Infizieren der Schweine nach dem Percutanverfahren von Fortner und Dinter verwendet. Bei Versuchen mit Schweinen wurde kein Unterschied in der Virulenz der Stämme 1012 (Typ A) und Stamm 907 (Typ B) festgestellt. Z. Tomow. 3640.

D'jačenko, V. M. (Djatschenko, W. M.); Kamenez-Podolsk, Gebiet Chmelnizki, Landwirtsch. Inst. O bakteriolitičeskom dejstvii penicillina na vozbuditelja roži svinej. **(Über die bakteriologische Wirksamkeit von Penicillin auf den Rotlauferreger der Schweine.)** Veterinarija, Moskva **39** (1962) Nr. 11. S. 74.
Wurde Rotlaufkulturen in Fleischpeptonbouillon Penicillin in einer Verdünnung von 1:1000, 1:10000 und 1:20000 zugesetzt, so konnten nach 8stündiger Einwirkungszeit Bakterien weder bakterioskopisch noch kulturell nachgewiesen werden. Die Verdünnung 1:40000 führte nach 72stündiger Einwirkungszeit ebenfalls zur Auflösung der Rotlaufkeime. Analoge Versuche, die mit abgetöteten Rotlaufkulturen durchgeführt wurden, führten nicht zum Auflösen der Rotlaufstäbchen und damit auch nicht zur Aufhellung der flüssigen Nährböden. Die Lysis der lebenden Bakterien geht offensichtlich

auf eine Anhäufung von Fermenten in den Bakterienzellen zurück, die zum Zerfall der Zellen führt. So ist auch die schnelle Heilung des Rotlaufes beim Schwein durch Anwendung maximaler Penicillindosen zu erklären. W. Plaschke. 3640.

Arsov, R. (Arsow, R.) Nositelstvo na bakterijata na červenkata i vaksinacija na svinite s živata avirulentna vaksina Bukurešt. **(Keimträgertum mit Rotlaufbakterien und Schweineimpfung mit der lebenden, avirulenten Vaccine „Bukarest".)** Naučni trudove. Visš veterinarnomedicinski institut „Prof. d-r G. Pavlov", Sofija **10** (1962) S. 293-295. – 2 Tab., 4 Lit. Zus. in Russ., Dtsch.

Auf Keimträgertum wurden 137 nichtvaccinierte und 117 mit Vaccine ‚Bukarest' geimpfte Schweine untersucht. 74,4% der nichtvaccinierten Schweine haben sich als Keimträger erwiesen, während dieser Prozentsatz bei den vaccinierten bei 72,6% lag. Das Keimträgertum mit Rotlaufbakterien hängt mit der Impfung offenbar nicht zusammen. Z. Tomow. 3640.

Sorokin, P. und Christoforov, L. (Sorokin, P. und Christoforow, L.) Vŭrchu amino-kiselinnija sŭstav na Malleomyces mallei. **(Über die Aminosäuren-Zusammensetzung von Malleomyces mallei.)** Izvestija na Centralnija veterinaren institut za zarazni i parazitni bolesti, Sofija **5** (1962) S. 65–68. – 1 Abb., 1 Tab., 7 Lit. Zus. in Russ., Engl.

Mittels der papierchromatographischen Analyse wurde die Aminosäuren-Zusammensetzung von drei Stämmen *Malleomyces mallei* bestimmt, und zwar: Leucin + Isoleucin, Phenilalanin, Valin + Methionin, Tyrosin, Prolin, Lysin, Ornithin, Cystin und verhältnismäßig geringere Mengen von Alanin, Glutaminsäure, Glycin und Asparaginsäure. Z. Tomow. 3670.

Carlisle, Harold N., Hinchliffe, Velma und Saslaw, Samuel; Columbus, Ohio State Univ. Hospital, Div. of Infectious Diseases; Ohio State Univ., Coll. of Med., Dep. of Med. and Microbiol. Immunodiffusion studies with Pasteurella tularensis antigen-rabbit antibody systems. **(Immundiffusionsuntersuchungen mit Pasteurella tularensis Antigen-Antikörper-Systemen.)** J. Immunol. [Baltimore] **89** (1962) Nr. 5. S. 638–644. – 3 Abb., 1 Tab., 14 Lit.

Ultraschallantigene, die aus 5 *Pasteurella tularensis*-Stämmen hergestellt wurden, waren nicht deutlich in ihren antigenen Eigenschaften verschieden, als man sie mit der Immundiffusionstechnik untersuchte. Jedes enthielt zuletzt 6 Antigenkomponenten, die allen Stämmen gemeinsam waren. *P. tularensis*-Polysaccharid zeigte 4 Komponenten, die in allen ultraschallbehandelten Antigenen vorhanden waren. Serumproben von Kaninchen, denen man i. v. mit Formalin abgetötete Suspensionen von 5 *P. tularensis*-Stämmen injizierte, zeigten 1 Woche nach der Infektion weder 2 noch 3 Präzipitationsstreifen. Nach erneuter Injektion nach 7 und 11 Wochen stieg die Zahl der Präzipitationsstreifen auf 2,3 oder 4 bzw. 3,4 oder 5 an. Es bestand keine Beziehung zwischen der Zahl der Präzipitationsstreifen und den Stämmen, die zur Immunisierung benutzt wurden. Ebenso bestand keine Beziehung zwischen der Zahl der Streifen und dem Bakterienagglutinations- oder dem Polysaccharidhämagglutinationstiter zu irgendeiner bestimmten Zeit nach der Immunisierung. Polysaccharidhämagglutinationstiter und die Zahl der Präzipitationsstreifen wurden zu einem höheren Grade als der Bakterienagglutinationstiter durch die Booster-Infektion beeinflußt. Serumproben von verschiedenen Kaninchen, die mit denselben Stämmen infiziert wurden, zeigten deutlich verschiedene Präzipitationsbilder beim Immundiffusionstest. Es bestand keine Beziehung zwischen dem Präzipitationsbild und dem zur Immunisierung benutzten Stamm. Die Probleme, die mit der Immundiffusionsuntersuchung von Antigen-Antikörper-Systemen zusammenhängen, werden dargestellt und diskutiert. W. Fritzsch. 3710.

Carter, G. R. und Rappay, D. E.; Hull, Quebec, Canada Dep. of Agric., Animal Diseases Res. Inst., Health of Animals Div., Animal Pathol. Lab. Formalinized erythrocytes in the haemagglutination test for typing Pasteurella multocida. **(Formalinisierte Erythrocyten im Hämagglutinationstest zur Typisierung von Pasteurella multocida.)** Brit. veterin. J. **118** (1962) Nr. 7. S. 289–292. – 4 Lit.

Formalinisierte menschliche O-Erythrocyten können mit Erfolg für die indirekte Hämagglutination zur Bestimmung der Serotypen von *P. multocida* verwendet werden. Die Formalinisierung wird beschrieben, die Erythrocyten sind über ein Jahr haltbar. Chr. Lehnert. 3710.

Collier, J. R., Brown jun., W. W. und Chow, T. L.; Fort Collins, Colorado State Univ., Colorado Agric. Exp. Stat., Coll. of Veterin. Med. Microbiologic investigations of natural epizootics of shipping fever of cattle. **(Mikrobiologische Untersuchungen bei natürlichen Epizootien des Shipping-Fiebers der Rinder.)** J. Amer. veterin. med. Assoc. **140** (1962) Nr. 8. S. 807–810. – 1 Tab., 18 Lit.

Mitteilung über das Ergebnis mikrobiologischer Untersuchungen an Blut, Lungengewebe und Nasensekret von Rindern während 13 Shipping-Fieber-Epizootien innerhalb von 3 Jahren. *Pasteurella haemolytica* wurde bei 12 Epizootien in Reinkultur aus entzündetem Lungengewebe und Nasensekretproben abgesetzter Kälber isoliert, *Pasteurella multocida* (Carters Typ C) im restlichen Falle. Mit Rinderembryonierenzellkulturen konnte aus Lungengewebe oder Nasenspülproben nach Zentrifugation und Zusatz von Antibiotica kein cytopathogenes Virus nachgewiesen werden, insbesondere nicht das Virus der infektiösen Rhinotracheitis des Rindes. Aus dem Blut konnte mit Tryptosebouillon kein Erreger isoliert werden. Es wird geschlossen, daß *Pasteurella haemolytica* und *multocida* für die tödlichen Pneumonien bei diesen Shipping-Fieber-Epizootien verantwortlich sind. J. Beer. 3710.

Müller, Henry und Tauchnitz, Hans-Dieter; Leipzig, Karl-Marx-Univ., Inst. für Med. Mikrobiol. und Epidemiol. **Ein U-Kölbchen zur Entwicklung begeißelter H-Formen bei Salmonellen.** Zbl. Bakteriol., Parasitenkunde, Infektionskrankh. Hyg., I. Abt., Orig. **187** (1962) Nr. 3. S. 322–328. – 3 Abb., 5 Lit. Zus. in Russ., Engl., Franz., Span.

Da es oft nicht möglich ist, unbewegliche Serotypen von Salmonellen mit Hilfe der Gårdplatte, des U-Röhrchens nach Vahlne, des Wechsels zwischen flüssigen und halbstarren Medien oder der Stocker-Passagen zum Bewegen zu veranlassen, werden Versuche mit der modifizierten Methode nach Kuhn vorgenommen. In die Seitenwand eines 100 ml Erlenmeyerkolbens wird ein 9 mm starkes Glasrohr so eingeschmolzen, daß sein unteres Ende 1 cm über dem Kolbenboden waagerecht bis in die Mitte des Kolbens hineinragt, der andere Teil nach einer Abwinkelung um 90° senkrecht bis zur Höhe des Kolbenhalses nach oben führt. 2 unbewegliche Typhus-Stämme sowie 1 unbeweglicher Stamm der B-Gruppe werden in den U-Kölbchen zur Beweglichkeit veranlaßt. Dabei zeigt sich, daß die Salmonellen nur in 3 von 18 Kölbchen zur Bewegung gebracht werden können. Weiterhin ist es wichtig, die U-Kölbchen bei verschiedenen Temperaturen zu bebrüten (20, 24, 28 und 37 °C); denn 2 Stämme sind bei 24 °C und 1 Stamm bei 28 °C beweglich geworden. Diese 3 Stämme erweisen sich als *Salmonella typhimurium*.
E. Tempel. 3720.

Nakano, Masayasu; Shinano-machi, Tokyo, Keio Univ. School of Med., Dep. of Bacteriol. Mutants of Salmonella with unusually low toxicity for mice. **(Salmonella-Mutanten mit ungewöhnlich niedriger Toxicität für Mäuse.)** Nature [London] **196** (1962) Nr. 4859. S. 1118–1119. – 1 Tab., 9 Lit.

In die Versuche werden 4 Stämme von *S. enteritidis* und 3 Stämme von *S. typhimurium* einbezogen. Während die Wildtypstämme beider Serotypen Glukose, Galaktose, Mannose, Rhamnose und Tyvelose oder Abäquose in ihrer Zellwand enthalten, weist die Rauhmutante (11Rx) von *S. enteritidis* nur Glukose und Galaktose auf, die Epimerase-losen Mutanten von *S. enteritidis* und *S. typhimurium* Glukose. Die einzelnen Salmonellastämme werden mit Hilfe von Hitze abgetötet und dann Mäusen intraperitoneal injiziert. Die Wildtypen erweisen sich für Mäuse pathogener als die Mutanten. Mit Hilfe der Methode nach Westphal wird der Gehalt an Lipopolysacchariden bei den einzelnen Bakterienstämmen ermittelt. Die Wildtypen haben einen höheren Gehalt an Lipopolysacchariden als die Mutanten. Auf Grund der Untersuchungen wird angenommen, daß der Polysaccharid-Anteil des Endotoxins keine direkte Beziehung zur Toxicität hat. E. Tempel. 3720.

Trabulsi, Luiz R. und Edwards, P. R.; Atlanta, Ga., U.S., Dep. of Health, Education, and Welfare, Public Health Serv., Communicable Disease Center. The differentiation of Salmonella pullorum and Salmonella gallinarum by biochemical methods. **(Die Differenzierung von Salmonella pullorum und Salmonella gallinarum mit biochemischen Methoden.)** Cornell Veterinarian 52 (1962) Nr. 4. S. 563–569. — 1 Tab., 9 Lit.

Etwa 100 Stämme von *S. pullorum* und *S. gallinarum* aus verschiedenen Teilen der USA werden biochemisch untersucht, um die beiden Typen sicher voneinander zu unterscheiden. Bei Verwendung bestimmter Nährböden (Cystein-Gelatine, Ornithin-Decarboxylase Test) ist dies ohne Schwierigkeiten möglich. *S. pullorum* erweist sich gegenüber Dulcit und Cystein-Gelatine als inaktiv, gegenüber dem Ornithin als positiv, *S. gallinarum* als aktiv gegenüber Dulcit und Cystein-Gelatine und als inaktiv gegenüber Ornithin. Nur wenige Stämme beider Salmonellen zeigen ein abweichendes biochemisches Verhalten. Abweichende Stämme können wahrscheinlich weder *S. pullorum* noch *S. gallinarum* zugerechnet werden. E. Tempel. 3720.

Manten, A., Kampelmacher, E. H. und Guinée, P. A. M.; Utrecht, Rijks-Inst. voor de Volksgezondheid. Voorkomen van resistentie tegen chloramphenicol en tetracycline bij 13502 in 1961 geïsoleerde Salmonellastammen. **(Die Häufigkeit der Chloramphenicol- und Tetracyclinresistenz unter 13502 im Jahre 1961 isolierten Salmonella-Stämmen.)** Tijdschr. Diergeneeskunde 88 (1963) Nr. 7. S. 411–417. — 1 Abb., 1 Tab., 7 Lit.

Die Untersuchungen sind die Fortsetzung früherer Arbeiten aus den Jahren 1958 und 1959. Vff. prüfen 9500 Stämme vom Menschen, 707 vom Kalb und 941 von anderen Tierarten. 3,96% dieser Stämme waren gegen ein oder beide Antibiotica resistent (1958/59: 2,8%, 1960: 1,29%). Für die Gesamtzahl der Untersuchungen 1958–1961 (37497) ergab sich somit eine Resistenz von 3,8%. Die meisten der 1961 resistenten Stämme (77%) gehörten dem Typ *S. typhimurium* an. Da 87% aller Antibiotica-resistenten Stämme 1961 beim Menschen angetroffen wurden, wird angenommen, daß diese Resistenz dem häufigen therapeutischen Gebrauch von Antibiotica zuzuschreiben ist.

E. Wiesner. 3720.

Žekov, S. und Petev, P. (Shekow, S. und Petew, P.) Opiti za dobivane na S. gallinarum-pullorum such antigen za RA pri tifusa po kokoškite i sravnitelni izsledvanija pri upotreba na različni testove. **(Versuche zur Gewinnung von S. gallinarum-pullorum Trockenantigen für AR bei Hühnertyphus und vergleichende Untersuchungen bei Verwendung der verschiedenen Tests.)** Izvestija na Centralnija veterinaren institut za zarazni i parazitni bolesti, Sofija 4 (1962) S. 129–135. — 2 Tab., 2 Lit. Zus. in Russ., Engl.

Aus 118 aus Küken, Hühnern und Hühnerembryonen isolierten Stämmen von *S. gallinarum-pullorum* wurden drei vollantigene Stämme mit Formel 1, 9, 12_1, 12_2 und 12_3 gewählt. Nach der Methodik von Lerche und Roots wurden

aus diesen Trockenantigene und frische Testsuspensionen für AR beim Geflügeltyphus hergestellt. Neben dem in Bulgarien in der Praxis angewandten Antigen Alttuberkulin bulgarischer Herkunft wurden diese Tests durch die Bluttröpfchenreaktion geprüft und dabei der Vorteil der Versuchstests, die eine um 33,2% höhere Reaktivität zeigten, festgestellt. In der Aktivität der flüssigen und trockenen Antigene war kein Unterschied feststellbar.
Z. Tomow. 3720.

Wesselinoff, W. und Dimow, I.; Sofia, Veterinärmed. Forsch.-Inst. für Lebensmittelhyg.; Ärztefortbildungsinst., Lehrstuhl für Mikrobiol. und Virol. **Eine neue Salmonella-Species – S. sofia (4, 12:b: –).** Zbl. Bakteriol., Parasitenkunde, Infektionskrankh. Hyg., I. Abt., Orig. **187** (1962). Nr. 2. S. 263 bis 265. – 2 Tab., 7 Lit.
Es werden die Eigenschaften einer neuen Salmonella-Species beschrieben. Die Kultur gehört zum Subgenus II, besitzt die Antigenformel 4,12:b: –, vergärt Salizin, verflüssigt Gelatine und zeigt Pathogenität für Mäuse. Der Keim ist identisch mit einem wiederholt von Schildkröten isolierten und als „Paracolon“ bezeichneten Keim. Chr. Lehnert. 3720.

Foster, John W. und Ribi, Edgar; Athens, Ga., Univ., School of Veterin. Med., Dep. of Microbiol. and Preventive Med.; Hamilton, Mont., Rocky Mountain Lab. Immunological role of Brucella abortus cell walls. **(Die immunologische Bedeutung der Zellwand von Brucella abortus.)** J. Bacteriol. **84** (1962) Nr. 2. S. 258–268. – 3 Abb., 7 Tab., 24 Lit.
Nach Aufbereitung der Brucellen (*B. abortus*, Stamm 2308 und 19, *B. suis*, Stamm 1790 und *B. melitensis*, Stamm 2500) in einer Kühl-Druckkammer wurden die Zellwandsubstanzen durch Zentrifugieren vom Protoplasma abgetrennt und anschließend durch Sedimentation in einem linearen Glycerin-Gradienten gereinigt. Die immunisierenden und toxischen Substanzen von *B. abortus* befinden sich hauptsächlich in der Zellwand. In der Protoplasma-Fraktion konnten ebenfalls geringe Anteile immunogener Substanzen festgestellt werden. wobei nicht zu entscheiden war, ob es sich um einen zweiten immunisierenden Faktor im Protoplasma selbst oder um lösliche Zellwandreste handelt. Eine nach Aetherextraktion der in NaCl-Lösung suspendierten *B. abortus*-Bakterien gewonnene wasserlösliche Substanz besaß eine größere immunisierende Wirksamkeit als abgetötete Brucellen bzw. Zellwand- oder Protoplasma-Material. Die Substanz (5–10% des Trockengewichtes der Bakterien) läßt sich technisch einfach herstellen, kann in Pulverform (lyophylisiert) ohne Verlust der immunisierenden Eigenschaften mindestens 6 Mon. bei Zimmertemperatur aufbewahrt werden und löst sich vollständig in physiol. NaCl-Lösung wieder auf. Die aus den Brucellen isolierte Substanz erfüllt wesentliche Anforderungen, die an einen unter Praxisverhältnissen einsatzfähigen Impfstoff zu stellen sind. Die Beziehungen zwischen dem immunisierenden Antigen und dem Toxin des wäßrigen Aetherextraktes konnten nicht geklärt werden. E. Kunter. 3740.

Nižnánsky, F. und Ofúkaný, L. Problém alergénodiagnostiky brucelózy á jeho riešenie. **(Problem der Allergendiagnostik der Brucellose.)** Veterin. Časopis **11** (1962) Nr. 4. S. 438–445. – 79 Lit.
Eingangs wird eine Übersicht der Entwicklung und des heutigen Standes der Allergendiagnostik der Brucellose in verschiedenen Staaten (UdSSR, USA, DDR und DBR, Frankreich, Italien, Dänemark, Österreich, Ungarn, Rumänien, Bulgarien) und in der Tschechoslowakei geboten, wo es laut Richtlinien des Landwirtschaftsministeriums vom Jahre 1960 erlaubt ist, allergische Prüfungen mit F-Allergen in einem größeren Umfange als vorher anzuwenden. Auf Grund der vorgenommenen Untersuchungen und Forschungen kann man nach Ansicht der Vff. die Frage der Herstellung und Bewertung der Brucelloseallergene (sg. Brucelline) als endgültig gelöst betrachten. Die Anschauungen

über ihre Anwendung für die Diagnostik sind, besonders was das Rind anbelangt, nicht einheitlich. Bei der Prüfung von 9 verschiedenen Brucellinarten wurden die besten Ergebnisse mit dem modifizierten dänischen Präparat PEBA und mit dem modifizierten sowjetischen Brucellohydrolysat erzielt. Der allergische Test von Schweinen wird als guter Orientierungstest für ganze Herden betrachtet (er versagt bei Jungsauen), die intradermale Brucellinisierung des Rindes wird für keine zulässige Methode gehalten und kann nur bei komplexer Untersuchung angewandt werden. In dieser Hinsicht tun noch weitere Forschungsarbeiten not. F. Nádvorník. 3740.

Lehnert, C.; Leipzig, Karl-Marx-Univ., Inst. für Veterin.-Mikrobiol. und Tierseuchenlehre. **Inkomplette Antikörper bei Brucellosen.** Wiss. Z. Karl-Marx-Univ. Leipzig, math.-naturwiss. R. **11** (1962) Nr. 4. S. 705–707. – 25 Lit.
Inkomplette Agglutinine sind nicht einheitlicher Natur. Sie werden nach dem Grade ihres Inkomplettseins in verschiedene Arten unterteilt. Durch das Vorhandensein inkompletter Antikörper können bei der Langsamagglutination (LA) Fehlresultate auftreten. Zonenphänomene sind selten und bereiten bei dem üblichen Ansatz mit einer Serumverdünnung bis 1:80 keine diagnostischen Schwierigkeiten. Außerdem können Prozonen sowohl durch die Agglutination in hypertonischer NaCl-Lösung als auch mittels Blocking- und Coombstest beseitigt werden. Die nicht selten bei der Brucellose des Rindes anzutreffenden inkompletten Antikörper kommen besonders bei frisch infizierten Tieren und in chronisch verseuchten Beständen vor. Auch beim Schwein und Schaf treten inkomplette Antikörper auf. Zur Ausschaltung von Agglutinationshemmungen durch inkomplette Antikörper bei Schafen ist die Agglutination in hypertonischer NaCl-Lösung empfohlen und amtlich vorgeschrieben worden (5%ige NaCl-Lösung). Die Agglutination in hypertonischer NaCl-Lösung führt auch bei einer großen Anzahl von Rinder- und Schweineseren zu Titersteigerungen, vor allem bei Seren mit relativ niedrigen Agglutinationstitern. Die unterschiedlichen Ergebnisse im Blockingtest, Coombstest und in der LA im hypertonischen Milieu sind auf eine Verschiedenartigkeit der inkompletten Antikörper zurückzuführen. Mit dem Coombstest, der nach Kohl und Fritsche besonders zur Untersuchung verseuchter Bestände anzuwenden ist, lassen sich bei Einzeltieren früher als mit der LA Anhaltspunkte für eine erfolgte Infektion finden. Der zuerst von Hajdu (d. Ref.) empfohlene und relativ einfach durchzuführende schnelle Coombstest ist im Gegensatz zu dem umständlichen und zeitaufwendigen Coombstest für die routinemäßige Anwendung geeignet und soll bei der Unterscheidung zwischen spezifischen und unspezifischen LA-Titern der KBR und Meinicke-Reaktion überlegen sein. Die im Serum brucelloseinfizierter Tiere auftretenden inkompletten Antikörper spielen in der Diagnostik keine bedeutende Rolle, da im Gegensatz zu der Humanmedizin in der Veterinärmedizin nicht das Einzelindividuum im Vordergrund steht, sondern die infizierte oder nicht infizierte Herde. Für die Bestandsdiagnostik reicht die LA aus und hat sich besonders bei wiederholter Anwendung gut bewährt. Der Nachweis inkompletter Antikörper dürfte nur bei wiederholten Sanierungsuntersuchungen frisch infizierter Bestände von Wert sein. E. Kunter. 3740.

Todorov, T. (Todorow; T.) Indofenoloksidazna aktivnost pri brucelite. **(Indophenol-Oxydaseaktivität bei Brucellen.)** Izvestija na Centralnija veterinaren institut za zarazni i parazitni bolesti, Sofija **5** (1962) S. 27–30. – 7 Lit. Zus. in Russ., Engl.
Die Versuche wurden mit 140 unterschiedlichen Brucella-Stämmen angestellt. Die Vertreter der Gruppen *Brucella abortus*, *melitensis*, *intermedia* und *ovis* zeigten eine positive Indophenol-Oxydasereaktion. Bei der Mehrzahl der Stämme war die Reaktion sehr deutlich ausgeprägt. 50 Stämme der Gruppe *Br. suis* reagierten negativ. Z. Tomow. 3740.

Todorov, T. (Todorow, T.) Chidroperoksidazna aktivnost pri brucelite. **(Brucellen-Hydroperoxydase-Aktivität.)** Izvestija na Centralnija veterinaren isntitut za zarazni i parazitni bolesti, Sofija **5** (1962) S. 21–25. – 6 Lit. Zus. in Russ., Engl.

Mit 0,05 ml 25%igen H_2O_2 weisen alle geprüften Brucellen positive Reaktion auf. Mit 0,15 und 0,25 ml wurde bei den unterschiedlichen Stämmen ein ungleiches Verhalten beobachtet. Auf diese Weise können die Stämme *Br. abortus* von *Br. suis* einigermaßen (? Die Red.) differenziert werden. Z. Tomow. 3740.

Todorov, T. (Todorow, T.) Variabilitet na brucelite. **(Brucellen-Variabilität.)** Izvestija na Centralnija veterinaren institut za zarazni i parazitni bolesti, Sofija **3** (1962) S. 35–45. – 2 Tab., 21 Lit. Zus. in Russ., Engl.

Durch die durchgeführten Untersuchungen wurde festgestellt, daß die Brucellenformen schwanken, da sie mit zunehmender Anzahl der Subkulturen bedeutende Abweichungen von den Ausgangsformen aufweisen können. Der Großteil der auf Glycerinagar mehrmals kultivierten Formen verändert sich wenig. Die verhältnismäßig stärker veränderten Varianten erhalten oder verlieren für die Typisierung wichtige Merkmale, die sie von den Ausgangsstämmen unterscheiden. Die auf Eiernährboden mit Malachitgrün und in CO_2-Atmosphäre kultivierten Stämme bilden Varianten, die schnell auftreten und sich durch eine Reihe von Merkmalen scharf von den Ausgangsstämmen unterscheiden; sie ähneln *Br. melitensis* sehr, jedoch agglutinieren sie mit Melitensismonoserum nicht; ihren allgemeinen Eigenschaften nach ähneln sie vor allem dem dritten Typ von *Br. suis* nach Bergry. P. Pawlow. 3740.

Shibata, Shigetaka, Isayama, Yasuro und Shimizu, Takeshi. A possibility of variation in Brucella abortus from type II to type I. **(Die Möglichkeit einer Umwandlung von Brucella abortus Typ II in Typ I.)** Nat. Inst. Animal Health Quart. **2** (1962) Nr. 1. S. 10–14. – 3 Tab., 3 Lit. Orig.: engl.

In Untersuchungen über die Variabilität der Farbstoffempfindlichkeit der Gattung *Brucella* wurden aus *B. abortus* Typ II, thionin- und fuchsinresistente Keime isoliert. Bei einer Herde von Milchkühen konnte beobachtet werden, daß im Laufe der Zeit der eine *B. abortus* Typ durch den anderen ersetzt wurde. In der Brucellen-Kultur aus einer Milchprobe einer mit *B. abortus* Typ II infizierten Kuh konnten neben Kolonien des Typ II auch einige des Typ I gefunden werden. Es besteht demnach die Möglichkeit einer in vivo Umwandlung der Farbstoffempfindlichkeit. Die Mutationsrate pro Zellteilung betrug $6{,}9 \times 10^{-10}$ bei thioninresistenten und $2{,}2 \times 10^{-10}$ bei fuchsinresistenten Keimen des farbstoffempfindlichen *B. abortus*-Typs. Die Untersuchungsergebnisse lassen erkennen, daß die Differenzierung zwischen *B. abortus* und *B. suis* auf der Grundlage der Farbstoffempfindlichkeit nur mit Einschränkungen möglich ist. E. Kunter. 3740.

Bürki, Franz; Bern, Univ., Veterin.-Bakteriol. Inst. **Kultureller Nachweis von Brucellen aus mikroskopisch (Köster) negativen Rindernachgeburten. 3. Mitt. Verlauf der Banginfektion in den betroffenen Beständen.** Schweiz. Arch. Tierheilkunde **104** (1962) Nr. 3. S. 155–161. – 2. Mitt. vgl. LZ. Abt. IV **5** (1960) Nr. 1. S. 67.

Vor einigen Jahren wurden bei 23 Tieren im Kulturverfahren Brucellen in der Nachgeburt nachgewiesen, welche in der Routinediagnostik, der Kösterfärbung, nicht erfaßt worden waren. Diese im üblichen Bekämpfungsverfahren latent gebliebenen Geburtswegausscheiderinnen verblieben in der Regel in ihren Herkunftsbeständen. Serologische Nachkontrollen fielen meistenteils negativ aus und nur bei einem einzigen Tier wurde eine spätere Ausscheidung von Brucellen festgestellt. Die betroffenen Bestände sind mittlerweile zum großen Teil bangfrei geworden. In der Tendenz zur Selbstreinigung der infizierten Tiere, der mengenmäßig geringen Keimstreuung und dem hohen Durchimpfungsgrad der Bestände mit der Vaccine Buck 19 sieht Vf. die Hauptfaktoren für den günstigen Seuchenverlauf, obwohl seinerzeit latente Ausscheider in den Beständen verblieben. G. Godglück. 3740.

Olitzki, A. L. und Berakha, Lydia L.; Jerusalem, Israel, Hebrew Univ., Hadassah Med. School, Dep. of Bacteriol. The specificity of the DNA-conjugated antigens prepared from brucellae and pasteurellae. **(Die Spezifität der aus Brucellen und Pasteurellen isolierten DNS-Antigene.)** Pathol. Microbiol. [Basel] **25** (1962) Nr. 6. S. 859–870. – 14 Abb., 2 Tab., 12 Lit.
Die Herstellung der DNS-Antigene aus *B. melitensis* Stamm 5, *B. abortus* Stamm 19 und 2308 und *B. suis* Stamm 39, den *Pasteurella pestis*-Stämmen VD und M_1 sowie drei *P. tularensis*-Stämmen erfolgte nach der Methode von Braun, Burrous und Phillips (1957). Die Mehrzahl der DNS-Antigene stellen einheitliche Antigene dar, die jeweils mit dem spezifischen Immunserum bis zu hohen Verdünnungen eine Präzipitationslinie bildeten. Nur wenige DNS-Antigene führten mit dem konzentrierten Immunserum zur Ausbildung einer zusätzlichen Präzipitationslinie. Aus Brucellen isolierte DNS-Antigene präzipitierten nur mit Anti-Brucella-DNS-Antigen-Serum (von Kaninchen), nicht dagegen mit gegen Pasteurella-DNS-Antigen hergestellte Immunseren. Das *P. pestis*-DNS-Antigen trägt Spezies-spezifischen Charakter und reagierte nicht mit gegen DNS-Antigen von *P. tularensis* gerichteten Immunseren. Bei den *P. tularensis*-Stämmen konnten stammspezifische DNS-Antigene nachgewiesen werden. Erhitzen auf 100 °C für eine Stunde zerstörte die Präzipitinogenität der meisten DNS-Antigene. Präzipitations- und Agglutinationsreaktionen erhitzter Bakterien und der aus ihnen freigesetzten Antigene mit DNS-Immunseren zeigten, daß die hitzebehandelten DNS-Antigene thermostabile, agglutinogene und präzipitinogene Substanzen enthalten. E. Kunter. 3740.

Schaaf, A. van der und Jaartsveld, F. H. J.; Utrecht, Univ., Inst. of Veterin. Bacteriol. The relative immunising value of mucoid L and S 19 strains of Brucella abortus with comparative observations on the agglutination and complement fixation tests. **(Die immunisierende Wirksamkeit von Brucella abortus, Stamm S 19 und „mucoid L". Vergleichende Untersuchungen über die Langsamagglutination und Komplementbindungsreaktion.)** Veterin. Rec. **74** (1962) Nr. 40. S. 1070–1076. – 2 Abb., 5 Tab., 14 Lit.
Brucella abortus, Stamm L, führte bei Versuchen an Meerschweinchen und Rindern zu einer besseren Immunität als der Stamm S 19. Allerdings kam es bei einigen mit Stamm L immunisierten Rindern nach dem Abkalben zur Ausscheidung von *B. abortus*, Stamm L, mit der Milch. Die Gefahr der Ausscheidung ist bei der Vaccination mit S 19 wesentlich geringer. Die natürliche Infektion mit Brucellose kann bei Kälbern und Jährlingen die Ausbildung einer gewissen Immunität bewirken. Die Infektion kann jedoch auch chronisch und sogar zum Verkalben ohne neuerliche Infektion während der Trächtigkeit führen. Diese Gefahr erhöht sich mit fortschreitendem Alter. Vergleichende Untersuchungen an mit *B. abortus*, Stamm L und S 19 vaccinierten Rindern sowie mit virulenten B. abortus-Stämmen infizierten Rindern zeigten, daß die gleichzeitige Anwendung der Langsamagglutination (LA) und Komplementbindungsreaktion (KBR) eine Unterscheidung zwischen vaccinierten und infizierten Tieren ermöglicht. Bei infizierten Rindern sind komplementbindende Antikörper ebenso lange nachzuweisen wie agglutinierende Antikörper, während bei vaccinierten Tieren die KBR viel früher negativ ausfällt als die LA. Verschiedene Untersuchungsergebnisse deuten darauf hin, daß mit dem Verschwinden lebender Brucellen aus dem Organismus auch die KBR negativ wird. In Übereinstimmung damit wurde beobachtet, daß einerseits bei Rindern ohne komplementbindende Antikör-

per niemals Vaccine-Brucellen in der Milch nachgewiesen werden konnten und andererseits die KBR immer postiv war bei Ausscheidung von Vaccine-Stämmen. E. Kunter. 3740.

Amerault, T. E., Lambert, G. und Manthei, C. A.; Ames, Iowa, Animal Disease and Parasite Res. Div., Nat. Animal Disease Lab., Bacteriol. Investigations. The heat stability of Brucella agglutinins in bovine serum. **(Die Hitzestabilität von Brucella-Agglutininen im Rinderserum.)** Amer. J. veterin. Res. **23** (1962) Nr. 96. S. 1023–1026. – 2 Tab., 8 Lit.
Durch die Hitzeinaktivierung von Rinderseren bei 65 °C für 15 Min. ließen sich zwei verschiedene Brucella-Agglutinine nachweisen: hitzestabile und hitzelabile agglutinierende Antikörper. Bei 32 mit Buck 19 vaccinierten Kälbern konnten im Verlaufe von 4 Mon. p. v. keine Beziehungen zwischen der Bildung, der Menge und dem Persistieren hitzestabiler oder -labiler agglutinierender Antikörper und dem Grad der Immunität festgestellt werden. 57 vaccinierte und 22 nicht vaccinierte tragende Färsen, die in der Mitte der Trächtigkeit conjunctival mit dem virulenten *B. abortus*-Stamm 2308 infiziert worden waren, bildeten während des Zeitraumes der Untersuchung (bis zu 4 Mon. p. p.) hitzestabile und hitzelabile Agglutinine. Obwohl die hitzestabilen agglutinierenden Antikörper bei den erfolgreich infizierten Tieren in größerer Menge gebildet wurden und länger persistierten als bei den ohne Erfolg infizierten Tieren, bestanden keine gesicherten Zusammenhänge zwischen dem Grad der Immunität der vaccinierten Tiere und der Bildung sowie Persistenz hitzestabiler Agglutinine. Es wurde beobachtet, daß vaccinierte Rinder, in deren Serum niemals hitzestabile oder -labile Seroagglutinine nachzuweisen waren, einer Brucelloseinfektion widerstanden. E. Kunter. 3740.

Belčev, D. (Beltschew, D.) Vŭrchu mikroreakcijata za svŭrzvane na komplementa pri paratuberkulozata pri govedata i ovcete. **(Über die Mikro-KBR bei der Paratuberkulose bei Rind und Schaf.)** Izvestija na Centralnija veterinaren institut za zarazni i parazitni bolesti, Sofija **5** (1962) S. 37–46. – 3 Tab., 18 Lit. Zus. in Russ., Engl.
Verwendet wurde aus Darmschleimhaut von an Paratuberkulose verendeten Rindern und aus BCG-Kulturen gewonnenes Antigen. Mit beiden Antigenen wurden insgesamt 3089 Blutproben von Rindern und Schafen mit fast gleichem Ergebnis untersucht. Klinisch kranke Rinder und Schafe reagierten auf die Mikroreaktion positiv. Die aus den verseuchten Wirtschaften stammenden Tiere reagierten mit 22–25% positiv. Die Rinder (1475) aus gesunden Beständen reagierten zu 0,24% positiv (verdächtig 2%), während die untersuchten Schafe (249), ebenfalls aus gesunden Wirtschaften, mit 0% (verdächtig 0,4%) reagierten. Z. Tomow. 3760.

Weyer, F.; Hamburg, Bernhard-Nocht-Inst. für Schiffs- und Tropenkrankh. **Experimente zur Frage der transovariellen Übertragung von Rickettsien.** Z. Tropenmed. Parasitol. **13** (1962) Nr. 4. S. 409–419. – 3 Abb., 1 Tab., 16 Lit. Zus. in Engl.
Je ein Stamm von *R. rickettsii*, *R. tsutsugamushi*, *R. prowazeki* und *R. quintana* wurde in der Hämolymphe von Kleiderläusen zur Vermehrung gebracht, um zu überprüfen, inwieweit die Läuseovarien, ähnlich wie Zecken- oder Milbenovarien, eine Anziehung auf die Rickettsien ausüben. Anhand von Ausstrichen und durch Übertragung von Suspensionen aus zerriebenen Eiern oder Larven der F_1-Generation in die Hämolymphe von erwachsenen Kleiderläusen wurde das Ergebnis kontrolliert. Die mit zahlreichen Eiern und Larven erhaltenen Ergebnisse zeigten, daß *R. tsutsugamushi* weder in Eiern noch in Larven der F_1-Generation vorkam und R. *prowazeki* und *R. quintana* nur ausnahmsweise in Ausstrichen von Eiern oder nach der Übertragung von Suspensionen von Eiern bzw. Larven in Testläuse gefunden werden konnten.

R. rickettsii ließ sich dagegen relativ häufig in Eiern und in Larven der F_1-Generation nachweisen. Es scheint daher bei dieser Rickettsienart eine unspezifische Affinität zum Ovarialgewebe vorzuliegen, während *R. tsutsugamushi* keinerlei Beziehungen zum Ovarium der Laus zu haben scheint.
G. Scheibner. 3780.

Wesselinoff, W., Deltscheff, Chr. und Bailòsoff, D.; Sofija, Veterinärmed. Forsch.-Inst. für Lebensmittelhyg. **Über die Lebensdauer der Leptospiren in tierischen Geweben.** Berliner Münchener tierärztl. Wschr. **75** (1962) Nr. 10. S. 184–186.
Leptospira pomona ist in Geweben experimentell infizierter Meerschweinchen und Kaninchen 6–7 Tage bzw. 13 Tage lebensfähig, *L. icterohaemorrhagiae* in Meerschweinchengewebe und Rattengewebe 7–9 Tage. Die Aufbewahrungstemperaturen betrugen 3–5 °C. In Nierengewebe betrug die Lebensdauer 13 Tage, in der Milz 8 Tage. Andere Organe und Muskulatur lagen zwischen diesen Zeiten. Bei künstlich infizierten Schweinenieren waren die Zeiten ähnlich. Die Lebensdauer der Leptospiren hängt vom pH-Wert ab. In den Nieren hält sich über längere Zeit der pH-Wert konstant, nämlich 6,7–6,9 bzw. 5,8–7,3. Die Leptospiren verlieren ihre Lebensfähigkeit bei pH-Werten von unter 5,8 oder 7,8. L. Stoll. 3790.

Miller, Norman G. und Wilson, Richard B.; Omaha, Nebr., Univ., Coll. of Med., Dep. of Med. Microbiol.; Dep. of Pathol. In vivo and in vitro observations of Leptospira pomona by electron microscopy. **(Elektronenmikroskopische Beobachtungen in vivo und in vitro von Leptospira pomona.)** J. Bacteriol. **84** (1962) Nr. 3. S. 569–576.
Leptospira pomona von Kulturen und aus Gewebe vom Goldhamster wurde unter dem Elektronenmikroskop beobachtet. Leptospiren sind danach von einer Membran geringer elektronische Dichte eingehüllt. Die Membran ist sehr flexibel. Der spiralige Protoplasmakörper ist röhrenförmig. Gelegentlich finden sich im Protoplasma dunkle umschriebene Körper. Das Ende der Achse hat knopfartige Struktur. Leptospiren aus Kulturen zeigten Aufzweigungen an den Filamenten. Leptospiren lagen innerhalb des Cytoplasmas des Leberparenchyms und den Nierentubuli in bläschenförmigen Auftreibungen. Auch in den Erythrocyten des Nierengewebes waren Leptospiren zu beobachten. Das Aussehen der intracellulären Leptospiren ist das gleiche wie bei den extracellulären oder aus der Kultur stammenden Leptospiren.
L. Stoll. 3790.

Džankov, I. (Dshankow, I.) Dinamika na titrite na protivotelata (aglutinini i lizini) pri leptospirozata u svinete i konete. **(Dynamik der Antikörpertiter [Agglutinine und Lysine] bei der Leptospirose von Schweinen und Pferden.)** Izvestija na Centralnija veterinaren institut za zarazni i parazitni bolesti, Sofija **4** (1962) S. 157–169. — 5 Abb., 6 Tab., 8 Lit. Zus. in Russ., Engl.
Die Hauptuntersuchungen wurden an natürlich und künstlich mit unterschiedlichen Leptospirentypen infizierten Schweinen durchgeführt. Es wurde festgestellt, daß die Zeitdauer von der Infektion bis zum Auftreten der Agglutinine bzw. Lysine im Blutserum weder vom Leptospirentyp (*L. pomona* oder *mitis*) noch von der Anwesenheit der Antikörper gegen einen anderen Serotyp, sondern von der immunologischen Reaktivität des Ferkels im jeweiligen Alter abhängig ist. Ferner wurde festgestellt, daß im Vergleich zu den jüngeren Ferkeln, bei den älteren in kürzerer Zeit höhere Titer gebildet werden, die für längere Zeit persistieren. Die Titer gegen *L. mitis* sind, verglichen mit *L. pomona* höher und anhaltender. Vf. untersuchte auch die restlichen Antikörper und fand, daß diese bei Schweinen geringer sind als bei Pferden. Die Untersuchungen von 367 Blutseren gesunder Schweine haben keine Anwesenheit normaler Antikörper gegen *L. pomona* und *L. mitis* ausgewiesen. Z. Tomow. 3790.

Pejčev, B. (Pejtschew, B.) Proučvane vlijanieto na njakoi monovalentni mineralni soli vürchu ustrojstvoto na Clostridium perfringens. **(Untersuchungen über den Einfluß bei einigen einwertigen Mineralsalzen auf die Widerstandsfähigkeit gegen Clostridium perfringens.)** Izvestija na Centralnija veterinaren institut za zarazni i parazitni bolesti, Sofija **5** (1962) S. 185–189. – 1 Tab., 1 Lit. Zus. in Russ., Engl.
In einer Konzentration von 5,1 M (29,8%) tötet Natriumchlorid bei einer Temperatur von +4 °C bis zum 7. Tage stark verdünnte Kulturen von *Cl. perfringens* Typ D ab. Alle anderen Typen von *Cl. perfringens* von Nichtbodenstämmen gehen vom 7. bis zum 20. Tage ein. Dagegen überleben die Bodenstämme selbst eine 20tägige Einwirkung dieses Salzes in obiger Konzentration. Versuche mit Kaliumchlorid, Ammoniumchlorid, Ammoniumacetat und 4,1 M NaCl-Lösung haben keine auf die Stämme differenzierende, bakterizide Einwirkung ausgelöst. Z. Tomow. 3805.

Gauthier, J. Étude comparative des méthodes de diagnostic de la vibriose bovine. **(Vergleichende Betrachtung der diagnostischen Methoden bei der Vibriose des Rindes.)** Recueil Méd. vétérin. **138** (1962) Nr. 5. S. 387–397. – 4 Tab., 15 Lit. Zus. in Engl., Ital.
Vergleichende Untersuchungen mit Hilfe der Kultur, der Serologie und Mucoagglutination auf *Vibrio fetus* werden einmal bei Kühen mit enzootischer Unfruchtbarkeit oder Aborten vorgenommen, zum anderen bei Deck- und Besamungsbullen. Bei der kulturellen Untersuchung haben sich die Technik und das Milieu von Florent besonders bewährt. Blutproben werden 3 Wochen nach dem Verkalben serologisch untersucht. Die Technik der Antigenherstellung wird eingehend beschrieben. Der für die Mucoagglutination benötigte Schleim wird in der Interoestrus-Phase nach der Methode von Florent gewonnen. Alle isolierten Stämme von *Vibrio fetus* werden mit der Katalaseprobe, dem SH_2-Bildungsvermögen sowie dem Wachstum in der Tiefe und auf dem Nährboden von Hansen mit 3% NaCl überprüft. 149 kulturell positive Fälle stehen 104 positiven serologischen Befunden gegenüber, so daß also nur 70% serologisch bestätigt werden. Bei unabhängig voneinander durchgeführten muco- und serodiagnostischen Untersuchungen reagieren 70% serodiagnostisch positiv und 80% muco-diagnostisch positiv. In 59 Fällen, in denen diese beiden Methoden gleichzeitig angewandt werden, erweisen sich 95% als muco-positiv und nur 57% als serodiagnostisch positiv. Daraus geht hervor, daß der direkte kulturelle Nachweis den indirekten Verfahren der Muco-Agglutination und Serodiagnostik erheblich überlegen ist. Die Antigenherstellung für die letzteren beiden Methoden bereitet oft große Schwierigkeiten. E. Tempel. 3840.

Savov, N. (Sawow, N.) Proučvanija vürchu reakcijata aglutinacia s vaginalna sliz pri vibrioza po kravite. **(Untersuchungen über die Agglutinationsreaktion mit Vaginalschleim bei der Vibriosis der Kühe.)** Izvestija na Centralnija veterinaren institut za zarazni i parazitni bolesti, Sofija **3** (1962) S. 75–82. – 2 Tab., 12 Lit. Zus. in Russ., Engl.
Vff. stellte sich die Aufgabe, den diagnostischen Wert der Agglutinationsreaktion mit Vaginalschleim bei der Vibriosis zu bestimmen. Aus seinen Untersuchungen geht hervor: a) unter 128 mit Sperma aus mit *Vibrio fetus* infizierten Bullen besamten Färsen reagierten positiv oder zweifelhaft 21,9%; b) von 31 mit vibriosekranken Bullen gedeckten Kühen und Färsen haben 33,4% positive Reaktion gezeigt; c) unter 120 abortierenden und anderen Kühen mit nachgewiesener Infektion reagierten 34,1% positiv. Nach Vf. ist diese Reaktion zum individuellen Nacheis der infizierten Kühe und Färsen keine geeignete Methode, doch kann sie als Hilfsmethode zum Krankheitsnachweis in den Kuhfarmen angewandt werden. Der günstigste Zeitpunkt zur Vaginalschleimuntersuchung durch die Agglutinationsreaktion ist die

Zeit zwischen 45 bis 100 Tagen nach dem Deckakte. Bei den Kühen liegt dieser Zeitpunkt 20–60 Tage nach dem Verkalben. Zur Untersuchung durch die Agglutinationsreaktion ist der Vaginalschleim von an Metrorrhagien, Metritis purul. oder Vaginitis supp. leidenden Kühen brauchbar. Als Grundtest soll man einen solchen Stamm wählen, der die antigenen Eigenschaften einer größeren Stammgruppe besitzt. P. Pawlow. 3840.

Pomanskaja, L. A.; Tula, RSFSR, Sanitär-Epidemiol. Gebietsstat. O razmnoženii listerij v vode. **(Zur Vermehrung der Listerien im Wasser.)** Žurnal mikrobiologii, ėpidemiologii i immunobiologii, Moskva **33** (1962) Nr. 9. S. 102–105. – 2 Tab., 5 Lit. Zus. in Engl.

Unter den Bedingungen des Experiments konnte in vorliegender Arbeit festgestellt werden, daß die Listerien befähigt sind, sich im Wasser der Flüsse, Teiche und anderer Wasserläufe zu vermehren und auf diese Art in der Natur zu zirkulieren. Besonders intensiv vermehren sich die Listerien im Wasser bei Temperaturen von 18–20 °C. Bei höheren Temperaturen (37 °C) sterben diese Erreger nach einigen Tagen ab; bei 5 °C war der Vermehrungsprozeß stark verlangsamt. Befanden sich in dem zur Untersuchung zur Verfügung stehenden Wasser gleichzeitig zerfallende organische Stoffe, vermehrten sich die Listerien insgesamt besser. Somit können Wasserläufe, die mit Exkrementen listeriosekranker Tiere oder mit Tierkörpern verunreinigt werden, in epidemiologischer und epizootiologischer Hinsicht eine Gefahr darstellen.
W. Bathke. 3845.

Dhanda, M. R. und Sen, G. P.; Mukteswar, Kumaon, Uttar Pradesh, Indian Veterin. Res. Inst., Div. of Pathol. and Bacteriol. Direct microbial haemagglutination in some strains of Listeria monocytogenes. A preliminary study. **(Direkte mikrobiologische Hämagglutination in einigen Stämmen von Listeria monocytogenes. Vorl. Mitt.)** Indian veterin. J. **40** (1963) Nr. 2. S. 73 bis 78. – 3 Tab., 8 Lit.

Es wurden direkte bakterielle Hämagglutinationen mit 4 Stämmen von *Listeria monocytogenes* (H_4, St. Gallen, Paterson 5214 und Seeliger 1071/53) gezeigt. Alle diese Stämme mit Ausnahme von H_4 agglutinierten Kaninchenerythrocyten. Der Stamm H_4 zeigte eine Lysis der roten Blutkörperchen von Tieren aller Arten. Der hämagglutinierende Faktor war hitzestabil und unempfindlich gegenüber 0,25%igem Formalin. Die Stämme wurden zum Versuch auf Tryptose-Agar bei einem pH von 7,4 gezüchtet und vor ihrer Verwendung auf Reinheit geprüft. Die genaue Versuchstechnik wird in Einzelheiten beschrieben. Die Arbeiten wurden durchgeführt an Pferden, Rindern, Schafen, Ziegen, Geflügel, Kaninchen und Meerschweinchen.
E. Wiesner. 3845.

Steinbach, Theodor; Hannover, Tierärztl. Hochschule, Inst. für Mikrobiol. und Tierseuchen. **Mykologische und bakteriologische Untersuchungen bei der Otitis externa des Hundes.** Diss. Hannover **1962** 30 S. – 42 Lit.

Von 120 Ohrtupferproben, die aus dem äußeren Gehörgang mit einer Otitis externa erkrankter Hunde entnommen wurden, konnten im Kulturverfahren folgende Mikroorganismen nachgewiesen werden: 46mal Reinkulturen von Hefen (25), von *Micrococcus pyogenes aureus* (12), von *Pseudomonas aeruginosa* (9), 64mal Mischinfektionen von Hefen und Bakterien, die in ihrer Zusammensetzung angeführt werden und 10mal keine Mikroorganismen in der Tupferprobe. Von 83 isolierten Hefestämmen wurden 73 als *Pityrosporum canis*, die restlichen 10 als *Candida*-Arten bestimmt. Die gefundenen Hefen, *Micrococcus pyogenes aureus* und *Pseudomonas aeruginosa* bedeuten für das Krankheitsgeschehen der Otitis nicht primär die Schädigung, sondern verzögern im bereits geschädigten Ohrgang in den von ihnen infizierten Wunden sehr stark den Heilungsverlauf. Nur bei der Otitis externa purulenta bestehen Beziehungen der nachgewiesenen Mikroorganismen zur Beschaffenheit des Sekretes, es wurden dabei stets *Pseudomonas aeruginosa* rein oder als Mischinfektion nachgewiesen. Bei allen anderen Entzündungsformen bestand kein Zusammenhang zwischen den nachgewiesenen Mikroorganismen und klinischen Erscheinungen sowie auch nicht zwischen den verschiedenen Hunderassen und dem Vorkommen einer bestimmten Entzündungsform.

H. Trolldenier. 3850.

Kienzle, P.; Stuttgart. **Tierarzt und öffentliche Hygiene.** Tierärztl. Umschau **17** (1962) Nr. 10. S. 334–337.

Die sich ändernden Verhältnisse in der Tierhaltung, die zunehmende Bedeutung der Zoonosen, die erheblich gesteigerte Wichtigkeit des Tieres für die Ernährung des Menschen und die damit verbundene Pflicht zur Mitsorge für gesundheitsunschädliche Lebensmittel tierischer Herkunft erhöhen die Verantwortung des Tierarztes für die öffentliche Hygiene. Es werden Hinweise gegeben, wie auf allen diesen Teilgebieten tierärztlicher Tätigkeit noch intensiver zeitlich und räumlich gearbeitet werden kann, denn der Tierarzt ist heutzutage nicht nur kurativ tätig, wie in einem Teil der Bevölkerung noch angenommen wird. In der Lebensmittelüberwachung wird am Beispiel von Baden-Württemberg gezeigt, daß unter gewissen Voraussetzungen unter Mitwirkung der Spezialisten auch praktische Tierärzte tätig sein könnten.

W. Mathieu. 3902.

Sommer, Heinrich Alfred Otto; München, Univ., Tierärztl. Fak., Inst. für Physiol. und Ernähr. der Tiere. **Untersuchungen über die Beziehungen zwischen Wetter und Milchleistung des Rindes. Ein Beitrag zur Meteorobiologie.** Diss. München **1962** 59 S. — 11 Abb., 6 Tab., 109 Lit.

Während die Meteorologie eine vergleichsweise uralte Wissenschaft ist, wird der Meteorobiologie seitens der Humanmedizin erst seit der Jahrhundertwende immer größere Bedeutung zugemessen. Die Auswirkungen des Klimas auf die Tiere haben jedoch erst in den letzten 10 bis 15 Jahren die ihnen zukommende Beachtung und systematische Bearbeitung erfahren. Vf. unternimmt in vorliegender Arbeit den Versuch festzustellen, ob das Rind in seinem Befinden und damit in seiner Leistung vom täglichen Wetter beeinflußt wird und, wenn ja, ob alle Tiere auf diesen Einfluß in gleicher Weise reagieren. In einem Versuch mit 24 Fleckviehkühen zeigt sich, daß gesteigertem Schönwetter und beginnender Wetterberuhigung ein leistungssteigernder Effekt zukommt, föhnig übersteigertem Schönwetter und aufkommendem Wetterumschlag hingegen ein leistungsdämpfender. Die Reaktion der einzelnen Kühe auf das Wetter ist jedoch individuell unterschiedlich. Eine Abhängigkeit der Beantwortung des Wetterreizes von der Höhe der individuellen Milchleistung kann nicht festgestellt werden. Die Auswirkung des Wetters auf die Milchleistung setzt sofort und ohne Verzögerung ein.

E. Wiesner. 3940.

Zinn, E.; Wiesbaden-Biebrich. **Veterinärhygienische Folgerungen aus der Feststellung von Salmonellen in Knochenfuttermitteln inländischer Herkunft.** Berliner Münchener tierärztl. Wschr. **75** (1962) Nr. 10. S. 186–188.

Durch Import von Futtermitteln sind in Deutschland exotische Salmonellentypen eingeschleppt worden, die auch bei inländischen Schlachtungen bzw. Futtermehlen und Knochenschroten festgestellt wurden. Vf. unterbreitet daher Vorschläge, um eine Weiterverschleppung der Keime durch Futtermittel zu verhüten. Futtermittel sollen nur in Einmalpackungen, in Form dreifachwandiger Papiersäcke, staubsicher verschickt werden. Erfolgreich wurden salmonellenhaltige Futtermittel mit Aethylenoxyd begast. Bei derartigen Anlagen muß eine unreine und reine Seite vorhanden sein, um Reinfektionen zu verhindern.

L. Stoll. 3970.

Hvidsten, Harald. **Die Haltung von Milchkühen im Offenstall im Vergleich zum Massiv-Anbindestall.** Z. Tierphysiol., Tierernähr. Futtermittelkunde 17 (1962) Nr. 4. S. 223–235. — 3 Abb., 2 Tab., 21 Lit.

In vier Versuchen mit insgesamt 76 Tieren, vorwiegend Norwegisches Rotes Vieh, wurden die Leistungen im Massivstall und nichtisolierten Offenlaufstall verglichen. Im Offenlaufstall bestand für Milchkühe ein Liegeraum aus einfachen Bretterwänden, ein betonierter Laufhof, ein Fütterungsraum (gleichzeitig Sammlungsraum) und ein Melkraum. Der Liegeplatz wurde mit Stroh eingestreut (Tiefstreu). Während im gut ventilierten Anbindestall die Temperatur zwischen 12–15 °C schwankte, lag sie in der Schlafstelle des Offenstalles meist 4–5 °C über der Außentemperatur. Rauhfutterzuteilung erfolgte in beiden Ställen gruppenweise, Kraftfutter wurde individuell verabreicht. Die Milchleistung war im Offenstall ca. 3% niedriger als im Massivstall (nicht gesichert). Nur in einem Versuch waren die Fettprozente im Offenstall sicher erhöht. Die Gewichtszunahme war im Offenstall etwas geringer als im Anbindestall. Auch die Futterausnutzung war im Massivstall um 3% besser und der Erhaltungsbedarf um 8% geringer als im Offenstall. Milchhygienisch und gesundheitsmäßig waren keine sicheren Gruppenunterschiede nachweisbar. Der Offenlaufstall wird für norwegische Verhältnisse als brauchbare Alternative zum isolierten Anbindestall angesehen, wobei auf die Möglichkeit der etwas herabgesetzten Leistung und Futterausnutzung besonders bei Hochleistungstieren und bei Verwendung großer Mengen wasserreicher Futtermittel hingewiesen wird. Als Hauptursache dieser Leistungsrückgänge wird die im Offenstall eingeschränkte Möglichkeit zur Leistungsfütterung angesehen. E. Krause. 3980.

Krause, O.; Tützpatz-Anklam, Inst. für Agrarökon. der Dtsch. Akad. der Landwirtsch.-Wiss. zu Berlin. **Hat der Anbindestall als Kaltstall eine Perspektive?** Tierzucht 16 (1962) Nr. 11. S. 489–490. — 1 Abb.

Es werden die wesentlichsten Ursachen für das Versagen der Offenstallanlagen in der Praxis angeführt. Dazu gehören die mangelhafte Erprobung der ersten Typenbauten, ungenügende Überzeugung und Ausbildung der Viehpfleger, geringe Größe der meisten Anlagen und mangelhafte Funktionsfähigkeit infolge fehlender Komplettierung der Offenställe mit den daraus resultierenden Schwierigkeiten. Das von vielen Betrieben durchgeführte Zumauern der Ställe führt zu neuen, oft noch schwereren Mängeln wie Überbelegung der Ställe, behinderte Mechanisierung, Kondenswasserbildung an der Decke mit naßkaltem Stallklima und erschwerten arbeitswirtschaftlichen Bedingungen. Vf. empfiehlt als Anbindestall nur den Warmstall durch Komplettierung von Altbauten oder Kaltställe als Laufstall mit teilweisem Hochziehen der Mauer und evtl. Boxeneinbau aus Derbstangen zur strohärmeren Aufstallung. E. Krause. 3980.

Szoldatis, Frenc; München, Univ., Inst. für Mikrobiol. und Infektionskrankh. der Tiere. **Stallhygienische Untersuchungen in Rinderställen des Kreises Laufen/Obb.** Diss. München **1962** 57 S. — 4 Tab., 64 Lit.

Die wenigsten Ställe in den heutigen landwirtschaftlichen Betrieben Süddeutschlands bieten in hygienischer Hinsicht den Tieren Verhältnisse, in denen sie den Leistungsanforderungen in Qualität und Quantität gerecht werden können. Vf. untersuchte 100 Rinderstallungen im Winter. 41 von ihnen waren über 50 Jahre alt, knapp die Hälfte war groß genug, um die pro Rind erforderlichen 20–30 m³ Luftraum zu garantieren. Während die Stalltemperatur zufriedenstellend war, lag die relative Luftfeuchtigkeit meist über 90%. Der CO_2-Gehalt der Stalluft war nicht zu hoch. Die Belichtungsverhältnisse entsprachen nicht den üblichen Anforderungen an gut belichtete Ställe. Sie zeigten in den allermeisten Fällen weniger als 20 Lux auf.

Auch das Verhältnis Fenster-:Bodenfläche war unbefriedigend. Die Luftbewegung in den untersuchten Ställen war zu gering. Nur 17,6% der jüngeren Ställe (unter 20 Jahre) besaßen eine besondere Belüftungseinrichtung.
E. Wiesner. 3980.

Herter, Hans-Jörg; München, Univ., Inst. für Tierhyg. **Stallklimatische Untersuchungen im Kreise Säckingen unter besonderer Berücksichtigung der Be- und Entlüftung.** Diss. München **1962** 85 S. — 12 Abb., 9 Tab., 66 Lit.

Die Stallhygiene ist zu einer brennenden Existenzfrage für die Landwirtschaft geworden. Viele Betriebe, die sich keinen neuen Stall leisten können, sehen sich vor die Aufgabe gestellt, mit möglichst wenig Aufwand ihre teilweise hundert Jahre und noch älteren Ställe in eine hygienisch brauchbare Unterkunft für die Tiere umzugestalten. Bestes und billigstes Mittel zur Verbesserung des Stallklimas ist die frische Luft. Ein ausreichender Luftwechsel wird aber nur durch funktionstüchtige Be- und Entlüftungsanlagen garantiert. Vf. hat unter diesem Gesichtspunkt Betriebe im Kreise Säckingen (Baden) mitttels Polymeter, Gasspürgerät nach Dräger und Katathermometer untersucht. 98 der 100 Ställe waren mehr als 30 Jahre alt, 78% aus Bruchstein. Fenster-:Bodenfläche verhielten sich durchschnittlich wie 1:69, pro GVE standen 19,5 m³ Luftraum zur Verfügung. Der durchschnittliche CO_2-Gehalt der Stalluft betrug 0,32%, in 46% der Ställe wurden Werte bis 0,55% ermittelt. Bei einer durchschnittlichen Außentemperatur von 6,3 °C betrug die Innentemperatur 16°. Die relative Feuchtigkeit betrug 80,2%, in 49% der Fälle wurde dieser Durchschnitt jedoch überschritten. 42% der Ställe hatten keine oder nur unzureichende Lüftung, vorhandene Abluftschächte versagten völlig bei Temperaturen von 20 bis 30°. Das Sommerklima war wegen der Ausnützung der Fenster- und Türlüftung günstiger als das Winterklima. Tageszeitliche Schwankungen im Stallklima wurden beobachtet. Vf. glaubt, durch Anbringung eines Elektroventilators diese Probleme lösen zu können.
E. Wiesner. 3980.

Kampen, Horst-Volkert van; München, Univ., Inst. für Mikrobiol. und Infektionskrankh. der Tiere. **Vergleichende stallklimatische Untersuchungen in alten und neuen Rinder- und Schweineställen des Landkreises Biberach an der Riß.** Diss. München **1963** 95 S. — 3 Abb., 12 Tab., 80 Lit.

Vf. untersuchte 37 Nur-Rinderställe, 23 gemischte Ställe und 40 Schweineställe. Die Umfassungsmauern der älteren Rinderställe waren aus Ziegelsteinen, die der jüngeren aus Hohlblocksteinen. Die Betondecken nahmen bei den neueren Ställen zugunsten von Holzdecken ab. Etwa $^2/_3$ der Rinderställe hatten die Hauptfensterfront nach Süden, ca 30% nach Norden. Das Verhältnis Boden-:Fensterfläche war bei den neueren Ställen zumeist gut. Somit war genügend Licht vorhanden. Der Luftraum war hingegen nicht ausreichend, Belüftungsanlagen waren nur spärlich vorhanden. Bei angemessenen Temperaturen herrschten hohe CO_2-Werte. Die Luftfeuchtigkeit war überall zu hoch, die Luftbewegung zu gering. Hinsichtlich Lage und Baumaterial herrschten bei den Schweineställen gleiche Verhältnisse. Die Fensterfläche war teilweise zu gering. Der Luftraum war ausreichend, Belüftungsanlagen waren nirgends vorhanden. Daher betrugen die CO_2-Werte in den älteren Ställen durchschnittlich 0,42%.
E. Wiesner. 3980.

Hamilton, F. J., Manusu, P., Bennett, J. W. und Hutchinson, J. C. D.; Glebe, New South Wales, McMaster Lab.; Sydney New South Wales, Univ., Veterin. Clin. Observations on the transport of sheep by sea through the tropics. **(Beobachtungen bei einem Schiffstransport von Schafen durch die Tropen.)** Austral. veterin. J. **37** (1961) Nr. 8. S. 297–302. — 4 Abb., 1 Tab., 13 Lit.

Bei Jungschafen, die per Schiff von Sydney (Australien) nach San Diego (USA) transportiert wurden, fanden Vff. durch tägliche Untersuchungen Wechselbeziehungen zwischen meteorologischen Verhältnissen und Gesundheitszustand bzw. Mortalität. Auf Grund der Untersuchungsergebnisse wird vorgeschlagen, beim Entwurf neuer Schiffe, die für Schaftransport vorgesehen sind, Ventilationsvorrichtungen einzubauen, die selbst bei hoher Außentemperatur über den gesamten Zeitraum des Transportes gestatten, die Luftfeuchtigkeit unter 30 mg Hg zu halten. Th. Hiepe. 4005.

VIII. PHARMAKOLOGIE, TOXIKOLOGIE

Málek, P., Demelová, J., Zástava, V. und Kolc, J.; Praha-Krč, Inst. für Klin. und Exp. Chirurg.; Praha, Seren- und Impfstoff-Inst. **Eindringen und Haften von Tetracyclinen in Geweben bei experimenteller Gasgangrän.** Zbl. Bakteriol., Parasitenkunde, Infektionskrankh. Hyg., I. Abt., Orig. 187 (1962) Nr. 3. S. 339–348. – 7 Abb., 8 Lit. Zus. in Russ., Engl., Franz., Span.

Es ist bekannt, daß das Penicillin bei Gasgangrän eine präventive Wirkung entfaltet, sich therapeutisch aber kaum bewährt. Andererseits wird dem Chlortetracyclin eine bedeutende therapeutische Wirkung zugesprochen. Jedoch ist auch bei den Tetracyclinen die Wirkung oft begrenzt. In Kaninchenversuchen wird das Durchdringungsvermögen und die Fixierung von Tetracyclinen (TA) in den Geweben mit der Verteilung der Mikroorganismen verglichen. Die Kaninchen werden mit einer 4stündigen *Clostridium perfringens*-Kultur infiziert. Als Antibiotica werden CTC (Aureomykoin-Spofa) und OTC (Terramycin-Pfizer) verwendet. Da sich keine Unterschiede ergeben, wird später nur CTC benutzt. Die Tetracycline werden mit Hilfe der Fluoreszenz-Methode im Gewebe verfolgt, sowohl makroskopisch als auch mikroskopisch. Bereits 30 Min. p. inf. ist die Fluoreszenz in den einzelnen Muskelgruppen nicht gleichmäßig. Die beschädigten Muskeln sind frei von Fluoreszenz, ebenso die Ödemflüssigkeit. TA verschwinden sehr schnell aus den gesunden Muskeln, verbleiben jedoch lange in der Peripherie der geschädigten Muskulatur. Es gibt 2 Arten von Fluoreszenz in den Muskeln: 1) diffuse hellgelbe Fluoreszenz in der gesunden Muskulatur und 2) orange-gelbe, körnige Fluoreszenz in der Peripherie der Clostridium-Myonekrose. Wenn man die Verteilung von CTC und der Mikroben vergleicht, stellt man fest, daß die Clostridien bereits in den frühen Stadien von CTC nicht mehr beeinflußt werden. E. Tempel. 4225.

Schumacher, E.; Zürich, Univ., Veterin.-Pharmakol. Inst. **Über die Wirkung einiger Sulfonamide und Antibiotica auf die Infusorien und die Gärgasbildung im Panseninhalt des Rindes.** Schweiz. Arch. Tierheilkunde 104 (1962) Nr. 7. S. 401–417.; Nr. 8. S. 491–518. – 5 Abb., 13 Tab., 82 Lit. Zus. in Engl., Franz., Ital.

Nach kritischer Auswertung der Literatur über die Panseninfusorien wird über eigene Versuche am Rind berichtet. Mit der Zählkammer nach Fuchs-Rosenthal wurde die Infusorienzahl pro ml Panseninhalt zu 200 000 $\pm$ 50% ermittelt. Unter Berücksichtigung der Infusorienvolumina ergibt sich ein Gesamtvolumen von 1.44 ml/100 ml Panseninhalt (= $^1/_{70}$ der Volumeneinheit Panseninhalt). Das Volumen ist stärker von der artmäßigen Zusammensetzung der Infusorienfauna als von der Zahl abhängig. An *Isotricha*-Kulturen wurde die Wirkung von Sulfonamiden (Sulfanilamid, Sulfathiazol, Sulfaguanidin, Sulfadimidin) und Antibiotica (Penicillin, Streptomycin, Chloramphenicol, Chlortetracyclin, Oxytetracyclin) geprüft. Als Kulturmedium diente zentrifugierter Pansensaft mit anorganischer Salzlösung. Als Kriterium für den Wirkungsgrad wurde der Tötungserfolg angesehen. Die Auswertung

erfolgte in einer besonderen Zählkammer. Nur Sulfadimidin und Chlortetracyclin sind bereits in subtherapeutischer Dosis toxisch für die Isotrichen. – Die Panseninfusorien sind an der Produktion von Gärgasen nicht oder nur unwesentlich beteiligt. Von Sulfonamiden hemmt Sulfadimidin die Gärvorgänge, jedoch erst bei Überdosierungen. Streptomycin und die Tetracycline fördern in hohen Dosen die Gärung. In Kombinationsversuchen mit Sulfonamiden und Antibiotica traten teilweise unerwartete Effekte auf. Die Ergebnisse werden im Hinblick auf die Verhältnisse in vivo diskutiert.
W. Goldbach. 4290.

Bowen, J. M.; Ithaca, N. Y., Cornell Univ., New York State Veterin. Coll., Dep. of Physiol. Effects of insulin hypoglycemia on gastrointestinal motility in the sheep. **(Die Auswirkungen einer Insulin-Hypoglykämie auf die Bewegungen des Magendarmkanals beim Schaf.)** Amer. J. veterin. Res. **23** (1962) Nr. 96. S. 948–954. – 7 Abb., 1 Tab., 17 Lit. Zus. in Interlingua.
Nach einer i.v. und s.c. Injektion von Insulin an Schafe mit Pansen-, Labmagen- und Duodenalfisteln konnte zunächst eine vorübergehende Hemmung und anschließend eine Periode einer Stimulation der Pansenkontraktionen beobachtet werden. Die Hemmung kann jedoch nicht auf die direkte Wirkung des Insulins zurückgeführt werden, da die spontane Motilität von isolierten Pansenwandstreifen durch Insulin nicht verändert wurde. Die Wirkungen einer Injektion von 10 Einheiten eines glukagonfreien Insulins unterschieden sich nicht signifikant von denen, die nach der Injektion von 1–2 E Insulin pro kg Kgw. beobachtet wurden. Durch eine subcutane Zufuhr wurde eine geringere Hemmung und stärkere Anregung als durch die intravenöse Zufuhr von 1–2 E Insulin pro kg Kgw. erzielt. An Labmagen und Duodenum wurden nach der Insulinapplikation hinsichtlich ihrer Bewegungen prinzipiell die gleichen Wirkungen wie am Pansen beobachtet, jedoch waren sie weniger ausgeprägt und von kürzerer Dauer als die Motilitätsveränderungen am Pansen. Es konnte weiterhin nachgewiesen werden, daß zwischen Amplitude und Frequenz der Pansenbewegungen und dem Plasmaglukosespiegel keine Korrelationen bestehen, so daß die normalen Schwankungen des Glukosepsiegels ohne Bedeutung für die Regulation der Pansenbewegungen sein dürften. H. Gürtler. 4290.

Bässler, R. und Grillmaier, H.; Mainz, Univ., Pathol. Inst. **Der Einfluß von Äthionin auf Struktur und Funktion der Milchdrüse.** Beitr. pathol. Anatom. allg. Pathol. **127** (1962) Nr. 1. S. 1–24. – 10 Abb., 45 Lit. Zus. in Engl.
18 weibliche Ratten erhielten vom 3. Tag p.p. an täglich 400 mg/kg DL-Äthionin als 2%ige wäßrige Lösung i.p. und wurden am 15./16. Tag p.p. getötet. In einer 2. Gruppe wurde dieselbe tägliche Dosis dreimal und in einer 3. Gruppe nur einmal verabreicht. Die Tiere wurden in unterschiedlichen Zeitabständen getötet. Die Mamma wurde für licht- und elektronenmikroskopische Untersuchungen entnommen. Es ergab sich in der 1. Gruppe eine Erniedrigung der Alveolenweite und in allen Gruppen eine sehr starke Zunahme der Epithelhöhe auf 12 bis 18μ mit teilweiser papillenartiger Wucherung gegenüber 5,5μ bei den Kontrollen. Diese sekretorische Aktivität wird als Versuch einer Kompensation der Funktionsstörung der Mamma gewertet. Elektronen-mikroskopisch wurde Zerstörung derjenigen Zellorganellen gefunden, die an der Produktion von Lactalbumin beteiligt sind, und zwar im Ergastoplasma Fragmentation, vacuoläre Umbildung und Auflösung der Membran, in den Ribosomen Gestaltsänderungen und in den Zellkernen Auflockerung und Vacuolenbildung. Am Golgiapparat wurde eine Herabsetzung der Caseingranula gesehen. Die Mitochondrien sind nur in Spätstadien verändert. Außerdem wurde eine papierchromatographische Analyse der Rattenmilch durchgeführt. Es wurde schon nach einmaliger

Verabreichung von Äthionin nachgewiesen, und zwar wurde der Höchstwert nach 7 Tagen ermittelt. Die Folgen der Stoffwechselentgleisung der laktierenden Milchdrüse zeigten sich ferner darin, daß nur 55% der Jungtiere gegenüber 88% bei denn Kontrollen überlebten. W. Seffner. 4300.

Fournier, Jean; Alfort, École Nat. Vétérin. Contribution à l'étude de l'inertie utérine et de son traitement par l'hormone ocytocique posthypophysaire. **(Untersuchungen über die Uterusatonie und ihre Behandlung mit dem Hypophysen-Hinterlappen-Hormon Ocitocin.)** Diss. Alfort **1962** 71 S. – 20 Lit. K. Reinhardt. 4305

Rico, André. Les anticoagulants. **(Antikoagulantia.)** Recueil Méd. vétérin. **138** (1962) Nr. 8. S. 641–655. 4320.

Piskač, Alois und Žerníček, Dobroslav; Brno, VŠZ, Veterin. Fak., Katedra Chirurgicko-Ortopedická; Katedra Lékařské Chem., Fysiky a Toxikol. Reakce krevního séra s kyselinou pikrovou. IV. Vliv běžných narkotik na činnost jater koní. **(Blutserumreaktion mit der Pikrinsäure. 4. Mitt. Einfluß üblicher Narkotica auf die Lebertätigkeit bei Pferden.)** Sborník Vysoké Školy zemědělské Brně, Řada B **9(30)** (1961) Nr. 3/4. S. 387–392. – 3 Abb., 18 Lit. Zus. in Russ., Dtsch.
Es wurde der Einfluß von Chloralhydrat, Naftenol (neues tschechoslowakisches Präparat) und Anavenol K auf Lebertätigkeit von Pferden mit gesunder Leber verfolgt. Als Lebertest diente die Reaktion nach dem Prinzip der polarographischen Bestimmung der Pikrinsäure auf Serumalbumin und die Lockerung dieser Bindung mittels Aethylalkohol. Die physiologischen Werte der Pikrinsäurebindung bei gesunden Pferden betragen 40–50%, und die durch Aethylalkohol nicht gelockerten Werte der Pikrinsäure bewegen sich zwischen 0–21% (bei Leberkrankheiten über 30%). In der Arbeit wurde nur die durch Aethylalkohol nicht freigewordene Pikrinsäure bewertet, weil sich die Bindung der Pikrinsäure während der Versuche nicht wesentlich änderte. Es stellte sich heraus, daß das Chloralhydrat in Dosen, die nur zur Narkose bei Pferden dienen, die Funktion der Leber 4–7 Tage, in hohen Gaben jedoch länger als 8 Tage und bei wiederholten Gaben in Abständen von einigen Tagen länger als 15 Tage beeinflußte. Das Anavenol K in vorgeschriebenen Gaben wirkte auf die gesunde Leber praktisch nicht. Das überdosierte Anavenol K und Naftenol verursachen nur eine kurzfristige Belastung der Leber. B. Hamzová. 4350.

Ronneberger, H.; Kiel, Tierklin. **Behandlung von Alterskrankheiten beim Hund mit cytoplasmatischen Substanzen.** Tierärztl. Umschau **17** (1962) Nr. 12. S. 428–430. – 6 Lit.
Bei 10 Hunden mit typischen praesenilen und senilen Alterserscheinungen sowie Nierenerkrankungen unternahm Vf. Behandlungsversuche mit cytoplasmatischen Substanzen. Aus der Zellulartherapie entstanden, geht die cytoplasmatische Behandlung von der Annahme aus, daß die spezifische Wirkung nicht von strukturell erhaltenen Zellen, sondern von Zelltrümmern, vor allem von Bestandteilen des strukturierten Plasmas, ausgeht. Cytoplasmatische Substanzen („Revitorgan") bestehen aus fein pulverisierten Organen (z. B. totaler Foet, Thymus, Schilddrüse, Placenta, Bindegewebe, Herz, Milz). Bei geschädigten Organen sollen Substanzen gleicher Art verwendet werden, die Einwirkung wird hypothetisch als Anreiz zur Regeneration durch Blockade von Zellbestandteilen erklärt; sie stellt daher keine Substitutionstherapie dar. Erst nach 14 Tagen kann mit einer spezifischen Wirkung gerechnet werden. Bei 3 Pudelhündinnen und einem Spanielrüden mit vorzeitigen Alterserscheinungen (starkes Ergrauen der Haare, Temperamentminderung) erzeugten 1–2 Injektionen anhaltende Besserung. Von 3 Hunden im hohen Alter (13–18 Jahre) zeigte nur eine Hündin Zunahme der Lebhaftigkeit. 3 Patienten mit Erhöhung des Harnstoffwertes, Albuminurie,

erhöhter BSR reagierten gering oder gar nicht. Vor der Behandlung, nach 6 und 8 Wochen wurden von allen Hunden Rest-N, Leukozyten, BSR, spezifisches Gewicht des Harnes sowie Eiweiß- und Bilirubinausscheidung kontrolliert. H. Trolldenier. 4350.

Lelievre, Edmond; Alfort, École Nat. Vétérin.: Contribution à l'étude clinique chez le chien d'un nouvel anti-inflammatoire: la méthyl-3, dihydro-3-4, quinazolone-4. (**Klinische Untersuchungen am Hunde über ein neues entzündungswidriges Mittel, das Methyl-3 dihydro-3-4 chinazolon-4.**) Diss. Alfort **1961** 48 S. – 1 Abb., 2 Tab., 18 Lit. K. Reinhardt. 4355.

Banič, S.; Ljubljana, Med. Fak., Mikrobiol. Inst. **Die antagonistische Wirkung von Magnesiumchlorid auf Tetracycline.** Zbl. Bakteriol., Parasitenkunde, Infektionskrankh. Hyg., I. Abt., Orig. **186** (1962) Nr. 2. S. 219–223. – 2 Abb., 4 Lit. Zus. in Russ., Engl., Franz., Span.
Gegen Tetracycline resistente Bakterien bilden eine Substanz unbekannter chemischer Natur, die kleine Mengen von Tetracyclinen hemmt. Alle resistenten Stämme zeigen auf festen Tetracyclin-haltigen Nährböden ein Satelliten-phänomen, d. h. in ihrer Nähe zeigen auch empfindliche Stämme Wachstum. Bouillonfiltrate sind wirkungslos; den gleichen Effekt hat auch Indol und im stärkeren Maße $MgCl_2$. Chr. Lehnert. 4400.

Krugljak, E. B., Ucholina, R. S., Svešnikova, M. A., Prošlakova, V. V. und Kovšarova, I. N. (Krugljak, Je. B., Ucholina, R. S., Sweschnikowa, M. A., Proschlakowa, W. W. und Kowscharowa, I. N.); Inst. für die Erforsch. Neuer Antibiotica der Akad. der Med. Wiss. der UdSSR. Vydelenie i svojstva novogo antibiotika 323/58 obladajuščego protivoopucholevym dejstviem. (**Isolierung und Eigenschaften des neuen, antitumoröse Wirkung besitzenden Antibioticum 323/58.**) Antibiotiki, Moskva **7** (1962) Nr. 7. S. 588–593. – 6 Abb., 2 Tab., 7 Lit.
Der Stamm *Actinomycet* Nr. 323/58 wurde aus einem Bodenexemplar eines botanischen Gartens isoliert. Seinen morphologischen und kulturellen Eigenschaften nach gehört er zu einer Abart von *Act. roseofulvus var. tauricus*. Aus der Actinomyceten-Kultur wurde ein Antibioticum gewonnen. Dieses Antibioticum erwies sich annähernd 250 mal aktiver gegenüber einer Mutantenform des *Staphylococcus UF-3* im Vergleich zu seiner Wirkung auf die Ausgangsform von *Staph. aureus* 209. Neben dieser selektiven Wirkung konnte auch eine Aktivität gegenüber dem Ehrlich'schen Ascitescarcinom, dem LIO-1 und dem Kroker'schen Sarkom, nachgewiesen werden.
H. Rauch. 4400.

Ermol'eva, Z. V., Ravič, I. V., Navašin, S. M., Braude, A. I., Fomina, I. P., Terent'eva, T. G., Pokidova, N. V. und Bojko, V. I. (Jermoljewa, S. W., Rawitsch, I. W., Nawaschin, S. M., Braude, A. I., Fomina, I. P., Terentjewa, T. G., Pokidowa, N. W. und Boiko, W. I.); Moskau, Zentr. Inst. für Ärztl. Fortbild., Lab. für Neue Antibiotica des Lehrstuhls für Mikrobiol. Èksperimental'noe izučenie protivoopucholevogo dejstvija nekotorych veščestv prirodnogo proischoždenija. (**Experimentelle Untersuchungen über die antitumoröse Wirkung einiger Stoffe natürlicher Herkunft.**) Antibiotiki, Moskva **7** (1962) Nr. 7. S. 571–581. – 9 Abb., 4 Tab., 46 Lit. Zus. in Engl.
Es wurde die antitumoröse Aktivität einiger bakterieller Polysaccharide, Virusprodukte und wichtiger, aus tierischen Geweben stammender Peptide in vitro und in vivo untersucht. Zur Bewertung der Wirksamkeit der Präparate wurde eine Reihe cytologischer Kriterien bei den verschiedenen Methoden der Mikroskopie herangezogen. Die einmalige prophylaktische Verabfolgung des bakteriellen Polysaccharids Acetoxan hemmte die Entwicklung von Sarkom 180 um 50–80%, was offenbar mit einer unspezifischen

Erhöhung der Schutzreaktionen des Makroorganismus zusammenhängt. Prodigiosan hatte bei mehrmaliger Applikation auf das Ehrlich'sche Carcinom einen 30–50%igen hemmenden Effekt und auf das Sarkom 180 einen 40%igen. Die mittels Inaktivierung verschiedener Typen von Adenoviren gewonnenen Produkte zeigten eine onkolytische Wirkung auf menschliche kultivierte Krebszellen und hemmten die Entwicklung des Ehrlich'schen Tumors zu 50–70%. Aus verschiedenen tierischen Geweben produzierte Peptide führten zu einer wesentlichen Unterdrückung der aëroben Atmung von Asciteszellen des Ehrlich'schen Carcinoms und von Sarkom 180, erzeugten heftige Veränderungen in der Zellstruktur des Ehrlich'schen Carcinoms sowie der Zellen von Hela und HEp-2 und senkten die mitotische Aktivität der Zellen. Einzelne Präparate der bedeutendsten Polypeptide hemmten die Entwicklung des Ehrlich'schen Carcinoms bis zu 80% und von Sarkom 180 bis zu 60%. H. Rauch. 4400.

Umesawa, Hamao; Tokio, Univ., Inst. für Angewandte Mikrobiol.; Nat. Inst. für Gesundheitswes. Nekotorye protivoopucholevye veščestva, vydeljaemye mikroorganizmami. **(Verschiedene, von Mikroorganismen ausgeschiedene Geschwulststoffe.)** Antibiotiki, Moskva 7 (1962) Nr. 7. S. 559 bis 571. – 1 Abb., 3 Tab., 20 Lit. Zus. in Engl.

Vf. gelang die Gewinnung von Antigeschwulststoffen aus Kulturflüssigkeiten. Die meisten besaßen jedoch eine starke, chronische, kumulative Toxizität, deren Charakter beschrieben wird. Der Verwendung von tierischen Geschwülsten wird bei der Frage nach der Methode der Auswahl zum gegenwärtigen Zeitpunkt der Vorrang eingeräumt. Als Hilfsmittel zur Bestimmung des aktiven Materials zur Zeit der Isolierung oder Reinigung werden folgende genannt: Gewebekulturen, die Zylinder-Schalen-Methode, die Verwendung von Mikroorganismen und ihrer Mutanten und fermentative Methoden. Nach ihrer Aktivität gegenüber tierischen Geschwülsten, Geschwulstzellen in Gewebekulturen und gegen Mikroorganismen werden die bekannten Antigeschwulststoffe in drei Gruppen eingeteilt. Nach der Feststellung eines Antigeschwulststoffes im Kulturfiltrat muß dessen Struktur bestimmt und seine Abkömmlinge müssen untersucht werden. In der Abhandlung wird als Beispiel Sarcomycin angeführt. Offenbar weist die ganze Propenoyl-Gruppe antitumoröse Wirkungen auf. Es werden auch die jüngsten Untersuchungen über Hilamycin dargelegt, einer einfachen Verbindung, die aktiv ist gegen die Mäuseleukämie SN 36, das Ehrlich'sche Carcinom und HeLa-Zellen. Weiterhin wird Peptimycin genannt, ein Peptid, das zwar keine direkte destruktive Wirkung auf Geschwulstzellen besitzt, jedoch die Entwicklung von Geschwülsten bei Tieren in vivo hemmt. H. Rauch. 4400.

Čolakova, S. (Tscholakowa, S.) Dejstvieto na tetraciklina vŭrchu Erysipelothrix rhusiopathiae. **(Tetracyclinwirkung auf Erysipelothrix rhusiopathiae.)** Izvestija na Centralnija veterinaren institut za zarazni i parazitni bolesti, Sofija 4 (1962) S. 113–118. – 2 Tab., 6 Lit. Zus. in Russ., Engl.

In vitro- und vivo-Versuchen war die antibakterielle Wirkung des Tetracyclins derjenigen des Penicillins gleich. Irgendeine toxische Wirkung bei i. m. Applikation war an weißen Mäusen nicht festzustellen.

Z. Tomow. 4400.

Georgiev, B., Drumev, D., Goranov, C., Nejčev, O. und Kojčev, K. (Georgiew, B., Drumew, D., Goranow, Z., Nejtschew, O. und Kojtschew, K.) Proučvane dejstvieto na njakoi narkotici i drugi lekarstvenni sredstva pri preživnite životni s ogled potencialnata narkoza. Vlijanie vŭrchu motorikata na tŭrbucha na drebnite preživni životni. **(Über die Wirkung gewisser Narkotica und anderer Heilmittel bei Wiederkäuern in bezug auf die potenzierte Narkose. Einfluß auf die motorischen Pansenbewegungen bei kleinen**

Wiederkäuern.) Naučni trudove. Visš veterinarnomedicinski institut „Prof. d-r G. Pavlov“, Sofija **10** (1962) S. 169–188. – 11 Abb., 53 Lit. Zus. in Russ., Dtsch.
Der Einfluß einzelner Narkotica wurde untersucht hinsichtlich einer Beeinflussung der motorischen Pansenfunktion. Thiopental-Na, Evipan-Na, Beitinal und Barbamil verursachen beim Schaf, in narkotischen Dosen i. v. appliziert, ein Sistieren der Pansenmotilität, die sich nach unterschiedlich langer Zeit wiederherstellt. Scopolaminhydrobromid, Promethazin und Chlorpromazin wirken beim Schaf in kleinen Dosen beruhigend, indem sie die motorische Funktion des Pansens schwach beeinflussen; in größeren Dosen verzögern und vermindern sie die Amplitude der Pansenkontraktionen. Unter den vorgenannten drei potenzierenden Stoffen hat sich Scopolamin als der beste erwiesen; an zweiter Stelle steht Promethazin und an letzter Stelle Chlorpromazin. Durch fraktionierte Einführung des Thiopental-Na bei vorhergehender Applizierung von Scopolamin kann beim Schaf eine länger anhaltende Narkose erzielt werden. Beitinal ist kein geeignetes Narkoticum für Schafe; es bewirkt kein gut ausgeprägtes Toleranzstadium; die Tiere sind unruhig, das Schmerzgefühl bleibt erhalten, und es tritt eine stark ausgeprägte, vor- und postnarkotische Erregung auf. Z. Tomow. 4415.

Drumev, D. (Drumew, D.) Proučvanija vŭrchu farmakologičnite svojstva na aktivnite veštestva na Delphinium orientale i drugi njakoi rastenija s ogled ustanovjavane na kurarepodobno dejstvie. **(Untersuchungen über die pharmakologischen Eigenschaften der Wirkstoffe von Delphinum orientale und anderer Pflanzen hinsichtlich einer curareähnlichen Wirkung.)** Naučni trudove. Visš veterinarnomedicinski institut „Prof. d-r G. Pavlov“, Sofija **10** (1962) S. 189–210. – 9 Abb., 45 Lit. Zus. in Russ., Dtsch.
Untersucht wurden Proben aus den Pflanzenfamilien *Borraginaceae, Ranunculaceae* und *Umbelliferae.* Eine curareähnliche Wirkung wurde bei *Cynoglossum officinale, Delphinum elatum* u. *D. orientale* festgestellt. Genauer wurden die erste und die letzte Art untersucht. Nachdem festgestellt wurde, daß die ähnlich wie Curare wirkenden Inhaltsstoffe von *Cynoglossum officinale* bei Überstehen inaktiviert werden, wurden die Untersuchungen mit der Prüfung der Wirkung von EDO (*Extractum seminis Delphinii orientalis fluidum*) abgeschlossen. EDO zeigt eine H-cholinolytische Wirkung auf die quergestreifte Muskulatur bei Warm- und Kaltblütern. Die curareähnliche Wirkung wird mittels der Anticholinesterasen, Prostigmin-Methylsulfat und Nivalin-(Galaktamin-)Hydrobromid aufgehoben (Typ „Pachicurare“). Nach den pharmakologischen Untersuchungen besitzt das aus den Samen der Kulturpflanze gewonnene EDO mehr curareähnlichwirkende Alkaloide und ist für die Atmung weniger toxisch als das aus den Samen der Wildpflanze gewonnene. EDO verursacht Blutdrucksenkung, die durch gleichzeitige Injektion von Ephedrin-Hydrobomid bis zu einem gewissen Grade verhindert werden kann. Z. Tomow. 4415.

Sciammarella, Máximo Alfredo. Asociación de tranquilizantes y barbituricos (Uso anestesico). **(Kombination von Tranquillizern und Barbituraten zur Anästhesie.)** Gac. veterin. [Buenos Aires] **24** (1962) Nr. 140. S. 105 bis 120. 4415.

Henigan, M. J.; Singapore, Marden House, Singapore Turf Club. A trial of chloral hydrate, magnesium sulphate and phenobarbitone sodium used as an anaesthetic. **(Versuch über Anwendung von Chloralhydrat, Magnesiumsulfat und Phenobarbitonnatrium als Betäubungsmittel.)** Veterin. Rec. **74** (1962) Nr. 49. S. 1416–1417. 4415.

Rouaud, Jean-Louis; Alfort, École Nat. Vétérin. La fluoro-9′-hydroxy-16′-delta-1-déhydro-hydrocortisone. Emploi en pathologie médicale chez les carnivores. **(Das Fluoro-9′-hydroxy-16′-delta-1-dehydro-hydrocortison. Seine Anwendung bei inneren Erkrankungen der Fleischfresser.)** Diss. Alfort **1961** 53 S. – 3 Abb., 4 Tab., 7 Lit. K. Reinhardt. 4420.

Dorfman, Ralph I.; Shrewsbury, Mass., Worcester Foundation for Exp. Biol. The assay of orally administered fluoxymesterone in the castrated rat. **(Die Prüfung oral verabreichten Fluoxymesterons an der kastrierten Ratte.)** Acta endocrinol. [Copenhagen] **41** (1962) Nr. 2. S. 265–267.

E. Wiesner. 4420.

Gachnijan, R. Izpitvane efekta na lekarstvenni preparati s vitamin-P-podobno dejstvie pri njakoi zaboljavanija u domašnite životni. **(Prüfung von Heilpräparaten mit Vitamin P-ähnlicher Wirkung bei einigen Erkrankungen der Haustiere.)** Naučni trudove. Visš veterinarnomedicinski institut „Prof. d-r G. Pavlov", Sofija **10** (1962) S. 211–220. – 6 Abb., 13 Lit. Zus. in Russ., Dtsch.

Untersucht wurde die Wirkung des Urutins, des Rutin-Rongalits und der Blütenknospen der Pflanze *Sophora japonica*. Festgelegt wurden therapeutische Urutindosen bei s. c. Applikation für Küken 10 ml/kg Kgw., für Katzen 6 ml/kg Kgw., für Hunde 0,25 ml/kg Kgw. (bei leichten Entzündungen) und 2 ml/kg Kgw. (bei schweren Entzündungen), für Schafe 0,25 ml/kg. Die Rutin-Rongalit-Dosen betrugen für Katzen 5 ml/kg Kgw. und für Hunde 1,25 ml/kg Kgw., für Blütenknospen der *Saphora japonica* (innerlich): für Küken 10,0 g/kg Kgw. Die entzündungswidrige Wirkung des Urutins ist etwas schwächer als die des Rutin-Rongalits. Allein oder kombiniert mit Vitamin K wirkt das Urutin bei exsudativer Diathese der Küken heilend. Vitamin C und E hingegen schwächen bei dieser Erkrankung seine Wirkung ab. Das Urutin unterstützt die Wirkung von Vitamin D_2 nicht und ist bei Küken-Rachitis von keiner heilenden Wirkung. Die Blütenknospen der *Sophora japonica* wirken, wenn auch schwächer als das Urutin, bei exsudativer Küken-Diathese heilend. Z. Tomow. 4430.

Harrestrup Andersen, E.; Mexico. Systemic insecticides for control of tropical warble fly (Dermatobia hominis) in cattle. **(Systemische Insektizide zur Beseitigung der tropischen Dasselfliege [Dermatobia hominis] bei Rindern.)** J. Amer. veterin. med. Assoc. **139** (1961) Nr. 1. S. 104–107. – 2 Tab., 6 Lit.

In Costa Rica wurden an 2 mit *Dermatobia hominis* befallenen Rinderbeständen die organischen Insektizide Dimethoat (0,0-dimethyl S-mercapto-N-methyl-acetamidodithiophosphat) und Bayer L 13/59 (Neguvon-0,0-dimethyl, 2,2,2-trichloro-1-hydroxy-methylphosphat) auf ihre insektizide Wirkung getestet. Jede Versuchsgruppe bestand aus 50 Kühen und Bullen im Alter von 3–4 (Gruppe B) und 3–8 (Gruppe A) Jahren. Die während der Versuchsdauer geborenen Kälber wurden in die Behandlung mit einbezogen. Beide Gruppen waren auf getrennten Weiden untergebracht. Der Versuch erstreckte sich auf insgesamt 120 Tage; die Behandlung selbst erfolgte viermal in Abständen von 30 Tagen. Die Tiere der Gruppe A erhielten 10 mg/kg Kgw. einer 45%igen Lösung von Dimethoat intramuskulär; die Tiere der Gruppe B wurden mit einer 1%igen Lösung von Bayer L 13/59 in einer Menge von 2 Litern/Tier (3. Behandlung 1 Liter/Tier einer 2%igen Lösung) besprüht. Die örtliche und allgemeine Verträglichkeit beider Präparate war gut. Als unbehandelte Kontrollen wurden 25 Rinder 1 Monat nach Abschluß der Versuche zur Beurteilung herangezogen. Sowohl die Gruppe A als auch die Kontrollen behandelte Vf. außerdem mit einem gechlorten Kohlenwasserstoff und Hexachlorcyclohexan (10% Gamma-Isomere) zur Beseitigung des Zeckenbefalls. Die Auswertung erfolgte durch Auszählung der sicht- und fühlbaren Larven auf einer Seite des Tierkörpers nach jeder Behandlung und abschließend nach 4 Wochen. Zur Feststellung des Grades

der Larvenschädigung wurden aus jeder Gruppe 3–6 Tiere 3–5 Tage nach der Behandung ausgewählt. Nach Abschluß der Versuche fiel die durchschnittliche Larvenzahl in den Gruppen A und B von 14,4 auf 2,2 bzw. 28,7 auf 1,6 ab, 30 Tage nach der 4. Behandlung waren in der Gruppe A 28 Tiere, in B 26 Tiere larvenfrei. Die bis auf ganz vereinzelte Ausnahmen abgetöteten Larven waren schlaff, schwarz verfärbt und wiesen am hinteren Ende Nekrosen auf. Bevor die Larven ausgeschieden werden können, scheinen sie durch Phagocyten resorbiert zu werden. Bei zahlreichen Tieren waren im Durchmesser 1–2 cm große, verhärtete Knoten in der Haut palpabel. Bayer L 13/59, als Spray verwendet, tötet Zecken sicher ab.
R. Jungmann. 4450.

Cixous, Jean; Alfort, École Nat. Vétérin. Propriétés pharmacodynamiques et anthelminthiques des composés organo-phosphorés. **(Pharmacodynamische und anthelminthische Eigenschaften der organischen Phosphorverbindungen.)** Diss. Alfort **1962** 66 S. – 3 Abb., 10 Tab., 120 Lit.
K. Reinhardt. 4460.

Jarrett, W. F. H., McIntyre, W. I. M. und Sharp, N. C. C.; Glasgow, Scotland, Univ., Veterin. School. A trial of the effect of diethylcarbamazine on prepatent and patent parasitic bronchitis in calves. **(Ein Versuch zur Feststellung der Wirksamkeit des Diaethylcarbamazins bei Kälbern mit präpatenter und patenter parasitärer Bronchitis.)** Amer. J. veterin. Res. **23** (1962) Nr. 97. S. 1183–1191. – 12 Abb., 2 Tab., 8 Lit.
Bei Kälbern, die im Alter von 8 bis 9 Wochen mit je 4000 III. *Dictiocaulus viviparus*-Larven infiziert worden waren, führte die i. m. Behandlung mit 0,2 ml, einer 10%igen Diaethylcarbamazincitrat-Lösung/kg Kgw. am 15., 16. und 17. Tage nach der Ansteckung zu eindeutiger klinischer Besserung des Allgemeinbefindens. Eine Larvenausscheidung im Kot der Tiere war nicht nachweisbar, und bei der Sektion der am 36. Tage nach der Ansteckung geschlachteten Versuchstiere fehlten die für die parasitäre Bronchitis typischen Lungenveränderungen. Im Lungenparenchym und unter der Pleura fanden sich jedoch Knötchen, die abgestorbene, nicht geschlechtsreife Lungenwürmer enthielten. Die Kälber, welche erst am 31. bis 33. Tage nach der Infektion mit derselben Larvendosis in gleicher Weise behandelt und 4 Tage später geschlachtet worden waren, zeigten die gleichen Lungenveränderungen wie nicht behandelte Tiere. Sie wiesen weiterhin einen Befall mit durchschnittlich 275 $\pm$ 391 geschlechtsreifen Parasiten auf, während die Kontrolltiere 630 $\pm$ 468 Würmer beherbergten. Die Untersuchungsergebnisse bestätigten die gute Wirksamkeit des Diaethylcarbamazins gegenüber nicht geschlechtsreifen Rinderlungenwürmern, sprechen jedoch nicht dafür, daß dem Präparat bei der Behandlung bereits patenter Lungenwurminfektionen eine günstige Wirkung auf das Krankheitsgeschehen zugeschrieben werden kann. In diesen Fällen besteht vielmehr die Möglichkeit, daß die Lungenveränderungen als Folge der Anwendung des Mittels an Umfang und Schwere zunehmen.
E.-A. Nickel. 4460.

Damonte, Fabio R. und Morales, Carlos C.; Buenos Aires, Fac. de Agronom.; Veterin. Clin. Estudio comparativo de la acción de la piperazina y de la fenotiazina, solas o combinadas en el tratamiento de la strongylosis y ascaridiosis del aquino sangre pura de carrera. **(Vergleichende Untersuchung über die Wirkung des Piperazins und Phenotiazins, einzeln oder kombiniert bei der Behandlung von Strongyloidosis und Ascaridiasis des Vollblutpferdes.)** Gac. veterin. [Buenos Aires] **24** (1962) Nr. 144. S. 296 bis 300.
4460.

Gibbs, H. C. und Pullin, J. W. Observations on the anthelmintic efficiency of 4 tert butyl 2 chlorophenyl methyl methylphosphoramidate (ruelene) on the internal parasites of sheep. **(Untersuchungen über die Wurmwirksamkeit von 4 Tert butyl 2 chlorophenyl methyl methylphosphoramidat [Ruelene] gegen die Endoparasiten des Schafes.)** Canad. J. comparat. Med. veterin. Sci. **25** (1961) Nr. 7. S. 171–177. — 7 Abb., 14 Lit.

Vff. prüften an Lämmern mit natürlich erworbenem Helminthenbefall in mehreren Versuchsreihen die Wirksamkeit von Ruelene in den Dosen von 100 und 200 mg/kg Kgw. Die Wurmwirksamkeit wurde durch laufende koprologische Untersuchungen, durch die Befunde der parasitologischen Sektion und durch Larvenzüchtungen ermittelt. Die Verabreichung des Präparates erfolgte oral als wässerige Suspension. In der Dosierung von 100 mg/kg Kgw. erwies sich das Mittel als ungeeignet. Mit 200 mg/kg Kgw. konnte der *Haemonchus-*, *Ostertagia-*, *Trichostrongylus-* (Dünndarm), *Cooperia-* und *Bunostomum*-Befall zu mehr als 90%, der *Trichostrongylus axei-* und *Nematodirus*-Befall zu mehr als 60% gemindert werden. Gegen *Strongyloides*, *Oesophagostomum*, *Chabertia* und *Trichuris* zeigte das Präparat mit weniger als 50% eine nicht befriedigende Wirksamkeit. Die Entwicklungsfähigkeit und das Schlüpfen der Larven aus dem Ei wurde durch Ruelene nicht beeinflußt. Auf den großen Lungenwurm *Dictyocaulus filaria* schien das Mittel eine beachtliche Wirkung auszuüben. Toxische Nebenwirkungen des Präparates wurden in den geprüften Dosierungen nicht beobachtet.

S. Nickel. 4460.

Baker, Norman F. und Douglas, James R.; Davis, Univ. of California, School of Veterin. Med., Dep. of Microbiol. Critical trials with thiabendazole as an anthelmintic in the gastrointestinal tract of cattle and sheep. **(Kritische Versuche mit Thiabendazol als wurmaustreibendes Mittel im Magen-Darm-Trakt von Rind und Schaf.)** Amer. J. veterin. Res. **23** (1962) Nr. 97. S. 1219 bis 1223. — 5 Tab., 6 Lit. Zus. in Interlingua.

In einer Dosierung von 50 mg/kg Kgw. entfernte Thiabendazol 82% der *Ostertagia spp.-* und 98% der *Trichostrongylus* spp.-Exemplare aus dem Abomasum von Rindern. Mit einer Dosierung von 100 mg/kg konnte der *Ostertagia spp.*-Befall sogar um 96% und der *Trichostrongylus* spp.-Befall um 100% reduziert werden. Im Dünndarm wurde Cooperia spp. mit 50 mg/kg nur zu 36% entfernt; in einer Menge von 100 mg/kg entfaltete Thiabendazol allerdings eine Wirksamkeit von 91%. Bei Lämmern, die 29 mg/kg Kgw. Thiabendazol erhielten, erreichte das Präparat im Abomasum eine 85%ige Wirksamkeit gegen *Oestertagia spp.* Im Dünndarm war allerdings die anthelmintische Wirkung gleicher Dosierung gegen *T. spp.* und *Nematodirus spp.* ungenügend. Thiabendazol wurde als wasserlösliches Pulver stets oral verabreicht.

G. Diez. 4460,

Richter, H., Voigt, O. und Möhring, M.; Leipzig, Karl-Marx-Univ., Inst. für Veterin.-Pharmakol. und -Toxikol; Wolfen, Kreis Bitterfeld, VEB Farbenfabrik Wolfen, Pharmaz. Abt. **Studie zur Verträglichkeitssteigerung von PhE 8010 (Wotexit) am Rind unter Verwendung eines reaktivierenden Oxims neben Atropinsulfat.** Arch. exp. Veterinärmed. **26** (1962) Nr. 5. S. 905 bis 918. — 3 Abb., 6 Tab., 26 Lit.

Dem zur wirksamen Bekämpfung des Dassellarvenbefalles bei Rindern unter dem Namen Bubulin eingeführten Kombinationspräparat liegt als Wirkstoff der Phosphonsäureester Wotexit — PhE 8010 (VEB Farbenfabrik Wolfen) in 50 Vol.-%iger Lösung mit 0,15 Vol.-% Atropinsulfat + 0,5 Vol % 2-PAM zugrunde. Vergleichende akute Toxizitätsuntersuchungen (LD_{50}) von PhE an der Maus haben gezeigt, daß bei einem Oximzusatz durch Tetramethylen-p-oxim (TM) die Schutzwirkung des im Bubulin enthaltenen Cholinesterasereaktivators 2-PAM erhöht wird (von 690 mg/kg auf 950 mg/kg). Durch Erhöhung des TM-Zusatzes in der Kombination ohne Atropin von 0,5 Vol.-% auf 1 Vol-% konnte bei der Maus eine Steigerung der LD_{50} auf das 2,1-fache der Wirkstofflösung erzielt werden. Indessen ließ das Präparat mit Atropinzusatz keine auswertbare Erhöhung der Verträglichkeit gegenüber dem gleichen Kombinationspräparat mit 0,5 Vol-% TM erkennen. An insgesamt 40 männlichen Jungrindern wurde das Verhalten der Acetylcholinesterase (AChE) und des Serumcalciums unter dem Einfluß des kombinierten Wirkstoffes mit 1 Vol % TM einerseits, von Atropin andererseits sowie beider Zusätze im Vergleich zur reinen Wirkstofflösung untersucht. Bei Anwendung der Präparate in einer Dosis von 25 mg/kg Kgw. i. m. ist keine bessere Reaktivierung des AChE-Wirkstoffes zu erkennen. Nach Applikation des mit Atropin- und TM-kombinierten PhE kann eine Verzögerung der Spontanreaktivierung festgestellt werden. Die Kombination Wirkstoff und Atropin bewirkt keine stärkere Hemmung der AChE. Serumcalcium-Bestimmungen ergaben, daß die mit Oximzusatz versehenen Präparate nicht nur die durch PhE provozierte Calciumsenkung (maximal bis zu 25%) zu beheben vermögen, sondern daß TM offenbar eine aktivierende Tendenz auf den Ca-Haushalt ausübt. Bei der Verabreichung des Präparates Wirkstoff + Atropin kann eine Senkung des Calziumspiegels festgestellt werden. Bei Rindern wurden nach Applikationen der Präparate mit TM-Zusatz auffällige Unverträglichkeitserscheinungen (cholinergische Erregungen) beobachtet. Vff. sind der Meinung, daß die für Oxime nachgewiesene Reaktivierungsfähigkeit der gehemmten AChE nicht die alleinige Schutzwirkung gegenüber Esterasehemmstoffen erklärt. Chr. Meinecke. 4460.

Locard, Alain; Alfort, École Nat. Vétérin. Les toxicoses du porcelet. **(Die Toxikosen des Ferkels.)** Diss. Alfort **1962** 80 S. – 1 Abb., 2 Tab., 58 Lit. K. Reinhardt. 4600.

Poloz, D. D. und Polezkij, V. A. (Polos, D. D. und Polezki, W. A.); Kusminki, Gebiet Moskau, Unions-Inst. für Exp. Veterinärmed. Diagnostika otravlenij sel'skochozjajstvennych životnych fosfororganičeskimi soedinenijami. **(Diagnostik der Intoxikationen landwirtschaftlicher Tiere durch organische Phosphorverbindungen.)** Veterinarija, Moskva **39** (1962) Nr. 10. S. 61–64.

Die Untersuchungungen wurden mit dem Ziel durchgeführt, verschiedene Methoden der Frühdiagnostik auf ihre Brauchbarkeit hin einer vergleichenden Bewertung zu unterziehen. Die Autoren stellen fest, daß organische Phosphorpräparate Gifte mit neuroparalytischer Wirkung darstellen. Die biochemische Methode von Pokrowski erwies sich im Vergleich zu anderen als empfindlich, spezifisch, genau und einfach. Sie ermöglicht die Bestimmung der Cholinesterase-Aktivität im Blut zur intravitalen Frühdiagnostik in Organen und Geweben erkrankter Tiere zwecks Klärung der Resterscheinungen der Intoxikation. Weiterhin kann anhand des Anticholinesterase-Effektes das Vorhandensein dieser Stoffe in den Organen und Geweben von Tieren, tierischen Produkten, im Wasser, Futter und anderen Objekten festgestellt werden. Eine längere Verfütterung von Fleisch, das von mit Merkaptophos in tödlichen Dosen vergifteten Kälbern, Schafen und Ferkeln stammt, ruft bei Versuchshunden leichte, aber charakteristische Intoxikationserscheinungen sowie biochemische und haematologische Veränderungen hervor. H. Rauch. 4640.

Roschlau, G.; Berlin, Humboldt-Univ., Charité, Rudolf Virchow-Haus, Pathol. Inst. **Fluoreszenzmikroskopische Befunde an der Rattenleber nach akuter Tetrachlorkohlenstoffvergiftung.** Virchow's Arch. pathol. Anatom. Physiol. klin. Med. **336** (1962) Nr. 2. S. 122–231. – 3 Abb., 23 Lit. Zus. in Engl.

30 männlichen Albinoratten von 250 g Gewicht wurden 0,1 ml CCl_4 in Aethernarkose unverdünnt in die Milz injiziert und die Tiere 15 und 30 Sek., 1, 2, 3 und 5 Min. danach getötet. Sofort nach der Tötung wurden unfixierte

Leberschnitte mit dem Messertiefkühlmikrotom-angefertigt und Fluorchromierungen mit Akridinorange und Coriphosphin durchgeführt. Es ergab sich, daß bereits 15 Sek. nach der Injektion im peripheren und intermediären Läppchenbereich der Leber sektorförmige Zellveränderungen auftraten. Mit den fluoreszenz-mikroskopischen Methoden, insbesondere der Akridinorange-Fluorchromierung lassen sich diese Frühschäden besser erfassen als mit lichtoptischen Methoden. In den sektorförmigen Bezirken vorwiegend der Läppchenperipherie scheint es zu einer Depolymerisation der DNS und zu einer Verminderung der RNS zu kommen. Gleichzeitig ändert sich auch das elektrochemische Verhalten der Plasmaproteine. W. Seffner. 4650.

Dollahite, James W. und Camp, Bennie J.; College Station, A. & M. Coll. of Texas, Agric. Exp. Stat., Dep. of Veterin. Med.; Dep. of Biochem. and Nutrit. Calcium hydroxide. An antidote for tannic acid poisoning in rabbits. **(Calciumhydroxyd als Antidot bei Gerbsäurevergiftung von Kaninchen:)** Amer. J. veterin. Res. **23** (1962) Nr. 97. S. 1271–1272. – 2 Tab., 2 Lit. Zus. in Interlingua.

Mit der Schlundsonde wurde Kaninchen synthetische Gerbsäure verabreicht; unmittelbar davor oder danach Kalkwasser. Von der Kontrollgruppe – 23 Tiere, jedes 4 g Gerbsäure/kg Kgw. – starben 17. Versuchsgruppe 32 Tiere: Gleiche Mengen an Gerbsäure plus 0,5–4,0 g Kalkwasser/kg Kgw.; es überlebten 31 Tiere. Bei 4,0 g Kalkwasser allein verstarb ebenfalls ein Tier (von 4). Kalkwasser wirkt bei Gerbsäurevergiftung (1:6) als Antidot; in der Verdünnung 1:8 werden die Verluste auch noch gemildert. Zur Behandlung können Knochenmehl und fluorfreies Phosphat verwendet werden. H. Liebenow. 4660.

Tocksteinová, D.; Pardubice, Veterin. Vyšetřovací Stanice. Použití papírové chromatografie k průkazu těžkých kovů v toxikologii. **(Verwendung der Papierchromatographie zum Nachweis von Schwermetallen in der Toxikologie.)** Veterin. Časopis **11** (1962) Nr. 5. S. 537–540. – 1 Abb., 2 Lit. Zus. in Dtsch.

Durch zahlreiche Proben mit Modellmustern und mit biologischem Material gelang es anhand der chromatographischen Methode (Papier Whatmann Nr. 1 und 4) im Verdauungsorganismus von Mäusen und Kaninchen alle Metalle der dritten sowie Cu und Cd der ersten analytischen Klasse nachzuweisen, und zwar selbst bei einer niedrigen Konzentration dieser Stoffe. Nach einer Modifizierung des Extraktionsverfahrens wurden sogar Bi und Pb nachgewiesen. Der Nachweis gelang selbst dann, wenn es noch zu keinem letalen Ausgang gekommen war. Die Methode ermöglicht eine schnelle Schwermetallbestimmung. F. Nádvorník. 4670.

Pigeon, Robert F., Camp, Bennie J. und Dollahite, James W.; College Station, A. & M. Coll. of Texas, Agric. Exp. Stat., Dep. of Veterin. Res.; Dep. of Biochem. and Nutrit.; Washington, Atomic Energy Commiss. Oral toxicity and polyhydroxyphenol moiety of tannin isolated from Quercus havardi (shin oak). **(Über die orale Giftigkeit und die Polyhydroxiphenol-Komponente des aus Quercus havardi [Eiche] isolierten Tannin.)** Amer. J. veterin. Res. **23** (1962) Nr. 97. S. 1268–1270. – 1 Tab., 10 Lit. Zus. in Interlingua.

Vff. setzten sich das Ziel, das Tannin aus der Eiche (*Quercus havardi*) zu isolieren sowie die toxischen Dosen und die Wirkung zu ermitteln. Die letale Dosis am Kaninchen wurde mit 6,9 g/kg Kgw. ermittelt (täglich für 5 Tage mit der Schlundsonde gegeben), Das isolierte Tannin (400 g aus ca. 25 kg Pflanzenmaterial) ergab nach der chemischen Identifizierung (saure Hydrolyse des Tannins, Papierchromatographie, Besprühen mit Ferrichlorid oder Silbernitrat sowie Schmelzpunkt- und Molekulargewichtsbestimmung) Gallussäure. Blüten und junge Blätter besitzen den höchsten Tanningehalt und damit größte Toxizität. Die Läsionen am Kaninchen bestehen in hämorrhagischer Gastritis einschließlich Geschwulstbildung, Exsudat auf der Schleimhaut sowie teilweise geschwollenen Nieren. H. Liebenow. 4720.

Dollahite, James W., Pigeon, Robert F. und Camp, Bennie J.; College Station, A. & M. Coll. of Texas, Agric. Exp. Stat., Dep. of Veterin. Med.; Dep. of Biochem. and Nutrit.; Washington, Atomic Energy Commiss. The toxicity of gallic acid, pyrogallol, tannic acid, and Quercus havardi in the rabbit. **(Die Giftigkeit von Gallussäure, Pyrogallol, Gerbsäure und Quercus havardi am Kaninchen.)** Amer. J. veterin. Res. **23** (1962) Nr. 97. S. 1264 bis 1267. — 3 Tab., 7 Lit. Zus. in Interlingua.
Die genannten Substanzen wurden oral mit der Schlundsonde an Kaninchen gegeben, Gerbsäure zusätzlich an Schafe und Ziegen. Der Blutserumgehalt an Gerbsäure wurde durch Absorption bei 730 nm gemessen; die Säure ist im Kaninchenserum innerhalb 24 Std. beseitigt durch Entgiftung oder Exkretion. Die Letaldosen (g/Tag/kg Kgw.) beim Kaninchen betragen: 1,6 (0,7) Pyrogallol; 5,0 (2,8) Gallussäure; 5,0 (3,4) Gerbsäure (Werte in () beziehen sich auf tägl. Gaben für 10 Tage). Blüten, Knospen und Blätter der Eiche erhielten 64 Tiere; 21 davon starben. Die Läsionen (vorwiegend Kongestion in den Lungen, Milzschwellung, Enteritis und Gastritis) durch die Polyphenole und die Eiche sind einander sehr ähnlich; besonders starke Ähnlichkeiten bestehen aber zwischen der Gerbsäure- und Eichenwirkung.
H. Liebenow, 4720.

Dollahite, James W., Shaver, Ted und Camp, Bennie J.; Marfa, Tex., Animal Disease Lab.; College Station, A. & M. Coll. of Texas, Dep. of Biochem. and Nutrit. Injected saponins as abortifacients. **(Injizierte Saponine als Abortivmittel.)** Amer. J. veterin. Res. **23** (1962) Nr. 97. S. 1261–1263. — 5 Tab., 3 Lit. Zus. in Interlingua.
Die jährlichen Tierverluste betragen allein im Staate Texas bis zu 3 Mill. durch die Pflanzen *Gutierrezia spp.* Der aus ca. 25 kg luftgetrocknetem Pflanzenmaterial gewonnene und säulenchromatographisch gereinigte Extrakt ergab 150 g Saponin. Nach Injektion (i. v.) an 18 tragende Kaninchen zeigte eins (tägl. 2,2 mg Saponin/kg Kgw.) keine Symptome, die anderen (2,5 bis 75 mg) verstarben, und/oder abortierten. Ähnliche Ergebnisse bei tragenden Ziegen (38–45,4 mg Saponin/kg Kgw.) und Kühen (323–3600 mg/Gesamtgewicht; von 9 tragenden Tieren verstarben 3, drei weitere gebaren lebende Kälber). Injizierter Extrakt aus der Agave (*A. lecheguilla*) zeigte ähnliche Ergebnisse (Versuche nur an tragenden Kaninchen durchgeführt). Ein angeblich ungefährliches industrielles Saponin erwies sich im Kaninchen-Versuch ebenfalls als toxisch. H. Liebenow. 4730.

Gucalov, Ju. P. (Guzalow, Ju. P.); Rubzowsk, Region Altai, Trust. für Sowchosen. Slučaj otravlenija ovec na solončakach. **(Ein Fall von Vergiftung bei Schafen auf Halophyten-Weide.)** Veterinarija, Moskva **39** (1962) Nr. 9. S. 56.
Laboruntersuchungen ergaben, daß verschiedene Halophyten die Ursache für das klinische Erkrankungsbild einer Intoxikation mit letalem Ausgang waren. Die pathologisch-anatomischen Veränderungen waren besonders eindrucksvoll an Herz, Leber, Niere (Degenerationserscheinungen) und den Schleimhäuten des Magen-Darm-Kanals (katarrhalische Entzündung) ausgeprägt. Die Behandlung trug symptomatischen Charakter. H. Rauch. 4730.

Clary, John J., Blackwood, Unabelle B. und Mountney, George J.; Columbus, Ohio Agric. Exp. Stat., Poultry Sci. Dep. Toxicity of a homologous series of 2-Alkyl-5-methylbenzimidazoles in chick embryos. **(Toxizität einer homologen Gruppe von 2-Alkyl-5-methylbenzimidazolen für Kükenembryonen.)** Proc. Soc. exp. Biol. Med. **110** (1962) Nr. 4. S. 677–678.

Eier von weißen Leghorn werden 5 Tage bebrütet. Am 6. Tage werden 8 homologe 2-alkyl-5-methylbenzimidazole mit 2–16 Carbon-Gruppen in der Menge von 0,25 ml in den Dottersack von jedem Ei injiziert. Die Toxizität des Aethyl-Homologen ist 5mal größer als die der anderen Homologen. Je mehr Carbon-Gruppen vorhanden sind, desto geringer wird die Toxizität. Nur das Propylen macht eine Ausnahme, denn es erweist sich als weniger toxisch als die Butyl-, Amyl- oder Heptyl-Homologen. Die Toxizität ist für vielzellige und einzellige Lebewesen verschieden hoch. Es wird angenommen, daß vielzellige Organismen eher in der Lage sind, die höheren Homologen zu entgiften. Gegebenenfalls wird die unterschiedliche Toxizität für ein- und vielzellige Lebewesen bedingt durch die Differenz in der Löslichkeit der einzelnen Homologen. E. Tempel. 4760.

IX. INNERE MEDIZIN, NICHT INFEKTIÖSE KRANKHEITEN, INFEKTIONSKRANKHEITEN

Moor, A. De, Bouckaert, J. H. und Oyaert, W.; Gent, Rijksuniv., Chirurg: Klin. voor Grote Huisdieren. Acute darmobstructies bij het rund. **(Akute Darmverstopfungen beim Rind.)** Vlaams diergeneeskund. Tijdschr. **31** (1962) Nr. 7/8. S. 193–210. – 6 Abb., 2 Tab., 29 Lit. Zus. in Engl., Franz., Dtsch. E. Wiesner. 5070.

Buškov, V. G., Sorova, A. S. und Barkov, G. D. (Buschkow, W. G., Sorowa, A. S. und Barkow, G. D.); Kasan, Veterinärmed. Inst.; Veterinärmed. Republiks-Poliklin. Lečenie sobak s koprostazami. **(Die Behandlung von Hunden bei Koprostasen.)** Veterinarija, Moskva **39** (1962) Nr. 9. S. 56–57. Erkrankte Hunde erhalten eine suboccipitale Injektion von 3 ml einer Flüssigkeit, die zu gleichen Teilen aus Adrenalin, 0,5%iger Novocainlösung und 10%igem Weinspiritus besteht. Dadurch wird die Funktion der Hirnrinde und der subcorticalen Zentren erhöht. Infolgedessen kommt es zu einer Verbesserung der korrigierenden Impulsation, welche die auf die Darmfunktion einwirkenden corticalen Impulse stimuliert. H. Rauch. 5080.

Ivanov, I. (Iwanow, I.) Vŭrchu klinikata na difusnija peritonit u govedoto. **(Über die Klinik der Bauchfellentzündung beim Rind.)** Naučni trudove. Visš veterinarnomedicinski institut „Prof. d-r G. Pavlov", Sofija **10** (1962) S. 305–314. – 3 Abb., 3 Tab., 7 Lit. Zus. in Russ., Dtsch.
Bei der diffusen Peritonitis der Kuh stellte Vf. folgende klinischen Anzeichen fest. Körpertemperatur, Puls und Atmung sind normal; nur zu Krankheitsbeginn kann ausnahmsweise eine Abweichung von der Norm beobachtet werden. Die Bauchwandpunktion war bei 57% der Fälle positiv für diffuse Bauchfellentzündung. Das Leukocytenblutbild ändert sich zu Beginn der Erkrankung, wobei Auftreten von Leukopenie mit Kernverschiebung nach links beobachtet wird. Das Rumenogramm zeigte typische Veränderungen. Die erste und zweite Pansenkontraktion waren bedeutend schwächer und die Zwischenpause verlängert. Nach der klinischen Genesung wurde eine ständige Pansenhypotonie beobachtet, die als Beweis dafür dient, daß die motorische Pansenfunktion selbst nach der Heilung nicht voll hergestellt wird.
G. Radew. 5090.

Ivanov, I. (Iwanow, I.) Proučvanija vŭrchu promenite na pŭrvata kontrakcija na tŭrbucha pri travmatičnija retikuloperitonit u govedoto. **(Untersuchungen über die Veränderungen der ersten Pansenkontraktion bei traumatischer Retikuloperitonitis beim Rind.)** Naučni trŭdove. Visš veterinarnomedicinski institut „Prof. d-r G. Pavlov", Sofija **10** (1962) S. 315–320. – 2 Abb., 8 Lit. Zus. in Russ., Dtsch.
Die erste Pansenkontraktion bei traumatischer Reticuloperitonitis des Rindes ist bedeutend schwächer gegenüber der Norm. Nach s. c. Injektion von 1,5

bis 2 ml 0,17%iger Hormotonin-Lösung wird in akuten Fällen von traumatischer Reticuloperitonitis die erste Pansenzusammenziehung schwächer und ihre Häufigkeit verzögert. Bei chronischen Formen treten nach Injektion von Hormotonin in den Pansenkontraktionen keine Veränderungen ein, oder es werden solche wie bei gesunden Tieren beobachtet. Bei gesunden Kühen verstärkt und beschleunigt eine Hormotonin-Injektion die Pansenbewegungen. Bei an akuter traumatischer Reticuloperitonitis erkrankten Kühen nahm die erste Pansenzusammenziehung 15–20 Minuten nach einer intravenösen Injektion von 400 mg Pendiomid an Stärke und Häufigkeit zu und normalisierte sich gegen die 40.–55. Minute; nach Abklingen der Wirkung stellte die erste Kontraktion ihren ursprünglichen Rhythmus wieder her. Die Versuche zeigten, daß die Ursache für die starke Schwächung der ersten Pansenkontraktion bei den akuten Formen der traumatischen Reticuloperitonitis der durch den Fremdkörper verursachte Nervenreiz ist.
G. Radew. 5090.

Hattangady, S. R. und Kulkarni, P. E.; Bombay, Veterin. Coll. Treatment of haematuria in dogs. **(Behandlung der Hämaturie bei Hunden.)** Indian veterin. J. **40** (1963) Nr. 2. S. 96–100. – 1 Tab., 13 Lit.
Hämaturie wird aus den verschiedensten Ursachen beobachtet: Nieren-, Blasen- und Harnleitersteine, Infektionen mit hämolytischen Streptokokken, Staphylokokken, *E. coli*, Proteus und *Pseudomonas aeruginosa* sowie mit *Babesia canis* bilden die hauptsächlichsten Gründe. Je nach der Ursache variiert das klinische Bild. So sickert bei Ureterveränderungen Blut zwischen zwei Miktionen heraus, während beispielsweise bei Blasenerkrankungen blutiger Harn gegen Ende der Mictio erscheint. Vf. behandelte insgesamt 24 Hunde beiderlei Geschlechts und jeden Alters wegen Hämaturie mit 5 mg Nitrofuratoin (Furadantin) pro kg Kgw. über 4–6 Tage (I), zweimal täglich mit 0,5 g Orisul (Sulfaphenazol Ciba) über 6 Tage (II) bzw. mit 0,5 g Streptopenicillin i. m. einmal täglich über 4 Tage (III). Die Ergebnisse waren gleich gut. Alle Fälle heilten innerhalb von 4–15 Tagen. E. Wiesner. 5140.

Jelowicka, J. **Zur Bekämpfung der Muskeldegeneration bei Schweinen sind gemeinsame Maßnahmen erforderlich.** Int. Z. Landwirtsch. [Sofia/Berlin] **1962** Nr. 4. S. 92–93.
Diese Krankheit stellt in den westeuropäischen Ländern ein ernstes wirtschaftliches Problem dar. Daran erkrankte Tiere zeigen keine deutlichen klinischen Symptome. Sie sind schwerfällig und ermüden schnell, im Blut sind Transaminasen vorhanden, im Harn wird ein Überschuß an Kreatinin festgestellt. Die Muskulatur ist hell gefärbt, und das Fleisch hat einen leicht sauren Geruch. Bei der mikroskopischen Untersuchung ist das Sarkolemma geschwollen, und die Muskelfasern sind gekrümmt. Außerdem fehlen die Zellkerne und die Querstreifung der Muskeln. 1 Std. nach dem Schlachten steigt der pH-Wert des Fleisches bis 4,78 an, und der Adenosintriphosphatspiegel sinkt. Der Gehalt an Natrium und Chlor ist stark erhöht, während Calcium, Phosphor, Magnesium und Eisen verringert sind. Die Krankheit kann erblich sein oder auch durch hohe Gaben von tierischem Eiweiß bzw. von zu viel Kohlenhydraten bedingt sein. Schlechte Blutzirkulation bei Haltung der Tiere in Ställen ohne freie Bewegungsmöglichkeit begünstigt die Entstehung der Krankheit. In Polen wurden die ersten Fälle bei Versuchsschweinen festgestellt. Eine Kontrolle bei 75 000 Bacon-Schweinen ergab ein sehr geringes Vorkommen dieser Krankheit. Die Muskeldegeneration kann eine große wirtschaftliche Bedeutung bekommen. Deshalb sind gemeinsame Anstrengungen zur Entwicklung von Bekämpfungsmethoden notwendig.
A. Meyer. 5177.

Young, Stuart und Keeler, Richard F.; Bozeman, Montana State Coll., Agric. Exp. Stat.; Montana Veterin. Res. Lab. Nutritional muscular dystro-

phy in lambs – morphologic and electrophoretic studies on preparations of fetal and juvenile muscle. **(Zur ernährungsbedingten Muskeldystrophie bei Lämmern; morphologische und elektrophoretische Untersuchungen an Präparaten von fetalen und juvenilen Geweben.)** Amer. J. veterin. Res. **23** (1962) Nr. 96. S. 955–961. – 10 Abb., 3 Tab., 9 Lit. Zus. in Interlingua.
Nach der Verabreichung von Muskeldystrophie auslösendem Heu an tragende Mutterschafe erkrankten 54,5% der geborenen Lämmer an Muskeldystrophie. Dagegen konnte das Auftreten von Erkrankungsfällen in einer 2. Gruppe, in welcher die Muttertiere am 90., 95., 120. und 125. Tag der Trächtigkeit und zum Zeitpunkt der Geburt 10 mg Selen als Natriumselenit s.c. erhielten, verhindert werden. Histologische und elektrophoretische Untersuchungen der Muskelproben von Feten am 100. und 120. Tage der Trächtigkeit sowie von Lämmern am 1. und 5. Lebenstage ließen keine prädystrophischen Veränderungen erkennen. In gleicher Weise blieb die prophylaktische Selenapplikation ohne Wirkung auf die Morphologie der Muskulatur und das elektrophoretische Verhalten von Muskelextrakten. H. Gürtler. 5177.

Burton, Vivian, Keeler, Richard F., Swingle, Karl F. und Young, Stuart; Bozeman, Montana State Coll., Agric. Exp. Stat.; Montana Veterin. Res. Lab. Nutritional muscular dystrophy in lambs-selenium analysis of maternal, fetal, and juvenile tissues. **(Zur ernährungsbedingten Muskeldystrophie bei Lämmern; Selenanalysen von mütterlichen und fetalen Geweben sowie solchen junger Tiere.)** Amer. J. veterin. Res. **23** (1962) Nr. 96. S. 962–965. – 3 Tab., 6 Lit. Zus. in Interlingua. Vgl. vorst. Ref.
Quantitative Untersuchungen über Gehalt an Selen wurden in Leber- und Muskelgewebe von Mutterschafen, Feten und jungen Lämmern, die aus 3 verschiedenen Versuchsgruppen stammten, vorgenommen. Gruppe I erhielt ein dystrophieauslösendes Heu, welches nur etwa 40% Selen im Vergleich zum Selengehalt des Heus der Kontrollgruppe aufwies. In Gruppe II bekamen die Mutterschafe neben dem genannten Heu im letzten Abschnitt der Trächtigkeit und zum Zeitpunkt der Geburt subcutane Injektionen von Natriumselenit. Der Selengehalt im Gewebe der Mutterschafe und ihrer Nachkommen, die das Kontrollheu erhalten hatten, lag etwa 3mal so hoch wie derjenige der Tiere, denen dystrophogenes Heu angeboten worden war. Der Selengehalt der Gewebe der Tiere der Gruppe II stimmte im allgemeinen mit dem bei den Kontrolltieren überein. Durch die Injektion von Natriumselenit konnte das Auftreten von Muskeldystrophie bei den Lämmern der Gruppe II unterbunden werden. H. Gürtler. 5177.

Young, Stuart und Keeler, Richard F.; Bozeman, Montana State Coll., Agric. Exp. Stat.; Montana Veterin. Res. Lab. Nutritional muscular dystrophy in lambs – the effect of muscular activity on the symmetrical distribution of lesions. **(Zur ernährungsbedingten Muskeldystrophie bei Lämmern; die Auswirkungen der Muskeltätigkeit auf die symmetrische Verteilung der Veränderungen.)** Amer. J. veterin. Res. **23** (1962) Nr. 96. S. 966–971. – 6 Abb., 2 Tab., 10 Lit. Zus. in Interlingua. Vgl. vorst. Ref.
Bei zwei Gruppen von Lämmern, deren Muttertiere eine Kost mit dystrophieauslösendem Heu bzw. normalem Heu erhalten hatten, wurde unmittelbar nach der Geburt die linke Vordergliedmaße im Carpalgelenk gebeugt und in dieser Stellung fixiert, so daß eine normale Belastung dieser Extremität nicht möglich war. Nach der Tötung am 17. oder 37. Tag war zu beobachten, daß bei Lämmern, die dystrophische Veränderungen der Muskulatur in der Pectoral-Region zeigten, die übliche symmetrische Verteilung der Veränderungen an beiden Vordergliedmaßen nicht zu erkennen war. Entweder blieb die an der Bewegung verhinderte Gliedmaße völlig frei, oder es zeigten sich Veränderungen in (im Vergleich zu denen der anderen Seite) weitaus geringerem Maße. Die asymmetrische Verteilung der veränderten Muskeln war auch

histologisch zu erkennen und an Hand des elektrophoretischen Verhaltens von Muskelextrakten nachzuweisen. Bei den Kontrolltieren verhinderte die Fixation zwar die Ausbildung einer funktionellen Hypertrophie der Muskulatur, bedingte aber keine histologischen und elektrophoretischen Veränderungen. Aus den Befunden wird der Schluß gezogen, daß zur Ausbildung dystrophischer Veränderungen die Belastung der jeweiligen Gliedmaße nötig ist. Da durch die Verabreichung von Selen an die Muttertiere und Lämmer die Ausbildung der Symptome unterbunden werden kann, wird vermutet, daß dem Selen eine Rolle im Rahmen des Muskelstoffwechsels zukommt.

H. Gürtler. 5177.

Ursíny, J. und Groch, L.; Bratislava, Krajská Veterin. Vyšetrovací Stanica; Brno, Ústav Patol. Anatóm. a Histol. Veterin. Fak. VŠZ. Prvý hromadný výskyt zbielenia svalstva (Myodystrophie) u jahneniec na Slovensku a jeho profylaxia. **(Das erste massenhafte Auftreten von Myodystrophie [Weißmuskelkrankheit] bei Lämmern in der Slowakei und ihre Prophylaxe.)** Veterin. Časopis **11** (1962) Nr. 4. S. 331–343. – 4 Abb., 30 Lit. Zus. in Russ., Engl., Dtsch.

Es wird eine massenhafte Erkrankung von Lämmern an Weißmuskelkrankheit beschrieben auf einem Hofe, wo von 300 Lämmern im Laufe von 15 Tagen trotz aller Behandlungsmethoden 150 Tiere im Alter von 2–6 Wochen verendeten. Beschrieben werden das klinische Bild der Krankheit, pathologisch-anatomischer und histologischer Befund, Behandlungsmethode und vorgeschlagene Prophylaxe, die sich im darauffolgenden Jahr gut bewährt hat. Die Vorbeugungsmaßnahmen müssen bei den Schafen bereits vor dem Decken ergriffen werden, und zwar müssen die Schafe vor allem so lange als möglich ausgiebig geweidet werden und im Winter wertvolles Futter (gutes Heu und Kraftfuttermischung, evtl. Weizenkleie 0,25–0,5 kg/Tag, Lecksteine) erhalten, und die Lämmerfürsorge muß verstärkt werden. Die Applikation von Vitamin E gemeinsam mit den Vitaminen A, B und D bewährte sich bei Lämmern mit fortgeschrittenen krankhaften Veränderungen nicht. Der Krankheitsverlauf war in 10% der Fälle perakut und in 60% akut. Typische makroskopische Veränderungen der Herzmuskulatur wurden in 50% der Fälle festgestellt. Die mikrobiologische Untersuchung verlief negativ. F. Nádvorník. 5177.

Merzdorf, G.; Ettenbüttel. **Erfahrungen mit Vitamin D_3 bei der Prophylaxe der Gebärparese und Weidetetanie.** Prakt. Tierarzt **1962** Nr. 12. S. 473–474.

Vf. hat Kühe, die in den Vorjahren regelmäßig an Gebärparese erkrankt waren, prophylaktisch mit Vitamin D_3 behandelt. Die Rinder erhielten ante partum in Abständen von 8 Tagen 3mal je 300000 IE s.c. mit anscheinend recht gutem Erfolg. Das gleiche Ergebnis wurde erzielt mit der einmaligen Applikation eines Versuchspräparates der Wirtschaftsgenossenschaft deutscher Tierärzte. Hierbei wurden 10 Mill. IE Vitamin D_3 in 10 ml 4–5 Tage vor dem zu erwartenden Geburtstermin injiziert. Wenn die Geburt 10–12 Tage nach der Behandlung nicht eingetreten war, wurde eine 2. Dosis in gleicher Höhe verabfolgt. Keines der sonst anfälligen Tiere erkrankte an Gebärparese. Die gleichen Erfolge wurden mit der prophylaktischen Behandlung der Weidetetanie erzielt. Hier wurden vor allem Kühe mit hoher Leistung, die frisch gekalbt hatten, behandelt. Allerdings ist das Auftreten von Weidetetanie 14 Tage später möglich. Es wird angenommen, daß zu dieser Zeit die Wirkung der Injektion abgeklungen ist. Auch an Weidetetanie erkrankte Rinder wurden mit diesem Mittel behandelt, dadurch wurden vor allem die schweren Rückfälle bei dieser Krankheit verhindert.

A. Meyer. 5232.

Seifert, Horst; Trujillo, Perú, Hacienda Casa Grande, Tierärztl. Inst. **„Chemoprophylaxe" zur Verhütung von Infektionskrankheiten bei Rindern.** Veterin.-med. Nachr. **1962** Nr. 4. S. 207–223. – 11 Abb., 8 Lit.

Vf. prüfte die Chemoprophylaxe am Milch- und Mastrind in einem Gebiet mit intensiver Rinderhaltung an der Pazifikküste Nordperus, in dem Tuberkulose, Milzbrand, Rauschbrand, Anaplasmose und Pasteurellose endemisch sind. Auf einer Fläche von 10 ha wurden in Sandkorralen von 30 × 30 m Größe ungefähr 2500 Mastrinder gehalten und mit Abfällen der Zuckerindustrie gefüttert. Die zur Mast aufgestellten Tiere kamen aus den verschiedensten Gebieten der Cordillieren und stammten z.T. auch aus Mittelamerika. Wurden die Zutreter früher bei Milzbrandverdacht nach der Ankunft mit hohen Dosen Hochimmunserum behandelt, so werden heute 10 ml Tetracyclin-HCl-Öl 10%ig tief i.m. pro Tier gegeben. Kommt es trotz Schutzimpfungen zu Milzbranderkrankungen und -verlusten, so können durch sofortige Injektionen derselben Dosis des Medikamentes weitere Ausfälle verhindert und Neuinfektionen während der nächsten 14 Tage verhütet werden. Mit dem gleichen Medikament ließ sich neben dem seuchenhaften Auftreten von Pasteurellose, Anaplasmose (kombiniert mit Fliegen- und Zeckenbekämpfung) und Salmonellose selbst das „shipping fever“ nach Transporten vermeiden. Auch der Piroplasmose konnte durch die Chemoprophylaxe mit einem weiteren Medikament (DDATN) erfolgreich entgegengetreten werden. Ferroteben (Bayer), das innerhalb von 3 Jahren zur tuberkulosefreien Aufzucht von etwa 300 weiblichen Saugkälbern Verwendung fand, wird als echter Ersatz der BCG-Schutzimpfung charakterisiert. Die an der Küste angewandte Therapie führte auch bei der extensiven Haltung von Rinderherden im Gebirge Nordperus zum gleichen Erfolg. H. Haase. 5350.

Moore, G. R., Rothenbacher, H., Bennett, M. V. und Barner, R. D.; East Lansing, Michigan State Univ., Coll. of Veterin. Med. Bovine salmonellosis. **(Rindersalmonellose.)** J. Amer. veterin. med. Assoc. **141** (1962) Nr. 7. S. 841–844. – 2 Tab., 19 Lit.

Im Jahre 1960 werden anläßlich von Zerlegungen von Kälbern und Jungrindern 78mal Salmonellen nachgewiesen und zwar 66mal *S. newport*, 6mal *S. typhimurium*, 5mal *S. anatum* und 1mal *S. infantis*. In 6 Fällen sind gleichzeitig Species von *Clostridium*, in 15 Fällen *Escherichia coli* vorhanden. Die *S. newport*-Erkrankungen treten in Form einer Septikämie und toxischen Enteritis auf. Die klinischen Erscheinungen sind die gleichen wie bei Infektionen mit anderen Salmonellen, z. B. *S. dublin*, *S. typhimurium* usw. Virologische Untersuchungen verlaufen negativ. Da die Bekämpfung der Salmonelleninfektion schwierig ist, werden prophylaktische Maßnahmen vorgeschlagen wie frühzeitig getrennte Kälberaufzucht, hygienische Haltungsbedingungen. E. Tempel. 5360.

Želev, V. und Pavlov, N. (Shelew, W. und Pawlow, N.) Morfologični izmenenija vŭv fetusite i novorodenite agneta pri paratif po ovcete. **(Morphologische Veränderungen in Feten und neugeborenen Lämmern bei der Salmonellose der Schafe.)** Naučni trudove. Visš veterinarnomedicinski intitut „Prof. d-r G. Pavlov“, Sofija **10** (1962) S. 109–117. – 7 Abb., 1 Tab., 5 Lit. Zus. in Russ., Dtsch.

Es wurde Material aus 20 von Schafen abortierten Feten und 18 Lämmern im Alter von 15 bis 20 Tagen untersucht. In allen Fällen wurden Paratyphusbakterien bakteriologisch isoliert. Der pathologisch-anatomische Befund bei den Feten war mikroskopisch negativ. Nur in einzelnen Fällen wurden in den Bauchorganen starke Hyperämie und Blutergüsse beobachtet. Bei den Lämmern wurde eine Leber- und Milzanschwellung festgestellt. Oft werden an der Leberserosa zahlreiche, grau-weiße, miliare und submiliare Herde sichtbar. Bei am 10. bis 15. Tag nach der Geburt verendeten Lämmern wurden Ikterus und diffus-katarrhalische Dünndarmentzündung beobachtet. Manchmal ist die Lunge hyperämisch, wobei am Rippenfell Blutergüsse sichtbar sind. An Fetenlebern wird mikroskopisch diffuse, an manchen Stellen herdförmige, knotenartige Zellinflitration aus Lympho- und Leucocyten festgestellt. Ebenfalls in der Leber von 11 der insgesamt 18 Lämmer wurden aus Epitheloidzellen, Histiocyten und vereinzelten Lympho- und Leukocyten bestehende Paratyphusknötchen festgestellt. Z. Tomow. 5360.

Kotenko, I. I.; Charkow, Zootechn. und Veterinärmed. Inst. Antibiotikoterapija molodnjaka sel'skochozjajstvennych životnych pri sal'monellezach i kolibacilleze. **(Die Antibiotica-Behandlung bei der Salmonellose und Colibacillose der Jungtiere.)** Veterinarija, Moskva **39** (1962) Nr. 11. S. 69–71. – 2 Tab.
Das Oxytetracyclin besitzt eine hohe therapeutische Wirkung gegen die akuten Salmonellosen der Kälber und Ferkel, wenn man das Präparat intramuskulär verabreicht. Die perorale Applikation von 25 mg/kg zweimal am Tage führt bei der akuten Salmonellose nur in 80% der Fälle zum Erfolg. Bei der chronischen Salmonellose ist die i.m. Applikation nur in 82% der Fälle erfolgreich. Bei der Colibacillose der Kälber empfiehlt sich die Anwendung des Präparates peroral in einer Menge von 0,5 g zweimal am Tage für die Dauer von 2 Tagen, bei Ferkeln die i.m. Anwendung in einer Menge von 10000 E je kg Kgw. einmal an zwei aufeinanderfolgenden Tagen. W. Plaschke. 5360.

Bromont, Pierre; Alfort, École Nat. Vétérin. Nouvelles recherches expérimentales sur la rhinoamygdalite contagieuse du chien. **(Neuere experimentelle Untersuchungen über die ansteckende Nasen-Rachenraumentzündung beim Hund.)** Diss. Alfort **1962** 84 S. – 8 Abb., 7 Tab., 15 Lit.
K. Reinhardt. 5370.

Sinha, S. K. und Abinanti, F. R.; Urbana, Univ. of Illinois, Coll. of Veterin. Med.; Bethesda, Md., Dep. of Health, Education, and Welfare, Public Health Serv., Nat. Inst. of Health; Nat. Inst. of Allergy and Infectious Diseases, Lab. of Infectious Diseases. Shipping fever of cattle. **(Shipping-Fieber der Rinder.)** Advances veterin. Sci. **7** (1962) S. 225–271.
Das Shipping-Fieber des Rindes wird definiert als akute Erkrankung der Atmungsorgane im Gefolge von Transporten und bei anderen ungünstigen Umgebungsbedingungen, wie kaltes feuchtes Wetter. Es ist charakterisiert durch Pneumonie, hohes Fieber, leichten Husten und Tachypnoe. Mitunter tritt auch Diarrhoe auf. Vorliegende Arbeit – eine Literaturzusammenstellung – zeigt, daß das „Shipping-Fieber“ dem großen Komplex der Erkrankungen der Atmungsorgane des Rindes zuzuordnen ist. Es stellt eine Viruskrankheit dar. Als wichtigste Erreger kommen das Virus der bovinen infektiösen Rhinotracheitis (IBR), ein psittakoseähnliches Virus und Myxovirus parainfluenzae in Betracht. Pasteurellen wirken nur als Sekundärerreger. Die wichtigsten prophylaktischen und therapeutischen Maßnahmen bestehen in einwandfreier Tierhaltung, Durchführung von Vaccinierungen und der Anwendung von Antibiotica. W. Laue. 5375.

Wenzel, S.; Hannover, Tierärztl. Hochschule, Inst. für Pathol.; Hannover-Linden, Zentralinst. für Versuchstierzucht. **Zur Spontanerkrankung des Atmungsapparates bei Laboratoriumsratten.** Z. Versuchstierkunde 2 (1963) Nr. 1/2. S. 23–51. – 18 Abb., 1 Tab., 65 Lit.
Nach der Besprechung der Literatur über Spontanerkrankungen des Atmungsapparates der Ratte werden klinische Beobachtungen, bakteriologische, pathologisch-anatomische und histologische Befunde angeführt. Klinische Erscheinungen waren giemende oder rasselnde Atemgeräusche bei Auskultation, Ausfluß und Schorfbildung an den Nasenlöchern besonders bei Jungtieren; Schnupfen ohne Nasenausfluß. Schlechte Umweltbedingungen und Überbesetzung der Käfige und Räume begünstigten die Erkrankung. Die bakteriologische Untersuchung ergab keine spezifischen Erreger. Die makroskopischen Lungenveränderungen bestanden in diffus über alle Lungenlappen

verteilten grauweißen Herden, diffus verteilten hirsekorngroßen Herden von blaß graurötlicher Farbe, mit einer hyperämischen Randzone umgeben, Durchsetzung des Lungengewebes mit größeren roten bis blaß grau-rötlichen Herden mit schleimgefüllten Bläschen, Umwandlung der Lungenlappen in rotes bis blaß graurotes, geschrumpftes, derbelastisches Gewebe bei Durchsetzung der Oberfläche mit knotigen Erhebungen, knotigem Aufbau ganzer Lungenlappen mit schwindendem Zwischengewebe (pflastersteinartig). Die histologischen Befunde waren: subakute bis chronische katarrhalische eitrige Rhinitis, fortschreitende entzündliche Bronchiektasie mit Peribronchitis nodosa und unterschiedlich ausgebildeter interstitieller Pneumonie. In Trachealschleimhaut- und Lungengewebsausstrichen waren im Plasma von Epithelzellen intracytoplasmatische Elementarkörperchen nachzuweisen, welche auf ein Virus der Psittacose-Lymphogranuloma-Gruppe hinweisen. Somit kann als Ursache der beobachteten Erkrankungen des Atmungsapparates ein Virus angenommen werden. B. Busch. 5375.

Prokopov, I. P. (Prokopow, I. P.) Opyt likvidacii infljuėncy svinej. **(Erfahrungen bei der Tilgung der Influenza der Schweine.)** Veterinarija, Moskva **39** (1962) Nr. 11. S. 44–46.

Die Influenza der Schweine ist eine seit langem bekannte Krankheit. Im neueren Schrifttum gibt es nur eine verhältnismäßig geringe Anzahl von Arbeiten über diese Krankheit, obwohl eine Reihe von Fragen bisher noch ungeklärt ist. — 5 Monate nachdem in einer Sowchose die Sperrmaßnahmen wegen Schweinepest aufgehoben worden waren, erkrankten die Schweine seuchenhaft. Es wurde die Diagnose Influenza gestellt. Die Enzootie dauerte 15 Tage und erfaßte etwa 40% der Tiere; ihren Höhepunkt erreichte sie nach 5–6 Tagen. Todesfälle traten nicht auf. Schlechte Fütterungs- und Haltungsbedingungen begünstigten die Ausbreitung. Neben allgemeiner Abgeschlagenheit und Fieber beobachtete man Husten und Niesen. Bei der Autopsie stellte man Bronchopneumonien fest. Es gelang nicht, die Quelle der Infektion exakt nachzuweisen. Bemerkenswert erschien Vf. der Umstand, daß unter dem Pflegepersonal kurze Zeit vorher zwei Personen an Grippe erkrankt waren. Zur Behandlung wurde Penicillin in 0,5% Novocainlösung 8000 IE je kg Kgw. angewandt. Nach der 2–3maligen i.m. Applikation sank die Temperatur. W. Plaschke. 5375.

Ivanov, I. und Genov, I. (Iwanow, I. und Genow, I.) Proučvanija vŭrchu nekrobacilozata po agnetata u nas. **(Untersuchungen über die Nekrobacillose an Lämmern in Bulgarien.)** Izvestija na Centralnija veterinaren institut za zarazni i parazitni bolesti, Sofija **5** (1962) S. 179–184. — 4 Abb., 11 Lit. Zus. in Russ., Engl.

Es werden die Ergebnisse epizootiologischer, klinischer und patho-morphologischer Untersuchungen über die Nekrobacillose an Lämmern in 12 Wirtschaften angeführt. Versuche zur Feststellung der Ätiologie bei trächtigen Schafen und neugeborenen Lämmern wurden ebenfalls angestellt. Festgestellt wurde, daß die Nekrobacillose bei Lämmern eine einzeln einhergehende Erkrankung darstellt. Die Infektion erfolgt per os und intrauterin. Ab und zu tritt die Nekrobacillose gleichzeitig mit Ectyma contagiosum mit für beide Krankheiten kennzeichnenden Symptomen auf. Z. Tomow. 5405.

Navasardjan, A. A. (Nawassardjan, A. A.); Jerewan, Zootechn. und Veterinärmed. Inst., Lehrstuhl für Mikrobiol. Vlijanie penicillina na aggljutininoobrazovatel'nyj process pri brucelleze. **(Einfluß des Penicillins auf die Agglutininbildung bei der Brucellose.)** Izvestija Akademii nauk Armjanskoj SSR. Biologičeskie nauki, Erevan **15** (1962) Nr. 5. S. 89–94. — 2 Abb., 1 Tab. Orig.: russ., Ausz.: armen.

Vf. untersuchte den Einfluß des Penicillins auf die Bildung von Agglutininen nach der Verabreichung des getrockneten Lebendimpfstoffes Buck 19. Die mit Hilfe der Langsamagglutination durchgeführten Überprüfungen ließen erkennen, daß das Penicillin bei gleichzeitiger Verabreichung mit dem Impfstoff Buck 19 einen hemmenden Einfluß auf die Agglutininbildung ausübte. Wurde das Penicillin aber erst 7 Tage nach der Schutzimpfung eingesetzt, war ein derartiger hemmender Einfluß nicht zu erkennen; in einigen Fällen lag sogar eine gewisse Stimulation der Antikörperbildung vor. Bei der Zuführung des Penicillins 7 Tage nach Immunisierungsbeginn (die Immunisierung der Kaninchen erfolgte in den Dosierungen: 0,2-0,4-0,6-0,8-0,10 ml mit zweitägigen Intervallen) in therapeutischer Dosierung hatte ein stärkere Agglutininbildung zur Folge als die zur gleichen Zeit erfolgte Applikation des Penicillins in dreifacher Menge. W. Bathke. 5470.

Savov, N. (Sawow, N.) Proučvanija vŭrchu abortite po kravite. **(Untersuchungen über Aborte beim Rind.)** Izvestija na Centralnija veterinaren institut za zarazni i parazitni bolesti, Sofija 4 (1962) S. 85–100. – 3 Abb., 6 Tab., 18 Lit. Zus. in Russ., Engl.
Zur Bestimmung der bovinen Abortus-Erreger hat Vf. bakteriologische Untersuchungen an 897 abortierten Feten durchgeführt. Isoliert wurden folgende, in ursächlicher Verbindung mit den Aborten stehenden Mikroorganismen: *Vibrio fetus genitalis* aus 238 Früchten, *Vibrio fetus intestinalis* aus 3, *Trichomonas fetus* aus 2, *Diplococcus* aus 38, *Streptococcus* aus 25, *Staphylococcus aureus* aus 6, *Staphylococcus albus* aus 9, *Escherichia coli* aus 19, *Escherichia paracoli* aus 32, *Salmonella* aus 3, *Protus vulgaris* aus 24, *Bacterium pyocyaneus* aus 18, *Corynebacterium* aus 26, *Zisterella monocytogenes* aus 19, *Zisterella monocytogenes* und *Vibrio fetus* aus 3, anërobe Bakterien aus 5, *Aspergillus fumigatus* aus 2, *Aspergillus flavus* aus 1, anërobe Schimmel aus 3, Toxoplasma aus 2, sterile Impfungen aus 52; bei den übrigen 369 Früchten konnte der Abortus-Erreger nicht nachgewiesen werden. Die Erreger des Brucella- und Virus-Abortus wurden nicht isoliert. Vf. ist der Ansicht, daß unterschiedliche Arten von bedingt-pathogenen Mikroorganismen unter gewissen Bedingungen in die trächtige Gebärmutter, Placenta und Frucht eindringen, sich dort vermehren und bei Kühen, vorwiegend nach dem dritten Trächtigkeitsmonat, die Ursache für Aborte sein können. Solche Aborte wurden häufig während feuchter und kalter Monate beobachtet, wenn die Kühe aufgestallt und nicht vollwertig ernährt worden waren. Es wurde nachgewiesen, daß die Vibriose-Aborte bei den Kühen am häufigsten in den ersten und seltener in den letzten Trächtigkeitsmonaten auftreten. Die vom Vf. in abortierten Feten festgestellten pathologisch-anatomischen Veränderungen waren für bestimmte Infektionsarten nicht kennzeichnend. Abschließend kommt Vf. zur Schlußfolgerung, daß die unzureichende Tierhaltung und Tierernährung für die bakteriellen und mikotischen bovinen Aborte verantwortlich sind. G. Radew. 5475.

Clapp, K. H., Keogh, J. und Richards, M. H.; Adelaide, South Australia, Inst. of Med. and Veterin. Sci.; Dep. of Agric. Epidemiology of ovine brucellosis in South Australia. Further observations. **(Epidemiologie der Schafbrucellose in Südaustralien. Weitere Beobachtungen.)** Austral. veterin. J. **38** (1962) Nr. 10. S. 482–486. – 3 Tab., 9 Lit.
Die Schafbrucellose wurde getilgt in 13 von 14 Schafherden mit Hilfe der Blutuntersuchungen und Schlachtung der serologisch positiven Böcke. 11 Herden blieben mehrere Jahre frei. Neuausbrüche traten in 2 Beständen auf. Die Quelle der Neuansteckung konnte nicht ermittelt werden. Eine für Südaustralien ungewöhnlich schnelle Ausbreitung der Infektion wurde in Versuchen unter Böcken beobachtet, die Kontakt mit infizierten Böcken hatten. Vasektomierte Böcke erwiesen sich empfänglich für die Infektion und schieden mit der Samenflüssigkeit, die keine Spermatozoen enthielt, den Erreger aus. Böcke konnten durch Scheren mit einer künstlich infizierten Handschere infiziert werden. J. Beer. 5477.

Christoforov, L. und Sivovski, I. (Christoforow, L. und Siwowski, I.) Pŭrvi slučaj na bruceloza po ovcete u nas ot Brucella abortus. **(Erstfall von Schaf-Brucellose durch Br. abortus in Bulgarien.)** Izvestija na Centralnija veterinaren institut za zarazni i parazitni bolesti, Sofija **5** (1962) S. 171–178. — 2 Abb., 2 Tab., 18 Lit. Zus. in Russ., Engl.

Durch serologische Untersuchungen in den Jahren 1953–1958 wurden 14 Fälle von Brucellose bei Schafen festgestellt. Nur bei einem Schaf wurde die Brucellose auch bakteriologisch in vivo durch Hämo- und Urokultur sowie mittels Impfung von Organen und Lymphknoten auch post mortem nachgewiesen. Isoliert wurde *Br. abortus*. Die Infektion der Schafe durch diese Brucellenart wird bei einzelnen Tieren beobachtet, die aus Wirtschaften stammen und auf Weiden weideten, auf welchen sich eine große Zahl von brucellosekranken Rindern befanden. Die spezifischen Agglutinine bei Schafen bleiben einige Monate lang auf einem ziemlich hohen Niveau (Titer über 1:1000) erhalten. Z. Tomow. 5477.

Lawrence, W. E.; Sydney, Australia, Univ., Dep. of Veterin. Pathol. and Bacteriol. Ovine brucellosis: A review of the disease in sheep manifested by epididymitis and abortion. **(Schafbrucellose. Eine Übersicht über die bei Schafen in Form der Epididymitis und des Abortes auftretende Krankheit.)** Brit. veterin. J. **117** (1961) Nr. 10. S. 435–447. — 68 Lit.

In der Literaturübersicht werden Geschichte der Krankheit, pathologisch-anatomische Veränderungen, klinische Symptome, bakteriologische Untersuchungen, Pathogenität von *Brucella ovis*, natürliche und experimentelle Infektion, Sterilität bei infizierten Schafböcken, Diagnose, Bekämpfungsmaßnahmen und Therapie ausführlich behandelt. Einzelheiten sind dem Original zu entnehmen. E. Kunter. 5477.

Mateev, B., Conev, C., Ljuckanov, D. und Krŭstev, V. (Mateew, B., Zonew, Z., Ljuzkanow, D. und Krâstew, W.) Proučvanija na brucelozata po svinete. I. Epizootologični proučvanija. **(Untersuchungen über die Schweinebrucellose. 1. Mitt. Epizootiologische Untersuchungen.)** Izvestija na Centralnija veterinaren institut za zarazni i parazitni bolesti, Sofija **5** (1962) S. 81 bis 97. — 2 Abb., 8 Tab., 35 Lit. Zus. in Russ., Engl.

Trotz gänzlicher Tilgung der Rinderbrucellose in Bulgarien, besteht doch noch immer Schweinebrucellose im Ostbalkan-Gebiet des Landes. Im Verlauf von 7 Jahren wurden in der Umgebung von Warna zahlreiche epizootiologische Studien und 210164 Schweineblutproben serologisch untersucht. In 22287 (= 10,7%) der Fälle wurde ein für Brucellose positives oder fragliches Ergebnis erhalten. Die Krankheit wurde in 92 (= 94%) der insgesamt 169 Ortschaften des Bezirkes nachgewiesen. Eine Karte über die Verbreitung der Krankheit ist beigefügt. Der Gebirgsteil und der südliche Vorgebirgsteil des Bezirkes stellen einen seit langem bestehenden, enzootischen, stationären Erstinfektionsherd der Schweinebrucellose dar. Bei Weidehaltung der Schweine weist der epizootische Prozeß eine langsame Ausbreitung und eine schwache Intensität auf, während bei der Stallhaltung die Ausbreitung rasch und die Intensität groß ist. Bei der Weidehaltung sind die Eber die Hauptverbreitungsfaktoren der Krankheit. Hervorgehoben wird die große epizootiologische Bedeutung der versteckten Infektionsquellen, wie die negativ und fraglich reagierenden, aus verseuchten Ortschaften und Schweinefarmen stammenden Schweine. Aus solchen Schweinen wurde der Stamm *Br. suis* isoliert. Es wurde keine Migration von *Br. suis* von Schweinen auf andere landwirtschaftliche Nutztiere festgestellt. Hinsichtlich der Anfälligkeit gegenüber der Brucelloseinfektion der Ostbalkan- und Kulturschweinerassen wurden bei Stallhaltung keine Unterschiede festgestellt. Isoliert wurden 29 als *Br. suis, var. danica* typisierte Brucella-Stämme. Es werden die Seuchenbekämpfungsmethoden und die dabei erzielten Ergebnisse angeführt. In den nächsten 5–6 Jahren steht die Tilgung dieser Enzootie bevor. Z. Tomow. 5490.

Genev, Ch. (Genew, Ch.) Proučvanija vŭrchu infekcijata i imuniteta pri červenkata po svinete. **(Untersuchungen über Infektion und Immunität beim Schweinerotlauf.)** Izvestija na Centralnija veterinaren institut za zarazni i parazitni bolesti, Sofija **5** (1962) S. 11–19. — 12 Lit. Zus. in Russ., Dtsch.
Es wurden Versuche mit Infektion von 50 Ferkeln (zwei bis 6 Monate alt) durch Zufütterung mit aus an Rotlauf verendeten Tieren stammenden Organen oder bei Kontakt mit kranken Tieren durchgeführt. Von gegen Rotlauf nicht immunisierten Muttersauen stammende Ferkel (2–3 Mon.) erkrankten an Rotlauf nicht. Die älteren ($4^1/_2$ bis 6 Monate) von denselben Muttersauen stammenden Ferkel waren stark anfällig und verendeten an Rotlauf entweder nach Zufütterung oder durch Kontakt mit infizierten, aber nicht erkrankten Ferkeln. Die nicht krank gewordenen 2–3 Monate alten Ferkel erhalten nach der Infizierung eine ganz solide Immunität. Festgestellt wurde, daß bei Kontaktversuchen eine Infektion nicht nur durch Berührung mit eindeutig an Rotlauf erkrankten Schweinen stattfindet, sondern auch bei Kontakt mit infizierten, nicht klinisch krank gewordenen Tieren. Abschließend wird hervorgehoben, daß der Rotlauf alle Eigenschaften einer Infektionskrankheit besitzt. Z. Tomow. 5527.

Jovčev, E. (Jowtschew, E.) Vlijanie na penicilina vŭrchu fagocitozata pri zdravi i bolni ot červenka svine. **(Penicillinwirkung auf die Phagozytose bei gesunden und rotlaufkranken Schweinen.)** Naučni trudove. Visš veterinarnomedicinski institut „Prof. d-r G. Pavlov", Sofija **10** (1962) S. 297–304. — 4 Abb., 2 Tab., 20 Lit. Zus. in Russ., Dtsch.
Nachdem es festgestellt wurde, daß 1) das Penicillin in vitro auf die Leukocyten gesunder Schweine eine Phagocytose-hemmende Wirkung zeigt, 2) nach i.m. Injektionen (3000 IE Penicillin/kg Kgw.) bei gesunden und kranken Schweinen eine stärkere oder schwächere Hemmung der Phagocytose eintritt und 3) bei gleichzeitiger Verabreichung von Rotlaufserum und Penicillin die Phagocytose-hemmende Wirkung des Penicillins sich bei rotlaufkranken Schweinen nicht äußert, wird die Behandlung des Schweinerotlaufs mit Rotlauf-Immun-Serum und Penicillin empfohlen. Auf diese Weise wird die Phagocytose stark aktiviert und die Genesung gefördert.
Z. Tomow. 5540.

Belčev, D., Ognjanov, D., Enčev, S., Ivanov, I. und Semov, P. (Beltschew, D., Ognjanow, D., Entschew, S., Iwanow, I. und Semow, P.) Po-natatŭšni proučvanija vŭrchu paratuberkulozata po ovcete i govedata u nas. **(Weitere Untersuchungen über die Schaf- und Rinder-Paratuberkulose in Bulgarien.)** Izvestija na Centralnija veterinaren institut za zarazni i parazitni bolesti, Sofija **3** (1962) S. 47–64. — 7 Abb., 1 Tab., 26 Lit. Zus. in Russ., Engl.
Erforscht wurden die Verbreitung der Paratuberkulose im Lande, ihr Verlauf in den verseuchten Wirtschaften und der Zusammenhang der Erkrankung bei Schaf und Rind. Ferner wurden auch klinische, bakteriologisch-kulturelle und morphologische Untersuchungen durchgeführt. Die Krankheit wurde in 18 Ortschaften (aus 6 Bezirken) an Schafen und in weiteren 26 Ortschaften (aus 9 Bezirken) bei Rindern nachgewiesen. Die Erkrankung trägt einen Standort-Charakter und trat unter gleichen klinischen Symptomen allein bei Rindern in 20, nur bei Schafen in 12 und gleichzeitig bei Rindern und Schafen in 6 Ortschaften auf. Die allergische Probe mit Geflügeltuberkulin war für den Nachweis einzelner kranker Schafe nicht spezifisch, weil auf sie auch gesunde Schafe reagierten und außerdem die Reaktionen bei den gleichen Tieren schwankend waren. Die 10 isolierten Stämme wurden dem klassischen Typ Mycobacterium Johnei zugerechnet.

Die wichtigsten Merkmale zur Bestätigung der Ergebnisse der allergischen Reaktion sind, den Vff. nach, die Ergebnisse der histologischen Untersuchungen. P. Pawlow. 5590.

Želev, V. und Djakov, L. (Shelew, W. und Djakow, L.) Morfologični izmenenija vŭv fetusite pri leptospirozni aborti po švinete. **(Morphologische Veränderungen in den Föten bei Leptospirose-Aborten der Schweine.)** Naučni trudove. Visš veterinarnomedicinski institut „Prof. d-r G. Pavlov", Sofija **10** (1962) S. 119–127. – 6 Abb., 1 Tab., 13 Lit. Zus. in Russ., Dtsch.

Mikroskopisch wurden 18 abortierte Feten und totgeborene oder lebensunfähige Ferkel untersucht. Die von außen sichtbaren Schleimhäute und die Haut waren bleicher als normal, mitunter mit gelblichem Schimmer (Ikterus). In den Organen wurden Blutergüsse festgestellt. Insbesondere sind die Nieren an der Oberfläche und im Längsschnitt hyperämisch, dunkelrot, mit einzelnen oder mehreren Petechien oder Ecchymosen durchsetzt. In der Leber zeigten sich diffuse und herdförmige, leukocytäre Infiltrate sowie dystrophische Prozesse. Im interstitiellen Nierengewebe werden lymphocytäre und lymphoidocytäre Infiltrate sowie Blutergüsse und dystrophische Prozesse in den Epithelialzellen einzelner Kanälchen festgestellt. In manchen Fällen wurde die Anwesenheit von Leptospiren, vor allem in der Niere beobachtet, eine Tatsache, die der Ansicht von Morter, Morse und Langham widerspricht, Leptospiren könnten die Placentaschranke nicht passieren. Z. Tomow. 5720.

Džankov, I. (Dshankow, I.) Vŭrchu reaktivnostta na praseto sprjamo leptospirite. **(Über die Reaktivität der Ferkel gegen Leptospiren.)** Izvestija na Centralnija veterinaren institut za zarazni i parazitni bolesti, Sofija **5** (1962) S. 123–136. – 5 Abb., 3 Tab., 23 Lit. Zus. in Russ., Engl.

Die neugeborenen Ferkel bis zur 12. Stunde nach der Geburt sind immunologisch ohne Reaktion, selbst nach der am 7. Tage wiederholten Vaccinierung, während die im Alter von 14 bzw. 23 Tagen geimpften Ferkel nach der ersten antigenen Reizung eine ausgeprägte Agglutinogenese zeigen. Die Schweinefeten sind während der zweiten Hälfte der Trächtigkeit gegen Leptospiren immunologisch ohne Reaktion. Die neugeborenen, bis zur sechsten Stunde nach der Geburt künstlich infizierten Ferkel sind gegen eine Infektion mit Leptospiren (L. pomona) am empfindlichsten. Ferkel im Alter von 50–70 Tagen reagierten gegen die Infektion mit keinen klinischen Anzeichen. In jedem Alter sind die Ferkel gegen die lebenden Leptospiren immunologisch reaktiv. Z. Tomov. 5720.

Frank, F. W., Baron, R. R., Meinershagen, W. A. und Scrivner, L. H.; Moscow, Univ. of Idaho, Agric. Exp. Stat.; Caldwell, Ida., Caldwell Branch Stat. Furazolidone ineffective in ovine vibriosis. **(Die Unwirksamkeit von Furazolidon bei der Vibriosis des Schafes.)** Amer. J. veterin. Res. **23** (1962) Nr. 96. S. 985–986. – 2 Tab., 11 Lit. Zus. in Interlingua. E. Wiesner. 5750.

Savov, N., Ivanov, I. und Belčev, D. (Sawow, N., Iwanow, I. und Beltschew, N.) Slučai na listerioza po edrija rogat dobitŭk. **(Fälle von Listeriose bei Rindern.)** Izvestija na Centralnija veterinaren institut za zarazni i parazitni bolesti, Sofija **5** (1962) S. 161–164. – 16 Lit. Zus. in Russ., Engl.

Listeriose wurde bakteriologisch bei zwei verendeten Kühen, die gleichzeitig mit acht anderen, die aus gleichen Wirtschaft stammten und unter den klinischen Anzeichen einer hämorrhagischen Enteritis erkrankt waren, festgestellt. Zwei andere Kühe und eine Büffelkuh, die an Meningoencephalitis erkrankt waren, sind sporadische Fälle, die ebenfalls zur bakteriologischen Diagnose „Listeriose" führten. Z. Tomow. 5760.

Kononov, Ju. V. (Kononow, Ju. W.); Omsk, Veterinärmed. Inst. Ob infekcionnom atrofičeskom rinite svinej. **(Zur infektiösen atrophischen Rhinitis der Schweine.)** Veterinarija, Moskva **39** (1962) Nr. 11. S. 47.
Vf. beobachtete in seiner Sowchose mehrfach die atrophische Rhinitis der Schweine, die eine schnelle Ausbreitungstendenz zeigte. Da das Staatsgut weit entfernt von anderen Ortschaften liegt, kam eine Einschleppung von außen nicht in Frage. Das erste Mal trat die Krankheit 1958 auf, nachdem die Tiere zur Mast auf Trockenfutter umgestellt wurden. Die Bekämpfungsmaßnahmen bestanden im folgenden: Schlachtung aller klinisch kranken Tiere, Umsetzung der Läuferschweine, Behandlung der übrigen Tiere mit einer 2%igen Kreolinlösung. Die Krankheit trat in den nächsten 9 Monaten nicht wieder auf. Ein Neuausbruch erfolgte im Frühjahr des nächsten Jahres wiederum nach der Umstellung auf Trockenfutter. W. Plaschke. 5767.

X. HÄMATOLOGIE

Verter, W. und Morsk, H.; Berlin, Humboldt-Univ., Med. Tierklin., Abt. für Pathol. Physiol.; Inst. für Gerichtl. Tierheilkunde. **Untersuchungen zum Blutbild der Rindeř der Gruppen Bos primigenius taurus, Bos indicus, Bubalus arnee bubalis und Bos (Phöephagus) mutus grunniens (L.)** Mh. Veterinärmed. **18** (1963) Nr. 1. S. 22–26. — 7 Tab., 67 Lit.
Vff. ermitteln das physiologische Blutbild der o. a. Rinderarten. In der Gattung *Bos primigenius taurus* (L) werden 12 Tiere, in der Gattung *Bos indicus* (L) 18 Tiere, in der Gattung *Bos* (*Phöephagus*) *mutus grunniens* 12 Tiere und in der Gattung *Bubalus arnee bubalis* 8 Tiere untersucht. Es werden nur solche Tiere zur Untersuchung herangezogen, die klinisch und hämatologisch gesund erscheinen und parasitologisch und Tuberkulin-negativ sind. Jahreszeit und Geschlecht scheinen keinen Einfluß auf das Blutbild zu haben. Im wesentlichen besteht eine Übereinstimmung mit dem Blutbild des Hausrindes. Es ist ein lymphocytäres Blutbild, in dem keine Myelocyten und Metamyelocyten nachgewiesen werden. Die Zahl der Erythrocyten/mm^3 und der Leukocyten pro mm^3 ist bei jungen Tieren (bis zu 3 Jahren) erhöht. G. Becker. 5910.

Sery, Claude; Alfort, École Nat. Vétérin. Contribution à l'étude de l'hémogramme et du myélogramme dans le pyomètre de la chienne. **(Ein Beitrag zur Untersuchung des roten und weißen Blutbildes bei der Pyometra der Hündin.)** Diss. Alfort **1961** 65 S. — 2 Abb., 5 Tab., 45 Lit. K. Reinhardt. 5910.

Heinecke, H.; Jena, Inst. für Mikrobiol. und Exp. Therapie der Dtsch. Akad. der Wiss. zu Berlin. **Das Blutbild der Maus (eine Übersicht). II. Das normale rote Blutbild.** Z. Versuchstierkunde **1** (1962) Nr. 5. S. 141–159. — 8 Tab., 74 Lit. Zus. in Engl. 1. Mitt. vgl. LZ. Abt. IV **7** (1962) Nr. 12. S. 2571.
Nach Literaturangaben liegen die Werte für Erythrocyten im Mittel zwischen 8 und 10 Mill./mm^3, der Hämatokrit zwischen 33 und 60%, der Hb-Gehalt zwischen 77 und 104% n. Sahli. Es bestehen zwischen verschiedenen Stämmen und Linien Unterschiede hinsichtlich der Erythrocyten- und Hämatokritwerte. Embryonen hatten schon am 17. Tag das bei der Geburt gefundene Retikulocyten: Erythrocytenverhältnis wie 3 : 1. Mit zunehmendem Alter nahmen die Hb-Werte ab. Der Einfluß des Geschlechts auf das rote Blutbild ist noch nicht geklärt. Die Umgebungstemperatur und der Luftdruck haben einen Einfluß auf Erythrocyten-, Hämoglobin- und Hämatokritwert. Die Beeinflussung durch Ort und Art der Blutentnahme ist weniger ausgeprägt als beim weißen Blutbild. B. Busch. 5910.

Wiegand, D.; Berlin-Dahlem, Bundesgesundheitsamt, Max von Pettenkofer-Inst., Abt. für Veterinärmed. **Zählung roter und weißer Blutelemente des Rindes mit einem automatischen Blutkörperzählgerät.** Berliner Münchener tierärztl. Wschr. **75** (1962) Nr. 7. S. 129–131. — 4 Abb., 6 Lit.

Es wird über Erfahrungen mit dem Blutkörperzählgerät „Celloscope“ der Firma A. B. Lars Ljungberg & Co., Stockholm, berichtet. Die Arbeitsweise des Gerätes besteht im Prinzip in der Messung der Stromschwankungen, die durch die angesaugten Blutkörperchen aus einer Blutverdünnung beim Passieren einer Glaswandöffnung von etwa 30 μ Durchmesser hervorgerufen werden. Für ein schnelles und genaues Abfüllen der Verdünnungslösung empfiehlt sich die Anwendung automatischer Pipetten. Mit Hilfe dieser Pipetten werden zwei Blutverdünnungen von 1:200 und 1:80000 hergestellt. Die Zählung der Erythrocyten erfolgt in der Verdünnung von 1:80000, die Leukocyten bleiben hierbei unberücksichtigt, sofern ihre Werte im normalen Bereich liegen. Die Bestimmung der Leukocytenanzahl erfolgt aus einer Blutverdünnung von 1:800, die aus der vorher bereiteten Verdünnung von 1:200 hergestellt wird. Die Erythrocytolyse wird durch Zusatz von 0,2 cm^3 Saponinlösung erzeugt. Für die Zählung der Erythrocyten, die sich in der Größe vom Erythrocyten des Menschen unterscheiden, ist es erforderlich, das Celloskop auf die Zellgröße zu eichen. Die Streuungsbreite der Methode wird durch 10 Erythrocyten- und 10 Leukocytenzählungen aus einer Blutprobe ermittelt. Nach den Ergebnissen wird die maximale Streuungsbreite für die Zählung der roten Blutkörperchen mit $\pm$ 6% und für die Zählung der Leukocyten mit $\pm$ 5% angegeben. Von einer techn. Assistentin können pro Tag 100–200 Zählungen durchgeführt werden. W. Verter. 5924.

Baciu, J.; Cluj, Acad. de la R. P. Roumaine, Inst. de Rech. Méd. La régulation nerveuse et humorale de l'érythropoïèse. **(Die nervöse und humorale Regulation der Erythropoiese.)** J. Physiol. [Paris] **54** (1962) Nr. 3. S. 441 bis 458. – 7 Tab., 5 Lit. Zus. in Engl.

Die Regulation der Erythropoiese (E) durch das Nervensystem ist sehr umstritten und bisher ungenügend wissenschaftlich geordnet. Eine Vermehrung der Zahl der Erythrocyten kann durch Injektion von Sand in den Hypothalamus, durch Lufteinblasung in den III. Ventrikel, durch Faradisation bewirkt werden. Eine Unterbrechung des Halsmarkes verhindert die Polyglobulie. Bei durch Blutgefäße verbundenen Tieren reagiert bei Reizung des einen auch das andere Tier mit Polyglobulie infolge der humoralen Hämopoietine. Sauerstoffmangel eines Parabionten bewirkt auch beim anderen Polyglobulie. Die Beziehung zwischen nervöser Stimulierung und humoraler Ausführung durch die Hämopoietine ist zu klären. Im Versuch bewirkt ein Sauerstoffmangel des Kopfes durch Unterbindung des Truncus arteriosus bracchiocephalicus die E. Bei 10 Hunden wurden alle Verbindungen zwischen Stamm und Kopf unterbrochen außer den Vv. jugulares, Aa. carotes, Ösophagus, Trachea, den Nervenverbindungen und dem Rückenmark. Die Aa. carotes wurden herauspräpariert und bei Bedarf pneumatisch komprimiert. Bei 10 weiteren Hunden wurde außerdem die Zone der Carotis-Sinus enerviert. Bei den Tieren der ersten Abteilung steigt dabei die Zahl der Erythrocyten und Reticulocyten stetig bis zum 4. Tag an. Bei den Tieren mit entnervten Carotis-Sinus ist nach anfänglich hoher Zahl ein Gleichstand und zum 4. und 5. Tag ein bedeutend höherer Anstieg festzustellen. Das Erythropoietin wird als Alpha-I-Globulin erkannt und gibt, vor einer Bestrahlung appliziert, durch Anregung der E. einen Strahlenschutz. Die humoralen Faktoren kommen also erst unter nervösem Einfluß zur Entfaltung. Ein Sauerstoffmangel wirkt auf die zentralen nervösen Regulationszentren ent weder durch Reflex oder auf direktem Weg. Der Reflex geht von den Chemoreceptoren der Carotis-Sinus aus. Die Milz, das Knochenmark und die Atmungsorgane sind die Erfolgsorgane. Der direkte Weg der Stimulierung der E. durch O-Mangel geht über das Rückenmark zu noch nicht bekannten Organen, um dort die Ausschüttung des Erythropoietin zu veranlassen. Das Erythropoietin wirkt auf das rote Knochenmark und ruft Reticulocytose und Polyglobulie nach 3–4 Tagen hervor. Erythropoietin ist ein Alphapseudo-Globulin, das aus anämischem Serum mit Methanol praecipitiert werden kann und, vor einer Strahlenbelastung injiziert, vorbeugend gegen Strahlen schützt. K. Preißler. 5940.

Fried, K. und Jantošovič, J.; Košice, Katedra Klin. Diagnostiky a Vnútorných Chorôb I. Veterin. Fak. VŠP. Šikmá sedimentácia erytrocytov u sliepok a jej použitel'nosť v diagnostike tuberkulózy. **(Schrägsedimentation von Erythrocyten bei Hühnern und ihre Anwendung in der Diagnostik der Tuberkulose.)** Veterin. Časopis **11** (1962) Nr. 4. S. 352–361. — 6 Tab. Zus. in Russ., Dtsch., Engl.
Es wurde die Geschwindigkeit der Schrägsedimentation von Erythrocyten bei 1–2jährigen Hennen verfolgt, die sich in verschiedenem Nährzustand befanden und von denen 36 gesund und 67 tuberkulosekrank waren. Zur Sedimentation benützte man Westergreen'sche Pipetten von 2,5 mm lichter Weite mit 60° Neigung und unter Labortemperatur (18–22 °C) sowie ferner bei niedrigerer (18–12 °C) und höherer (28–32 °C) Temperatur. Das Blut wurde dem Herzen entnommen und mit einer Natriumcitratlösung im Verhältnis von 4:1 verdünnt. Die Höhe der Leukocytensäule erreichte bei gesunden Hennen 2–6 mm, bei tuberkulösen 1–14 mm. Nach der Höhe der Blutkörperchensäule war es nicht einmal annähernd möglich, ihre Zahl zu bestimmen. Die Schrägsedimentation verläuft unverhältnismäßig schneller als in senkrechten Röhrchen. Die Beschleunigung der Erythrocytensedimentation war beim Blut von tuberkulösen Hennen nachweisbar, und man beobachtete auch eine gewisse Parallelität zwischen dem Fortschritt der Krankheit und der Beschleunigung der Sedimentation. Der Nährzustand beeinflußte die Sedimentation nicht signifikant. Vff. empfehlen die Schrägsedimentation der Erythrocyten als eine einfache diagnostische Methode für das Geflügel, wobei ihr Ergebnis im Rahmen des Gesamtbefundes zu bewerten ist. F. Nádvorník. 6010.

Shimbayashi, Koichi, Itabisashi, Tomoo und Yonemura, Toshio. Free amino acids in the blood plasma of the milking cow and goat: their changes under acidic diet. **(Die freien Aminosäuren im Blutplasma von laktierenden Rindern und Ziegen und deren Veränderungen bei Säurefütterung.)** Nat. Inst. Animal Health Quart. [Tokyo] **2** (1962) Nr. 3. S. 148–153. — 3 Tab., 18 Lit. Orig.: engl.
An 8 Milchkühen im Alter von 3–6 Jahren sowie an einer Ziege wurden Untersuchungen der freien Aminosäuren im Blutplasma unter Normalverhältnissen sowie nach Beifütterung von $NaHPO_4$ in größeren Dosen durchgeführt. Alanin, Glykokoll und Valin kamen ziemlich reichlich vor, ebenfalls Lysin + Ornithin und Arginin. Weniger hoch waren die Konzentrationen an Threonin, Methionin, Tyrosin, Phenylalanin und Asparaginsäure. Der Glykokollgehalt liegt beim Wiederkäuer höher als beim Menschen. Bei Mangelernährung (58 bzw. 78% N-Bedarfsdeckung) und bei zusätzlicher Verabreichung von NaH_2PO_4 lag die Konzentration der meisten Aminosäuren wesentlich niedriger als bei Normalfütterung. Der Gehalt an Harnstoff war gleichfalls herabgesetzt (1,8–2,8 mg% Harnstoff-N, vergleichsweise zu 8–10,5 mg% normal). Bei Erhöhung des Stickstoffanteils (ohne Säuregaben) im Futter stiegen die Konzentrationen an, insbesondere die an Arginin sowie an Lysin + Ornithin; die Konzentration an Harnstoff bewegte sich im Normalbereich. Bemerkenswert ist der hohe Anstieg von Glykokoll im Plasma bei zusätzlicher Fütterung von primärem Natriumphosphat (P/Ca-Verhältnis = 4), bei dessen Genese Störungen des Kollagenstoffwechsels im Knochen eine Rolle spielen dürften. Durch Verabreichung phosphatreicher und calciumarmer Rationen ist bekanntlich eine Osteomalacie auszulösen. E. Kolb. 6060.

Kóňa, E., Boďa, K. und Tomáš, J.; Košice, Katedra Patol. Morfol. a Fyziol. Veterin. Fak. Zmeny hladiny esterifikovaných mastných kyselín, fosfolipidov a cholesterolu v krvi býčkov po kŕmení močovinou. **(Gehaltveränderungen von Fettsäuren, Phospholipoiden und Cholesterol im Blut der Bullen nach Fütterung mit Harnstoff.)** Veterin. Časopis **11** (1962) Nr. 5. S. 449–453. – 3 Tab., 26 Lit. Zus. in Engl., Dtsch.

Zwei Gruppen von je 10 Mastbullen (300–400 kg Kgw.) erhielten einen Monat lang täglich Harnstoff verabreicht, und zwar eine Gruppe je 60 g, die andere je 100 g. Es handelte sich um zwei Mastversuche, die durch den Gehalt an verdaulichen Nährstoffen voneinander abwichen. Im Blut, das vor der Mittagsfütterung entnommen wurde, verfolgte man veresterte Fettsäuren (Methode Sternová, und Shapira), Phospholipoide (Methode Fiske und Subarov) und Gesamtcholesterol (Methode Liebermann-Burchardtová). Die Harnstoffverabreichung bewirkte in beiden Versuchsreihen im Vergleich mit der Kontrollgruppe eine mäßige Hebung des Spiegels veresterter Fettsäuren und eine bedeutende Senkung des Gesamtcholesterols im Blut.

F. Nádvorník. 6090.

Marion, J. E., Edwards jun., H. M., Driggers, J. C.; Athens, Univ. of Georgia, Poultry Dep. Influence of diet on serum cholesterol in the chick. **(Der Einfluß der Kost auf den Serumcholesterinspiegel bei Küken.)** J. Nutrit. [Philadelphia] **74** (1961) Nr. 2. S. 171–175. – 4 Tab., 11 Lit.

Vierwöchige Versuche an ♂ Eintagsküken führten zu folgenden Ergebnissen. Bei Fütterung von Diäten ohne Fettzusatz trat bei Variation des Eiweiß-, Cholesterin- oder Energiegehaltes der Kost keine Veränderung des Serumcholesterins auf; eine Erhöhung beobachtete man, sobald neben Cholesterin Maisöl im Futter gegeben wurde. Bei Fettzusatz zur Grundkost nahm der Cholesteringehalt des Serums mit steigender Nahrungsproteinmenge ab.

I. Müller. 6090.

Delaunois, A. L.; Ghent, Belgium, Univ., J. F. Heymans Inst. of Pharmacol. Automatized micromethod for the potentiometric determination of cholinesterase activity. **(Eine automatisierte Mikromethode zur potentiometrischen Bestimmung der Cholinesterase-Aktivität.)** Arch. int. Pharmacodynam. Thérap. [Gand, Belgique] **140** (1962) Nr. 3./4. S. 351–357. – 3 Abb., 3 Lit. Zus. in Franz.

Es wird eine automatisierte Mikromethode zur Bestimmung der Cholinesterase-Aktivität im Serum, im Blut und in Gewebeextrakten beschrieben. Die Titration der bei der Fermenttätigkeit gebildeten Säure erfolgt mittels einer 0,01 n Natronlauge. Als Elektroden werden eine Antimonelektrode und eine Kalomelbezugselektrode verwendet. Die Titration erfolgt bei einem pH-Wert von 7,4, wobei die nach Beginn der Fermentwirkung zur Aufrechterhaltung des pH-Wertes benötigte Natronlauge zeitlich registriert und als Ausdruck der Cholinesterase-Aktivität gewertet wird. Die Methode eignet sich für Serienbestimmungen, wobei einschließlich der Bestimmung der spontanen Substrathydrolyse etwa 20 Min. benötigt werden. Der Aufbau der Apparatur ist an Hand von 2 Abb. erläutert. E. Kolb. 6105.

Rindi, G. und Perri, V.; Pavia, Italy, Univ., Inst. of Human Physiol. A simple fluorimetric method for determining thiamine and thiamine sulfides in blood. **(Eine einfache fluorometrische Methode zur Bestimmung von Thiamin und Thiaminsulfid im Blut.)** Int. Z. Vitaminforsch. [Bern] **32** (1962) Nr. 4. S. 398–405. – 3 Tab., 18 Lit. Zus. in Franz., Dtsch.

Zur Gesamt-Thiamin-Bestimmung wird 1 ml heparinisiertes Blut mit H_2O hämolysiert, mit 30%iger Trichloressigsäure versetzt, mit 2,5 M Na-Acetatlösung auf pH 5,1–5,2 eingestellt und nach Zugabe einer wäßrigen Lösung von menschlicher Prostata-Phosphatase 12 Std. bei 37 °C incubiert. Als Standard wird 1 ml einer Thiamin-Lösung (0,1 μg) nach gleicher Behandlung verwandt. Die Oxydation der Probe wird mit 0,12%iger $K_3Fe(CN)_6$-Lösung in 10 N NaOH vorgenommen, der Überschuß an Oxydationsmittel mit

Perhydrol vernichtet. Als Blindwert wird eine mit nur 10 N NaOH versetzte Probe benutzt. Anschließend wird mit Isobutanol extrahiert; die Messung des trockenen Extraktes erfolgt im Farrand Mikrofluorimeter. Im „Recovery" Test werden 92,4% des zugesetzten Thiamin wiedergefunden. Zur Bestimmung von Thiamindisulfid wird im Unterschied zu oben die Hämolyse des Blutes unter Zusatz von Monojodessigsäure (zur Verhinderung der Reduktion von Thiamindisulfid) durchgeführt. Aus der Differenz von Gesamt-Thiamin und dem Wert der letzteren Thiaminbestimmung ergibt sich der Gehalt an Thiamindisulfid. Im Blut von normalen Frauen und Männern wird nach oraler Verabfolgung von Thiaminhydrochlorid (25 und 100 mg) und Thiamindisulfid (100 mg) der Thiaminblutspiegel nur sehr wenig gesteigert, bei Thiaminpropyldisulfid (25 und 100 mg) wird ein deutlicher Anstieg beobachtet. Nach der Applikation der Disulfide werden diese in geringen Mengen im Blut gefunden. H. Schmandke. 6115.

Richter, O.; München. **Blutgruppenforschung auch beim Schwein und Pferd.** Tierzüchter **14** (1962) Nr. 16. S. 594–595.

Die Phänogruppen oder Faktorenkombinationen spielen bei der Blutgruppenforschung eine große Rolle. Beim Fleckvieh sind 113, beim Braunvieh 68 und beim Gelbvieh 30 verschiedene Phänotypen im B- und C-Blutgrupppensystem gefunden und gesichert worden. Für genetische Untersuchungen ist das Schwein besonders geeignet, außerdem bieten sich in den Mastprüfungsanstalten auf Grund der fast gleichen Umweltbedingungen günstige Möglichkeiten für Blutgruppenuntersuchungen. Beim Pferd ist die Erforschung der Blutgruppeneigenschaften, Serummerkmale und Blutgruppfarbstofftypen, außer für den Abstammungsnachweis, vor allem auch für die Bekämpfung des hämolytischen Ikterus wertvoll. Eine Ergänzung der Blutgruppenbestimmung stellt die β-Globulin-Elektrophorese dar (β-G-E). Mit Hilfe der β-G-E können die Serumeigenschaften des einzelnen Tieres bestimmt werden, indem die Durchwanderungsgeschwindigkeit der Eiweißbestandteile durch ein Stärkemedium im elektrischen Spannungsfeld gemessen wird. Diese Untersuchung ist von Interesse bei Abstammungsnachweisen, in der Zwillingsforschung, da die Serumeigenschaften durch die Gefäßanastomosen nicht beeinflußbar sind, und beim Studium der Verwandtschaft zwischen den einzelnen Populationen. Die jeweils entsprechenden β-Globulin-Typen konnten auch im Milchserum gefunden werden. G. Becker. 6125.

Busch, B.; Dummerstorf, Arbeitsgruppe Immunogenetik des Inst. für Tierzuchtforsch. der Dtsch. Akad. der Landwirtsch.-Wiss. zu Berlin. **Blutgruppenserologische Untersuchungen an Rinderzwillingen zur Klärung einer Mono- bzw. Dicygotie.** Mh. Veterinärmed. 18 (1962) Nr. 1. S. 10–22. — 2 Tab., 9 Lit.

Bei der Untersuchung von Rinderzwillingen auf Ein- bzw. Zwei-eiigkeit empfiehlt Vf. vor allem die Blutgruppeneigenschaften heranzuziehen, da die äußeren Merkmale wenig Sicherheit bieten. 41 im Äußeren weitgehend übereinstimmende Zwillingspaare wurden auf ihre Blutgruppeneigenschaften untersucht. Nur ein Zwillingspaar zeigte völlige Übereinstimmung in den Blutgruppenfaktoren. Durch Bestimmung der Serumtransferrintypen kann die Sicherheit der Untersuchung noch erhöht werden.

G. Becker. 6125.

Murty, D. Krishna und Hajela, S. K.; Mathura, Uttar Pradesh, Coll. of Veterin. Sci. and Animal Husbandry. Haematologic alchanges in adult bovine and buffalo heifers following vaccination with Brucella abortus (strain 19) vaccine. **(Veränderungen des Blutbildes bei erwachsenen Rinder- und Büffelfärsen nach der Vaccination mit Buck 19.)** Indian J. veterin. Sci. Animal Husbandry **32** (1962) Nr. 2. S. 125–138. — 3 Abb., 3 Tab., 11 Lit.

Die Blutuntersuchungen erstreckten sich auf die Zahl der Erythrocyten und Leukocyten, das Differentialblutbild sowie die Bestimmung der Hämoglobinwerte, der Blutsenkungsgeschwindigkeit und des spezifischen Gewichtes. Daneben wurden alle Seren in der Langsamagglutination untersucht und bakteriologische Untersuchungen des Blutes und Vaginalschleimes durchgeführt. Im Vergleich zu den nicht vaccinierten Rinder- und Büffelfärsen zeigten die vaccinierten Tiere spezifische Veränderungen des Zellbildes und Blutserums. Zwischen der Bildung agglutinierender Antikörper und den Veränderungen des Blutbildes bestanden enge Zusammenhänge. Bei allen vaccinierten Tieren konnten bis zu 212 Tagen, bei 2 sogar noch 27 Mon. p. v. agglutinierende Antikörper nachgewiesen werden. Ein Tag p. v. trat ein leichter Abfall der Erythrocytenzahl auf, gefolgt von einem leichten Anstieg bis zum 18. Tag. Danach normalisierten sich die Werte wieder. Die Zahl der Leukocyten sank 2 Tage p. v. ab, stieg am 3. Tag wieder an und erreichte am 44. Tag Höchstwerte, um danach allmählich wieder abzusinken. Ein zweiter Anstieg wurde während des 4. Monats p. v. beobachtet. Die Zahl der neutrophilen und eosinophilen Granulocyten veränderte sich im wesentlichen proportional zu der Zahl der Leukocyten. Es besteht eine positive Korrelation zwischen dem Agglutinationstiter und der Gesamtzahl der Leukocyten, während zwischen dem Verhalten der Lymphocyten und den agglutinierenden Antikörpern eine negative Korrelation zu existieren scheint. In den ersten 2 Tagen p. v. war eine leichte Zunahme der Lymphocyten zu beobachten, der sich vom 4. Tag an eine beträchtliche Verminderung anschloß, die am 23. Tag Tiefstwerte erreichte. Die Normalwerte stellten sich etwa zum 4. Monat ein. Dem initialen Abfall der Monocytenwerte am 1. Tag p. v. folgte ein Anstieg mit dem Maximum während des Auftretens agglutinierender Antikörper. Die Blutsenkung war am 1. Tag p. v. verzögert, später beschleunigt und zeigte Höchstwerte zum Zeitpunkt der höchsten Agglutinationstiter. Am 44. Tag p. v. war die Blutsenkungsgeschwindigkeit wieder normal. Vom 3. Tag p. v. an verringerte sich das spezifische Gewicht und erreichte den niedrigsten Wert während der höchsten Agglutinationstiter; Rückkehr zur Norm nach dem 36. Tag. Die Untersuchungsergebnisse zeigen die Möglichkeit, neben den serologischen Untersuchungsverfahren die Veränderungen des Blutbildes zur Beurteilung der Wirksamkeit der Vaccination heranzuziehen. E. Kunter. 6135.

Eisenstein, R.; Chicago, Ill., Presbyterian-St.-Luke's Hospital, Div. of Pathol. Effect of hypervitaminosis D on serum factors in the rabbit. **(Wirkung übermäßiger Vitamin D-Gaben auf die Serumfaktoren beim Kaninchen.)** Proc. Soc. Exp. Biol. Med. [Utica] **109** (1962) Nr. 3. S. 482. 6135.

Ritzel, G.; Basel, Univ., Physiol.-Chem. Inst. **Elektrophoretische Untersuchungen an Serumeiweißen wachsender Ratten unter Antibioticumfütterung.** Int.Z. Vitaminforsch. [Bern] **32** (1962) Nr. 4. S. 488–492. – 6 Abb., 1 Tab., 14 Lit. An wachsenden Ratten wurde auf papier- und immunelektrophoretischem Wege der Einfluß von Oxytetracyclin in therapeutischen und nutritiven Dosen auf die Bildung von γ-Globulin und die β_2-Fraktionen bearbeitet. Dazu erhielten Rattenweibchen täglich für 4 Wochen 2,0 g Oxytetracyclin/kg Futter bzw. 0,025 g/kg. Nach der Paarung wurden vom 20. Embryonaltag bis zum 70. Lebenstag (die entwöhnten Jungtiere erhielten die gleichen Dosen Oxytetracyclin) die Seren in verschiedenen Intervallen bearbeitet. Die Befunde der Papierelektrophorese ergaben, daß die Eigensynthese der γ-Globuline gegenüber den Kontrolltieren verzögert und die γ-Globulin-Endkonzentration vermindert wird. Immunelektrophoretisch wurde unter gleichen Bedingungen eine verzögerte Bildung der antikörperhaltigen β_2-Fraktionen nachgewiesen. Die Wirkung der nutritiven Dosen beträgt $^1/_{80}$ der therapeutischen Dosen. H. Schmandke. 6135.

Wellington, J. S., Gardner, R. E. und McGinley, J. P.; San Francisco, Univ. of California, Med. Center, Dep. of Pathol., Surgery and Dermatol. Effect of repeated erythrocyte transfusions on subsequent survival of homologous erythrocytes in chickens. **(Wirkung von wiederholten Erythrocyten-Transfusionen auf das folgende Überleben homologer Erythrocyten bei Küken.)** Proc. Soc. exp. Biol. Med. **110** (1962) Nr. 4. S. 679–681. — 1 Abb., 1 Tab., 8 Lit.

Am Schlupftag erhalten weiße Leghornküken eine i. v. Injektion von 0,3 ml Erythrocytensuspension junger Tiere der gleichen Zucht. Die Technik wird eingehend geschildert. Die i. v. Transfusionen werden wöchentlich in gesteigerter Menge (bis zu 1 ml) wiederholt, so daß bei den Empfängern stets lebende homologe Erythrocyten vorhanden sind. 10 Wochen alte Küken werden dadurch befähigt, Antikörper als Antwort auf das Antigen zu bilden. Die Technik zur Ermittlung der Überlebenszeit der Erythrocyten wird genau angegeben. Nicht behandelte Kontroll-Küken des gleichen Schlupfes zerstören schnellstens das Blut des gleichen Spenders. E. Tempel. 6140.

XI. VIRUSKRANKHEITEN

Ginsberg, Harold S.; Philadelphia, Univ. of Pennsylvania, School of Med., Dep. of Microbiol. Identification and classification of adenoviruses. **(Identifizierung und Klassifizierung der Adenoviren.)** Virology **18** (1962) Nr. 2. S. 312–319.

Da Adenoviren bei Mensch und Tier weit verbreitet sind und in Zukunft mit weiteren Isolierungen zu rechnen ist, gibt Vf. eine Übersicht über die bisher bekannten Adenoviren und die für die Klassifizierung brauchbaren Kriterien. Adenoviren sind demnach charakterisiert 1) durch die Bildung eines gruppenspezifischen, löslichen, in der KBR nachweisbaren Antigens, 2) durch die Aetherresistenz, 3) durch einen charakteristischen cytopathischen Eeffekt. Weiterhin können die elektronenmikroskopischen Untersuchungen der Größe (60–80 mμ) und der Form, der Nachweis der intranucleären Vermehrung, das Auftreten charakteristischer Kerneinschlüsse und eine in der Regel fehlende Pathogenität für Versuchstiere als Kennzeichen eines Adenovirus gewertet werden. S. Wagner. 6200.

Peters, Dietrich, Müller, Günther und Geister, Rudolf; Hamburg, Bernhard-Nocht-Inst. für Schiffs- und Tropenkrankh., Abt. für Virusforsch. **Zur Deutung sogenannter „inkompletter" Formen bei der Negativkontrastierung von Viren. Kurze Mitt.** Arch. ges. Virusforsch. [Wien] **12** (1962) Nr. 3. S. 437–440. — 3 Abb., 12 Lit.

Es gelang Vf., je nach Präparationstechnik beim Vaccine-Virus willkürlich „inkomplette" oder „komplette" Formen darzustellen. Erstere werden mit Typ I bezeichnet und mittels kurzfristiger Einwirkung von verdünnter Phosphorwolframsäure (PWS) auf das luftgetrocknete Virus erzielt, während man Typ 2 regelmäßig von fixiertem Virus mit konzentrierter PWS erhalten kann. Durch das Verhältnis der Massendichten des Objektes und des Kontrastierungsmittels zueinander ergibt sich eine Differentialkontrastierung. So genügt auch eine proteinreiche Suspension, um die Kontraste bei der Darstellung des Vaccine-Virus erheblich zu steigern. W. Vetterlein. 6205.

Reczko, Eva und Bögel, Konrad; Tübingen/Neckar, Bundesforsch.-Anst. für Viruskrankh. der Tiere. **Elektronenmikroskopische Untersuchungen über das Verhalten eines vom Kalb isolierten Parainfluenza-3-Virus in Kälbernierenzellkulturen.** Arch. ges. Virusforsch. [Wien] **12** (1962) Nr. 3. S. 404 bis 420. — 12 Abb.

Kälbernieren-Gewebekulturen wurden mit einem vom Kalb isolierten Parainfluenza-3-Virus beimpft und ultrahistologisch untersucht. 19 Std. p. i.

waren schon vereinzelt intracytoplasmatische Einschlüsse zu sehen, die später häufiger wurden und einen großen Raum einnahmen. Sie bestehen aus fadenartigen Strukturen von unregelmäßiger Form und 5–10 mμ Durchmesser. Sie bilden wahrscheinlich die Innenkörper der Viruspartikel. Die ergastoplasmatischen Membranen sind vermehrt und umsäumen häufig die Einschlüsse. Virusähnliche Partikel wurden weder im Kern noch im Cytoplasma beobachtet. Die Viruspartikel haben eine runde bis ovale Gestalt, Längsduchmesser von 120–240 mμ und zuweilen auch die Form kurzer Fäden. Sie entstehen in für die Myxovirusgruppe charakteristischer Weise aus den Randbezirken an der freien Zelloberfläche. Mit der Methode der Kopplung von γ-Globulinen an Ferritin nach Singer und Schick konnte nachgewiesen werden, daß sich die spezifischen Antikörper an die Viruspartikel und auch an einige Stellen der Zelloberfläche anlagern.

P. Schulze. 6205.

Rosenberg, M. und Rosenbergová, M.; Bratislava, Czechoslov. Akad. of Sci., Inst. of Virol. Reproduction of Newcastle disease virus in cells irradiated by ultraviolet rays. **(Vermehrung des Virus der Newcastle-Krankheit in Zellen bei Ultraviolettbestrahlung.)** Acta virol. [Praha] **6** (1962) Nr. 5. S. 405–411. – 5 Abb., 16 Lit.

Ultraviolettbestrahlte embryonale Kükenzellen sind imstande, die Vermehrung der Newcastle-Krankheit zu fördern. Nach einer Bestrahlung mit kleinen Gaben von Ultraviolettlicht gewann man etwa 10mal mehr Extracellulärvirus als in den Fällen, in denen die Zellen nicht bestrahlt wurden. In Zellen, die mit Gaben von 10mal größerer Stärke bestrahlt wurden, als zum Hervorrufen der Inhibierung von Zellteilungen genügen würde, wurde im Vergleich mit den Kontrollen die Synthese der Ribonucleinsäure in den Zellen zu 75–90% unterdrückt; aber das Virus vermehrte sich ähnlich wie in nichtbestrahlten Zellen. Die zunehmende Virusproduktion in den Zellen, die mit kleinen Ultraviolettgaben bestrahlt waren, entstand durch höheren Virusertrag je Zelle, nicht jedoch durch Anwachsen der Zahl von infektionsanfälligen Zellen. Die Periode der Infektionslatenz ist bei den bestrahlten und nichtbestrahlten Zellen die gleiche. Die gesteigerte Fähigkeit der durch kleinere Ultraviolettgaben bestrahlten Zellen, das Newcastlevirus zu synthetisieren, kann sogar bei infizierten Zellen 48 Std. nach der Bestrahlung demonstriert werden.

F. Nádvorník. 6210.

Viaene, N.; Gent, Rijksuniv., Lab. voor Bacteriol. en Hyg. der Huisdieren. Enkele beschouwingen over het kweken en de rol van de dierlijke enterovirussen. **(Einige Betrachtungen zur Isolierung von Enteroviren auf Gewebekulturen.)** Vlaams diergeneeskund. Tijdschr. **30** (1961) Nr. 11. S. 259–268. – 22 Lit. Zus. in Engl., Franz., Dtsch.

E. Wiesner. 6210.

Izawa, H., Bankowski, R. A. und Howarth, J. A.; Davis, Univ. of California, School of Veterin. Med. Porcine enteroviruses. I. Properties of three isolates from swine with diarrhea and one from apparently normal swine. **(Schweine-Enteroviren. 1. Mitt. Eigenschaften dreier Isolate von diarrhoekranken Schweinen und eines Isolats von einem augenscheinlich gesunden Schwein.)** Amer. J. veterin. Res. **23** (1962) Nr. 97. S. 1131–1141. – 6 Abb., 4 Tab., 28 Lit.

Gegenstand vorliegender Veröffentlichung sind die Isolierung und physikalischen, chemischen und biologischen Eigenschaften von 4 Schweine-Enterovirusstämmen aus Kalifornien. Drei der Isolate stammten aus einer Herde, in der wiederholt Enteritiden beobachtet wurden, das 4. Isolat wurde aus dem Darmtrakt eines gesunden Tieres gezüchtet. Die Virusstämme waren cytopathogen für primäre Ferkelnieren-Monolayerkulturen, nicht jedoch für stabile Kulturen gleichen Ursprungs. Sie wiesen annähernd gleiche Vermehrungsraten auf mit Maximaltitern zwischen dem 4. bis 5. Tage bis 8. Tage p.i. Die

von diarrhoekranken Tieren isolierten Virusstämme unterschieden sich in ihrer Plaquemorphologie (runde Form, unregelmäßige Begrenzung, vorwiegend opake Zentren, mittlere Durchmesser ca. 8 mm) von dem aus einem gesunden Schweine isolierten Virus (runde Form, gleichmäßige Begrenzung und klare Zentren, mittlere Durchmesser ca. 3,8 mm). Die Größe der Agentien wurde mit annähernd 33 bis 46 mμ Durchmesser ermittelt; sie besaßen die für Enteroviren typischen Eigenschaften der Hitzeresistenz und Aetherresistenz. Weitere im Original zu ersehende Daten betreffen das Wachstum der Virusisolate bei variierten Mediumkompositionen, ihre Lagerungsfähigkeit und das Wirtsspektrum. Hämagglutinierende Eigenschaften bestanden nicht. Bei Kreuzneutralisationstesten ergab sich ein übereinstimmendes Verhalten bei den Isolaten von kranken Schweinen, während das von dem gesunden Tier stammende Agens einen abweichenden Antigenaufbau zu besitzen schien.
E. Hahnefeld. 6210.

Izawa, H., Howarth, J. A. und Bankowski, R. A.; Davis, Univ. of California, School of Veterin. Med. Porcine enteroviruses. II. Pathogenesis of viral agents isolated from the intestinal tract of swine. **(Schweine-Enteroviren. 2. Mitt. Pathogenität von aus dem Schweinedarm isolierten Virusagentien.)** Amer. J. veterin. Res. **23** (1962) Nr. 97. S. 1142–1149. – 2 Abb., 5 Tab., 12 Lit. 1. Mitt. vgl. vorst. Ref.

Die in der vorausgehenden Mitteilung beschriebenen Schweine-Enteroviren aus dem Intestinaltrakt kranker Tiere verursachten nach oraler und i.m. Applikation bei spezifisch-pathogenfrei aufgezogenen Schweinen eine akute Gastroenteritis und Paralyse der Hinterextremitäten. Bei einem der erkrankten Versuchstiere konnten polio-ähnliche Läsionen im Hirnstamm und Rückenmark festgestellt werden. Für Saugferkel bestand keine Pathogenität. Die Reisolierung der Virusstämme aus dem unteren Darmbereich gelang in jedem Falle. Das aus einer gesunden Schweineherde isolierte Agens war für Schweine apathogen. Neutralisationsversuche mit Kolostren und Serumproben aus 4 Herden ergaben neben einer deutlichen Altersabhängigkeit der Serumtiter Anhaltspunkte für ein verbreitetes Vorkommen neutralisierender Antikörper in den geprüften Beständen, wobei jedoch eine ursächliche Rolle anderer, verwandter Agentien in Erwägung gezogen wird.
E. Hahnefeld. 6215.

Bögel, Konrad und Böhm, Hans; Tübingen/Neckar, Bundesforsch.-Anst. für Viruskrankh. der Tiere. **Ein Rhinovirus des Rindes.** Zbl. Bakteriol., Parasitenkunde, Infektionskrankh. Hyg., I. Abt., Orig. **187** (1962) Nr. 1. S. 2–14. – 6 Tab., 28 Lit.

Bei Verwendung primärer Kälbernierenzellkulturen wurde aus serösem Nasensekret eines an akuter Rhinitis erkrankten Kalbes ein Virusstamm (Sd-1) isoliert, der auf Grund seiner Cytopathogenität, seiner Chloroformresistenz und seiner Größe (< 35 mμ) Eigenschaften eines Enterovirus zeigt. Im Gegensatz zu geprüften Enteroviren besitzt das Agens eine deutliche Affinität zum Respirationstrakt, ist bei pH 5,2 instabil, entfaltet bei + 33,5 °C eine stärkere Cytopathogenität als bei + 37 °C und zeigt bei + 37 °C eine relativ geringere Tenazität. Es ähnelt also in diesen Eigenschaften den Schnupfen-, Common cold- oder Rhinoviren des Menschen. S. Wagner. 6210.

Hahnefeld, H. und Hahnefeld, E.; Insel Riems, Friedrich-Loeffler-Inst. der Dtsch. Akad. der Landwirtsch.-Wiss. zu Berlin. **Plaquebildung bei dem Virus des Bläschenausschlages des Rindes (Exanthema coitale vesiculosum bovis) auf Kälbernieren-Einschicht-Kulturen.** Arch. exp. Veterinärmed. **16** (1962) Nr. 6. S. 1115-1123.

Das Virus des Coitalexanthems des Rindes (Stamm Jena) bildet auf agarüberschichteten Kälbernierenkulturen deutlich ausgeprägte Plaques, die durch unregelmäßige Form und durch einen schmalen, intensiv Neutralrot speichernden Grenzsaum charakterisiert sind. Sie werden am 3. Tage nach Beimpfung der Kulturen mit bloßem Auge erkennbar. Die mittleren Durchmesser betragen am 5. Tage 2 mm, am 9. Tage 5 mm. Maximale Plaquezahlen werden nach einer Adsorptionszeit von 3 Std. bei 37 °C und anschließender 5tägiger Bebrütung beobachtet. Zwischen Viruskonzentration und Plaquezahl besteht eine direkte Proportionalität. Bei der Titration zeigte die Plaquemethode eine größere Empfindlichkeit als die 50%-Endpunkt-Bestimmung der Infektiosität in stationären Röhrchenkulturen. H. Hahnefeld. 6210.

Barski, Georges; Villejuif/Seine, France, Inst. Gustave Roussy, Virus Lab. The significance of in vitro cellular lesions for classification of enteroviruses. **(Die Bedeutung in vitro auftretender Zellveränderungen für die Klassifikation von Enteroviren.)** Virology **18** (1962) Nr. 1. S. 152–154. – 2 Abb., 14 Lit.
Vf. weist darauf hin, daß die Art cytopathologischer Veränderungen in Gewebekulturen wichtige Hinweise für die Virus-Klassifizierung geben kann. Die Infektion mit Poliomyelitis-Virus, verschiedenen Typen der Coxsackie-B-Viren sowie der ECHO-Viren führt in Zellkulturen unterschiedlicher Herkunft zur Ausbildung charakteristischer Läsionen. Im Zentrum der Zelle bildet sich eine große, eosinophile Masse, gleichzeitig kommt es zu einer Randverlagerung und Schrumpfung des Zellkerns und zum Auftreten eines basophilen, hyalinen Zytoplasmas an der Zellperipherie. Bei Infektion von Zellkulturen mit Viren der EMC-Gruppe, mit ECHO-10-Virus sowie mit Pferdeencephalomyelitisvirus sind derartige Veränderungen nicht festzustellen. S. Wagner. 6210.

Adldinger, Hans; München, Bayer. Landesimpfanst. **Experimentelle Untersuchungen über das Antikörperbild des Rindes nach einer Infektion mit dem Vaccinevirus (Poxvirus officinale).** Z. Hyg. Infektionskrankh. **148** (1962) Nr. 6. S. 517–538. – 3 Abb., 1 Tab., 47 Lit.
Mit Vaccinevirus infizierte Rinder bilden regelmäßig neutralisierende, hämagglutinationshemmende und präzipitierende Serumantikörper, während Komplementbindende Antikörper nicht nachgewiesen werden konnten. Nach cutaner Flächenimpfung waren präzipitierende ab 6. Tag, neutralisierende ab 8. Tag und hämmagglutinationshemmende Antikörper ab 10. Tag p.i. nachweisbar. Nach cutaner Schnittimpfung war die Antikörperbildung verzögert, präzipitierende und neutralisierende Antikörper traten gleichzeitig am 10. Tag p.i. auf, während hämmagglutinationshemmende Antikörper erst am 12. Tag p.i. nachgewiesen werden konnten. Die verschiedenen Antikörper persistierten bis zu 50 Tagen p.i. mit relativ hohen Titern. E. Benndorf. 6220.

Benndorf, E., Klinkowski, M., Schimanski, H.-H. und Wagner, S.; Aschersleben, Inst. für Phytopathol. der Biol. Zentralanst. der Dtsch. Akad. der Landwirtsch.-Wiss. zu Berlin; Insel Riems, Epizootiol. Abt. des Friedrich-Loeffler-Inst. der Dtsch. Akad. der Landwirtsch.-Wiss. zu Berlin. **Ein Beitrag zur Frage des Verhaltens tierpathogener Viren auf Pflanzen.** Arch. exp. Veterinärmed. **16** (1962) Nr. 5. S. 919–927. – 4 Tab., 38 Lit.
Zur Prüfung der Frage, ob sich Maul-und-Klauenseuche-Virus, Newcastle-disease-Virus und Schweinepestvirus aut Pflanzen vermehren lassen oder hier längere Zeit ihre Infektiosität bewahren, wurden Suspensionen der genannten Virusarten auf einige in der Pflanzenvirologie bewährte Testpflanzenarten (*Chenopodium quinoa, Petunia hybrida, Phaseolus vulgaris, Apium graveoleus, Vigna sinensis*) verrieben. Während einer Beobachtungszeit von 21–31 Tagen waren an den Pflanzen keine virusspezifischen Veränderungen festzustellen. Mit Hilfe des Tierversuches ließ sich in nach Ablauf der Beobachtungszeit hergestellten Blattsäften der infizierten Pflanzen in keinem Falle Virus nachweisen. S. Wagner. 6225.

Matheka, H. D., Mayr, A. und Bögel, K.; Tübingen/Neckar, Bundesforsch.-Anst. für Viruskrankh. der Tiere. **Die Trypsin-Resistenzprüfung zur**

Differenzierung kleiner, Chloroform-stabiler Virusarten. Zbl. Bakteriol., Parasitenkunde, Infektionskrankh. Hyg., I. Abt., Orig. **187** (1962) Nr. 1. S. 137–143. – 2 Tab., 10 Lit.
Da die Virusdiagnostik mehr und mehr zur Routinetätigkeit der Medizinal- und Veterinär-Untersuchungsämter wird, besteht das Bedürfnis, einfache und leicht in jedem Laboratorium durchführbare Methoden zur Unterscheidung der Virusarten zu entwickeln. Wie Vf. zeigen, kann durch den Trypsin-Resistenztest eine Differenzierung kleiner Chloroform-stabiler RNS-haltiger Viren (Naniviren) erfolgen. Alle 8 geprüften Enterovirusstämme des Rindes und des Schweines sowie der Rhinovirusstamm Sd-1 des Rindes erwiesen sich als Trypsin-stabil, während MKS- und Schweinepestvirus durch Trypsin inaktiviert wurden. Coxsackievirus A9 war Trypsin-labil, Coxsackievirus B 3 Trypsin-stabil. Es wird auf die Möglichkeit der Reinigung von Poliomyelitis-Lebendvirusimpfstoffen durch kombinierte Chloroform- und Trypsinbehandlung hingewiesen. S. Wagner. 6225.

Polley, John R.; Ottawa, Canada, Dep. of Nat. Health and Welfare, Virus Lab.; Lab. of Hyg. The use of gamma radiation for the preparation of virus vaccines. **(Die Verwendung von Gamma-Bestrahlung für die Herstellung von Virus-Vaccinen.)** Canad. J. Microbiol. 8 (1962) Nr. 4. S. 455–459. – 5 Tab., 10 Lit.
Lösungen des Influenza- und des Mumps-Virus lassen sich nach Zusatz von Histidin oder p-Aminohippursäure-Natrium durch γ-Strahlen ohne Einbuße der antigenen Eigenschaften inaktivieren. Frisch geerntete Allantoisflüssigkeit, infiziert mit Influenza-Virus Typ A(PR8), wurde 1 Std. bei 8700 g zentrifugiert und das Sediment in physiol. NaCl auf 2560 hämagglutinierende Einheiten/ml verdünnt. Nach Zusatz von 0,2% Histidin wurde das Virus durch Bestrahlung mit $1{,}5 \times 10^6$ rad inaktiviert. Der Hämagglutinationstiter blieb danach praktisch unverändert. Meerschweinchen wurden mit 0,5 ml der bestrahlten Lösung auf intraperitonealem Wege immunisiert. Einen Monat später zeigten die Seren der Tiere einen Hämagglutinationshemmungstiter von 1:570 bis 1:1810 und einen Neutralisationstiter von 1:160 bis 1:640. Mit 4 verschiedenen Influenza-B-Vaccinen wurden entsprechende Resultate erreicht. Mit einer Influenza-A_1-Vaccine (FM_1) wurde 4 Mon. nach der ersten Immunisierung eine Booster-Injektion von 0,5 ml verabreicht. Die Hämagglutinations-Hemmungstiter stiegen von 1:358 bis 1:570 nach einmaliger Immunisierung, auf 1:1610 bis 1:2280 nach zweimaliger Immunisierung an. In gleicher Weise wie beim Influenza-Virus wurden Vaccinen der Mumps-Viren unter Zusatz von 0,2% p-Aminohippursäure-Natrium hergestellt. Meerschweinchen erhielten zwei Vaccine-Dosen im Abstand von einer Woche. Einen Monat nach der letzten Immunisierung zeigten die Seren der Tiere Hämagglutinations-Hemmungstiter von 1:1436 bis 1:2032 bzw. Neutralisationstiter von 1:320 bis 1:640. Nach weiteren 4 Monaten betrugen die Titer noch etwa $^1/_4$ der ursprünglichen Höhe. Im aktiven Schutzversuch wurden Mäuse mit 0,5 ml einer Vaccine aus Schweineinfluenza-Viren intraperitoneal immunisiert. 10 Tage später wurde eine weitere Vaccine-Dosis gegeben. Nach der Testinfektion mit lebendem Virus erwiesen sich über 90% der Tiere als immun. A.-F. Olechnowitz. 6225.

Kantoch, M. und Bang, F. B. Conversion of genetic resistance of mammalian cells to susceptibility to a virus infection. **(Umwandlung virusresistenter in virusempfängliche Säugetierzellen.)** Proc. nat. Acad. Sci. USA 48 (1962) Nr. 9. S. 1553–1559. – 7 Abb., 1 Tab., 8 Lit.
Aus dem Peritonealexsudat von C3H-Mäusen, die gegen die Virushepatitis resistent sind, wurden Histocyten gewonnen und in der Gewebekultur gezüchtet. Die kultivierten C3H-Histocyten waren ebenfalls unempfänglich für die Virusinfektion. Die in der gleichen Weise von virusempfänglichen Mäusen,

Stamm Princeton (PRJ), erhaltenen Histocyten erwiesen sich auch in der Gewebekultur als empfänglich für das Hepatitis-Virus. Durch Einwirkung eines Extraktes aus virusempfänglichen PRJ-Histocyten konnten die resistenten C3H-Histocyten für die Infektion mit dem Hepatitisvirus empfänglich gemacht werden. Um diese Umwandlung zu bewirken, muß der in dem Extrakt befindliche hitzestabile Faktor in ausreichender Konzentration der C3H-Histocyten-Kultur zugesetzt werden. Die Zusammensetzung des hitzestabilen Faktors (10 Min. 100 °C) ließ sich nicht klären. E. Kunter. 6225.

Plummer, G. und Kerry, J. B.; Beckenham, Kent, Wellcome Res. Lab. Studies on an equine respiratory virus. **(Untersuchungen an einem Virus aus den Atmungsorganen des Pferdes.)** Veterin. Rec. 74 (1962) Nr. 36. S. 967 bis 970. — 3 Abb., 1 Tab., 7 Lit.

Neutralisierende Antikörper gegen ein isoliertes Virus wurden bei 56 wahllos herausgegriffenen Pferden eines Gestütes, bei 18 von 29 Vollblutpferden und 23 von 73 Farmpferden, die verhältnismäßig isoliert gehalten wurden, nachgewiesen. Nach Kontakt oder intranasaler Verabreichung des in der Gewebekultur gehaltenen Virus entwickelte sich beim Pferd eine 4- bis 5tägige virämische Phase, die oft mit Temperaturanstieg einherging. Am Ende der Virämie traten Antikörper auf. Es entwickelte sich eine schleimig-eitrige Entzündung des Pharynx und Nasenausfluß verschiedenen Grades. Virus wurde aus dem Pharynxgewebe und einmal aus der Lunge geschlachteter Pferde, dagegen nicht aus dem Gewebe verschiedener Darmabschnitte isoliert. Der Nachweis kleiner Mengen von Virus im Kot deutet darauf hin, daß eine Virusvermehrung im Pharynx mindestens bis einen Monat nach Antikörperbildung anhält. J. Beer. 6225.

Brudnjak, Z. und Topolnik, E.; Zagreb, Veterin. Fak., Inst. za Zarazne i Invazione Bolesti. Dijagnostika infekciozne anemije kopitara na kuničima tretiranim hidroksilaminom. **(Zur Diagnostik der infektiösen Anämie der Einhufer mittels Hydroxylamin-behandelter Kaninchen.)** Veterin. Arh. [Zagreb] 32 (1962) Nr. 5/6. S. 117–119. — 3 Lit. Zus. in Engl.

Mit Hydroxylamin vorbehandelte Kaninchen (über 6–8 Tage vor der Infektion 0,5 cm^3 n/100 s.c.) reagierten auf die Infektion mit Virus der infektiösen Anämie mit Körpertemperaturanstieg oder Verringerung der Erythrocytenzahl oder mit beidem. Bei Verwendung frischen Virusmaterials (Serum erkrankter Pferde, im Fieberstadium entnommen) kam es zu ausgeprägteren Reaktionen. Bei der Kontrolle (Serum gesunder Pferde) traten die genannten Veränderungen nicht auf. Von insgesamt 100 vorbehandelten und infizierten Kaninchen reagierten 96 entweder mit Fieber oder Veränderungen des roten Blutbildes, oder beides trat kombiniert auf. In 4 Fällen war keine Reaktion festzustellen. P. Schmidt. 6258.

Bielka, H.; Berlin-Buch, Inst. für Exp. Krebsforsch. der Dtsch. Akad. der Wiss. zu Berlin. **Zur biochemischen Differenzierung myeloischer und lymphatischer Leukocyten virusinduzierter Leukämien.** Acta biol. med. german. [Berlin] 9 (1962) Nr. 6. S. 585–593. — 3 Tab., 21 Lit. Zus. in Russ., Engl.

Als Untersuchungsmaterial diente leukotisches Gewebe aus Lymphknoten und Thymus von Mäusen mit virusinduzierten myeloischen (mL) und lymphatischen Leukämien (lL). Im phosphatfreien Medium ist der O_2-Verbrauch der lL mit $QO_2 = 7,3$ signifikant geringer als der der mL-Zellen mit $QO_2 = 11,2$. Letztere zeigen im Gegensatz zu lL-Zellen nach Zugabe von Glukose eine etwa 20%ige Hemmung der Atmung, den sogen. Crabtree-Effekt. Im phosphathaltigen Medium zeigten die beiden Leukoseformen keinen Unterschied in der endogenen und Glukoseatmung. Bei den lL-Zellen ist der Gehalt an säurelöslichen P-haltigen Substanzen um 52% höher als bei den mL-Zellen, was zum größten Teil auf den höheren Gehalt an o-Phosphaten (67%) zurückzuführen ist. Auch der Gehalt an P-Lipoiden ist signifikant höher. Der Gehalt an DNS ist bei den mL-Zellen, bezogen auf Trockengewicht, Eiweiß oder pro Zelle, signifikant höher, der RNS-Gehalt pro Zelle dagegen niedriger. Die etwa gleiche Höhe des DNS-Gehaltes normaler Knochenmark- und Milzzellen wie die der lL-Zellen spricht dafür, daß es sich bei den letzteren um diploide, bei den mL-Zellen, die ca. 4 pg/Zelle mehr DNS enthalten, um hyperploide Zellen handelt. Die RNS/DNS-Relation beträgt bei den mL-Zellen 0,51, bei den lL-Zellen 0,94, es ist also bei den lL-Zellen das Kern/Plasma-Verhältnis zugunsten des Cytoplasmas verschoben. In der RNS ist der Gehalt an Cytidylsäure mit 31,2 Mol% bei den lL-Zellen erhöht, der Gehalt an Adenylsäure mit 19,1 Mol% erniedrigt gegenüber den mL-Zellen (28,1 Mol% bzw. 21,2 Mol%). Die Ergebnisse wurden mit dem t-Test gesichert. G. Becker. 6297.

Hajdu, A.; Montreal, Quebec, Canada, Frank W. Horner Ltd., Res. Dep. Spontaneous leukaemia in a Sprague-Dawley rat. **(Spontane Leukämie bei einer Sprague-Dawley Ratte.)** Experientia [Basel] **18** (1962) Nr. 12. S. 569 bis 570. – 3 Abb., 7 Lit.

Da spontane Leukosen bei Ratten äußerst selten beobachtet wurden, wird ein Fall von myeloischer Chloroleukämie bei einer 13 Monate alten weiblichen Ratte beschrieben. Die Milz des Tieres war auf das 10fache des normalen Umfanges vergrößert, auch die Lymphknoten und das Knochenmark waren grünlich gefärbt und umfangsvermehrt. 70% der weißen Blutzellen ließen sich als Promyelocyten und Myelocyten sowie als atypische Formen diagnostizieren. In den Nieren fiel im Gegensatz zu den anderen RES-reichen Organen der Mangel an Infiltratzellen auf. In den Nierenepithelien konnten scharf konturierte, eiweißhaltige Tröpfchen nachgewiesen werden, deren Natur und Herkunft noch ungeklärt ist. G. Becker. 6297.

Libet, B. und Siegel, B. V.; Portland, Oreg., Univ., Med. School, Dep. of Pathol. Response of a virus-induced leukemia in mice to high oxygen tension. **(Reaktion einer durch Viren bei Mäusen hervorgerufenen Leukämie auf hohen Sauerstoffdruck.)** Arch. Surgery [Chicago] **85** (1962) Nr. 1. S. 737. 6297.

Boer, Carl J. de; Greenport, Long Island, N.Y., U.S. Dep. of Agric., A.R.S., Animal Disease and Parasite Res. Div., Plum Island Animal Disease Lab. Studies with tissue culture-modified Rinderpest virus as an immunizing agent. **(Studien mit einem an Gewebekultur adaptierten Rinderpestvirus als immunisierendes Mittel.)** J. Immunol. [Baltimore] **89** (1962) Nr. 2. S. 170–176. – 3 Abb., 3 Tab., 14 Lit.

Der Rinderpestvirusstamm Kabete 0 ist nach 21 Serienpassagen auf Kälbernierenkulturen soweit abgeschwächt worden, daß die mit diesem Virus inoculierten Rinder außer leichten Temperaturerhöhungen keine weiteren klinischen Reaktionen zeigten. Sie sind gegen eine Infektion mit dem Kabete 0-, dem Pak Chong- und dem Pendik-Stamm in Dosen von 10^5–10^6 LD_{50} geschützt. Eine Übertragung des atenuierten Virus auf nicht immunisierte Rinder ist nicht beobachtet worden. H. Bergmann. 6330.

Dhillon, H. S.; Mukteswar-Kumaon, Indian Veterin. Res. Inst. Rinderpest-titration of freeze-dried vaccines. **(Titration gefriergetrockneter Rinderpest-Vaccinen.)** Indian J. veterin. Sci. Animal Husbandry **32** (1962) Nr. 1. S. 12–18.

Die Wirksamkeit verschiedener gefriergetrockneter Rinderpestvaccinen (Gewebsvaccine von der Ziege, lapinisierte-avianisierte Vaccine, lapinisierte Vaccine) wurde in Abhängigkeit von der jeweiligen Konzentration geprüft. Zur Verdünnung diente – wie auch unter Praxisbedingungen – physiologische Kochsalzlösung pH 7,1. Es wurde festgestellt, daß eine Temperaturreaktion bei den vaccinierten Tieren nicht in jedem Falle für die Ausbildung einer guten

Immunität spricht. Auch nach der Testinfektion vaccinierter Tiere ist das Auftreten klinischer Symptome nicht immer mit einer Temperatursteigerung verbunden. S. Wagner. 6330.

Fukusho, Kanematsu. Studies on LA virus inoculation for the prevention of Rinderpest. **(Untersuchungen über die Schutzimpfung mit LA Virus gegen Rinderpest.)** Nat. Inst. Animal Health Quart. [Tokyo] **1** (1961) Nr. 4. S. 179–189. – 4 Tab., 25 Lit. Orig.: engl.
Zwei Linien des Rinderpestvirusstammes LA, deren Ursprung der Stamm Nakamura III war und die durch Adaptation des lapinisierten Rinderpestvirus an Kükenembryonen gewonnen wurden, unterschieden sich im Vaccinierungsversuch weder in der Pathogenität noch in ihrer immunisierenden Wirkung. – Sowohl die mit dem LA Virus inoculierten einheimischen japanischen schwarzen Rinder als aucn die Holsteiner und Jersey Rinder zeigten außer geringer Temperatursteigerung und Inappetenz keine klinischen Symptome und entwickelten einer für lange Zeit wirksame Immunität. H. Bergmann. 6330.

Wissel, R. und Wissel, B.; Duttweiler/Pfalz. **Rinderpestausbruch in Guinea im Jahre 1961.** Tierärztl. Umschau **17** (1962) Nr. 12. S. 426–428.
Das Virus bei drei Rinderpestausbrüchen in Guinea zeigte eine hohe Virulenz und wurde wahrscheinlich aus den nördlichen Nachbarländern durch unkontrollierbare Viehzugänge eingeschleppt. Zur Bekämpfung und Verhütung einer Weiterverbreitung der Seuche ist den Rindern eine von frisch erkrankten Tieren hergestellte Gewebe-Formol-Aluminiumhydroxyd-Vaccine appliziert worden. Anschließende Impfreaktionen sind im Gegensatz zur Impfung mit lapinisierter lyophilisierter Vaccine, bei der thermische Reaktionen, bei Jungrindern sogar Rinderpestsymptombilder und teils tödliche Impfreaktionen in Erscheinung traten, nicht aufgetreten. Durch die zusätzliche stamping out-Methode konnte die Seuche jedesmal getilgt werden. Während der 3 Ausbrüche sind ca. 100000 Rinder mit der Formolvaccine geimpft worden. H. Bergmann. 6330.

Bradish, C. J., Farley, Jacqueline O. und Ferrier, Helen E. N.; Pirbright, Surrey, England, Res. Inst. Studies on the nature of the neutralization reaction and the competition for neutralizing antibody between components of the virus system of foot-and-mouth disease. **(Untersuchungen über die Natur der Neutralisationsreaktion und die Konkurrenz zwischen verschiedenen Komponenten des MKS-Virus-Systems bei der Bindung an neutralisierende Antikörper.)** Virology **18** (1962) Nr. 3. S. 378–400. – 9 Tab., 33 Lit.
Vff. untersuchten die Neutralisation von MKS-Virus der Typen O, A und C durch Immunseren vom Meerschweinchen, Kaninchen und Rind. Bei der Bestimmung der Restinfektiositäten an Babymäusen und Einschichtzellkulturen von Schweinenieren gehorcht die Neutralisation bei Antikörperüberschuß dem Prozent-Gesetz von Andrews und Elford. Durch einen Überschuß an 7 mμ-Komponente („lösliches Antigen") wird die Neutralisation der 25 mμ-Komponente vollständig und typenspezifisch blockiert. Dabei zeigt sich kein Unterschied zwischen der „natürlichen" 7 mμ-Komponente und der durch Erhitzen oder Ultraviolettbestrahlung der isolierten 25 mμ-Komponenten gewonnenen 7 mμ-Komponente. Die 7 mμ-Komponenten verschiedener Virus-Subtypen zeigen keine Unterschiede in der Spezifität. Unter den gewählten Versuchsbedingungen ist die Neutralisation der 25 mμ-Komponenten nach 10 Min. bei 37 °C vollständig und praktisch irreversibel. Danach zugesetzte 7 mμ-Komponente hat keine blockierende Wirkung mehr. Bei der Titration an Babymäusen ist ein höherer Neutralisationsindex zu beobachten als bei der Titration auf Zellkulturen. Dies wird auf spezifische Unterschiede in der Empfindlichkeit der beiden Wirtssysteme gegenüber der Restinfektiosität des Virus-Antikörper-Komplexes zurückgeführt. Im

Gleichgewicht befindliche Virus-Antikörper-Komplexe zeigen einen amphoteren Charakter; sie besitzen zugleich infektiöse und neutralisierende Eigenschaften. Die Restinfektiosität ist nicht auf freie infektiöse Teilchen zurückzuführen. Die Ergebnisse werden im Zusammenhang mit verschiedenen Modellen der Neutralisations-Reaktion diskutiert und entsprechend der Marrack-Heidelberger-Goldberg-Konzeption gedeutet.
A.-F. Olechnowitz. 6342.

Thorne, H. V.; Pirbright, Surrey, England, Res. Inst., Animal Virus Diseases. Kinetics of cell infection and penetration by the virus of foot-and-mouth disease. **(Kinetik der Zell-Infektion und -Penetration durch das Virus der Maul- und Klauenseuche.)** J. Bacteriol. 84 (1962) Nr. 5. S. 929–942.
Vf. bestimmt die Kinetik der Infektion von Schweinenieren und Rinderzungenepithelzellen durch das MKS-Virus. Es wurde der Einfluß von Adsorptionszeit, Temperatur, Viruskonzentration, Zellkonzentration und Mediumkomponenten auf die Form der Infektionskurve untersucht. Die Penetration des Virus wurde zu verschiedenen Zeitpunkten durch Ansäuern des Mediums auf pH 5,7 mit unmittelbar folgender Neutralisation unterbrochen. Unter Penetration versteht Vf. die der Adsorption folgende Reaktion zwischen Zelle und Virus, während welcher das Virus seine normale Infektiosität verliert und den Vermehrungsprozeß in Gang setzt. Die Zahl der infizierten Zellen ist zu jedem Zeitpunkt die Zahl der Zellen, in welche das Virus eingedrungen ist. Die Infektionsgeschwindigkeit wird durch die Summe der Adsorptions- und Penetrationsgeschwindigkeit gekennzeichnet. Die Infektionskurve besaß eine sigmoide Form mit einer Lag-Phase und einem linearen Anstieg, der bei mittleren Viruskonzentrationen proportional der Zell- und Viruskonzentration war. Die Infektionsgeschwindigkeit war stark temperaturabhängig. 90% der Zellen waren bei 37 °C in 3 Min. und bei 25 °C in 20 Min. infiziert. Vf. entwickelte auf Grund einfacher Modellvorstellungen kinetische Gleichungen für den Infektionsprozeß und berechnet daraus Geschwindigkeitskonstanten für Adsorption und Penetration. Für die Adsorption gilt eine Reaktion 2. Ordnung und für die Penetration eine solche 1. Ordnung. Die Geschwindigkeitskonstanten der Adsorption waren von der gleichen Größenordnung wie die aus direkten Adsorptionsmessungen gefundenen. Die Halbwertzeiten der Penetration betrugen etwa 30 Sek. bei 37 °C und 6 Min. bei 20 °C. Bei Temperaturen unter 15 °C ging die Penetrations-Geschwindigkeit gegen Null. Die Aktivierungsenergie der Penetration wurde zu 24000 cal/mol bestimmt. Die theoretischen Ableitungen müssen dem Original entnommen werden. A. F. Olechnowitz. 6342.

Desmoulins, Jean; Alfort, École Nat. Vétérin. Cycle de multiplication des ultravirus; étude expérimentale du développement du virus aphteux chez le lapereau. **(Der Vermehrungszyklus der Ultraviren. Experimentelle Untersuchung über die Entwicklung des MKS-Virus beim Jungkaninchen.)** Diss. Alfort **1962** 60 S. – 7 Abb., 5 Tab., 94 Lit. K. Reinhardt. 6342.

Ogryzkov, S. E. (Ogryskow, S. Je.); Kusminki, Gebiet Moskau, Unions-Inst. für Exp. Veterinärmed. O tečenii jaščura u severnych olenej. **(Über den Verlauf der Maul- und Klauenseuche bei Renen.)** Veterinarija, Moskva **39** (1962) Nr. 10. S. 54–55.
Vf. beobachtete 1955 den Verlauf der MKS bei Renen in der Bolschesemelskaja Tundra. Im Winter und zeitigen Frühjahr waren nur leichte Erkrankungsfälle festzustellen. Dann breitete sich die Seuche schnell aus und verlief schwerer. Während des Sommers war die Verseuchung am stärksten, die Krankheit nahm die bösartige Form an und wurde durch eine Nekrobacillose kompliziert. Die pathologisch-anatomischen Veränderungen werden ausführlich beschrieben. Jungtiere waren wesentlich empfänglicher als die alten Tiere; sie starben fast alle nach 10 bis 12 Tagen. Vf. schließt, daß eine

schlechte Reaktionslage, das Fehlen präventiver Maßnahmen und eine Virulenzsteigerung durch Passagierung des Erregers für das Auftreten der bösartigen Form verantwortlich zu machen sind. S. Wagner. 6355.

Thomas, J.-André und Leclerc, Jean; Paris, Inst. Nat. de la Rech. Agronomique, Lab. de Rech. sur les Virus; Inst. Pasteur. Prévention de la fièvre aphteuse, chez le bovin, par injection intraveineuse de lactoglobulines-anticorps purifiées. **(Die Verhütung der MKS beim Rind durch die intravenöse Injektion von gereinigten Laktoglobulin-Antikörpern.)** C. R. hebd. Séances Acad. Sci. **255** (1962) Nr. 19. S. 2534-2536. — 4 Lit.

Gereinigte und konzentrierte MKS-Laktoglobulin-Antikörper erzeugten bei Rindern nach intravenöser Injektion (500 ml) eine absolute Immunität gegenüber einer Kontaktinfektion. Die intradermolinguale Testinfektion mit 10000 ID_{50} verursachte bei einigen Tieren nur lokale Aphthen, aber keine Generalisation. Die Wiederholung der Testinfektion 16 Tage nach der Antikörper-Injektion bei den immunen Tieren der ersten Prüfung hatte ein analoges Ergebnis. Wiederum wurde bei einigen Tieren lediglich eine geringgradige lokale Erkrankung beobachtet. A. Heinig. 6360.

Džupina, S. I. und Sviridov, A. A. (Dshupina, S. I. und Swiridow, A. A.); Nowosibirsk, Gebietsverwalt. für Produkt. und Beschaff. Landwirtsch. Produkte. O roli perebolevšich životnych v rasprostranenii jaščura. **(Über die Bedeutung durchseuchter Tiere für die Verbreitung der Maul- und Klauenseuche.)** Veterinarija, Moskva **39** (1962) Nr. 10. S. 26–29. — 1 Abb., Zus. in Engl.

Auf Grund epizootiologischer Beobachtungen wird geschlossen, daß mit Maul- und Klauenseuche (MKS) durchseuchte Rinder noch 6 und 12 Mon. nach der Genesung als Infektionsquellen fungieren können. Es bleibt unklar, ob es sich dabei um eine Ausscheidung des Virus oder lediglich eine mechanische Verschleppung handelt. Vf. schließt, daß Rinder nach der Durchseuchung mit MKS mindestens 6–8 Mon. in Quarantäne zu halten sind und während dieser Zeit kein Kontakt mit gesunden Rindern erfolgen darf. Der Transport durchseuchter Rinder an die Schlachthöfe muß auf direktem Wege durchgeführt werden, eine Desinfektion der Epithelien und Hufe erscheint angezeigt. S. Wagner. 6360.

Bekkum, J. G. van; Amsterdam, Centr. Diergeneeskundig Inst. Ervaringen met de enting van varkens tegen mond- en klauwzeer. **(Erfahrungen bei der Vaccination der Schweine gegen MKS.)** Tijdschr. Diergeneeskunde **87** (1962) Nr. 25. S. 1680–1686.

In stark verseuchten Gebieten wurden 25000 Schweine in etwa 600 Gehöften mit monovalenter Adsorbatvaccine Typ C geimpft und nach 1–2 Wochen die Impfung wiederholt. In geimpften Betrieben kamen weniger Krankheitsfälle vor als in ungeimpften. Da jedoch die Epizootie bereits unter Kontrolle gebracht werden konnte bevor die Impfaktion abgeschlossen war, lassen sich keine zuverlässigen Schlußfolgerungen aus diesem Versuch ziehen.
A. Heinig. 6360.

Zyserman, Saul. Algunas consideraciones sobre rabia. — Contribución al diagnostico clinico. — Profilaxis. **(Einige Betrachtungen über Tollwut. — Beitrag zur klinischen Diagnostik. — Prophylaxe.)** Gac. veterin. [Buenos Aires] **34** (1962) Nr. 146. S. 400–404. 6415.

Moraillon, Robert; Alfort, École Nat. Vétérin. Étude de l'activité de quelques sérums spécifiques ou paraspécifiques contre la maladie de Carré du furet. **(Untersuchungen über die Wirksamkeit einiger spezifischer und nichtspezifischer Seren gegen die Staupeerkrankung des Frettchens.)** Diss. Alfort **1962** 66 S. — 1 Abb., 8 Tab., 49 Lit. K. Reinhardt. 6445.

Svehag, Sven-Eric; Pullman, Washington State Univ., U. S. Dep. of Agric., Fur Animal Disease Stat., Animal Disease and Parasite Res. Div.; Dep. of Veterin. Sci. Quantitative studies of Blue tongue virus in mice. **(Quantitative Untersuchungen am Blauzungen-Virus in Mäusen.)** Arch. ges. Virusforsch. [Wien] 12 (1962) Nr. 3. S. 363–386.
Vf. adaptierte auf Hühnerembryonen gezüchtetes Blauzungen-Virus (Stamm California B I_8) an das Gehirn von Babymäusen. Nach intracerebraler Infektion waren keine Krankheitserscheinungen zu beobachten, obwohl sich das Virus vermehrte (Titration am Ei). Das Maximum der Virusproduktion war nach 60–70 Std. erreicht. Das Mäuse-Virus wurde über 2 Tage alte Mäuse passagiert (Virusernte nach 3 Tagen). Nach der 4. Passage starben sämtliche infizierten Tiere; die Incubationszeit sank während der Anpassung von 6–8 Tagen (4. Passage) auf 3–4 Tage (10. Passage). Eine Rückverwandlung des neurotropen Virus in eine myotrope Variante war nicht zu beobachten. Die Wachstumskurve des neurotropen Virus zeigte eine zweiphasige logarithmische Vermehrung, wobei bis zum Tod der Tiere kein Plateau erreicht wurde. Versuche, die Incubationszeit für eine quantitative Virusbestimmung zu verwerten, führte zu keinem befriedigenden Ergebnis. (Eingehende biostatische Überlegungen müssen dem Original entnommen werden.) Die Quantitative Bestimmung mit Hilfe der Alles-oder-Nichts-Reaktion ist vorzuziehen. Mit zunehmendem Alter der Mäuse steigt die Incubationszeit an, und der Virustiter sinkt ab. Bei Verimpfen einer konstanten Virusdosis gehorcht die kumulierte Todeshäufigkeit in Abhängigkeit von der Überlebenszeit oder dem Logarithmus der Überlebenszeit einer gebrochenen Normalverteilung. Daraus ist zu schließen, daß die Mäusepopulation heterogen ist. Etwa 20% der Tiere zeigen eine erhöhte Resistenz, was auf eine verlangsamte Virusproduktion durch Antikörperbildung zurückgeführt wird. Hohe Dosen von aktivem Ei-Virus interferieren mit dem Mäuse-Virus. Diese Interferenz äußert sich nicht in einer Herabsetzung der Mortalität, sondern in einer Verlängerung der Incubationszeit. Der mögliche Interferenz-Mechanismus wird diskutiert. A.-F. Olechnowitz. 6455.

McFerran, J. B. und Dow, C.; Stormont, Belfast, Veterin. Res. Div., Farm. Growth of Aujeszky's virus in rabbits and tissue culture. **(Die Entwicklung von Aujeszky-Virus in Kaninchen- und Gewebekulturen.)** Brit. veterin. J. 118 (1962) Nr. 9. S. 386–389. – 2 Tab., 10 Lit.
Die Empfindlichkeit von Kaninchen- und Schweinenierengewebekulturen sowie von Kaninchen bei subcutaner und intracerebraler Infektion gegenüber Aujeszky-Virus wurde vergleichsweise geprüft. Hierbei wurde keine signifikante Differenz festgestellt. J. Beer. 6458.

Rusev, Ch. und Mateva, V. (Russew, Ch. und Matewa, W.) Serijno kultivirane na virusa na Aueski v tripsinovi tŭkanni kulturi ot kokoši embrioni. **(Serienkultivierung des Aujeszky-Virus in trypsinbehandelten Hühnerembryonen-Gewebekulturen.)** Izvestija na Centralnija naučnoizsledovatelski veterinaren institut po virusologija, Sofija 1 (1962) S. 125–132. – 4 Tab., 16 Lit. Zus. in Russ., Engl.
Zur Kultivierung des Aujeszky-Virus wurden parallele Untersuchungen angestellt: 1) in Gewebekulturen aus Hühnerembryonen unterschiedlichen Alters, 2) in Gewebekulturen aus ganzem Hühnerembryo oder nur aus Leber, 3) in 24–48 Stunden alten Gewebekulturen und 4) in Gewebekulturen, angelegt in Zellsuspensionen mit einer Konzentration von 1 bis 3 Mill. Zellen je mm^3. Ferner wurden untersucht die Lebensdauer des Virus sowie die Bewahrung seiner cytopathogenen Wirksamkeit unter Zugabe von 20% Kälberserum und Lagerung bei −20 °C. Bei diesen Versuchen wurden 3 Stämme des Virus verwendet. In Gewebekulturen aus 11tägigen ganzen Hühnerembryonen wurde unter gleichen Bedingungen Serienkultivierung in drei parallelen

Linien ausgeführt, wobei die drei Virusstämme erfolgreich in 75 Passagen kultiviert wurden. Als die geeignetsten Kulturen für die Praxis erwiesen sich in Zellsuspensionen aus ganzen 11tägigen Hühnerembryonen hergestellte 24stündige Gewebekulturen. Mit Anwachsen der Serienpassagen nimmt auch der Infektionstiter des Gewebekultur-Virus von log 3,5 auf log 7,75 wie auch seine Virulenz gegen Mäuse von log 2,70 auf log 6,25 zu. Festgestellt wurde ferner, daß das Virus in Gewebekulturen bei -20 °C nach Zugabe 20%igen Kälberserums in seiner Aufbewahrung beständiger ist. Unter diesen Bedingungen behält es seinen infektiösen Titer mindestens für 2 Wochen unverändert; seine Lebensfähigkeit besteht noch nach 210 Tagen.

P. Pawlow. 6458.

Želev, V. und Christov, S. (Shelew, W. und Christow, S.) Vŭrchu izmenenijata v kletkite na tŭkannite kulturi ot kokoši zarodiši zarazeni s različni štamove na virusa na Pseudorabies (bolest na Aueski). **(Über die Zellveränderungen von Gewebekulturen aus mit unterschiedlichen Pseudorabies-Virus-Stämmen infizierten Hühnerembryonen.)** Izvestija na Centralnija naučnoizsledovatelski veterinaren institut po virusologija, Sofija 1 (1962) S. 111–123. — 14 Abb., 11 Lit. Zus. in Russ., Engl.

Es wurde die Frage über die Zellveränderungen von Gewebekulturen aus mit dem Aujeszky-Virus infizierten Hühnerembryonen untersucht. Vff. benutzen eine besondere Technik und beschreiben die morphologischen Veränderungen in Hühnerembryonen-Gewebekultur, infiziert mit einem durch Mäuse und Kaninchen passagiertem Aujeszky-Virus-Stamm. Bei den angegriffenen Gewebekulturen wurden acidophile cytoplasmatische Einschlüsse sowie die schon in der Literatur beschriebenen Zellabrundungen beobachtet. Nachgewiesen wurden ferner die Anwesenheit von Kerneinschlüssen und Riesenzellen. Daraus wird geschlossen, daß die Art der cytoplasmatischen acidophilen Einschlüsse und der Zeitantritt der Veränderungen vom Virus-Stamm abhängig sind. Die Riesenzellbildung wird durch die infolge der Viruseinwirkung eingetretenen dystrophischen Prozesse in den Zellen der Gewebekulturen erklärt. P. Pawlow. 6458.

Genov, I. und Jordanov, Ch. (Genow, I. und Jordanow, Ch.) Opit za polučavane na živa vakcina sreštu bolestta na Aueski. **(Ein Versuch zur Gewinnung lebender Vaccine gegen die Aujeszkysche Krankheit.)** Izvestija na Centralnija veterinaren institut za zarazni i parazitni bolesti, Sofija 5 (1962) S. 115–121. — 6 Lit. Zus. in Russ., Engl.

Aus einem leicht verlaufenden Fall von Aujeszkyscher Krankheit wurde ein schwachvirulenter Virus-Stamm „Russe" isoliert. Mit diesem Stamm lassen sich Kaninchen s. c. mit 2 ml einer bis 1:100 verdünnten Hirnemulsion (1:40) leicht infizieren. Doch erwies sich dieser Stamm bei s. c. Applikation für Rinder und Ziegen bis 2 ml, für Saugferkel bis 5 ml Emulsion und für Schafe bis 0,02 g Hirnsubstanz unschädlich. 40 Tage alte Ferkel konnten selbt cerebral mit 0,5 ml Hirnsubstanz nicht infiziert werden. Bei Impfung von über 20 Tage alten Saugferkeln mit 0,5 ml Hirnemulsion, Stamm „Russe" und mit 1 ml für alle anderen Schweine einschließlich trächtiger Tiere, wird eine solide Immunität aufgebaut. J. Tomow. 6458.

Genov, I. (Genow, I.) Opiti za lekuvane na bolni praseta ot bolestta na Aueski s chimioterapevtični sredstva i specifičen chiperimunen serum. **(Versuche zur Heilung von Ferkeln mit Aujeszkyscher Krankheit mittels Chemotherapeutica und spezifischem Hyperimmunserum.)** Veterinarna sbirka, Sofija 59 (1962) Nr. 7. S. 4–6.

An im Alter von 20 bis 60 Tagen erkrankten Ferkeln wurde der therapeutische Effekt von Hyperimmunserum gegen die Aujeszky'sche Krankheit, von einem Gemisch aus Thoromangan, Calciumglykonat und Vitamin B_1 und von einer Kombination dieses Gemisches mit spezifischem Serum geprüft. Es wurde folgendes Ergebnis erzielt: Ausheilung von 64% der Fälle bei Applikation doppelter Dosen des Hyperimmunserums, 72% bei medikamentöser Behandlung und 88% bei der genannten Kombination, Mit keinem der vorgenannten Mittel wurde bei Ferkeln im Alter unter 20 Tagen ein zufriedenstellender therapeutischer Effekt erzielt. Darüber hinaus wurde festgestellt, daß die erzielte therapeutische Wirkung in gerader Abhängigkeit von den zoohygienischen Bedingungen hinsichtlich Pflege und Fütterung der Muttersauen und Ferkel sowie auch von der rechtzeitig einsetzenden Behandlung steht. Z. Tomow. 6458.

Dawson, P. S., Darbyshire, J. H., Loosmore, R. M., Paterson, A. B. und Faull, W. B.; Weybridge, Centr. Veterin. Lab., Dep. of Virol. Infectious bovine rhinotracheitis (IBR). A clinical condition of cattle occurring in the United Kingdom. **(Infektiöse Rhinotracheitis des Rindes. Klinischer Zustand der Rinder, wie er im Vereinigten Königreich auftrat.)** Veterin. Rec. **74** (1962) Nr. 49. S. 1379–1383. – 6 Abb., 20 Lit.
Das Virus der infektiösen Rhinotracheitis des Rindes wurde aus 2 Gruppen von Mastrindern in Oxfordshire isoliert, die an Conjunctivitis und Rhinitis erkrankt waren. Nahezu alle Tiere beider Gruppen zeigten Symptome der infektiösen Rhinotracheitis. Von 12 isolierten Stämmen wurde einer ausgewählt und mit einem Colorado-Stamm des Virus der infektiösen Rhinotracheitis verglichen. Beide wiesen im Neutralisationstest, der in der Gewebekultur durchgeführt wurde, hinsichtlich der cytologischen Veränderungen in infizierten Geweben und im Infektionsversuch keine Unterschiede auf. J. Beer. 6485.

Sykes, John A., Dmochowski, Leon, Grey, Clifford E. und Russell, W. O.; Houston, Univ. of Texas, Sect. of Virol. and Electron Microscopy; Dep. of Pathol.; Texas Med. Center, M. D. Anderson Hospital, Tumor Inst. Isolation of a virus from infectious bovine kerato-conjunctivitis. **(Die Isolierung eines Virus bei der infektiösen Keratoconjunctivitis des Rindes.)** Proc. Soc. exp. Biol. Med. **111** (1962) Nr. 1. S. 51–57. – 8 Abb., 2 Tab., 11 Lit.
Aus Augengewebe von Rindern mit akuter infektiöser Keratoconjunctivitis wurde ein Virus isoliert, das in Gewebekulturen von embryonalen Rinderlungenzellen, Nierenzellen, Corneazellen und menschlichen Embryonalzellen einen cytopathogenen Effekt verursacht. Das Virus ist resistent gegen Aether (1 Std. bei 38°), relativ hitzelabil (weitgehend inaktiv nach 30 Min. bei 56° oder einer Woche Aufbewahrung bei Zimmertemperatur) und agglutiniert nicht Kücken-, Mäuse-, Hamster-, Meerschweinchen-, Kaninchen-, Rinder-, Schafe- oder Menschenerythrocyten. Fluoreszenzmikroskopische Untersuchungen an infizierten, mit „Coriphosphine O" gefärbten Zellen sowie Untersuchungen über den Einfluß von „5-Fluorodeoxyuridine", „5-Bromodeoxyuridine" und „5-Fluorouracil" auf die Virusvermehrung deuten darauf hin, daß es sich um ein DNS-Virus handelt. Nach vorläufigen elektonenmikroskopischen Untersuchungsergebnissen beträgt die Größe der Viruspartikel im Kern 890–1250 Å und im Cytoplasma durchchnittlich 1400 Å. Es scheint eine Ähnlichkeit in der Teilchengröße und -struktur zwischen dem isolierten Virus und den Viruspartikeln der infektiösen, pustulären Vulvovaginitis sowie der infektiösen Rhinotracheitis des Rindes zu bestehen. Jedoch unterscheiden sich die Kernveränderungen der mit dem Virus der infektiösen Keratoconjunctivitis des Rindes infizierten Zellen von denen, die bei den beiden anderen Virusinfektionen auftreten. Die cytopathogene Wirkung des Virus konnte nicht durch Rinder- oder Kaninchen-Antiseren gegen verschiedene Virusarten des Rindes (Enterovirusarten, Viruserkrankungen der oberen Luftwege) neutralisiert werden. Pernasal instilliertes virushaltiges Gewebekulturmaterial führte bei 8 von 18 infizierten Rindern zur infektiösen

Keratoconjunctivitis unterschiedlicher Ausprägung. Das Serum dieser Tiere neutralisiert die cytopathogene Wirkung des Virus. E. Kunter. 6485.

Schoop, G.; Frankfurt/M., Johann-Wolfgang-Goethe-Univ., Inst. für Zoonosenforsch., Staatl. Veterinäruntersuchungsamt. **Verbreitung und Bedeutung der Infektion mit einem Virus der Psittakosis-Lymphogranuloma-Gruppe bei Rindern.** Dtsch. tierärztl. Wschr. **69** (1962) Nr. 5. S. 121–123.

Nach einem Überblick über das Vorkommen von Viren der Psittakosis-Lymphogranuloma-Gruppe bei Rindern in der Welt wird an Hand eigener Untersuchungen festgestellt, daß Infektionen mit Viren dieser Gruppe bei Rindern in Deutschland selten sind. Im Gegensatz zu anderen Ländern wurden diese Viren in Deutschland vornehmlich bei erwachsenen Tieren gefunden. Es zeigt sich dabei ein gewisser Tropismus zum Genitalsystem, obwohl Aborte bisher verhältnismäßig selten beobachtet worden sind. E. Benndorf. 6485.

Vačev, B. (Watschew, B.) Proučvane na virus, izoliran ot abortiran svinski fetus i kultiviran vŭrchu tŭkanni kulturi. **(Untersuchungen an aus abortierten Schweinefeten isoliertem und auf Gewebekulturen gezüchtetem Virus.)** Isvestija na Centralnija veterinaren institut z zarazni i parazitni bolesti, Sofija **5** (1962) S. 109–114. — 4 Abb., 3 Lit. Zus. in Russ., Engl.

Mittels Hühnerembryonen wurde ein Virus aus abortierten Schweinefeten isoliert. Die infizierten Embryonen gehen innerhalb von 72 Stunden ein, wobei Blutergüsse an Kopf und Gliedmaßen festgestellt wurden. Das Virus wurde außerdem auf Gewebekulturen aus Hühner-Fibroblasten und dem Zellenstamm Hert gezüchtet. Ein cytopathogener Effekt wurde in beiden Gewebekulturen festgestellt. Mit Allantoisflüssigkeit aus infizierten Hühnerembryonen wurden 15 trächtige Sauen injiziert, von denen 2 abortierten, und das Virus erneut auf Hühnerembryonen isoliert. In den Leberzellen der abortierten Feten wurden histologisch acidophile Zelleinschlüsse festgestellt. Z. Tomow. 6485.

Shimizu, Takehiko, Ishizaki, Ryotaro und Matumoto, Minoru; Tokyo, Univ., Inst. for Infectious Diseases. Two distinct antigens, viral and soluble, of equine rhinopneumonitis virus as revealed by complement fixation test. **(Die experimentelle Infektion von Fohlen mit dem Pferde-Rhinopneumonitisvirus.)** Nat. Inst. Animal Health Quart. [Tokyo] **2** (1962) Nr. 3. S. 117–127. — Orig.: engl.

Aus abortierten Feten isoliertes Pferde-Rhinopneumonitisvirus führte bei Fohlen nach intravenöser, intranasaler oder intratrachealer Inoculation zu einer milden Erkrankung des Respirationsapparates mit monophasischer Temperaturerhöhung, serösem oder schleimig-eitrigem Nasenausfluß. Die tiefer liegenden Respirationsorgane wurden kaum ergriffen. Nach intranasaler oder intratrachealer Inoculation ließ sich das Virus in hohen Konzentrationen lange Zeit in Abstrichen von der Nasenschleimhaut nachweisen, kaum jedoch in anderen Organen. Nach intravenöser Inoculation kam es zu einer kurz andauernden Virämie; das Virus verschwand aber aus dem Blut, nachdem es in der Nasenschleimhaut nachweisbar wurde. Es wird aus diesen Befunden geschlossen, daß der Vermehrungsort des Virus die Nasenschleimhaut ist und daß die Infektion bei Pferden aërogen erfolgt. Während komplementbindende Antikörper nur kurze Zeit nachweisbar waren, ließen sich neutralisierende Antikörper noch nach Jahren feststellen, weshalb für diagnostische Untersuchungen der Neutralisationstest der Komplementbindungsreaktion vorzuziehen ist. E. Benndorf. 6485.

Želev, V. und Semerdžiev, V. (Shelew, W. und Semerdshiew, W.) Rastež na virusa na aborta po kobilite v njakoi tŭkanni kulturi i citopatogennoto mu dejstvie. **(Wachstum des Abortus-Virus bei Stuten in einigen Gewebe-**

kulturen und seine cytopathogene Wirkung.) Izvestija na Centralnija naučnoizsledovatelski veterinaren institut po virusologija, Sofija **1** (1962) S. 15–26. – 11 Abb., 11 Lit. Zus. in Russ., Engl.

Vff. untersuchten das Wachstum des Abortus-Virus bei Stuten in Gewebekulturen und seine cytopathogene Wirkung. Zu diesem Zwecke haben Vff. den heimischen, aus natürlich abortierten Fohlen isolierten Stamm 1605 benutzt. Für die Herstellung von trypsinisierten Lebergewebekulturen wurde Leber aus 16 Tage alten Hühnerembryonen, dagegen für Gewebekulturen Nierenepithelien aus neugeborenen Meerschweinchen verwendet. Vff. haben festgestellt, daß sich das Virus bei 36 Passagen in trypsinisierten Lebergewebekulturen sowie in 35 Passagen in Nierenepithelzellen gut vermehrt. Die cytopathogene Wirkung des Stammes ist nicht immer deutlich ausgeprägt; sie wird bei den Lebergewebekulturen nach der 6., bei den Nierengewebekulturen nach der 4. Passage der einen und nach der 15. Passage der anderen Linie beobachtet. Diese Wirkung tritt nach dem 3., 5. oder 6. Tage post inf. ein. Bei eintretendem cytopathogenem Effekt werden kleine kolliquative Herde mit Vorkommen von abgerundeten oder gestreckten angeschwollenen Zellen mit veränderten Kernen beobachtet. In den infizierten Gewebekulturen beider Arten wurden ab und zu intranucleare acidophile Einschlüsse festgestellt. P. Pawlow. 6485.

Semerdžiev, B., Ognjanov, D. und Makaveeva-Simova, E. (Semerdshiew, B., Ognjanow, D. und Makaweewa-Simowa, E.) Kultivirane virusa na aborta na ovcete u opitni životni. **(Kultivierung des Schaf-Abortus-Virus in Versuchstieren.)** Izvestija na Centralnija naučnoizsledovatelski veterinaren institut po virusologija, Sofija **1** (1962) S. 27–35. – 3 Tab., 12 Lit. Zus. in Russ., Engl.

Zur Kultivierung des Schaf-Abortus-Virus in Versuchstieren haben Vff. den einheimischen Stamm Z und für vergleichende Versuche einen solchen aus Edinburg (Gr. Brit.) verwendet. Vff. stellten fest, daß Hühnerembryonen und weiße Mäuse für die Kultivierung und Vermehrung des Schaf-Abortus-Virus geeignet sind. Die benutzten zwei Stämme zeigten diesen gegenüber gleiche Pathogenität. Bei den nasal infizierten Mäusen war die Sterblichkeit 61%, wobei sie am 6.–10. Tage massenhaft anstieg. Bei den anderen Inoculationsarten wurde zwar eine Sterblichkeit festgestellt, aber kein Virus isoliert, es wurden auch keine EK nachgewiesen. Bei Meerschweinchen lag die Sterblichkeit bei 85,3%, die bei trächtigen und männlichen Tieren 100% erreichte, ohne daß hierbei ein Virus isoliert wurde. Beide Stämme waren gleicher Virulenz. Erhöhte Temperatur zeigten dabei Schafe, Jährlinge und Lämmer bis zu 30 Tagen. Manche der kranken Tiere verendeten, die trächtigen Tiere verwarfen. Aus den Fehlgeburten und der Placenta wurde das Virus isoliert. Bei allen inoculierten Schafen, Jährlingen, Lämmern und Fohlen, die die Krankheit überstanden hatten, und bei Meerschweinchen wurden komplementbindende Antikörper mit einem Titer von 1:8 bis 1:1024 nachgewiesen. Manche der Schafe haben noch 4½ Monate Virus ausgeschieden. P. Pawlow. 6485.

Lembke, Andreas; Sielbeck/Eutin, Inst. für Virusforsch. und Exp. Med. post inf. **Über den Erreger der Hepatitis epidemica.** Kieler milchwirtsch. Forsch.-Ber. **14** (1962) Nr. 5. S. 385–390. – 16 Lit.

Nach kurzer Darstellung des Gesetzes zur Verhütung und Bekämpfung übertragbarer Krankheiten vom 10. 7. 1961 für die Bundesrepublik Deutschland wird auf Forschungen über Hepatitis epidemica eingegangen. Elektronenoptische Untersuchungen an ca. 600 Stuhlproben zeigten, daß in den Faeces von Hepatitis-Patienten 105–245 mμ große, zweiphasisch aufgebaute, polyedrische Partikel zu finden sind. Diese Elementarkörperchen bestehen aus einem stark elektronenstreuenden Innenkörper und einer weniger dichten

Randphase, die durch Pepsin abzubauen ist. Sie weisen also eine für Virusteilchen typische Struktur auf. Für eine Identität der gefundenen und im Brutei sowie in Gewebekulturen zur Reproduktion gebrachten Elementarkörperchen mit dem Virus der Hepatitis epidemica sprechen folgende Argumente. Die beschriebenen Partikel finden sich mit großer Regelmäßigkeit in den Faeces von Hepatitiskranken und fehlen im Stuhl gesunder und andersartig erkrankter Personen. Die Partikel lassen sich in Bruteiern und Gewebekulturen zur Reproduktion bringen. Die Übertragung von Bruteimaterial, das mit Suspensionen von Hepatitisfaeces oder Hepatitis-Duodenalsaft beimpft war, auf Gesunde führte bei diesen Personen zu Hepatitis. Diese experimentell infizierten Personen schieden nach der Infektion mit den Faeces Elementarkörperchen aus, die sich auf Bruteiern wieder anzüchten ließen. Suspensionen von Elementarkörperchen aus Faeces und aus Bruteikulturen wurden durch Seren von Hepatitiskranken, nicht aber durch Normalseren, in hoher Verdünnung zusammengeballt. Hauttest-Antigene, hergestellt aus Bruteikulturen, die mit Hepatitis-Faecessuspension beimpft waren, führten an Hepatitiskranken, nicht aber an gesunden oder andersartig erkrankten Personen, bei intracutaner Applikation zu lokalen Spätreaktionen. Die Chorioallantoismembranen dieser Bruteier enthielten Elementarkörperchen. Die elektronenmikroskopischen Befunde stimmen eindeutig mit frei liegenden und solchen in Dünnschnitten von Hepatitis-Lebern, wie sie von anderen Forschern beschrieben wurden, überein. Schließlich wird darauf hingewiesen, daß die Gefahr der Verbreitung durch Schmierinfektionen vor allem in den Betrieben der Lebermittelindustrie groß ist. W. Lehmann. 6485.

XII. TUBERKULOSE UND IHRE BEKÄMPFUNG

Tesink, J. und Robijns, K. G.; Zeeland, Prov. Gezondheidsdienst voor Dieren. Over het opsporen van tuberculeuze pluimveestapels en de bestrijding van aviaire tuberculose. **(Über die Entdeckung tuberkulöser Geflügelbestände und die Kontrolle der Geflügeltuberkulose.)** Tijdschr. Diergeneeskunde 88 (1963) Nr. 7. S. 425–434. – 6 Tab., 2 Lit.

Für die Ermittlung der Geflügeltuberkulose in Beständen, in denen Rinder gehalten werden, eignet sich der Simultantest. Der Verdacht einer Verseuchung des Geflügels liegt vor, wenn beim Rind die Zahl der Hautschwellungen nach aviärem Tuberkulin größer ist als nach bovinem oder wenn der Simultantest im Anschluß an einen positiven Einzeltest negativ verläuft. Aber auch das Schwein ist als Infektionsquelle für das Geflügel in Betracht zu ziehen. Die Untersuchung des Geflügels selbst geschieht am zweckmäßigsten mit der intracutanen Tuberkulinprobe am Kehllappen. Werden innerhalb einer Herde einzelne positive Reaktionen gefunden, so muß die ganze Herde als verseucht angesehen werden (Herdendiagnose). Im Rahmen der Bekämpfung der Geflügeltuberkulose müssen nicht nur die befallenen Herden gemerzt werden, sondern es muß auf entsprechende hygienische Maßnahmen, jährlichen Umtrieb usw. geachtet werden. E. Wiesner. 6514.

Schneider, W., Micke, H. und Krüger, J.; Frankfurt/M., Staatl. Anst. für Exp. Therapie „Paul-Ehrlich-Inst." **Untersuchungen über die Stabilität von verdünntem Rinder-Einheitstuberkulin.** Mh. Tierheilkunde 14 (1962) Nr. 7. Rindertuberkulose u. Brucellose 11 S. 98–108.

Die Anwendung eines verdünnten Tuberkulins zur Klärung von unspezifischen Tuberkulinreaktionen setzt nicht nur voraus, daß das Präparat (5000 TE/ml statt wie üblich 50000 TE/ml) genügend anzeigesicher, sondern daß es auch ausreichend lagerfähig ist. ohne an Wirksamkeit bzw. Wertigkeit zu verlieren. Vff. prüften deshalb innerhalb eines Jahres 9mal das amtlich vorgeschriebene Rinder-Einheitstuberkulin (albumosefrei) bei +4 °C und Zimmertemperatur sowie das auf 5000 TE/ml verdünnte Präparat unter den gleichen Bedingungen nach der Methode von Prigge und Döhmen. Die damit erzielten Ergebnisse wurden einer Varianz- und Regressionsanalyse unterzogen. Dabei wurde festgestellt, daß Konzentration und Aufbewahrungstemperatur einen erheblichen Einfluß auf die Lagerfähigkeit haben: Während das Originaltuberkulin weder bei Zimmertemperatur noch im Kühlschrank an Wertigkeit verlor und auch das verdünnte Tuberkulin bei +4 °C keine signifikante Abschwächung erkennen ließ, ergab sich für das bei Zimmertemperatur aufbewahrte verdünnte Tuberkulin ein Wertigkeitsverlust von 36,1%! Nach Ansicht der Vff. ist für das sachgemäß kühl aufbewahrte, verdünnte Tuberkulin von 5000 TE/ml damit eine ausreichende Laufzeit gegeben. W. Richter/Jena. 6522.

Janačkova, D. (Janatschkowa, D.) Sravnitelni proučvanija vŭrchu alergennata stojnost na različni sintetični tuberkulini s alttuberkulin. I. Proučvanija vŭrchu tuberkulini govеždi tip. **(Vergleichende Untersuchungen über den allergischen Wert verschiedener synthetischer Tuberkuline mit dem Alttuberkulin. 1. Mitt. Studien über Tuberkuline vom Typus bovinus.)** Izvestija na Centralnija veterinaren institut za zarazni i parazitni bolesti, Sofija 4 (1962) S. 77–84. – 3 Tab., 15 Lit. Zus. in Russ., Engl.
Es wurde festgestellt, daß die synthetischen Tuberkuline Dorset, C_2 und Sauton im Vergleich zum Alttuberkulin bulgarischer Herkunft und „Kopenhagen" Allergene höherer Qualität sind. Nur fehlt bei den synthetischen Tuberkulinen die ausgeprägte unspezifische Reaktion des Alttuberkulins. Z. Tomow. 6522.

Unspezifische Tuberkulinreaktionen. Jena-Zwätzen, Institut für Bakterielle Tierseuchenforschung der Deutschen Akademie der Landwirtschaftswissenschaften zu Berlin **1962** Plan-Nr.: 1701 32 h 2–04/1. Abschlußber.
Unter Berücksichtigung der bis zum Jahre 1956 von Schaetz (vgl. Mh. Tierheilkunde **8** [1956] Rindertuberkulose u. Brucellose **5** S. 1.) gegebenen Zusammenstellung über die Problematik der intracutanen Tuberkulinreaktion beim Rinde wird in der vorliegenden Arbeit das internationale Schrifttum seit 1957 bis zur Gegenwart ausgewertet. Im Mittelpunkt dieser Betrachtungen stehen dabei der diagnostische Wert des gereinigten Tuberkulins ad us. vet. „Dessau" zur Feststellung von Säugetiertuberkulose und aviärer Infektionen beim Rinde die Leistungsfähigkeit des Kehllappentestes nach Fritzsche beim Geflügel, die mit dem Einsatz verdünnter Tuberkuline in der tierärztlichen Praxis verbundenen Fragen und die Leistungsfähigkeit neuer Differenzierungsnährböden für Mycobakterien sowie die Problematik der Variabilität der Mycobakterien. 6522.

Schliesser, Th. und Berger, W.; München, Univ., Inst. für Mikrobiol. und Infektionskrankh. der Tiere. **Vergleichende Untersuchungen mit der Frischblut-Schnellagglutination und der Tuberkulin-Kehllappen-Probe bei Hühnern.** Mh. Tierheilkunde **14** (1962) Nr. 7. Rindertuberkulose u. Brucellose **11** S. 91–98.
Vff. untersuchten in 53 meist bäuerlichen und kleinbäuerlichen Betrieben insgesamt 2428 Hühner vergleichend mit der Tuberkulin-Kehllappenprobe und der Frischblut-Schnellagglutination, analog der Pullorumuntersuchung. In 43 dieser Betriebe erwiesen sich die Hühner als mit Geflügeltuberkulose verseucht, während die Rinderbestände staatlich anerkannt tuberkulosefrei waren. Nur in einem dieser Rinderbestände kam es zu unspezifischen Tuberkulinreaktionen. Vff. schließen daraus, daß Geflügeltuberkulose bei Rindern meist nicht zu einer Sensibilisierung führt. Durch die Frischblut-Schnellagglutination wurden 308 = 12,7% positive Reaktionen erzielt, durch die Kehllappenprobe dagegen nur 160 = 6,6%. Von 43 Hühnern, die in der Agglutination positiv, mit der Kehllappenprobe aber negativ reagiert hatten, erwiesen sich durch die Sektion bzw. bakteriologische Untersuchung 40 als tuberkulös infiziert. W. Richter/Jena. 6522.

Awad, F. I.; Khartoum, Sudan, Min. of Animal Resources, Res. Div. Studies on type-determination and epidemiology of tuberculosis among cattle in Sudan. **(Untersuchungen über die Epidemiologie und Typendifferenzierung der Rindertuberkulose im Sudan.)** Zbl. Veterinärmed. **9** (1962) Nr. 9. S. 890 bis 898.

Im Sudan sind erst in den letzten Jahren Erhebungen über das Vorkommen der Rindertuberkulose angestellt worden. Dabei machte sich die weite Verbreitung der Nocardiose differentialdiagnostisch störend bemerkbar, durch die auch die meisten unspezifischen Tuberkulinreaktionen ausgelöst wurden. Im Norden des Landes ist die Rindertuberkulose mit ca. 2,4% verhältnismäßig selten, während sie im Süden (Kordofan, Bhar El Ghazal) mit ca. 16% ziemlich verbreitet ist. Dem Prozentsatz der tuberkulinpositiven Rinder entspricht auch etwa der Prozentsatz an tuberkulinpositiven Menschen, da besonders im Süden bei ungünstigen hygienischen Verhältnissen eine enge Lebensgemeinschaft zwischen Tier und Mensch besteht. Am Schlachthof Khartum wurden (1960) 188 Mycobakterienstämme vom Rind isoliert, die sich durch die Differenzierung als dysgonisch wachsende Var. *bovis* herausstellten, wobei sich der Nährboden nach Besredka als günstig erwies. W. Richter/Jena. 6530.

Klimeš, B. und Pavlas, M. Příspěvek k experimentální infekci slepic tuberkulózou. **(Beitrag zur experimentellen Geflügeltuberkuloseinfektion.)** Sborník Vysoké Školy zemědělské Brně, Řada B **9(30)** (1961) Nr. 1/2. S. 49–62. – 8 Abb., 3 Tab., 5 Lit. Zus. in Russ., Engl., Dtsch.

Aus dem Lymphknoten eines Jungbullen, der einer Zucht entstammte, in der aviäre Infektion festgestellt wurde, isolierte man das Mycobacterium, mit dem 3 Gruppen von 3 Mon. alten Küken versuchsweise infiziert wurden, und zwar auf verschiedene Weise: per os und s.c. mit einer Gabe von 0,1 mg, und i.p. mit 0,01 mg/kg. Nach der s.c. und i.p. Infektion wies die Erkrankung der Küken einen verhältnismäßig heftigen Verlauf auf. Bereits 14 Tage nach der Infektion war die Tuberkulinisierung bei sämtlichen Küken betont, die Küken wurden allmählich mager, wiesen Veränderungen im Leukogramm auf und verendeten im Laufe von 3–6 Mon. Die Infektion per os rief nur kleinere Veränderungen auf der Leber, Milz und auf den Gedärmen hervor. Die Tuberkulinisierung war in diesem Falle nicht so betont, und erst 3 bzw. 4 Mon. nach der Infektion stellte sich eine positive Reaktion ein, die bereits 6 Mon. seit der Infektion aufhörte. Das pathologisch-anatomische Bild der verendeten Küken war je nach der Infektionsart verschieden. Die allmonatlich vorgenommene Untersuchung mittels Tropfen oder Hämagglutination (Midlebrook) erwies sich als wenig zuverlässig. Im Leukogramm fand man betonte Lymphocytopenien und Neutrophilien mit mäßiger Monocytose. Bei allen Küken wurden 6–9 Mon. nach der Infektion tuberkulöse Veränderungen festgestellt. F. Nádvorník. 6540.

Enčev, S. und Lisičkov, B. (Entschew, S. und Lissitschkow, B.) Slučaj na tuberkulozen meningit u krava. **(Ein Fall von Meningitis tuberculosa bei einer Kuh.)** Veterinarna sbirka, Sofija **59** (1962) Nr. 7. S. 8–9. – 2 Abb.

Eine Kuh mit Leptominingitis wurde notgeschlachtet. Das histologische Bild berechtigte zur Annahme, daß die Meningitis eine Folge früher Generalisation eines primär in der Lunge entwickelten Tuberkuloseprozesses war. Z. Tomow. 6545.

XIII. CHIRURGIE

Anteplioğlu, H.; Ankara, Üniv., Veterin. Fak. Evcil hayvanlarda enfekte yaralarin lokal olarak penicillin tatbikatiyle tedavileri üzerinde araştirmai ar. **(Die Behandlung infizierter Wunden bei großen und kleinen Haustieren durch lokale Verabreichung von Penicillin.)** Ankara Üniv. veterin. Fak. Dergisi **9** (1962) Nr. 1. S. 10–34. – 1 Tab.

Für die Untersuchungen standen 87 infizierte Wunden an kleinen und großen Haustieren zur Verfügung. Die Patienten wurden in vier Gruppen eingeteilt. In der ersten Gruppe wurden 10 Fälle durch Anwendung von antiseptischen Lösungen behandelt. Verwendung fanden H_2O_2, Karbolsäure, Kresol und Lysol, Cetavlon, Desogen und Rivanol. In der zweiten Gruppe wurden 10 Patienten parenteral mit Procainpenicillin behandelt. In der dritten Gruppe und vierten Gruppe wurde Penicillin lokal angewandt. Hierbei wurden die besten Resultate erzielt. Das Antibioticum wurde dabei in die Umgebung der infizierten Wunde injiziert. Die Behandlungsdauer und die Heilung sind hierbei am kürzesten. Die Kosten der Behandlung sind am geringsten.
O. Dietz. 6607.

Queinnec-Maulat, Bernadette; Alfort, École Nat. Vétérin. Contribution à l'étude des traumatismes de la rate du chien. **(Untersuchungen über Milztraumen beim Hunde.)** Diss. Alfort **1961** 80 S. – 28 Lit.
K. Reinhardt. 6624.

Lòri, Roberto Dante und Schiffo, Higinio P.; Noreste, Univ. Nac. Fac. de Agric. y Veterin., Patol. Quirúrg.; Clin. Méd. y Quirúrg. de Grandes Animales. Fractura condilea del metacarpo en el P.S.C. **(Knöchelbruch der Mittelhand in P.S.C.)** Gac. veterin. [Buenos Aires] **24** (1962) Nr. 146. S. 394–399.
6634.

Puget, E. und Cazieux, A. Nouvelles notes d'ostéosynthèse sur les carnivores domestiques. **(Neue Berichte über die Osteosynthese bei kleinen Haustieren.)** Rev. Méd. vétérin. [N.S.] **25(113)** (1962) Nr. 6. S. 408–415. – 6 Abb., Zus. in Engl., Span.
Die Methoden der Osteosynthese haben sich der Art des Bruches anzupassen. Vff. beschreiben zwei verbesserte Operationsverfahren der Osteosynthese bei Carnivoren. Das erstere ist die centromedulläre, transepiphysäre Marknagelung bei Frakturen der Tibia. Als zweites findet die centromedulläre, direkte transarticuläre Nagelung bei distalen Femurbrüchen Anwendung.
H. Busse. 6634.

Žeškov, B.; Zagreb, Veterin. Fak., Inst. za Patol. i Terapiju. Prilog eozinofilnom panostitisu u njemačkih ovčara. **(Beitrag zur eosinophilen Panostitis des Deutschen Schäferhundes.)** Veterin. Arh. [Zagreb] **32** (1962) Nr. 5/6. S. 146–148.
Die mit einer Eosinophilie einhergehende Panostitis des Deutschen Schäferhundes zeigt ein spezifisches Röntgenbild. Bei geringerer lakunärer Osteolyse kommt es an der Spongiosa zu einer endostalen Sklerosierung. An der Compacta läßt sich in der Mehrzahl der Fälle eine kondensierende Ostitis feststellen. Die Periostitis führt zu Verdickungen des Periosts. Typisch sind das Überspringen von einem Knochen auf einen anderen, das spontane Abklingen der Veränderungen und die auftretenden Rückfälle. Ein Erreger konnte nicht nachgewiesen werden. P. Schmidt. 6698.

Puisségur, Juan Adolfo; Buenos Aires, Fac. de Agronomia y Veterin., Clin. A proposito del tema: „Los puntos ostealgicos de abadie y chenot y el complejo problema de las alteraciones functionales y organicas que tienen su origen en el pie". **(Über Ostealgiepunkte und das Gesamtproblem der funktionalen und organischen Alterationen, die ihren Ursprung im Fuß haben.)** Gac. veterin. [Buenos Aires] **24** (1962) Nr. 139. S. 58–61. 6710.

Durin, François; Alfort, École Nat. Vétérin. Mésonévrectomie chez le cheval au C.I.S.V.A. **(Die mittlere Neurektomie beim Pferde in C.I.S.V.A.)** Diss. Alfort **1962** 80 S. – 19 Lit. K. Reinhardt. 6740.

Vierheller, Ralph C.; Pico-Rivera, Calif. Cataract surgery in the dog. Part 1. **(Chirurgie der Linse des Hundes. 1. Teil.)** Mod. veterin. Pract. **43** (1962) Nr. 7. S. 43–46. – 3 Abb.

Das Auge des Hundes mit seiner großen, dicken Linse, festen Zonula Zinnii und extrem vascularisierten Iris stellt ein besonderes Problem dar. Viele Schritte der Linsenextraktion können und sollen standardisiert werden. Extrem alte Hunde und solche mit schlechtem Allgemeinzustand sind nicht geeignet. Zur Drucksenkung und Verhinderung des Irisvorfalls erhält der Patient für 2–3 Tage Carboanhydrasehemmer. Eine Mydriasis wird mit 1–2%igem Atropin 1 Std. vorher erzeugt. Eine leichte Allgemeinnarkose (Barbiturate) wird mit der retrobulbären Leitungsanaesthesie kombiniert, dabei wird zusätzlich die ziliare Innervation blockiert und der intraoculäre Druck gesenkt. Zur Lidfixation werden die bekannten Lidspanner infolge Einengung des Operationsfeldes durch 2 Haltefäden an den Lidern ersetzt. Die Blockierung des Bulbus erfolgt mit einer Zügelnaht durch die Sehne des oberen Rectusmuskels, nachdem vom Vf. vorher ein fornixständiger Conjunctivallappen abpräpariert wird. Die Länge des Sehnenkapselschnittes wird von der beabsichtigten Extraktionsart bestimmt. Zum Absaugen reicht ein 3–4 mm langer Schnitt. Intra- und extrakapsuläre Extraktion erfordern Schnitte bis 180° 1,5 mm hinter und parallel zum Limbus in die vordere Kammer. Die vorher gelegten 2 Seidenhefte teilen den Schnitt in 3 gleiche Abschnitte. Vf. empfiehlt eine Iridektomie zu unterlassen. Blutreste sind wegen postoperativer Störungen zu entfernen. Eine enzymatische Zonulalysis hat im Gegensatz zum Menschen versagt. Ebenfalls besteht ein Unterschied in der Gerinnbarkeit des Kammerwassers zwischen Mensch und Hund.

H. Trolldenier. 6753.

Vierheller, Ralph C.; Pico-Rivera, Calif. Cataract surgery in the dog. Part 2. **(Chirurgie der Linse des Hundes. 2. Teil.)** Mod. veterin. Pract. **43** (1962) Nr. 8. S. 39–42. – 4 Abb. 1. Teil vgl. vorst. Ref.

Die Technik der verschiedenen Linsenextraktionsarten soll nach dem Typ des Stars und dem Alter des Hundes variiert werden. Die Aspiration führt nur bei Welpen und beim sehr früh entwickelten Star zum Erfolg, wenn Cortex und Kern für die Saugmethode weich genug sind. Mit 2 Jahren ist die Linse schon zu kompakt. Die gerade Extraktion ist für die Extraktion des weichen Stares geeignet. Nach Perforation der vorderen Linsenkapsel erfolgt das vorsichtige Ausdrücken mit einem stumpfen Haken durch die Kornea auf die Schnittlinie zu. Evtl. Reste der Linse werden zur Vermeidung von Komplikationen belassen. Seniler Star jenseits des 4. und 5. Lebensjahres ist hart, so daß die extrakapsuläre Technik und jenseits des 9. bis 11. Jahres die intrakapsuläre Technik durchgeführt wird. Bei ersterer wird nach Capsulotomie die Linse durch Kombination von Linsenschleife und äußerem Druck hervorgeholt. Bei der Technik der intrakapsulären Extraktion erfolgt zuerst die Zerstörung der infolge des Alters schwach gewordenen Zonula durch Druck in Richtung auf das Zentrum des Bulbus, und nach Lösen der Linse drückt ein stumpfer Haken diese nach außen. Nach Wundverschluß wird eine Luftblase in die vordere Kammer zur Verhinderung von Synechien gesetzt, die Resorption ist nach 5–7 Tagen abgeschlossen. Ein künstliches Ankyloblepharon schützt das Auge besser als ein Verband, postoperativ setzt eine örtliche und allgemeine Antibiose ein, und für 5–6 Wochen wird eine Mydriasis durch Atropin erzeugt. Komplikationen und ihre Beseitigung werden erwähnt.

H. Trolldenier. 6753.

Mussche, A. und Vandervelde, A. Atresie van de onderste afvoeropening van het traankanaal bij een paard. **(Atresie der unteren Öffnung des Tränennasenkanals beim Pferd.)** Vlaams diergeneeskund. Tijdschr. **30** (1961) Nr. 12. S. 302.

E. Wiesner. 6759.

Coudert, Serge; Alfort, École Nat. Vétérin. Contribution à l'étude de la pathologie dentaire du chien; diagnostic radiologique. **(Untersuchungen über die Zahnleiden des Hundes. Röntgendiagnostik.)** Diss. Alfort **1962** 68 S. – 1 Tab., 47 Lit. K. Reinhardt. 6762.

Thoonen, J. und Hoorens, J. Ontsteking van de Bulla tympanica en bijliggende delen van het gehoororgaan bij het varken. **(Infektion der Bulla tympanica sowie der umgebenden Teile des Gehörorgans beim Schwein.)** Vlaams diergeneeskund. Tijdschr. **31** (1962) Nr. 9/10. S. 237–243. – 5 Abb., 4 Lit. Zus. in Engl., Franz., Dtsch.
Das Gehörorgan sollte bei Sektionen keineswegs übersehen werden, denn nicht selten findet man hier entzündliche Prozesse auf der Grundlage einer Infektion. Als Erreger konnten Vff. bisher Tuberkelbakterien, Pyogenesbakterien, Streptokokken und Staphylokokken isolieren. Das klinische Bild einer Erkrankung des Gehörorgans ist gekennzeichnet durch Schiefhalten oder Schütteln des Kopfes, Zwangsbewegungen, Scheuern des Ohres an den Stallpfosten o. ä. In akuten Fällen steigt die Körpertemperatur. Die Freßlust ist häufig herabgesetzt, und nicht selten kümmern die Tiere.
W. Kuhlmann. 6774.

Bone, J. F., Metcalfe, J. und Parer, J. T.; Corvallis, Oregon State Univ., Dep. of Veterin. Med.; Dep. of Animal Sci.; Portland, Univ. of Oregon, Med. School, Dep. of Med. Surgical preparation of a carotid loop in sheep. **(Chirurgische Freilegung einer Carotidenschleife beim Schaf.)** Amer. J. veterin. Res. **23** (1962) Nr. 96. S. 1113–1116. – 10 Abb., 4 Lit. Zus. in Interlingua.
E. Wiesner. 6777.

Puchaud, Henri; Alfort, École Nat. Vétérin. Contribution à l'étude de l'écornage des bovins. La méthode par striction élastique. **(Untersuchungen über die Enthornung der Rinder. Methode der elastischen Ligatur.)** Diss. Alfort **1961** 46 S. – 2 Abb., 7 Tab., 37 Lit. K. Reinhardt. 6780.

Čermak, K.; Zagreb, Veterin. Fak., Inst. za Patol. i Terapiju. Prilog liječenju traumatičnog perikarditisa u goveda. **(Beitrag zur Behandlung der traumatischen Pericarditis des Rindes.)** Veterin. Arh. [Zagreb] **32** (1962) Nr. 5/6. S. 110–115. – 27 Lit. Zus. in Engl.
An experimentell hervorgerufenen und natürlichen Fällen von traumatischer Pericarditis wurden die Möglichkeiten der operativen Beiseitigung des Fremdkörpers unter Anwendung von Antibiotica untersucht. Mit Ausnahme der traumatischen Endocarditis ließen sich alle Formen nach der Beseitigung des Fremdkörpers günstig beeinflussen. Wichtig ist die genaue Lokalisierung des Fremdkörpers. Die Ruminotomie ist indiziert, wenn er vom Reticulum aus erreichbar ist. Wenn er vollständig in der Brusthöhle liegt, empfiehlt sich die Thoraco- und Pericardiotomie nach Andrašić, die bei exsudativer Pericarditis immer erforderlich ist, um das Exsudat vollständig zu entfernen.
P. Schmidt. 6807.

Thoreton, Jean-Louis; Alfort, École Nat. Vétérin. Traitement des réticulites traumatiques à l'aide d'une sonde magnétique. **(Behandlung der traumatischen Reticulitis mit einer magnetischen Sonde.)** Diss. Alfort **1961** 36 S. – 1 Abb., 18 Lit. K. Reinhardt. 6807.

Moulvi, M. V.; Gujarat, Baroda, Dabhoi, Veterin. Hospital. Traumatic reticulitis in a bullock. **(Reticulitis traumatica bei einem Ochsen.)** Indian veterin. J. **40** (1963) Nr. 2. S. 110–112.
Ein 7 Jahre alter Ochse versagte das Futter, zeigte Stumpfsinnigkeit, Dispnoe, starren Blick, gerötete Lidbindehäute, leichte Cyanose, Tympanie und ein völliges Sistieren der Wiederkautätigkeit. In den letzten 24 Std. vor der Untersuchung hatte das Tier ständig gestanden. Die Krankheit sollte seit

drei Tagen bestehen. Da zunächst eine einfache Tympanie vermutet wurde, wurde ein Präparat verordnet, das u. a. Terpentinöl, Pulvis nux vomica und Pulvis gingibris enthielt. Daneben wurde ein lauwarmer Trank verabreicht. Am zweiten Tag war der Zustand des Tieres schlechter geworden, und es zeigte stärkere Schmerzen. Nunmehr wurde eine Fremdkörperoperation durchgeführt, die als Ergebnis das gesamte 54,9 cm lange Gestell eines Regenschirmes zutage brachte. Die Wunde wurde mit Sulfanilamidpuder versorgt, Nachbehandlung erfolgte mit Procain-Penicillin und Sulfamezathin.

E. Wiesner. 6807.

Kathein, R.; Kiryat Shmona, 'Hahaklait'. The treatment of traumatic gastritis in cattle. **(Behandlung der traumatischen Gastritis beim Rind.)** Refuah Veterinarith [Jerusalem] **19** (1962) Nr. 2. S. 104–103. 6807.

McCaig, J.; Tonbridge, Kent. Pyloric stenosis in the dog. **(Pylorusstenose beim Hunde.)** Veterin. Rec. **74** (1962) Nr. 41. S. 1101–1102. 6807.

Dietz, O. und Nagel, E.; Berlin, Humboldt-Univ., Chirurg. Tierklin. **Über den operativen Zugang zur unteren Zwerchfellshälfte des Rindes unter Berücksichtigung der „Zwerchfellshernie“.** Wiener tierärztl. Mschr. **49** (1962) Nr. 12. S. 921–928.

Stöber hat 1958 eine Übersicht über 59 bisher im Schrifttum erwähnte Organverlagerungen durch das Zwerchfell beim Rind, insbesondere über Eventrationen der Haube, gegeben und diese Fälle nach den klinischen Erscheinungen, dem pathologischen Befund und den evtl. daraus gezogenen Rückschlüssen ausgewertet. Über vier weitere derartige Krankheitsfälle beim Rind wird berichtet. Neben den typischen Symptomen, die für eine durch Fremdkörper hervorgerufene Haubenzwerchfellsaffektion sprechen, wurden in allen Fällen Ausfallssymptome einzelner oder mehrerer Zweige des ventralen Bauchvagus mit dadurch hervorgerufener rezidivierender Tympanie und kleinschaumiger Gärung und Erbrechen beobachtet. Die Tympanie ist durch Silikonpräparate nicht bezw. nur vorübergehend zu beeinflussen. Der transthoracale Zugang zum Zwerchfellsdefekt scheiterte bei zwei Patienten. Die Zwerchfellsnaht nach Laparotomie von der rechten Rippenweiche aus erwies sich ebenfalls als technisch nicht möglich. Bei einem vierten Patienten gelang nach Rückenlagerung und Laparotomie mit rechtem pararektalem Bauchschnitt der Nahtverschluß der Diaphragmalücke. Der costoxyphoide Eröffnungsschnitt ermöglicht einen Direktzugang zum intrathoracalen Teil der Bauchhöhle. Artifiziell gesetzte Zwerchfellslücken konnten auf diesem Wege sicher verschlossen werden. In weiteren Untersuchungen wurde die temporäre Lähmung einer Zwerchfellshälfte durch Blockade der Wurzeln des gleichseitigen Zwerchfellnerven überprüft.

O. Dietz. 6810.

Hoorens, J. und Thoonen, J.; Gent, Lab. voor Dierlijke Pathol. Divertikelvorming in de darm bij het varken. **(Darmdivertikelbildung beim Schwein.)** Vlaams diergeneeskund. Tijdschr. **30** (1961) Nr. 12. S. 289–292. — 2 Abb., 2 Lit. Zus. in Engl., Franz., Dtsch. E. Wiesner. 6812.

Huilgol, N. S.; Junagadh, Gujarat State, Diagnostic Centre for Mastitis. Lipoma in the orbit of a bull. A clinical case record. **(Klinikbericht über ein Lipom in der Orbita eines Bullen.)** Indian veterin. J. **40** (1963) Nr. 2. S. 113 bis 114. — 1 Lit.

Benigne Tumoren in der Augenhöhle sind äußerst selten. Dem Vf. wurde ein 6 Mon. altes Bullenkalb vorgestellt, das ein vergrößertes rechtes Auge zeigte. Der Augapfel selbst war zunächst nicht sichtbar, weil er durch einen Tumor nach innen gedrängt wurde. Es ergab sich jedoch, daß er normal ausgebildet war und daß das Tier auch sehen konnte. Bei der Palpation fühlte sich der Tumor sehr weich an, so daß zunächst an das Vorliegen eines Abszesses gedacht wurde. Eine Punktion führte zur Klärung der Diagnose und zur Ermittlung eines Lipoms. Größe, Sitz und Fntfernung der Geschwulst werden beschrieben. Die Nachbehandlung erfolgte mit Aureomycin. Die Entlassung des Kalbes aus der Klinik konnte 8 Tage nach der Operation erfolgen.

E. Wiesner. 6717.

Šutta, J.; Košice, Katedra Chirurgie a Ortopédie Veterin. Fak. VŠP. Použitie pentobarbitalu a jodidu sunkcinylcholínu s premedikáciou chlórpromazínu u koní. **(Verwendung von Pentobarbital und Succinylcholinjodid mit Voranwendung von Chlorpromazin bei Pferden.)** Veterin. Časopis 11 (1962) Nr. 4. S. 426–437. – 2 Abb., 2 Tab., 21 Lit.

An zwei Gruppen von 13 und 12 Hengsten, die zur Kastration bestimmt waren, prüfte man die Gesamtanästhesie, und zwar bei der ersten Gruppe mit einer Kombination von Chlorpromazin 0,2 mg/kg Kgw., Pentobarbital 5 mg/kg Kgw. und Succinylcholinjodid 0,15 mg/kg Kgw. Die Gaben wiesen gute Wirkung auf, da das Tier bei der Kastration in eine günstige Lage gebracht und fixiert werden konnte, doch reichten sie für die volle Ausschaltung der Empfindlichkeit nicht aus. Bei der zweiten Gruppe verwendete man mit Erfolg dieselbe Kombination mit einer höheren Chlorpromazingabe von 0,5 mg/kg Kgw. und 7 mg/kg Kgw. Pentobarbital. Aus den bei dieser Gruppe gewonnenen Erkenntnissen ging hervor, daß es für kurzfristige operative Eingriffe einschließlich der Kastration am besten ist, wenn das Chlorpromazin in einer Gabe von 0,5 mg/kg Kgw. mindestens 15 Min. vor der Applikation von Pentobarbital und Succinylcholinjodid verabreicht wird. Diese Methode erleichtert den Umgang mit dem Tier, und es wurde keine Erregung beobachtet. Das Pferd der ersten Gruppe fiel annähernd nach 30,7 ± 2,5 Sek., das der zweiten Gruppe nach 34,7 ± 7,9 Sek. zu Boden und blieb 19,3 ± 8,8 Min. liegen. Die Tiere erhoben sich danach spontan. F. Nádvorník. 6876.

Heidrich, H.-D. und Nöldner, H.; Gera, Bezirkstierklin. **Über die Anwendung der Grenzstrang- bzw. Stellatumblockade beim Pferd.** Mh. Veterinärmed. 18 (1963) Nr. 2. S. 58–61.

Es wird über die Anwendung der lumbalen Grenzstrang- bzw. Stellatumblockade beim Pferd berichtet. Nach der von Dietz beschriebenen Methode sind beide Blockaden beim Pferd gut durchführbar. Die wichtigste Literatur wird kurz beschrieben. Unter Beachtung der erforderlichen Sorgfalt sind die Blockaden für das Tier ungefährlich und können bei negativem Ausfall sofort wiederholt werden. Ebenso können die Blockaden unmittelbar nacheinander auf beiden Seiten ausgeführt werden. In einer Tabelle sind 30 Patienten zusammengefaßt, die wegen Lumbago, Nervenlähmung, Coxitis, Myositis, Penislähmung und Ekzem behandelt wurden. Die Wirkung der Therapie wird für die einzelnen Erkrankungen gesondert besprochen. Komplikationen wurden nicht beobachtet. Chlorprocain empfiehlt sich für diese Anästhesien wegen seiner ausgezeichneten Durchdringungsfähigkeit besonders.

O. Dietz. 6886.

Riser, Wayne H.; Chicago, Ill., Northwestern Univ., Med. School, Dep. of Pathol. Producing diagnostic pelvic radiographs for canine hip dysplasia. **(Die Anfertigung diagnostischer Becken-Röntgenaufnahmen bei der Hüftgelenksdysplasie des Hundes.)** J. Amer. veterin. med. Assoc. **141** (1962) Nr. 5. S. 600–603. – 1 Abb., 2 Lit.

Da die Hüftgelenksdysplasie größere Bedeutung für die Züchter gewinnt, sind diese genau über die Natur der Krankheit aufzuklären. Die Diagnose kann nur röntgenologisch gestellt werden. Die Welpen werden meist mit Hüftgelenken normalen Aussehens geboren und zeigen innerhalb des ersten Lebensjahres röntgenologische Veränderungen. Die Aufnahmen sollen nur nach Absprache mit dem Besitzer zu einer festgesetzten Zeit erfolgen. Der Hund erhält Tranquillizer und wird auf dem Röntgentisch solange ausgebunden bis sicher diagnostizierbare Aufnahmen hergestellt wurden. Von dem Röntgenapparat werden 100 ma Kapazität gefordert. Die genügend großen Aufnahmen sollen das Datum, Seitenbezeichnung und Idendität des Hundes enthalten. Bei dem Herstellen von über 2000 Aufnahmen in der Praxis hat sich die Tranquillisierung besser als die Anästhesie bewährt. Die Lagerung zur Aufnahme erfolgt nach früheren Empfehlungen (vgl. LZ. Abt. IV 7 (1962) Nr. 8. S. 17.). Nach Auswertung der Aufnahme erhält der Tierhalter Auskunft über das Ergebnis der Untersuchung sowie den Charakter der Krankheit und die Durchschrift eines angefertigten Berichtes. H. Trolldenier. 7000.

XV. GEBURTSHILFE, KRANKHEITEN DER MUTTERTIERE UND DER NEUGEBORENEN

Duvey, Claude-Étienne; Alfort, École Nat. Vétérin. De la gestation prématurée dans l'espèce bovine et ses conséquences. **(Über die Frühträchtigkeit beim Rinde und ihre Folgen.)** Diss. Alfort **1962** 55 S. — 42 Lit.
K. Reinhardt. 7260.

Bürki, Franz; Bern, Univ., Veterin.-Bakteriol. Inst. **Leptospirenaborte beim Rind.** Schweiz. Arch. Tierheilkunde **104** (1962) Nr. 11. S. 650–661.
Mehrere Jahre durchgeführte Untersuchungen abortierender Rinder lassen erkennen, daß Leptospirenaborte beim Rind in der Schweiz vorkommen. Auf den Alpweiden ist der von erkrankten Schweinen ausgeschiedene Typ *L. pomona* verantwortlich. Da beide Tierarten gemeinsam weiden, ist die Morbidität bei Schweinen und Rindern gleichermaßen hoch. Im Jura und im Flachland hingegen finden sich nur ganz vereinzelte Fälle, die dem Typ *L. grippotyphosa* bzw. *L. australis* zuzuschreiben sind. Beide Typen werden von Mäusen verschleppt und übertragen. — Ohne Zweifel bedeutet die Leptospirose einen beachtenswerten Faktor, dem Rechnung zu tragen ist und der sofortiges prophylaktisches Eingreifen und Maßnahmen auf lange Sicht verlangt. F. Schaetz. 7275.

Thienpont, D., Vandervelden, M. und Pinckers, F.; Astrida, Ruanda, School voor Veeartsenijkundige Assistenten. Beschouwingen over verloskunde in Ruanda. **(Überblick über die Geburtshilfe in Ruanda.)** Vlaams diergeneeskund. Tijdschr. **30** (1961) Nr. 12. S. 293–301. — 3 Lit.
E. Wiesner. 7320.

Goater, Eugène; Alfort, École Nat. Vétérin. Contribution à l'étude du traitement chirurgical des déchirures de l'utérus chez la vache. **(Untersuchungen über die Behandlung der Gebärmutterzerreißungen bei der Kuh.)** Diss. Alfort **1962** 45 S. — 37 Lit. K. Reinhardt. 7380.

Seuillerot, Gilbert; Alfort, École Nat. Vétérin. L'hystérotomie chez la brebis et la chèvre. **(Der Gebärmutterschnitt bei Schaf und Ziege.)** Diss. Alfort **1961** 50 S. — 1 Abb., 26 Lit. K. Reinhardt. 7385.

Ender, Fredrik, Dishington, Inger W. und Helgebostad, Arne (unter Mitarb. von Martinsons, Eriks); Oslo, Veterin. Coll. of Norway, Dep. of Biochem.; Res. Stat. for Furbearing Animals. Parturient paresis and related forms of hypocalcemic disorders induced experimentally in dairy cows. Part II. Studies on the etiological importance of feeding prepartal diets high in calcium and low or normal in phosphorus in relation to development of milk fever. **(Über die Gebärparese und verwandte Formen von hypocaelcal mischen Störungen, experimentell hervorgerufen bei Milchkühen. 2. Mitt. Arbeiten über den ätiologischen Wert einer Fütterung mit hohen Calcium- und niedrigen bzw. normalen Phosphorgaben hinsichtlich der Entwicklung des Milchfiebers.)** Acta veterin. scand., Suppl. **3** (1962) Nr. 1. S. 1–52. — 46 Abb., 9 Tab., 45 Lit. 1. Mitt. vgl. LZ. Abt. IV **2** (1957) Nr. 6. S. 908.

In einer umfassenden Arbeit wird über die Ergebnisse von langdauernden Fütterungsversuchen berichtet, die zum Inhalt hatten, das Calcium-Phosphor-verhältnis in Beziehung zur Gebärparese zu untersuchen. Im Zeitraum von 1952–1961 wurde eine große Zahl von Untersuchungen angestellt, um zu einer Klärung zu kommen. Es wurde festgestellt, daß bei den Fütterungsversuchen mit Futterzusammensetzungen von hohem Calcium- (von 140–170 g Ca pro Tier und Tag) und geringem bzw. normalem Phosphorgehalt in etwa 50% der Fälle die Symptome des Milchfiebers auftraten. Aus den Ergebnissen, die noch durch Analysen des Calcium-, Phosphor- und Magnesiumgehaltes im Blutserum gefestigt wurden, konnte die Schlußfolgerung gezogen werden, daß große Mengen von Calcium in alkalischem Futter bei 5–10jährigen Kühen, während einer Periode von 3 Mon. vor der Geburt verabreicht, als Hauptfaktor für die Ausbildung des Milchfiebers angesehen werden müssen.

W. Richter/Kleinmachnow. 7400.

XVI. TRÄCHTIGKEITSDIAGNOSTIK, STERILITÄT, BESAMUNG

Gauthier, J. und Chevé, J.; Laroche-Beaulieu, Dordogne, Inst. Pasteur. Vibriose bovine et stérilité enzootique. **(Vibriose des Rindes und enzootische Sterilität.)** Recueil Méd. vétérin. **138** (1962) Nr. 8. S. 657–669. – 4 Tab., 13 Lit. Zus. in Engl., Ital.

2571 Rinder aus 222 Herden werden auf Vibriose untersucht. In 156 Beständen liegt nur Vibriose vor, in den übrigen 66 ist sie vergesellschaftet mit Brucellose. In den einzelnen Ländern variieren Symptomatologie und Epidemiologie der Vibriose in verschiedenem Ausmaß. In 33,3% der Herden verläuft sie sporadisch und abortiv, in 21,1% unter dem Bild der Unfruchtbarkeit. Bei 45,5% der Fälle wird die gemischte enzootische Form festgestellt mit $^1/_3$ Unfruchtbarkeit und $^1/_5$ Verkalbefällen. Eine Herde, die gleichzeitig mit Brucellen und Vibrionen verseucht ist, weist eine höhere Zahl von Aborten auf, so daß die Prognose ungünstig ist. Da in vielen Fällen den Deckbullen eine besondere Rolle im Seuchengeschehen zuzusprechen ist, empfiehlt es sich, die künstliche Besamung durchführen zu lassen. Therapeutisch läßt sich die Vibriose günstig beeinflussen durch intrauterine Verabreichung von Streptomycin, verbunden mit einer geschlechtlichen Ruhepause von mindestens 3 Mon. In 174 Fällen ist *Vibrio fetus* kulturell ermittelt worden, in 35 Fällen mit Hilfe der Mucoagglutination und 28mal serologisch.

E. Tempel. 7562.

Schumann, G.; Altenhof, Kreis Eckernförde, Rinderbesamungsstat. **Über den Einfluß des Mineralsalzgemisches für Tiere „Bayer" auf die Herdenfruchtbarkeit beim weiblichen Rind.** Veterin.-med. Nachr. **1962** Nr. 4. S. 229–239.

An einem Stapel von 89 Kühen, die etwa die gleichen Voraussetzungen für die Trächtigkeit besitzen, werden Untersuchungen über den Einfluß unterschiedlicher Mineralsalzzufütterung durchgeführt. Wesentliche Unterschiede bestehen im Gehalt an Phosphaten und Spurenelementen; zudem ist im Mineralsalzgemisch „Bayer" das Ca/P-Verhältnis 1,3:1; das der anderen Mischung 2:1. Der Gesamtgehalt an Phosphorsäureanhydrid beträgt bei „Bayer" 30,5% gegenüber nur 18% beim Vergleichsgemisch. – Von den 31 mit „Bayer" versorgten Tieren werden alle Tiere mit 61 Besamungen (Index 1,97) tragend, während von den 58 anderen nur 52 (90%) konzipieren und sie insgesamt 137 Besamungen (Index 2,63) benötigen. Die gute Einflußnahme des Gemisches auf die Fruchtbarkeit ist offensichtlich. F. Schaetz. 7575.

Ashdown, R. R.; Bristol, Univ., Dep. of Veterin. Anatomy. Persistence of the penile frenulum in young bulls. **(Persistenz des Frenulum des Penis bei jungen Bullen.)** Veterin. Rec. **74** (1962) Nr. 50. S. 1464–1468. – 8 Abb., 18 Lit.

Bei der Geburt ist die epitheliale Oberfläche des Penis und der Vorhaut durch eine ektodermale Lamelle verbunden. Ventral ist diese Lamelle unvollständig, und es findet sich hier ein feines bindegewebiges Band, das Frenulum. Die ektodermale Lamelle spaltet sich frühzeitig (beginnend schon während des späten fetalen Lebens) in das Epithel des Penis und der Vorhaut auf. Im Alter von 4–9 Mon. zerreißt auch das Frenulum, und die Raphe des Penis und der Vorhaut sind Reste dieser Bildung. Vf. beschreibt nun, ausgehend von diesen normal anatomischen Grundlagen, 4 Fälle eines persistierenden Frenulum bei jungen Bullen. Dabei konnte bei 3 Fällen, die histologisch untersucht wurden, ein das Frenulum durchziehendes Blutgefäß festgestellt werden. Wahrscheinlich erhöht dieses die Resistenz des Frenulum gegen mechanische Einwirkung. Nach den Angaben des Vf. sind die Bullen, da diese Abnormität offensichtlich nur eine geringfügige anatomische Störung der normalen Entwicklung darstellt, nach der operativen Durchschneidung des Frenulum für die Zucht zu benutzen. G. Michel. 7610.

Věžník, Zdeněk; Brno, Výzkumný Ústav Veterin. ČSAZV, Odd. Fyziol. a Patol. Rozmnožování Hospodářských Zvířat. Hypoplasie varlat plemenných býků. **(Hodenhypoplasie bei Zuchtbullen.)** Veterinární Med. **7(35)** (1962) Nr. 8. S. 651–660. – 2 Abb., 3 Tab., 26 Lit. Zus. in Russ., Engl., Franz., Dtsch.

Es wird eine Hodenhypoplasie bei 4 abgekörten Zuchtbullen beschrieben, bei denen dieser Befund durch histologische Untersuchung bestätigt wurde. Laut histologischem Befund handelte es sich um eine Entwicklungsstörung des spermiogenetischen Epithels von postpubertärem Charakter. Das Durchschnittsalter dieser Bullen war 31 Mon., und den Grund für ihre Ausmusterung bildete eine mikroskopisch festgestellte Daueraspermie oder dünner Samen bzw. eine höhere Zahl von pathologischen Spermienformen. Nach schwedischen Erfahrungen wird die Hypoplasie beim schwedischen Gebirgsrind für die Hauptursache der niedrigen Fruchtbarkeit oder gänzlichen Unfruchtbarkeit junger Bullen gehalten, und auch von anderen Autoren wird sie als eine erbliche Entwicklungsstörung betrachtet. Hodenhypoplasie wurde vom Vf. bei der Analyse der Ausmusterungsursachen bei 3,2% von 3111 Zuchtbullen festgestellt; man muß daher solchen Erscheinungen eine erhöhte Aufmerksamkeit widmen. F. Nádvorník. 7610.

Paredis, F.; Gent, Veeartenijschool, Klin. voor Verloskunde en Gynaecol. en Buitenpraktijk. Een enquete over de vruchtbaarheid van de Oost-Vlaamse varkensstapel bij naturlijke dekking. **(Umfrage über die Fruchtbarkeit der Schweine in Ostflandern nach natürlicher Bedeckung.)** Vlaams diergeneeskund. Tijdschr. **30** (1961) Nr. 11. S. 253–258. – 1 Abb., 1 Tab., 1 Lit. Zus. in Engl., Franz., Dtsch. E. Wiesner. 7672.

Bratanov, K. und Dikov, V.; Sofia, Ústřední Výzkumný Ústav Biol. a Patol. Rozmnožování Hospodářských Zvířat. O některých immunobiologických činitelích při oplozování hospodařských zvířat. **(Über einige immunbiologische Faktoren beim Befruchtungsprozeß landwirtschaftlicher Nutztiere.)** Veterninární Med. **7(35)** (1962) Nr. 6/7. S. 479–486. – 2 Abb., 1 Tab., 19 Lit. Zus. in Russ., Dtsch.

Die Kühe bilden Antikörper in ihrem Organismus gegen die Spermatozoen der Bullen. Die Spermoagglutination geschah mit Blutserum, Speichel, oestralem Schleim und Milch. Sowohl bei graviden als auch nichtgraviden Kühen wurde in allen Fällen Spermoagglutination festgestellt. Die gravid gewordenen Kühe weisen im Blutserum einen Titer von normalerweise 1:8 bis 1:32 auf, während Kühe, die nicht gravid werden, einen Titer von 1:512 zeigen. Bei einigen Kühen wurde eine individuelle spezifische Empfindlichkeit der Reaktion des Blutserums auf Spermien bestimmter Bullen festgestellt.

Ferner untersuchte man die Bildung und die Spezifizität von Heterospermoagglutininen, die durch Immunisierung von Kaninchen mittels Bullenspermatozoen gewonnen wurden, und das die Spermoantikörper bindende Komplement. Unter 20 Kaninchen stellte man natürliche Spermoagglutinine gegen die Bullenspermatozoen nur bei einem Kaninchen fest, während komplementbindende Spermoantikörper überhaupt nicht gefunden wurden. Die Immunisierung von Kaninchen, Ziegen und Schafen mit Bullenspermatozoen ruft die Bildung von komplementbindenden Heterospermoantikörpern bei Kaninchen bis zum Titer von 1:2048, bei Ziegen und Schafen bis 1:64 hervor. Bei den Kaninchen war die Komplementbindungsreaktion empfindlicher und spezifischer als die Agglutination. B. Hamzová. 7675.

Makarov, M. A. (Makarow, M. A.); Woronesh, Landwirtsch. Inst. Primenenie tkanevych preparatov v celjach povyšenija vosproizvoditel'noj sposobnosti životnych i sochranenija molodnjaka. **(Die Anwendung von Gewebepräparaten zur Steigerung der Reproduktionsfähigkeit der Tiere und Aufzucht der Jungtiere.)** Veterinarija, Moskva **39** (1962) Nr. 10. S. 57–60. — 1 Abb., 1 Tab. Zus. in Engl.

Gewebepräparate erhöhen den Stoffwechsel, intensivieren Herztätigkeit, Blutbildung und die Sekretion der Verdauungsdrüsen, steigern die Zahl der Neutrophilen im Blut, die phagocytäre Aktivität, die Antikörperbildung, die Widerstandsfähigkeit des Organismus gegenüber Infektionen und Intoxikationen, die Gewebepermeabilität und die Sensibilität der Interoreceptoren gegenüber Eiweißstoffen, aber auch die Empfindlichkeit der Zellen des Zentralnervensystems gegenüber Sauerstoffmangel und fördern letztlich eine beschleunigte Regeneration der Gewebe. Bei weiblichen Tieren wird die Inkretion der gonadotropen Hormone der Hypophyse und mit ihrer Hilfe die regenerative Funktion der Ovarien stimuliert. Es kommt zu einem beschleunigten Eintritt der Ovulation und zur Intensivierung der Brunsterscheinungen. Bei männlichen Tieren wird die Spermiogenese verstärkt. Die vielfältigen Wirkungen werden an den Ergebnissen mehrerer praktischer Versuchsbeispiele veranschaulicht. H. Rauch. 7678.

Tutarov, G. A. (Tutarow, G. A.); Krasnojarsk, Landwirtsch. Inst. Nekotorye biologičeskie osobennosti v stroenii i razvitii polovych organov molodych svinok. **(Einige biologische Besonderheiten in Bau und Entwicklung der Geschlechtsorgane von Jungsauen.)** Životnovodstvo, Moskva **23** (1961) Nr. 12. S. 55–57. — 2 Abb.

Die inneren Geschlechtsorgane der Jungsauen der Großen Weißen Rasse sind bei Geschlechtsreife im Alter von 6–7 Monaten noch in der Entwicklung und unterscheiden sich wesentlich von älteren Muttersauen, während sie im Alter von 8–9 Monaten wesentlich besser entwickelt sind. In der Anpaarung haben daher die älteren Jungsauen eine größere Fruchtbarkeit, höhere Milchleistung und besser entwickelte Absatzferkel. Die geringe Fruchtbarkeit der 6–7 Monate alten Jungsauen wird durch die geringe Zahl reifer Follikel bedingt. Bei der Bedeckung ist mit dem Alter auch die Entwicklung des Tieres nach Masse und Maßen zu berücksichtigen, da bei schweren Tieren auch die inneren Organe weiter entwickelt sind. Es ist daher sinnvoll, in der Praxis die Sauen nach der Frühreife auszuwählen, und zwar sollen sie im Alter von 7 Monaten eine Mindestmasse von 80–90 kg aufweisen. W. Strack. 7678.

Silló-Seidl, Georg. **Vitamin E im menschlichen Samen.** Int. Z. Vitaminforsch. [Bern] **32** (1962) Nr. 4. S. 381–385. — 3 Tab., 9 Lit. Zus. in Engl., Franz.

Der Gesamt-Tocopherolgehalt (Bestimmung nach Emmerie und Engel) des menschlichen Samens wurde bei 25 Männern 4 und 24 Std. nach der Ejakulation ermittelt. In 7 Fällen wurde außerdem die 17-Ketosteroidausscheidung mit dem Harn bestimmt. Es ergab sich 4 Std. nach der Ejakulation ein mittlerer Gehalt von 9,8 mcg/g Ejakulat, nach 24 Std. von 18,3 mcg/g. Die Einzelwerte zeigen eine Parallelität zur 17-Ketosteroid-Ausscheidung im Harn. Ein Zusammenhang zwischen Vitamin E-Gehalt, Anamnese der Probanden und urologischem Befund konnte nicht festgestellt werden. Eine nichtsignifikante Abnahme des Vitamin E-Gehaltes im Sperma liegt in Richtung von fertilen (10,2 mcg/g) über subfertilen Samenfäden (9,5 mcg/g) vor. Zwischen der Spermienmobilität und dem Vitamin E-Gehalt (Normokinese: 12,5 mcg/g, Hypokinese: 11,7 mcg/g, Akinese: 10,9 mcg/g, Hyperkinese: 4,5 mcg/g) besteht eine Beziehung. H. Schmandke. 7680.

Abraham, K. A. und Bhargava, P. M.; Hyderabad, India, Regional Res. Lab. Acid-soluble purine and pyrimidine compounds of mammalian spermatozoa. **(Säurelösliche Purin- und Pyrimidin-Komponenten der Säugetierspermien.)** Experientia [Basel] 18 (1962) Nr. 12. S. 575–577. – 1 Abb., 2 Tab., 18 Lit. Zus. in Dtsch.

Spermienproben von 3 Bullen, 1 Büffel und 1 Ziege wurden spektrophotometrisch auf ihren Gehalt an säurelöslichem Purin und Pyrimidin untersucht. Die Unterschiede zwischen den einzelnen Tieren waren sehr gering. Bezogen auf das Trockengewicht der Spermatozoen der 3 Tierarten variierten die Nucleotide zwischen 0,3–1,2%, das entspricht der zu erwartenden Variationsbreite zwischen den Ejakulaten eines Individuums. Adenin, Guanin und Cytosin konnten in erheblicher Menge nachgewiesen werden, während Uracin und Thymin fehlten. G. Becker. 7680.

Flipse, R. J.; University Park, Pennsylvania State Univ., Dairy Breeding Res. Center, Dep. of Dairy Sci. Metabolism of bovine semen. XI. Factors affecting the transport of fructose in bovine spermatozoa. **(Der Stoffwechsel des Bullenspermas. 11. Mitt. Die Fructoseaufnahme durch die Spermien.)** J. Dairy Sci. **45** (1962) Nr. 7. S. 917–920. – 10. Mitt. vgl. LZ. Abt. **IV 6** (1961) Nr. 7. S. 1296.

Samen von Holstein-Friesen-Bullen wird qualitativ eingeschätzt, zwecks Absonderung des Seminalplasmas in Ringerlösung gewaschen und danach mit dieser wieder auf das Ausgangsvolumen aufgefüllt. Um die Aufnahmen der Fructose durch die Spermien registrieren zu können, werden 10^9 Spermien auf ein Endvolumen von 1,5 ml verdünnt und in 6 ml Warburgflaschen mit Fructose-C^{14} versetzt. Die Spermaproben werden daraufhin 30–60 Min. incubiert. Nach der Incubation werden die Spermien erneut einer Waschung unterzogen, um die extracellulären radioaktiven Bestandteile zu beseitigen. Es wird festgestellt, daß die Fructoseaufnahme von der Incubationstemperatur, von Kälteeinwirkung und der Anwesenheit bestimmter Hemmstoffe wie Cyanide, Jodate und Fluoride u. a. abhängt. Eine Wechselwirkung zwischen den verwertbaren Zuckerarten wird beobachtet. Sauerstoffmangel beeinflußt den Aufnahmeprozeß. K. Rothe. 7680.

Müller, Horst; Hannover, Tierärztl. Hochschule, Inst. für Haustierbesam. und -androl. (im Richard-Götze-Inst.). **Untersuchungen über das Verhalten der Bewegungsaktivität von Bullenspermien in vitro nach Zusatz von Blut oder Blutbestandteilen. 1. Beitr.** Diss. Hannover **1962** 82 S. – 65 Tab., 15 Lit.

Verschiedene Blutbestandteile wurden hinsichtlich ihrer schädigenden bzw. lebensverlängernden Wirkung auf die Bewegungsaktivität von Bullensperma untersucht. Die Proben wurden laufend beobachtet bis keine Vorwärts- und Ortsbewegungen mehr nachweisbar waren. Nach Zusatz von Nativblut, Natriumcitratblut und Blutserum trat sofort eine Agglutination der Spermien ein, und die Beweglichkeit nahm anfangs schnell ab. Nach Zusatz von roten Blutkörperchen wurde das gleiche beobachtet, die Agglutination fehlte jedoch.

Die äußerste Lebensdauer (äL) der Spermien dagegen war den Kontrollen gegenüber erhöht. In „guten" Ejakulaten konnten noch nach 1000 Std. bewegliche Spermien festgestellt werden. Die Agglutination konnte durch Spermasol T-Eidotterzusatz gemildert werden. Bei allen Versuchen spielte die individuelle Herkunft des Blutes keine Rolle, es war auch unwesentlich, ob das Blut vorher inaktiviert wurde oder nicht, oder ob es vorher 14 Tage im Kühlschrank aufbewahrt worden war. Bei Hämoglobinzugabe agglutinierten die Spermien ebenfalls, zeigten aber eine geringere äL als die Kontrollproben. Es ist also anzunehmen, daß die spermienschädigende „Substanz" in Blutserum vorliegt und nicht durch Temperatur und Zeit beeinflußt werden kann. Andererseits scheinen im Serum auch lebensverlängernde Stoffe vorhanden zu sein, worauf die z. T. stark verlängerte äL der Spermien hinweist. Geringe Blutbeimischungen wirken sich somit offenbar nicht schädlich auf das Ejakulat aus. G. Becker. 7680.

Wiegleb, Jürgen; Hannover, Tierärztl. Hochschule, Inst. für Haustierbesam. und -androl. (im Richard-Götze-Inst.) **Untersuchungen über das Verhalten der Bewegungsaktivität von Bullenspermien in vitro nach Zusatz von Blut- oder Blutbestandteilen verschiedener Haustierarten. 2. Beitr.** Diss. Hannover **1962** 65 S. – 10 Tab., 13 Lit. 1. Beitr. vgl. vorst. Ref.
Es wurde das Verhalten der Bewegungsaktivität (BA) von Bullensperma in vitro nach Zusatz von Citratblut von Bullen, Kuh, Rind, Wallach, Mutterschwein und Schaf und einer Lösung von Rinderhämoglobin untersucht. Als Kontrollverdünner diente Spermasol T + Eidotter mit keimhemmenden Zusätzen. Der Samen wurde im Verhältnis 1:4, 1:6 und 1:8 verdünnt. Zu Anfang fand alle 24 Std., später alle 48 Std. eine mikroskopische Untersuchung statt. Der Blutverdünner erweist sich dem Spermasol T-Verdünner gegenüber sowohl in der vollen Befruchtungsfähigkeit (70% Vorwärtsbewegung) als auch in der äußersten Befruchtungsfähigkeit (25% Vorwärtsbewegung) und der äußersten Lebensdauer (äL) unterlegen. Die Tierart, von der das Blut stammte, spielte keine Rolle dabei. Lediglich unverdünntes Sperma zeigte eine geringere äL als das mit Blut verdünnte. Die gleichen Ergebnisse zeigten ein mit hämolysierten Citratblut und ein mit Blutplasma einer Kuh verdünntes Sperma. Das Verändern des pH-Wertes mittels Ascorbinsäure wirkte sich ungünstig auf die BA aus, sie nahm mit steigendem pH-Wert zu, lag aber immer unter der BA der Kontrollproben. Das gleiche gilt auch für in Aqua dest. gelöstes Hämoglobin und für ein Gemisch aus Spermasol T und Citratblut im Verhältnis 1:1 als Eidotterzusatz. Beim Citratblut wurde immer eine Agglutination der Spermien beobachtet. Vf. stellt abschließend fest, daß Citratblut, gleich von welcher Tierart, nicht den Anforderungen, die an einen Verdünner gestellt werden, entspricht. G. Becker. 7680.

Ohno, S., Stenius, Christina, Weiler, C. P., Trujillo, J. M., Kaplan, W. D. und Kinosita, R.; Duarte, Calif., Hope Med. Center, Dep. of Exp. Pathol. Early meiosis of male germ cells in fetal testis of Felis domestica. **(Frühzeitige Meiose der männl. Geschlechtszellen im fetalen Hoden von Felis domestica.)** Exp. Cell. Res. **27** (1962) Nr. 3. S. 401–404. – 5 Abb., 6 Lit.
An nach Feulgen gefärbten Quetschpräparaten der linken und Paraffinschnitten der rechten Keimdrüse je eines 2 Tage vor dem Ende der Trächtigkeit aus dem Uterus entnommenen männl. und weibl. Katzenfetuses wurden die Teilungsfiguren der Keimzellen untersucht. Bei dem weibl. Fetus befanden sich in Übereinstimmung mit den bisherigen Angaben die meisten der Oocyten im Stadium der ersten Reduktionsteilung. Jedoch konnten auch bei dem männl. Fetus einige sich im Stadium der ersten Reduktionsteilung befindende Spermatocyten festgestellt werden. G. Michel. 7680.

Radev, G. und Rizvanov, K. (Radew, G. und Riswanow, K.); Sofia, Höheres Landwirtsch. Inst. „Georgi Dimitrow", Zootechn. Fak., Lehrstuhl

für Geburtshilfe und Künstl. Besam. Landwirtsch. Nutztiere. Izsledvanija vŭrchu antibakterialnite svojstva na spermata ot bik i koč. **(Untersuchungen über die antibakteriellen Spermaeigenschaften bei Bullen und Böcken.)** Naučni trudove. Visš selskostopanski institut „Georgi Dimitrov". Zootechničeski fakultet, Sofija **11** (1962) S. 123–128. – 2 Abb., 1 Tab., 7 Lit. Zus. in Russ., Engl.
Vff. haben die bakteriostatische und bakterizide Wirkung des Bullen- und Bockspermas gegenüber *Escherichia coli*, *Bac. mesentericus* und *Staph. aureus* 209 untersucht. Bakteriostatische und bakterizide Wirkung hat das Sperma von Bullen und Böcken nur gegenüber den grampositiven *Bac. mesentericus* u. *Staph. aureus* 209, aber nicht gegen *Escherichia coli*. N. Iwanow. 7680.

Danov, D. (Danow, D.); Sofia, Höheres Landwirtsch. Inst. „Georgi Dimitrow", Zootechn. Fak., Lehrstuhl für Geburtshilfe und Künstl. Besam. Landwirtsch. Nutztiere. Mikromorfologični izsledvanija na semennicite i nadsemennicite pri bici v mlada vŭzrast. **(Mikromorphologische Untersuchungen der Hoden und Nebenhoden bei Jungbullen.)** Naučni trudove. Visš selskostopanski institut „Georgi Dmimitrov". Zootechničeski fakultet, Sofija **11** (1962) S. 391–400. – 23 Abb., 5 Lit. Zus. in Russ., Dtsch.
Vf. hat die morphologische Veränderung der Hoden und Nebenhoden bei 37 Jungbullen vom Sofioter Braunrinderschlag bei normaler Ernährung und Haltung beobachtet. Von allen Versuchstieren wurden 24 im Alter bis zu 10 Mon., 9 bis 18 und 4 bis 25,5 Mon. geschlachtet. Es hat sich herausgestellt, daß die Spermiogenese bereits im Alter von 7 Monaten eintritt. In den Hodenkanälchen werden einzelne Generationen von Spermazellen verschiedenen Alters beobachtet, so z. B. Spermatogonien und einzelne Spermatocyten bereits 5 Tage nach der Geburt, Praespermiden im Alter von 3 Monaten, während Spermatiden und Spermatozoiden erst im Alter von 7 Monaten zu beobachten waren. Der morphologische Aufbau des Nebenhodenepithels, der der Samenzellenbildung in den Hodenkanälchen voranging, wurde mit 5,5 Mon. beendet. Die frühesten morphologischen Veränderungen im Nebenhoden epithel, die sich in mehrschichtiger, prismatischer Epithelbildung äußern, erfolgten im Nebenhodenschwanz. Gleichzeitig mit der Spermatozoenbildung in den Hodenkanälchen wurden solche in unterschiedlicher Menge im Kopf, Körper und Schwanz des Nebenhodens beobachtet. G. Radew. 7680.

Palacios, Jorge A. Villalba. Electroeyaculación en clinica veterinaria. **(Elektroejakulation in der veterinärmedizinischen Klinik.)** Gac. veterin. [Buenos Aires] **24** (1962) Nr. 145. S. 344–371. 7700.

Roue, Jean-Paul; Alfort, École Nat. Vétérin. Contribution à l'étude de l'examen du sperme de taureau; utilisation du colorimètre photoélectrique. **(Beitrag zur Prüfung des Bullenspermas unter Benutzung eines photoelektrischen Colorimeters.)** Diss. Alfort **1961** 55 S. – 5 Abb., 4 Tab., 48 Lit. K. Reinhardt. 7700.

Radev, G., Lalkov, E. und Dojčeva, M. (Radew, G., Lalkow, E. und Dojtschewa, M.); Sofia, Höheres Landwirtsch. Inst. „Georgi Dimitrow", Zootechn. Fak., Lehrstuhl für Geburtshilfe und Künstl. Besam. Landwirtsch. Nutztiere. Proučvanija vŭrchu oploditelnata sposobnost na sperma ot bici v zavisimost ot srokovete na suchranenieto i pri 0 do 5°. **(Untersuchungen über die Befruchtungsfähigkeit des Bullenspermas in Abhängigkeit von seiner Aufbewahrungsdauer bei 0 bis 5 °C.)** Naučni trudove. Visš selskostopanski institut „Georgi Dimitrov". Zootechničeski fakultet, Sofija **11** (1962) S. 335 bis 339. – 1 Tab., 5 Lit. Zus. in Russ., Dtsch.
Vff. befassen sich eingehend mit den qualitativen Spermaeigenschaften bei seiner Aufbewahrung und verfolgten außerdem die Befruchtungsfähigkeit des unterschiedlich lang bei Temperaturen von 0–5 °C aufbewahrten Spermas.

Es wurden Versuche an zehn Bullen des Sofioter Braunrindes angestellt und dabei 620 Ejakulate untersucht. Als Spermaverdünner diente Eidotter-Glykose-Citrat-Verdünner. Vff. stellten fest, daß die Zahl der unbeweglichen Spermien nach 24stündiger Aufbewahrung 27,8% und nach 48stündiger 36,04% beträgt; bei kürzerer Aufbewahrungsdauer des Spermas stellten sie eine höhere Befruchtungsfähigkeit fest. N. Iwanow. 7710.

Almquist, J. O.; University Park, Pennsylvania State Univ., Dairy Breeding Res. Center, Dep. of Dairy Sci. Diluents for bovine semen. XI. Effect of glycerol on fertility and motility of spermatozoa in homogenized milk and skimmilk. **(Verdünner für Bullensperma. 11. Mitt. Der Einfluß von Glycerin auf Fruchtbarkeit und Beweglichkeit mit homogenisierter Vollmilch und Magermilch verdünnten Spermas.)** J. Dairy Sci. 45 (1962) Nr. 7. S. 911–916.
Der Zusatz von 10 oder 13% Glycerin zum Magermilchverdünner verbessert die Konservierungsresultate im Vergleich zu Kontrollproben ohne Glycerinzugabe. Die Glycerinisierung erfolgt bei der Aufbewahrungstemperatur von 5 °C zum verdünnten Sperma. Die angegebenen Glycerinmengen verhindern den schroffen Abfall der Beweglichkeit des Spermas zwischen dem 4. und 6. Tage der Aufbewahrung, der bei Verwendung von Magermilchverdünnern ohne Glycerinzusatz beobachtet wird. Die Erhöhung des Glycerinanteiles auf 16–25% bringt keine Verbesserung der Lebensdauer mit sich. Besamungsversuche mit 21 676 Besamungen unter Verwendung glycerinhaltiger (10%) Milchverdünner beweisen, daß die Ergebnisse mit Sperma, welches am 2., 3. und 4. Tage nach der Gewinnung zum Einsatz kommt, bei Glycerinzusatz besser sind. Am Tage der Samengewinnung zum Einsatz kommendes Sperma verhält sich in beiden Gruppen gleich, es ist also keine Verbesserung der Befruchtungsergebnisse bei Zugabe von Glycerin zu beobachten. Die Erhöhung des Glycerinzusatzes auf 15% bei Anwendung von homogenisierter Milch bringt während des dreitägigen Einsatzes keine Verbesserung der Befruchtungsresultate im Vergleich zum 10%igen Glycerinverdünner.
K. Rothe. 7710.

Almquist, J. O. und Wickersham, E. W.; University Park, Pennsylvania State Univ., Dep. of Dairy Sci., Dairy Breeding Res. Center. Diluents for bovine semen. XII. Fertility and motility of spermatozoa in skimmilk with various levels of glycerol and methods of glycerolization. **(Verdünner für Bullensperma. 12. Mitt. Fruchtbarkeit und Beweglichkeit bei Verwendung von Magermilchverdünnern mit verschiedenen Glycerinzusätzen und unterschiedlichen Zugabemethoden.)** J. Dairy Sci. 45 (1962) Nr. 6. S. 782–787. — 11. Mitt. vgl. vorst. Ref.
Laboruntersuchungen zeigen, daß die günstigste Auswirkung des Glycerins auf die Aufrechterhaltung der Beweglichkeit in Magermilchverdünnern während der Aufbewahrung bei 5 °C von der Menge des zugesetzten Glycerins und der Art der Zugabe abhängt. Die beste Überlebensrate wird bei Zusatz von 5% Glycerin festgestellt, wenn die glycerinhaltige Fraktion schubweise bei 5 °C zum vorverdünnten Samen zugegeben wird. Die Verdünnung des Spermas mit glycerinisierter (13%) Magermilch bei Zimmertemperatur bringt im Vergleich zu der oben genannten Verfahrensweise schlechtere Ergebnisse. Wird der Glyceringehalt des Verdünners von 13% auf 5% reduziert, so ist das Konservierungsergebnis nach Verdünnung bei Zimmertemperatur ein wenig besser als bei den Kontrollproben, denen 13% Glycerin schubweise bei 5 °C zugesetzt werden. Soll die Verdünnung bei Zimmertemperatur erfolgen, darf nicht mehr als 5% Glycerin zugegeben werden, da sonst Kreis- oder Rückwärtsbewegungen der Spermien zu beobachten sind. In Magermilchverdünnern mit 5%, 10% und 20% Glycerin ist die Lebensdauer am besten, wenn die Glycerinfraktion bei 5 °C in drei Portionen zugesetzt wird. Tropfenweise oder einmalige Zugabe der gesamten Menge sind ungünstiger. Die Methode der

Glycerinzugabe ist für den Konservierungserfolg von ausschlaggebender Bedeutung, während ein Glycerinzusatz von 5% bzw. 10% keine unterschiedlichen Befruchtungsergebnisse bewirkt. K. Rothe. 7710.

Lemke, Konrad; Hannover, Tierärztl. Hochschule, Inst. für Haustierbesam. und -Androl. **Die Wirkung verschiedener Reaktivierungszusätze auf die Bewegungsaktivität von Spermien unverdünnter und verdünnter Bullenejakulate in vitro.** Diss. Hannover **1962** 61 S. – 9 Tab., 27 Lit.
Mit Hilfe verschiedener Reaktivierungszusätze (RZ) sollte geprüft werden, ob dadurch die mikroskopische Beurteilung des Bullenspermas unterstützt und die Befruchtungserfolge eventuell verbessert werden können. Als RZ wurden verwendet: Strychnin 1%ig und 0,1%ig, Brucin 0,1 und 0,01%ig, Impletol (Bayer), Arsenige Säure, eingestellt auf 1%igen As_2O_3-Gehalt, Ammoniumchlorid als 0,83%ige wäßrige Lösung und Magnesiumchlorid-Dextroselösung (MDL). Zur Unterstützung und Kontrolle wurde jeweils die Supravitalfärbung vorgenommen. In Vorversuchen wurde die Toxizität und das beste Mischungsverhältnis bestimmt, bei Impletol betrug es 1:3. Der Zusatz von Impletol und Strychnin zu unverdünntem Sperma zeigte schlechtere Ergebnisse als das Spermasol. Die Reaktivierungswirkung konnte durch Impletol und Spermasol durch 2stündige Einwirkung, Aufenthalt im Kühlschrank und Erwärmung auf 39 °C bei der Untersuchung gesteigert werden. Bei Strychnin dagegen war das nicht der Fall. Bei Verdopplung der Impletolmenge konnte die Bewegungsintensität erhöht werden. Nach Zusatz von MDL, Ammoniumchlorid, Brucin und As_2O_3 waren die Ergebnisse schlechter. Die Agglutination, die nach Zugabe von Impletol zu verdünntem Sperma auftrat, konnte durch vorheriges Verdünnen des Impletols mit Spermasol verhindert werden. Setzte man 3,42%iges Impletol im Verhältnis 1:3 hinzu, konnte die Bewegungsaktivität bis zu 60% gesteigert werden, bei Strychnin bis zu 20% und bei nochmaliger Zugabe von Spermasol bis zu 33%. Der Erfolg war im wesentlichen unabhängig vom Alter der Proben. Ebenso spielte die Art des Verdünners keine Rolle. Je besser die Spermaqualität, desto besser der Reaktivierungserfolg. Die beste Wirkung zeigte Impletol, nur Spermasol war bei unverdünntem Sperma gleichwertig. Oft wurde die äußerste Lebensdauer verlängert. Man kann also Sperma erst dann für tot erklären, wenn auch nach Zugabe eine Nährlösung und Erwärmung keine Bewegung mehr erfolgt.
G. Becker. 7710.

Martin, I. C. A. und Emmens, C. W.; Sydney, Australia, Univ., Dep. of Veterin. Physiol. Effects of time of equilibration and addition of fructose on the survival and fertility of bull spermatozoa deep-frozen to –79 °C. **(Die Wirkung der Zeit, der Equilibration und der Zugabe von Fructose auf die Überlebensrate und die Befruchtungsfähigkeit des bei –79 °C tiefgefrorenen Bullenspermas.)** J. Reproduct. Fertility 2 (1961) Nr. 4. S. 404–410. – 4 Tab., 18 Lit.
Von 3 Bullen wurden je 3 Ejakulate nach dem Vorverdünnen mit Eidotter-Citrat und Abkühlen auf 5 °C zur Hälfte mit 15,0% v/v Glycerol enthaltendem Verdünner und zur anderen Hälfte mit einem 15,0% v/v Glycerol und 2,5% w/v Fructose enthaltenden Verdünner verdünnt. Von beiden Serien wurde je ein Teil nach 32 Min. Equilibration und der andere Teil nach 18 Std. Equilibration tiefgefroren. Insgesamt bestand die Versuchsserie aus annähernd 2200 Ampullen, mit denen 1728 Erstbesamungen durchgeführt wurden. Jede Versuchsreihe bestand somit aus 432 Erstbesamungen. Eine Überprüfung der non-return-Rate brachte folgendes Ergebnis: 30 Min. Equilibration, keine Fructose im Verdünner: 54,6%, mit 1,25% Fructose: 54,2%. Nach 18stündiger Equilibration ohne Fructosezusatz: 56,9%, mit 1,25% Fructose: 66,8%. Bei längerer Equilibration ohne Fructose war die Befruchtungsfähigkeit somit etwas erhöht, aber nicht signifikant, nach Zugabe von Fructose jedoch hoch signifikant. G. Becker. 7710.

Lojda, Ladislav. Hereditární vztah některých projevů zdravých plemenných býků a jejich rodičů se zaměřením k době jejich používání v plemenitbě. **(Erbliche Beziehungen einiger Anzeichen des Gesundheitszustandes der Zuchtbullen und ihrer Eltern mit der Orientierung auf ihre Benutzung in der Zucht.)** Veterinární Med. **7(35)** (1962) Nr. 8. S. 625–642. – 4 Abb., 10 Lit. Zus. in Russ., Engl., Franz., Dtsch.

Zur Verfolgung der Gesundheit und einiger wichtiger Konstitutionseigenschaften der Zuchtbullen in den Zuchtstationen wurde im Südmährischen Bezirk im Jahre 1959 eine eingehende Untersuchung von Bullen und gleichzeitig auch eine solche der Zuchtkühe in Zucht- und Haltungsbetrieben (sog. Gesundheitsbuch) eingeführt. Auf Grund dieser Aufzeichnungen und der älteren Untersuchungen der Zuchtbullen und auf Grund von Angaben in den Zuchtbüchern studierte man nach einem besonderen, näher beschriebenen Klassifikationscode die Ursachen der Ausmusterung von Bullen, die in der Zeitspanne von 1955–1961 für Zwecke der künstlichen Besamung verwendet wurden; man untersuchte u. a. die Gründe ihrer Ausmerzung mit Rücksicht auf die Nutzleistungen der Muttertiere, auf das durchschnittliche Alter, die lebenslängliche Fruchtbarkeit, auf die Zahl der von einzelnen Muttertieren erreichten Laktationsperioden, auf das Alter dieser Muttertiere bei der letzten Laktation und auf das Alter des Vatertieres. Bei jedem Bullen, der im Jahre 1961 ausgemustert wurde, ermittelte man die Zeit seiner Einstellung auf der Station und die Dauer seiner Benutzung für Inseminationszwecke. Das Durchschnittsalter der Bullen war mit 4 Jahren, 9 Mon. verhältnismäßig niedrig und ihre Besamungstätigkeit war entsprechend den staatlichen statistischen Angaben nur sehr kurz: 2 Jahre 11 Mon. Dieser Umstand beeinflußt die Ökonomik der Rinderzucht und auch die zielbewußte Zuchtarbeit ungünstig. Ferner wurden Vererbungsbeziehungen, besonders zwischen der herabgesetzten Fruchtbarkeit der Eltern bzw. Bullen beim Hypogonadismus, bei spastischer Parese und bei Langlebigkeit erwiesen. Es wird vorgeschlagen, eine komplexe Kontrolle des Gesundheitszustandes und der Gesundheitsvererbung durch Fachleute vorzunehmen und auf diese Weise die Bewertung der Zuchttiere zu ergänzen. F. Nádvorník. 7740.

Aliev, M. G. (Alijew, M. G.); Baku, Akad. der Wiss. der Aserbaidshan.SSR, Abt. Physiol. Vlijanie tiroksina na sekreciju moloka i moločnogo žira. **(Der Einfluß von Thyroxin auf die Milch- und Milchfettsekretion.)** Doklady Akademii nauk Azerbajdžanskoj SSR, Baku **18** (1962) Nr. 6. S. 67–70. – 1 Tab., 5 Lit. Orig.: russ., Ausz.: aserbaidshan.

Versuche an 8 Büffelkühen im 4.–7. Laktationsmonat. 4 Tiere dienten als Kontrolle. Die Versuche wurden in 3 Perioden aufgegliedert: in der ersten Periode wurden alle Tiere gleich gehalten (6–7 Tage), in der zweiten (13 Tage) wurde der Versuchsgruppe nach dem abendlichen Melken 7,5–10 mg l-Thryoxin verabreicht, in der dritten (6–7 Tage) befanden sich wieder alle Tiere unter den gleichen Bedingungen. Es ergab sich unter dem Einfluß von Thyroxin ein Anstieg des Milchertrages von 5,1 l auf 5,4 l. Der Milchfettgehalt betrug in der Versuchsgruppe während der 1. und 2. Periode 8,53% und erhöhte sich auf 8,77% in der 3. Periode. Charakteristischer ist der Anstieg des Gesamtfettgehaltes, der sich von 438,8 g auf 465,9 und 449,0 in der 2. und 3. Periode erhöhte, während in der Kontrollgruppe eine Abnahme von 569,6 auf 535,4 und 486,7 g in der 2. und 3. Periode stattfand. G. Pose. 7760.

XVII. KRANKHEITEN DER MILCHDRÜSEN

Blackburn, P. S.; Ayr, Scotland, Hannah Dairy Res. Inst. Reviews of the progress of dairy science. Section E. Diseases of dairy cattle. Mastitis. **(Übersichten über den Fortschritt der Milchwirtschaftswissenschaft. Abteilung E. Krankheiten des Milchviehs. Euterentzündung.)** J. Dairy Res. **29** (1962) Nr. 3. S. 329–345. – 105 Lit.

Die durch Mastitiden in den USA verursachten Verluste werden 1961 auf 500 Mill. Dollar im Jahr geschätzt. Vf. stellt sich die Aufgabe, die auf diesem Gebiet in den Jahren 1960–1961 gemachten wissenschaftlichen Fortschritte zusammenzutragen. Auf therapeutischem Gebiet wurde der Einsatz von Antibiotica und insbesondere von Penicillin weiter verbessert. Staphylokokkenvaccinen wurden mit wechselndem, Mandelamin mit gutem Erfolg eingeführt. Auch über die Nachweisbarkeit von Antibiotica in der Milch werden unterschiedliche Arbeiten veröffentlicht. Die relativ wenigen Arbeiten über die Streptokokkenmastitis haben Kasuistik, geographische Verbreitung und die Erregereigenschaften zum Inhalt. Sehr zahlreich sind dagegen die Bearbeitungen der Staphylokokkenmastitis, die sich vor allem mit toxischen Eigenschaften der Erreger beschäftigen. An Mastitiden anderer Ätiologie werden Coli-, Pyogenes-, Pseudomonas-, Nocardia-, Leptospira-, PPLO- und mykotische, vornehmlich Candidamastitiden beschrieben. Die Diagnose wurde auf dem Gebiete des indirekten Testes vorangetrieben (Whiteside- und California-Milch-Test). Die Bekämpfung der Mastitis als Herdenkrankheit hat in dem genannten Zeitraum vor allem in den USA, aber auch in anderen Ländern an Interesse gewonnen. Dabei ist auch der hygienischen Bedeutung der Melkmaschine wiederholt Beachtung geschenkt worden. Angaben über die prozentualen Erkrankungensziffern des Milchviehs zeigen, daß die Mastitiden trotz Antibiotica und Vaccinierung zunehmen. Schließlich verdienen hormonelle und fütterungstechnische Fragen für die Prädisposition der Rinder gegenüber Mastitiden besonders berücksichtigt zu werden, wie aus zahlreichen Arbeiten hervorgeht. C.-H. Becker. 7800.

Kalra, D. S., Sharma, R. M. und Dhanda, M. R.; Hissar, Punjab Coll. of Veterin. Sci. & A. H., Dep. of Pathol.; Livestock Farm, Hissar, Dep. of Disease Investigation; Pantnagar, U.P. Agric. Univ., Coll. of Veterin. Sci. Mastitis in goats. **(Mastitis bei Ziegen.)** Indian J. veterin. Sci. Animal Husbandry **32** (1962) Nr. 3. S. 181–189. — 3 Abb., 6 Tab., 14 Lit.

In den Jahren 1953 bis 1957 wurden von allen Tieren einer aus 148 Tieren, später aus 212 Tieren bestehenden Ziegenherde Milchproben genommen. Anfangs litten 14 Ziegen (9,5%) klinisch an Mastitis, später 52. Latente Euterinfektion bestand bei 66 Tieren (45,5% der klinisch gesunden Tiere). Besonders oft wurden Staphylokokken isoliert, in abfallender Häufigkeit weiter *Str. agalactiae*, *Str. dysgalactiae*; *C. pyogenes* und coliforme Keime waren selten. Es sind in der Hauptsache ähnliche Bakterientypen wie bei Rindern und Büffeln. Eine Kontaktinfektion ist möglich. Aus diesem Grunde und zum Schutz der menschlichen Gesundheit ist eine Euterkontrolle bei Ziegen zu empfehlen. Das Alter und die Zahl der Laktationen scheinen bei *Str. agalactiae* von Einfluß zu sein. Vor allem in den ersten Monaten nach dem Lammen, also in den Sommermonaten, war die Zahl der klinischen Mastitiden hoch. Im April und Mai war ein starker Anstieg, im September und Oktober ein rapider Abfall zu verzeichnen. Zitzenschäden scheinen eine Prädisposition für Euterentzündungen zu schaffen. G. Becker. 7850.

Oklješa, B., Kopljar, M., Dumanovsky, F. und Milunović, M.; Zagreb, Veterin. Fak., Inst. za Zootehn. i Hig., Veterin. Inst. Varijabilnost prijemljivosti govedeg vimena za infekcije sa Sc. agalactiae. **(Zur Variabilität der Infektionsbereitschaft des Kuheuters durch Streptococcus agalactiae.)** Veterin. Arh. [Zagreb] **32** (1962) Nr. 5/6. S. 103–108. — 1 Tab., 2 Abb., 5 Lit. Zus. in Engl., Dtsch.

Vier Jahre lang wurden 280 Kühe gegen Galt behandelt und laufend Milchproben aller Kühe der betroffenen Stallungen bakteriologisch untersucht. Bei 75 Kühen kam es im Untersuchungszeitraum zu keinen Reinfektionen, während das Euter von 93 einmal, von 57 zweimal, von 28 dreimal, von 17 viermal, von 4 fünfmal, von 5 sechsmal und von 1 Kuh siebenmal infiziert war. Die

Kurve für die Häufigkeit der Reinfektionen läßt sich durch die Gleichung $y = 14{,}71 - 11{,}32x + 3{,}64\,x^2 - 0{,}44\,x^3$ wiedergeben. Bei der Bekämpfung der Euterinfektion durch *Str. agalactiae* sollten Kühe mit zahlreichen Reinfektionen von der Zucht ausgeschlossen werden, während die Nachkommen resistenter Kühe besonders geeignet sind. P. Schmidt. 7860.

Ivanov, I., Stojčev, S., Korukov, G. und Tabakov, V. (Iwanow, I., Stojtschew, S., Korukow, G. und Tabakow, W.) Proučvanija vŭrchu aktivnata imunisacija protiv zaraznata agalaksija po ovcete i kozite. **(Untersuchungen über die aktive Schutzimpfung gegen infektiöse Agalaktie bei Schafen und Ziegen.)** Izvestija na Centralnija veterinaren institut za zarazni i parazitni bolesti, Sofija **5** (1962) S. 165–170. — 11 Lit. Zus. in Russ., Engl.
Mit aus Stamm Agl (JPIA-Bukarest) hergestellter lebender Vaccine wurden 199 824 Schafe schutzgeimpft. Von diesen stammten 62 200 Tiere aus verseuchten, die restlichen aus gefährdeten Beständen. In den ersteren klang die Krankheit am 12. Tag nach Schutzimpfung ab, während sie in letzteren nach der Vaccinierung überhaupt nicht mehr ausbrach. An der Applikationsstelle trat keine Anschwellung auf, bis zum 7. Tage nach der Schutzimpfung sank jedoch die Milchleistung der Schafe um 10%. Die Immunitätsdauer beträgt rund 1 Jahr. Z. Tomow. 7890.

Lernau, H. und Sompolinsky, D. Rishon le Zion, Veterin. Inst., Lab. for Milk Hyg. and Mastitis Control; Serifin, Israel, Staphylococcus Reference Lab. Bovine mastitis due to dwarf-colony variants of Staphyloccocus aureus. **(Rinder-Mastitis, verursacht durch eine Variante des Staphylococcus aureus, welche in Zwergkolonien wuchs.)** Cornell Veterinarian **52** (1962) Nr. 4. S. 445–451. — 1 Tab., 10 Lit.
In 3 Milchviehherden kamen gehäuft Staphylokokken-Infektionen der Euter zur Feststellung, während Galtstreptokokken nicht nachgewiesen werden konnten. Eigentümlicherweise wandelte sich im Verlauf mehrerer Monate das Koloniebild der immer wieder frisch aus den Eutern isolierten Staphylokokken vom Normalwuchs zur Zwergform. Vff. glauben eine Abhängigkeit des Kolonie-Zwergwuchses von der vorangegangenen Behandlung mit Antibiotica erkannt zu haben. W. Kuhlmann. 7890.

Johnston, L. A. Y. und Connole, M. D. Yeerongpilly, Animal Res. Inst., Queensland Dep. of Agric. and Stock. A case of bovine nocardial mastitis. **(Ein Fall von Nocardia-Mastitis beim Rind.)** Austral. Veterin. J. **38** (1962) Nr. 9. S. 462–467. — 4 Abb., 27 Lit.
Vf. beschreibt einen bei Kühen selten beobachteten Fall vom Nocardia-Mastitis bei einer 7 Jahre alten Jerseykuh. Klinisch war das befallene Euterviertel vergrößert und hart; die Kuh war abgemagert, aber munter; rectal wurden vergrößerte Lymphknoten festgestellt. Bakteriologisch wurde aus der Milch *N. asteroides* isoliert. Trotz Behandlung mit Terramycin, Penicillin-Streptomycin und Sulfonamiden und anschließend normal erscheinender Milch wurde 4 Wochen nach der Behandlung abermals *N. asteroides* nachgewiesen. Eine Herdenuntersuchung der anderen 26 Kühe, ebenso wie eine Bodenuntersuchung, verlief negativ. Das erkrankte Tier wurde zunehmend apathisch, zeigte Inappetenz und mußte geschlachtet werden. Pathologisch-anatomisch fielen starke Hautverdickung und multiple graue Knoten im Euter auf. Sinus und Strichkanal enthielten graugrünen, flockigen Eiter. Die mikroskopische Untersuchung ergab eine Mastitis granulomatosa purulenta. Die käsigen Einschmelzungen waren von Lymphoidzellen und Makrophagen umgeben, in den Herden befanden sich grampositive, säurefeste Organismen. Der rechte und linke Supramammärlymphknoten zeigte eine Lymphadenitis purulenta. Ein mit Gewebesuspension infiziertes Meerschweinchen starb nach 16 Tagen.

Tuberkulinproben verliefen negativ. Abgesehen von einer zweiten Kuh fand keine weitere Ausbreitung in der Herde statt. G. Becker. 7890.

Plommet, P. Jouy-en-Josas, I.N.R.A., Stat. Centr. de Microbiol. et Rech. Laitières. Diagnostic bactériologique des infections de la mamelle de la vache. **(Bakteriologische Diagnostik der Euterinfektionen bei der Kuh.)** Ann. Nutrit. Alimentat. [Paris] **16** (1962) Nr. 3. Techn. S. 287–316. — 1 Abb., 1 Tab.

Nach allgemeinen Bemerkungen über die Vorbedingungen für eine aseptische Milchentnahme wird auf die Untersuchungsmethoden im Rahmen des Laboratoriums eingegangen. Die Zusammensetzung und die Herstellung der einzelnen Nährböden wird eingehend beschrieben. Die kulturelle Untersuchung soll einen möglichst schnellen und exakten Nachweis der pathogenen Mikroorganismen gewährleisten. Hammelblut-Aesculin-Agar ist besonders geeignet für die Ermittlung von *Streptococcus agalactiae*. Letzterer wird identifiziert mit Hilfe der Katalaseprobe und der Hämolyse. Die Fermentation von Aesculin und der Camptest dienen dem gleichen Zweck. Der Nährboden TKT eignet sich besonders gut für die Isolierung von *Streptococcus agalactiae*. *Staphylococcus pyogenes* wird am besten mit dem Spezialnährboden TGC nachgewiesen. Im Rahmen der bakteriologischen Milchuntersuchung müssen 3 Arten von Bakterien unterschieden werden: 1) die pathogenen Keime, 2) die weniger pathogenen und 3) die apathogenen Keime. E. Tempel. 7925.

Cuenca, Carlos Luis de; Madrid, Univ., Fac. de Veterin., Decano y Catedrático. Lucha contra la mamitis en sus aspectos tecnico y economico. **(Bekämpfung der Euterentzündung in technischer und ökonomischer Sicht.)** Gac. veterin. [Buenos Aires] **24** (1962) Nr. 144. S. 301–311. 7950.

Jamkhedkar, P. P.; Bombay, Veterin. Coll. Use of polyethylene tubing for intramammary injection in bovines. **(Die Verwendung von Polyaethylenröhrchen zur intramammären Behandlung bei Rindern.)** Indian veterin. J. **40** (1963) Nr. 2. S. 112–113.

In der tierärztlichen Praxis kommen intramammäre Injektionen ziemlich häufig vor. Bei höchster Asepsis sollen die gesetzten Traumen dabei gleichzeitig so gering wie möglich sein. Vf. verwendete für seinen Versuch Polyaethylentuben der Größen 50, 51 und 52 in einer Länge von 15 bis 23 cm und brachte am Ende eine 20 ml große Spritze mit einer Rekordkanüle Nr. 1 an. Das andere Ende des sterilisierten Röhrchens wurde bis in die Zisterne eingeführt. Die Tiere zeigten weder beim Einführen des Röhrchens noch bei der Injektion eines Präparates Schmerzen. Für jedes Viertel wurde ein besonderes Röhrchen verwendet. Untersuchungen an insgesamt über 200 Büffelkühen haben in keinem Falle irgendwelche Zitzen- oder Euterverletzungen verursacht, was auf die Biegsamkeit des Polyaethylenröhrchens zurückgeführt wird. E. Wiesner. 7950.

Hickman, C. G. und Logan, V. S. Four methods of udder hygiene evaluated by infection of the mammary gland. **(Vier Methoden der Euterhygiene, bewertet mittels Infektion der Milchdrüse.)** Canad. J. comparat. Med. veterin. Sci. **26** (1962) Nr. 8. S. 177–179. — 2 Tab., 2 Lit.

Die 4 Euterviertel von 12 Kühen, von denen 6 Mastitiden aufwiesen, wurden nach dem Melkakt auf jeweils andere Weise behandelt. Während die hygienische Behandlung einer Zitze mit einem Handelspräparat durchgeführt wurde, kam bei der zweiten Zitze ein Händedesinfektionsmittel zur Anwendung. Das dritte Viertel wurde nur mit destilliertem Wasser, das vierte Viertel gar nicht behandelt. Nach dreimonatigem Verfahren in der beschriebenen Weise, ergaben sich keine unterschiedlichen Resultate. G. Becker. 7970.

XVIII. JUNGTIERKRANKHEITEN

Weiland, G. und Klose, J.; Paulinenaue, Inst. für Grünland- und Moorforsch. der Dtsch. Akad. der Landwirtsch.-Wiss. zu Berlin. **Die Bedeutung der Colostralmilch im Kampf gegen Kälberverluste. Untersuchungen über den Colostralmilchverzehr der Kälber bei 6 Mahlzeiten in den ersten drei Lebenstagen.** Tierzucht **16** (1962) Nr. 11. S. 472–476. – 5 Tab., 7 Lit.

Vff. führten an 60 Kälbern Untersuchungen über die in den ersten drei Lebenstagen freiwillig aufgenommenen Colostralmilchmengen durch, wobei zur ersten Mahlzeit durchschnittlich 1,8 l und zur zweiten Tränkzeit 2,5 l verzehrt wurden. Die in der Literatur geforderte Höchstmenge von 1,0 l Colostralmilch je Tränkzeit wurde schon beim ersten Tränken von 43 Kälbern (= 73%) überschritten, während 33% aller Kälber bei der ersten Mahlzeit mehr als 2,0 l aufnahmen. Der mittlere Gesamtverzehr in den ersten drei Tagen betrug 12,5 l = reichlich 2 l je Mahlzeit. Die 4 verendeten Kälber des Versuches hatten alle beim ersten Tränken die Colostralmilch verweigert. Schwerere Kälber (aus Kühen) hatten den höheren Verzehr, andererseits setzten Schwergeburten die Colostralmilchaufnahme herab. Ob ein Kalb beim ersten Tränken viel oder wenig getrunken hatte, war ohne Einfluß auf die weiteren Mahlzeiten. Vf. empfehlen für die Praxis, unter Beachtung der Melk- und Tränkhygiene, bei den ersten zwei bis drei Tränkzeiten den Kälbern möglichst viel Colostralmilch zu verabreichen. E. Krause. 8012.

Czakó, J.; Budapest, Forsch.-Inst. für Tierzucht, Abt. Rinderzucht. **Fragen der modernen Kälberaufzucht in Großbetrieben.** Mh. Veterinärmed. **17** (1962) Nr. 20. S. 805–814. –

Vf. fordert die Senkung der Aufzuchtkosten durch rationelle Herabsetzung der Futterrationen, zeitiges 1. Zulassen der Färsen und eine Verlängerung der Nutzungsdauer der Zuchttiere unter Bezugnahme auf die Aufzuchtversuche von Hanson mit unterschiedlichen Normen. Die Versuchsergebnisse von Hanson werden angegeben und ihre allgemeine Gültigkeit wird hervorgehoben. Verbrauchsnormen für Voll- und Magermilch (200–300 bzw. 600–500 kg) werden nach Richter, Cranz, Antoni, Ritze, Castle und Watson zitiert, ebenso die Angabe, daß die Aufzucht mit 75 kg Vollmilch nur bei größter Sorgfalt gelingt. Obwohl das Fett von großer Bedeutung ist, sei der Fettbedarf des Wiederkäuers noch nicht geklärt. Vf. zitiert in diesem Zusammenhang Kellner, Kühn und Tangl. Ein Stoffwechselversuch wird dargestellt. Eine bestimmte Fettmenge sei aber für die Resorption der Eiweiße, Carotine und Kalksalze im Darm erforderlich. 7–8 kg Milchfett genügen in der Aufzucht für das ungarische Fleckvieh, entsprechend 300 kg 2%iger Milch und 500 kg Magermilch für weibliche und 400 bzw. 600 kg für männliche Kälber. Die Entwicklung der Körpermasse und der Leistungen in der 1. und 2. Laktation von vollmichsparend aufgezogenen Tieren werden dargestellt. Die Bedeutung und Wirkung der Vitamin- und Antibioticaverabreichung wird erläutert. Als kritischer Zeitpunkt werden die 6. und 7. Lebenswoche angesehen. Von der 12. Woche ab kann die stufenweise Verringerung der Antibioticagabe erfolgen. Die Einrichtung von Tränkständen in Fischgrätenform wird für Großbetriebe empfohlen. K. Neuffer. 8012.

Blakely, A. A.; Hamilton. Diseases of foals. **(Fohlenkrankheiten.)** New Zealand veterin. J. **10** (1962) Nr. 4. S. 79–84. 8042.

Bannister, G. L., Boulanger, P., Gray, D. P., Chapman, C. H., Avery, R. J. und Corner, A. H.; Hull, Quebec, Canada Dep. of Agric., Animal Diseases Res. Inst., Health of Animals Div., Animal Pathol. Lab. Sporadic bovine encephalomyelitis in Canada. **(Sporadische Encephalomyelitis des Rindes in Kanada.)** Canad. J. comparat. Med. veterin. Sci. **26** (1962) Nr. 2. S. 25–32. – 4 Abb., 3 Tab., 14 Lit.

In einem Kälberbestand wurde sporadische Encephalomyelitis festgestellt. Die Mortalität betrug 24%. Verendete Tiere zeigten fibrinöse Peritonitis, Hepatisation der Lungenspitzenlappen, fibrinöse Pericarditis und Pleuritis, Schwellung und Oedem der Mediastinallymphknoten, Leptomeningitis und Fibrinflocken in der Cerebrospinalflüssigkeit. In den Veränderungen konnten mikroskopisch Elementarkörperchen nachgewiesen werden. Die KBR mit Psittakose-Lymphogranuloma-Antigen verlief bei Kälbern und Schafen des Bestandes positiv, wobei in der akuten Krankheitsphase nur niedrige Titer, nach Gesundung höhere Titer auftraten. Ein Agens der Psittakose-Lymphogranuloma-Gruppe wurde isoliert und auf Kälber und Meerschweinchen übertragen. Die Übertragung auf Mäuse und Hühnerembryonen gelang nicht. Von einem abortierten Schaflamm der gleichen Farm wurde ebenfalls ein Erreger der Psittakose-Lymphogranuloma-Gruppe isoliert. Chr. Lehnert. 8095.

Speisebecher, Georg; Freiburg/Br., Univ., Inst. für Tierhyg. **Aufzuchtstörungen bei Ferkeln und Jungschweinen.** Diss. München **1963** 118 S. — 362 Lit.

Vf. hat an Hand von Literaturberichten und eigenen Erfahrungen die wichtigsten Erkrankungen des Ferkel- und Läuferstadiums dargestellt und dabei den Haltungs- und Fütterungsfehlern besondere Aufmerksamkeit geschenkt. Neben groben Haltungs- und Fütterungsfehlern treten Mangelzustände auf, weil die im Laufe der Zeit züchterisch höher entwickelten Tiere einen höheren Bedarf an Eiweiß, Mineralstoffen, Vitaminen und anderen Wirkstoffen haben. Andererseits gibt es aber auch Krankheiten wie die Ferkelgrippe, bei denen zwar gute Haltungs- und Fütterungsbedingungen den Krankheitsverlauf günstiger gestalten, bei denen aber dennoch die verursachten Schäden so erheblich sind, daß auch bei nahezu latentem Verlauf die Ausmerzung notwendig ist. Aus den Untersuchungen geht weiterhin hervor, daß ein erheblicher Teil der Krankheitsfälle vermieden werden könnte, wenn Schweinezüchter und -halter die erforderlichen Kenntnisse in allen Fragen der Pflege, Fütterung und Haltung ihrer Tiere hätten. E. Wiesner. 8100.

Schütze, E. und Stellmacher, W.; Wolmirstedt; Berlin, Staatl. Veterin. Prüfungsinst. **Beitrag zur Prophylaxe der Coli-Enterotoxämie der Läuferschweine.** Mh. Veterinärmed. 18 (1963) Nr. 3. S. 97–103. — 3 Tab., 9 Lit.

An fast 500 klinisch gesunden Ferkeln, Läuferschweinen und Sauen aus Coli-Enterotoxämie-Beständen wurden mit OK-Vaccine der Coli-O-Gruppen 138, 139 und 141 Impfversuche durchgeführt. Vaccine und Impftechnik wurden variiert. Es wurden stallspezifische und nicht stallspezifische Vaccine s.c., i.v. und in die Ohrspitze verimpft. Befriedigende Ergebnisse wurden nicht erzielt. Von gewisser Wirkung scheint die intravenöse Impfung tragender Sauen in der zweiten Hälfte der Trächtigkeit und besonders die Impfung in die Ohrspitze von Saugferkeln mit konzentrierter stallspezifischer Mischvaccine zu sein. Bei den Saugferkeln traten Schock mit Todesfällen sowie Nekrosen am Ohr auf. J. Beer. 8145.

Bončev, N. und Andreev, A. (Bontschew, N. und Andreew, A.) Virusonositelstvo pri virusnata pnevmonija po prasetata. **(Virusträgertum bei der Viruspneumonie der Ferkel.)** Izvestija na Centralnija naučnoizsledovatelski veterinaren institut po virusologija, Sofija **1** (1962) S. 147–151. — 8 Lit. Zus. in Russ., Engl.

Verwendet wurden Nasen- und Vaginalsekrete sowie Milch von Muttersauen mit gesunden und kranken Würfen. Vor der Untersuchung wurden die Sekrete und die Milch, mit Phosphatlösung 1:10 verdünnt, bei —20 °C aufbewahrt. Verwendet wurde auch Material von Ferkeln, die eine Viruspneumonie überstanden hatten und von Muttersauen ohne sichtbare Lungenveränderungen. Das durch den Vf. isolierte Virus wird mit den Nasen- und Vaginalsekreten sowie mit der Milch von Muttersauen mit kranken Würfen ausgeschieden. Dieses Virus persistiert in der Lunge und den regionalen Lymphknoten der Ferkel und Muttersauen, die eine Viruspneumonie überstanden haben.

P. Pawlow. 8145.

Bončev, N. (Bontschew, N.) Kultivirane na virusa na pnevmonijata po prasetata v tŭkanni kulturi. **(Kultivierung des Ferkel-Pneumonie-Virus in Gewebekulturen.)** Izvestija na Centralnija naučnoizsledovatelski veterinaren institut po virusologija, Sofija **1** (1962) S. 139–146. – 5 Abb., 7 Lit. Zus. in Russ., Engl.

Angestellt wurden Versuche zur Isolierung und Kultivierung des Ferkel-Pneumonie-Virus, wobei man einschichtige Gewebekulturen aus Kälber- und Schweinenieren verwendete. Diese Kulturen wurden nach der in Bulgarien von Russeff modifizierten Rappoport-Methode hergestellt. Die Untersuchungsergebnisse zeitigten, daß das Virus der Ferkelpneumonie auch in Gewebekulturen aus Kälber- und Schweinenieren erfolgreich kultiviert werden kann. Es wird am 2.–3. Tag nach der Infektion der Kulturen ein deutlich ausgeprägter cytopathogener Effekt beobachtet. Für Hühnerembryonen und Ferkel ist dieses Virus bis zu seiner achten Passage noch pathogen.

P. Pawlow. 8145.

Dunne, H. W., Kradel, David, C. und Doty, R. B.; University Park, Pennsylvania State Univ., Dep. of Veterin. Sci.; Harrisburg, Dep. of Agric. Bordetella bronchiseptica (Brucella bronchiseptica) in pneumonia in young pigs. **(Bordetella bronchiseptica [Brucella bronchiseptica] — Pneumonie bei Ferkeln.)** J. Amer. veterin. med. Assoc. **139** (1961) Nr. 8. S. 897–899. – 3 Abb., 4 Lit.

Die bei 10 Tage alten Ferkeln auftretende Krankheit äußerte sich in Husten und Kachexie. Die Mortalität innerhalb eines Wurfes reichte bis zu 100%, die Gesamtverluste betrugen annähernd 60%. Bei der Sektion zeigten sich in den Lungen verstreute bronchopneumonische Herde hauptsächlich in den Spitzen- und Herzlappen, aber auch an den dorsalen Lungenflächen. Charakteristisch war die ungleichmäßige Verteilung der Lungenveränderungen. Die histopathologische Untersuchung ergab eine ausgeprägte Anschoppung in den Lungen mit stärkeren perivasculären, interstitiellen und intraalveolären Haemorrhagien. Akute entzündliche Reaktionen in einigen Lungenbezirken waren von starken neutrophilen Infiltrationen begleitet. In älteren Lungenveränderungen befanden sich zahlreiche Fibroblasten und Histocyten. Ein interlobuläres Lungenödem war ebenfalls charakteristisch für die Krankheit. Weiterhin wurden mikroskopisch Kongestionen im Gehirn, in der Leber sowie im Dünn- und Dickdarm festgestellt. Bei der bakteriologischen Untersuchung der Lungen wurde *Bordetella bronchiseptica* in Reinkultur isoliert. Es bleibt fraglich, ob *Bordetella bronchiseptica* als primärer Erreger der beschriebenen Pneumonien anzusehen ist oder als Sekundärinfektionserreger einer bereits bestehenden Viruspneumonie. E. Kunter. 8145.

XIX. FLEISCHBESCHAU, LEBENSMITTELÜBERWACHUNG

Dennler, E.; München, Direktion des Städt. Veterinärwes. **Hygiene in Schlacht- und Viehhöfen.** Tierärztl. Umschau **17** (1962) Nr. 10. S. 342–345.

In der Bundesrepublik Deutschland haben in den letzten Jahren die einzelnen Länder sog. Hygieneverordnungen erlassen, die den Zweck haben, daß von der Anlieferung der Schlachttiere über Schlachtung, Transport bis zum Endprodukt eine Kette gebildet wird, die den Verbraucher in den Genuß eines einwandfrei gewonnenen und verarbeiteten Lebensmittels setzt. Es werden einige besonders zu beachtende Punkte hervorgehoben, die sich bei der Schlachtung und Beurteilung der Tiere ergeben, sowie allgemeine hygienische Maßnahmen für Menschen, Bekleidung, Räume aller Art, Ungezieferbekämpfung und anderes mehr. Im Laufe der Zeit werden sich noch weitere hygienische Verbesserungen als notwendig und durchführbar erweisen.

W. Mathieu. 8270.

Sellerio, Ugo; Rom. **Einige Betrachtungen über das Problem der Schlachteinrichtungen in den neugegründeten Staaten Afrikas.** Schlacht- u. Viehhof-Ztg. **62** (1962) Nr. 11. S. 401–406.

Nach Darlegungen über die Probleme des Lebensstandards überhaupt wird das Schlachthofwesen abgehandelt. Es hat nicht nur seine klimatischen Schwierigkeiten, sondern vor allem sind Bevölkerungsdichte, Tierstapel, Mangel an Spezialarbeitern und die Hygiene zu berücksichtigen. Es werden die Begriffe Kleinbetrieb, Mittelbetrieb und Großbetrieb beschrieben. Der Staat hat alle Betriebe zu planen, zu errichten und zu betreiben. Sie müssen zugleich Lehranstalten für Techniker und Schlächter sein. Die beim Bau von Schlachthöfen einschl. Kühlanlagen usw. erforderlichen Hauptpunkte werden aufgeführt. W. Mathieu. 8270.

Renoux, Michel; Alfort, École Nat. Vétérin. Contribution à la qualification des viandes de mouton. **(Beitrag zur Bezeichnung der Schlachtschafe.)** Diss. Alfort **1961** 43 S. – 5 Abb., 6 Tab., 12 Lit. K. Reinhardt. 8280.

Scheer, Hans; Hameln, Schlachthof. **Zur Bedeutung der Untersuchungen der Körperlymphknoten der Rinder bei Not- und Krankschlachtungen gemäß § 21 Abs. 14 AB.A.** Diss. Hannover **1962** 28 S. – 1 Tab., 24 Lit.

100 Not- und Krankschlachtungen von Bullen, Kühen, Färsen und Kälbern, die im Schlachthof Hameln anfielen, wurden daraufhin besonders untersucht, ob die Lymphknoten Veränderungen aufwiesen; meist handelte es sich um Krankschlachtungen. In 47 Fällen waren Abweichungen vorhanden, wobei der Grad von makroskopisch kaum wahrnehmbaren bis zu faustgroßen Schwellungen unter Mitaffektion der Umgebung reichte. Die Ursachen der Schlachtung, die Befunde an den einzelnen Lymphknoten, das Ergebnis der BU, die Endbeurteilung (bei Maßregelung mit Grundangabe) sind für alle 100 Tiere in einer Zusammenstellung einzeln aufgeführt. Insgesamt mußten 9 Fälle als untauglich, 39 als minderwertig bezeichnet werden, darunter befinden sich von den 47 Tieren mit Lymphknotenveränderungen 8 untaugliche und 23 minderwertige. Bei allen Untauglichkeitserklärungen lag Entfärbung der Muskulatur, schlechte Ausblutung und Wässerigkeit vor, verursacht durch Fieber und Kreislaufstörungen; bei den minderwertigen Tieren war der Hauptbeanstandungsgrund mäßige Wässerigkeit, außerdem besonders bei Tympanie Geruchsabweichung. Die Ermittlung des pH-Wertes durch Nitrazingelbprobe ergab in einigen Fällen nicht eingetretene Säuerung, so daß trotz makroskopisch nicht feststellbarer Veränderungen eine Maßregelung erfolgen mußte. – Die Lymphknotenveränderungen werden je nach Schlachtungsursache und Grad bzw. Dauer der Krankheit aufgeführt und ausgewertet. Aus den Untersuchungen ergibt sich, daß das Anschneiden der Fleischlymphknoten und die Auswertung der Befunde bei allen Not- und Krankschlachtungen und sonstigen fraglichen Fällen dazu beiträgt, Tierkörper, die in ihrem Wert gemindert sind, noch sicherer als bisher zu ermitteln. W. Mathieu. 8280.

Tison, Gabriel; Alfort, École Nat. Vétérin. Contribution à l'étude de la cysticercose du veau de boucherie. **(Beitrag zur Cysticercose des Schlachtkalbes.)** Diss. Alfort **1961** 55 S. – 1 Abb., 3 Tab., 33 Lit.

K. Reinhardt. 8282.

Lafont, P., Cazaillet, M. und Lafont, J. Myosite interstitielle nodulaire dans l'espèce porcine. Étude des dix premiers cas rapportés. **(Myositis interstitialis nodularis beim Schwein. Bericht über die ersten 10 Fälle.)** Recueil Méd. Vétérin. **138** (1962) Nr. 8. S. 687–702. – 6 Abb., 2 Tab., 3 Lit. Zus. in Engl., Span.

In zwei Jahren wurden im Departement Seine zehnmal knötchenförmige Veränderungen in der Muskulatur von Schweinen festgestellt. Die geringe Zahl in bezug auf die Schweineschlachtungen des Departements zeigt die Seltenheit dieser bisher noch nicht beschriebenen Krankheit. 5–20 Knötchen von 2-5 mm Durchmesser liegen in Trauben geordnet im Bindegewebe zwischen den Muskeln. Die Muskeln werden erst von größeren Knötchen angegriffen und reagieren mit einer Entzündung, die dann in eine Muskelsklerose übergeht. Inmitten dieser verhärteten Muskulatur liegt eine öligflüssige oder käsigerweichte Zone, die in Verkalkung übergehen kann. 9 von 10 Fällen waren im Hals lokalisiert, einer im Hinterschenkel. Die regionären Lymphknoten waren nicht verändert. Ein Tier zeigte außerdem Lungen-Brustfell-Tbc, ein anderes krebsartige Veränderungen. Histologisch wurden in den Knötchen Epitheloidzellen, Lymphocyten und auch Riesenzellen mit mehreren Kernen gefunden. Histochemisch wurden PAS-positive Substanzen (Heparin) festgestellt. Mikrobiologisch wurden von 6 der Fälle Mykobakterien herausgezüchtet, die nach ihren physiologischen Eigenschaften einer nicht pathogenen Gruppe angehören. Diese Stämme waren für die verschiedenen Versuchstiere teils pathogen, teils nicht pathogen. An Schweine konnten Vff. bisher noch nicht diese Stämme verimpfen. Da aber die Knötchen bei 9 von 10 Fällen in der Halsmuskulatur liegen, also in der Reichweite der üblichen Injektionsstelle beim Schwein, denken Vff. auch an einen derartigen Zusammenhang. Trotzdem meinen sie, daß es sich um durch Mykobakterien veranlaßte Veränderungen handelt. Diese Mykobakterien sollen Tuberkelbazillen in einem bestimmten Zustand ihrer Entwicklung sein. Als Grundlage dieser Behauptung führen sie an, die Umwandlung von klassischen Tbc-Bazillen (Koch) in vitro in solche, die den bei der interstitiellen nodulären Myositis beim Schwein isolierten gleichen, verwirklicht zu haben. K. Preißler. 8282.

Lazzaro, Domingo. Ictericia y leptospiras observadas en cuatro reses porcinas. **(Gelbsucht und Leptospiren, beobachtet bei vier Schweinen.)** Gac. veterin. [Buenes Aires] **24** (1962) Nr. 139. S. 62–65.
Während der Schlachtung wurde bei vier Schweinen Gelbsucht beobachtet, ferner war eine haemorrhagische Nephritis festzustellen. Durch Ausstrich wurden in den Nieren Leptospiren nachgewiesen. Während der Leptospirämie sind Leptospiren 10 Tage im Blut nachzuweisen. Experimentell wurde in defibriniertem Blut die Lebensfähigkeit der Leptospiren 26 Tage lang nachgewiesen. Die fleischbeschaulichen Konsequenzen werden erörtert. Leptospireninfiziertes Fleisch soll entweder erhitzt oder gepökelt werden, da Leptospiren innerhalb einer halben Stunde bei 56 °C oder bei einem pH-Wert unter 6,8 absterben. L. Stoll. 8310.

Schiller, H.-J.; Taucha, Kreis Leipzig, Staatl. Tierarztpraxis. **Probleme der ländlichen Notschlachtstätten.** Z. ges. Hyg. Grenzgebiete 8 (1962) Nr. 8/9. S. 700–702.
Notschlachtstellen waren ursprünglich geschaffen, um Not- und Krankschlachtungen des Einzugsgebietes zu verwerten. Ihr Aufgabengebiet hat sich durch Zuführung nicht marktfähiger Tiere erweitert. Es werden die Schwierigkeiten personeller, räumlicher und allgemeinhygienischer Art dargelegt, die der jetzige Zustand zwangsweise mit sich bringen muß. Man sollte nur solche Betriebe gestatten, die hinsichtlich Kapazität, Ausstattung, Desinfektionsmodus usw. den notwendigerweise zu stellenden veterinärhygienischen Forderungen durchaus entsprechen. Auf keinen Fall dürfen sie mit einer gewöhnlichen Fleischerei gekoppelt sein. Die Forderungen dürfen nicht durch rechnerische bzw. wirtschaftliche Belange beeinflußt bzw. abgeschwächt werden. Es werden Maßnahmen zur Behebung all dieser Gefahrenquellen angeführt. Gesundheit der Bevölkerung und Vermeidung wirtschaftlicher Schäden sind

wichtiger als etwa im Anfang auftretende geldliche oder verwaltungstechnische Umstellungen. W. Mathieu. 8330.

Mironov, A. N. (Mironow, A. N.); Moskau, Unions-Forsch.-Inst. für Veterinärhyg. Puti usoveršenstvovanija pravil veterinarno-sanitarnogo osmotra ubojnych životnych i veterinarno-sanitarnoj ėkspertizy mjasa i drugich produktov uboja. **(Wege zur Vervollkommnung der Bestimmungen für die tierärztliche Schlachttier- und Fleischuntersuchung.)** Trudy. Vsesojuznyj naučno-issledovatel'skij institut veterinarnoj sanitarii, Moskva **17** (1960) S. 16–21.
Zu den wichtigsten Veränderungen in der sowjet. Fleischbeschauregelung wird Stellung genommen. Die Beurteilung bei Brucellose, Q-Fieber, Ornithose, Verunreinigung mit DDT u. a. wird besprochen und auf die Schwierigkeiten bei der Gesetzesänderung verwiesen, die infolge bereits bestehender gesetzl. Grundlagen und Verschiedenheit der Schlachtstätten auftreten. Weiterhin werden Neufassungen besprochen, die sich auf folgende Themen beziehen: Brauchbarmachung bedingt tauglichen Fleisches, Eierbeurteilung, Häutedesinfektion, Fleischkennzeichnung, Berichterstattung, Statistik, Brauchbarmachung technischer Rohstoffe (Hörner, Borsten u. a.), bauliche Mindestforderungen. Der bestehende Standard für die bakteriologische Fleischuntersuchung wird als zu umfangreich und für die Praxis schwer durchführbar erachtet.
R. Barnitzki. 8340.

El Shammaa, Z. A.; Berlin-Dahlem, Univ., Inst. für Lebensmittelhyg. **Die Hygiene und Kühlkette beim Totversand von Schlachtvieh.** Schlacht- u. Viehhof-Ztg. **62** (1962) Nr. 12. S. 447–450. – 4 Abb.
Die Kühlkette des Fleisches hat sofort nach der Schlachtung zu beginnen und muß vom Kühlraum über Kühltransport für Nah- und Ferngroßmärkte bis zum Kleinverteiler oder Verarbeitungsbetrieb reichen. In den Kühlraum darf kein warmes Fleisch zu bereits vorgekühltem eingebracht werden, Überfüllungen sind zu vermeiden, es empfiehlt sich kleine Kühlräume zu verwenden und nur zweiteilige Spreizen einzubauen, da bei anderen Hängearten die Hälften sich berühren, was für Kühlung, Keimgehalt, Farbe usw. sehr nachteilig ist. Für Verladung der Kühlwagen werden Rampen oder Abholhallen benutzt; Außenluft und Temperatur beeinflussen das Fleisch in nachteiliger Weise; es wird eine Kühlstraße vorgeschlagen. Für Kühl-Lkw bzw. -eisenbahnwagen werden eine Reihe von Verbesserungsvorschlägen angeführt, das Gleiche ist für Wahrung der Kühlkette beim Entladen und Einlagern der Fall.
W. Mathieu. 8360.

Haendler, Eberhard; Berlin-Reinickendorf. **„Fischbeschau" – „Geflügelbeschau".** Prakt. Tierarzt **1962** Nr. 3. S. 89–90.
Auf Grund von Entschließungen auf Arbeitstagungen und unter Anführung von Veröffentlichungen wird betont, daß das Wort „Beschau" sowohl bei Fleisch als auch bei den im Entstehen begriffenen Gesetzen über Untersuchung von Geflügel, Fisch usw. verschwinden muß, weil die zu erledigende wissenschaftliche Arbeit dadurch in ihrem Wert und Umfange nicht ausreichend zum Ausdruck kommt. Man sollte daher bereits jetzt Fleischuntersuchungsgesetz oder Fleischhygienegesetz und bei Fisch, Geflügel usw. analoge Bezeichnungen im Schrifttum anwenden. W. Mathieu. 8410.

Devos, A. und Vos, N. de. De evolutie van de voedselvergiftigingen in Belgie van 1924 tot 1960. **(Das Auftreten von Lebensmittelvergiftungen in Belgien von 1924 bis 1960.)** Vlaams diergeneeskund. Tijdschr. **31** (1962) Nr. 9/10. S. 221–236. – 3 Abb., 7 Tab., 13 Lit. Zus. in Engl., Franz., Dtsch.
Die Zahl der Lebensmittelvergiftungen ist von 1924 bis 1960 ständig angestiegen, ebenso die Zahl der Erkrankten; abgenommen hat jedoch die Zahl der Todesfälle. Das Vorkommen von Botulismus und Salmonellose ist in den letzten Jahren allerdings seltener geworden. Bemerkenswert ist das vermehrte

Auftreten unspezifischer Lebensmittelvergiftungen von 1946 an. Die Zahl der ungeklärten Lebensmittelvergiftungen ist seit 1940 konstant geblieben und gegenüber den vorhergehenden Jahren geringgradig erhöht. Fleisch und Fleischwaren gaben in allen Jahren am häufigsten Anlaß zu einer Intoxikation; an 2. Stelle steht das Gebäck und an 3. Stelle sind Fische und Muscheln die Ursache dafür gewesen. W. Kuhlmann. 8420.

Linke, H.; Kulmbach, Bundesanst. für Fleischforsch., Inst. für Bakteriol. und Histol. **Zum Begriff „Fleisch" im Sinne des Fleischbeschaurechtes.** Berliner Münchener tierärztl. Wschr. **75** (1962) Nr. 10. S. 188–191.

Die Rechtsauffassung in der BRD kennt nicht mehr den gesetzvertretenden Charakter der zum Gesetz erlassenen Verordnungen, die Ermächtigung zu diesen Folge-VO muß nach Inhalt, Zweck und Ausmaß klar im Gesetz bestimmt sein (§ 80 des Grundgesetzes). Es ist daher die Frage zu prüfen, ob die bisher in § 3 des Fleischbeschaugesetzes vom 15. 3. 60 erfolgte Begriffsbestimmung für Fleisch noch ausreichend ist, um einheitliche Handhabung zu gewährleisten. Die bei der Schlachtung anfallenden Teile finden entweder als Lebensmittel Verwendung (Skelettmuskulatur, Blut, Innereien usw.), oder sie werden zu technischen Produkten verarbeitet (Leim, Öl, Düngemittel, pharmazeutische Präparate u. a.). Da die Untersuchung vor der Verarbeitung geschieht, bereitet die Definition „Teile, sofern sie sich zum Genuß für Menschen eignen" gewisse Schwierigkeiten; im Lebensmittelrecht ist die Formulierung „bestimmt sind" gewählt. Unter Anführung von Beispielen wird gezeigt, daß eine ganz klare Trennung sehr schwierig ist, zumal obendrein der Begriff „Teile von warmblütigen Tieren" eigentlich Geflügel und Wild auch umfaßt, die aber Sondergesetze erfordern und die „Teile von.." ganz verschiedener Art sein können, was zudem auch beim Begriff „Fleischerzeugnisse" zutagetritt. Es wird zur Diskussion gestellt, alle Teile der Schlachttiere dem Begriff „Fleisch" zu unterstellen, und diejenigen, die entweder niemals als Lebensmittel Verwendung finden oder bei denen der Charakter als Schlachttierkörperteil verlorengegangen ist, ausdrücklich auszunehmen. W. Mathieu. 8430.

Hadlok, R.; Gießen, Justus-Liebig-Univ., Inst. für Tierärztl. Nahrungsmittelkunde. **Metabiose von Paracolobactrum intermedium und Lactobacillus plantarum in einer Geflügelfleischkonserve.** Berliner Münchener tierärztl. Wschr. **75** (1962) Nr. 10. S. 194–196.

Die aus einer bombierten Geflügelkonserve isolierten Stämme konnten als *Paracolobactrum intermedium* und *Lactobacillus plantarum* erkannt werden; die Bombage war auf die nur in geringer Mengen achgewiesenen, gasbildenden, gramnegativen Stäbchen zurückzuführen, nicht aber auf die massenhaft vorhandenen Lactobazillen. Modellversuche ergaben, daß die gramnegativen Keime bei Gegenwart von Dextrose nach rascher Vermehrung und pH-Wertsenkung auf 4,8 in 72 Std. absterben. Die rasche pH-Senkung trug aber zur erheblichen Förderung der Lactobazillen bei (Metabiose). Hieraus folgt, daß bei Bombagen und anderen Fehlfabrikaten nicht in jedem Falle die zur Zeit der Untersuchung vorherrschende Keimart die Ursache ist, was für Entstehungsgang und Vermeidung ungeeigneter Maßnahmen stets beachtet werden muß. W. Mathieu. 8550.

Cochrane, Delma und Annau, E.; Hull, Quebec, Canada Dep. of Agric., Animals Diseases Res. Inst., Health of Animals Div., Animal Pathol. Lab. Electrophoretic differences in the egg-white proteins of the hen. **(Elektrophoretische Unterschiede der Proteine des Hühnerei-Weißen.)** Canad. J. Biochem. Physiol. **40** (1962) Nr. 10. S. 1335–1341.

Das Weiße aus 243 Eiern von 64 Hühnern einer White-Rock-Leghorn-Mischrasse wird der Stärkegeleletrophorese nach Smithies unterworfen. Bei 17stündiger Auftrennung in vertikaler Anordnung unter einer Spannung von 6,6 V/cm in Boratpuffer werden im Bereich der Serum-α- und β-Globuline 3–5 Banden erhalten, die mit 1–5 bezeichnet werden. Durch zweidimensionale Stärkegelelektrophorese läßt sich die Auftrennung nicht weiter verbessern. Bei 32,8% der Tiere treten alle 5 Banden auf; bei 9,4% die Banden 1, 2, 5; bei weiteren 9,4% die Banden 1, 2, 4; bei 23,4% 1, 2, 4, 5; bei 14,1% 1, 2, 3, 5; bei 10,9% 1, 2, 3, 4. Weiterhin werden 96 Eier von 48 Hühnern untersucht, die Nachkommen von 23 der zuerst geprüften 64 Tiere sind. Die erhaltenen Ergebnisse deuten darauf hin, daß die Produktion der untersuchten Eiweißfraktionen gen-kontrolliert ist. J. Müller. 8560.

Boguth, W. und Czernicki, B.; Gießen, Justus-Liebig-Univ., Inst. für Biochem. und Endokrinol. der Haustiere. **Farbmetrische Untersuchungen an Eidottern nach Verfütterung verschiedener Carotinoide.** Zbl. Veterinärmed. **9** (1962) Nr. 8. S. 779–786. — 4 Abb., 8 Lit. Zus. in Engl.

Vorliegende Untersuchungen haben zum Inhalt, auf Grund exakter Farbmessungen an Eidottern Hinweise auf das Färbevermögen von Carotinoiden zu erhalten. Von den 3 bekannten Farbmessungensmethoden wurde das Spektralverfahren angewandt, da es die größtmögliche Genauigkeit gewährleistet. Neben Dottern von Hühnern, denen handelsübliches Futter mit einem natürlichen Carotinoidgehalt verabreicht wurde, wurden nach vorheriger Herbeiführung völliger Carotinoidarmut Dotter nach Zufütterung von -Apo-8'-carotinal (C 30) und -Apo-8'-carotinsäure (C 30)-aethylester auf die Dotterfarbe untersucht. An Hand einer Farbnormtafel wurden die „farbtongleichen Wellenlängen f" sowie der „spektrale Farbanteil p_e" für die Sättigung ermittelt. Aus den Ergebnissen ist ersichtlich, daß durch Zugabe synthetisch hergestellter (C 30)-Carotinoide eine stärkere Orangeverschiebung eintritt, als das bei der Verabreichung normalen Futters mit natürlichem Carotinoidgehalt der Fall ist. W. Richter/Kleinmachnow. 8560.

Havelka, B.; Bratislava, Štátny Veterin. Ústav, Pobočka. Závislosť medzi organoleptickými vlastnostami a mikrobiologickými hodnotami v mäse rýb. **(Zusammenhang zwischen organoleptischen Eigenschaften und mikrobiologischen Werten im Fischfleisch.)** Veterin. Časopis **11** (1962) Nr. 4. S. 412–425. — 7 Abb., 8 Tab., 4 Lit.

Es wird über die Untersuchung von 154 verschiedenen Arten Thunfischfleisch (*Thynnus thynnus*), Makrele (*Scomber scombrus*) und Hering (*Clupes harengus*) berichtet, die 2–4 Tage bei 15–18 °C und 5 Tage bei 3–5 °C eingelagert wurden. Die mikrobiologische Untersuchung stellte die Gesamtzahl der meso- und psychrophilen Keime fest, ferner die Zahl der coli-aërogenen und gramnegativen mesophilen und psychrophilen Keime. Von den verfolgten drei Fischarten vemehrten sich am stärksten und schnellsten die Bakterien im Thunfischfleisch, und dies besonders in seinem dunkel gefärbten oder hyperämischen Fleisch, am wenigsten im Fleisch von Heringen. Die Zahl der meso- und psychrophilen Keime hing von der Dauer und Temperatur der Einlagerung sowie von der Auftaumethode ab. Ungünstige Qualitätsveränderungen stellten sich im dunkelgefärbten und hyperämischen Fleisch ein. Auf Grund der bisherigen organoleptischen, chemischen, mikroskopischen und mikrobiologischen Untersuchungen setzte man für die einzelnen Qualitätsstufen des braunrosafarbenen Thunfischfleisches (A-E) die höchst zulässige Bakterienzahl (frisches Fleisch guter Qualität darf höchstens $1 \cdot 10^5$ evtl. $1 \cdot 10^3$, verdächtiges Fleisch höchstens $5 \cdot 10^6$ evtl. $5 \cdot 10^4$ Bakterien je nach dem Qualitätsgrad enthalten) fest. F. Nádvorník. 8575.

Havelka, B. Závislosť medzi priamym a nepriamym stanovením množstva mikrobiálnych zárodkov v mäse morských rýb. **(Die Abhängigkeit der direkten von der indirekten Bakterienzählung im Fleisch von Seefischen.)** Veterin. Časopis **11** (1962) Nr. 4. S. 362–367. — 2 Tab., 2 Lit. Zus. in Russ., Engl., Dtsch.

Auf Grund einer näher beschriebenen mikrobiologischen und mikroskopischen Untersuchung von 82 Fleischproben eingeführter Seefische und nach einem Vergleich der beiden Untersuchungsergebnisse wird empfohlen, zur raschen Feststellung des mikrobiologischen Fleischzustandes die durch die mikroskopische Untersuchung festgestellte Keimzahl anzuwenden. Die notwendigen Präparate wurden durch den Abdruck eines Objektträgers auf steril vorgenommener, frischer Fleischschnittfläche gewonnen; die Abdrücke wurden teils nach Löffler, teils nach Gram, gefärbt und die Bakterienzahl wurde bei 1000-facher Vergrößerung nach dem Durchschnitt von 5 Gesichtsfeldern ermittelt. Nach den Untersuchungsergebnissen ließen sich die Proben in 3 Gruppen einteilen. Zur ersten Gruppe gehören Proben mit negativem mikroskopischem Befund, wo durch Kultivierung eine Keimzahl bis zu $1 \cdot 10^5$ g festgestellt wurde. Die zweite Gruppe umfaßt solche Fleischproben, bei denen durch Kultivierung die Keimzahl von $1 \cdot 10^5$–$1 \cdot 10^6$/g ermittelt wurde, während mikroskopisch entweder nur wenig Keime (bis 10 Stück; Proben mit 5–9 Keimen müssen mit Vorsicht beurteilt werden) oder gar keine gefunden werden. In die dritte Gruppe fallen Proben mit höherer Keimzahl. Frisches und mikrobiologisch einwandfreies Fleisch der Seefische soll in keinem Gesichtsfeld Bakterien enthalten. Als Zulässigkeitsgrenze wurden Kultivierungsbefunde mit einer Anzahl von $7 \cdot 10^5$/g angesehen. F. Nádvorník. 8575.

Stier, R.; Leipzig. **Lebensmittelhygiene in ländlichen Verkaufsstellen.** Z. ges. Hyg. Grenzgebiete 8 (1962) Nr. 8/9. S. 703–705.
Die Lebensmittelhygiene auf dem Lande bedarf weiterer Verbesserungen. Es geht nicht an, Gemischtwarengeschäfte einzurichten, in denen neben Haushaltswaren auch Teig- und Backwaren, Obst, Gemüse, Fleisch- und Wurstwaren, Milch und deren Produkte, Fischwaren, Eier, Bier und Spirituosen und vieles andere mehr feilgehalten werden. Zwangsweise sind sie, abgesehen von ihrer räumlichen Enge, in Regalen und auf Verkaufstischen übermäßig gefüllt, so daß die einzelnen Waren sich stets gegenseitig ungünstig beeinflussen; saisonbedingte Mehrlieferung bestimmter Lebensmittel kommt noch hinzu. Die Kühlmöglichkeiten sind meist sehr gering oder völlig unzureichend, und an Hauptliefertagen wird daher die Ware ganz besonders unpfleglich behandelt. Mängel an Geräten usw. kommen hinzu. Läden zugleich als Hühnereieraufkaufstellen zu benutzen ist eine weitere Gefahrenquelle. Schließung von Geschäften wegen Baufälligkeit ohne Ersatzgestellung vergrößert die Unzuträglichkeiten erheblich. Das Wissen des Verkaufspersonals über Hygiene im Lebensmittelverkehr und über Warenkunde ist stark verbesserungsbedürftig, wobei auch die Schaufenstergestaltung (Leeremballagen!) und Insektenbekämpfung eine Rolle spielen. Zur fachlichen rechtzeitigen Beratung bei Neu- und Umbauten und in allen anderen Fragen steht der Kreistierarzt gern zur Verfügung, der es sich auch angelegen sein läßt, zum Schutze des Verbrauchers eine Intensivierung der Lebensmittelüberwachung in ländlichen Verkaufsstellen zu betreiben. W. Mathieu. 8610.

Sinell, H.-J.; Berlin-Dahlem, Univ., Inst. für Lebensmittelhyg. **Papierelektrophoretische Untersuchungen an Seren für die biologische Eiweißdifferenzierung. 1. Mitt. Vorversuche mit Nativ-Antigenen.** Berliner Münchener tierärztl. Wschr. **75** (1962) Nr. 10. S. 181–183.
Nativantigene sind nicht denaturierte Substanzen, die nach Immunisierung im allgemeinen einen besonders hohen Titeranstieg erwarten lassen; ihnen stehen die Thermoantigene gegenüber, welche aus hitzedenaturierten Muskelproteinen oder anderem organischem Material gewonnen werden. Methodik, Apparatur und Ergebnisse werden beschrieben. Die Immunisierung mit nativem Rinderserum führte bei Kaninchen zu einer Erhöhung der γ-Globuline auf fast das Doppelte, während die Verabreichung von alkoholgefällten nativen Antigenen aus Muskulatur von verschiedenen Säugetieren und Geflügel sowie

Gänseleber nur von einem geringen Ansteigen der Globuline gefolgt war. Die übrigen Globulinfraktionen verhielten sich unterschiedlich. Die mittels Papierelektrophorese untersuchte quantitative Zusammensetzung der Serumeiweißkörper und deren Änderung im Immunisierungsprozeß ließen weder auf Höhe, noch auf Spezifität der zu erwartenden präzipitierenden Serumtiter sichere Rückschlüsse zu. W. Mathieu. 8640.

Nasr, R., Purr, A. und Kotter, L.; Cairo, Univ., Food Hyg. Dep.; München, Inst. für Lebensmitteltechnol. und Verpack.; Univ., Tierärztl. Fak., Inst. für Nahrungsmittelkunde. **Papierstreifentests auf vorausgegangene Temperatureinflüsse für Lebensmittel tierischer Herkunft.** Tierärztl. Umschau 17 (1962) Nr. 10. S. 345–348.

Für den sekundären Erhitzungsnachweis bei Milch und Fleisch wurden Papierstreifentests auf Fermentbasis entwickelt. Bei Milch haben sie sich mit Peroxydase-, Phosphatase- und Esterasebasis bewährt; ihre Durchführung ist auch bei Einsatz ungelernter Kräfte möglich. Beim Fleisch ist dem Esterasenachweis nach Purr der Vorzug zu geben, die Unsicherheit des Peroxydasetests bei Anwesenheit von Pseudoperoxydasen wird durch ihn ausgeglichen, weil Esterase und Peroxydase etwa gleiche Hitzeempfindlichkeit aufweisen. Die Papierstreifentests sind wegen des geringen Zeit- und Arbeitsaufwandes für Routineuntersuchungen besonders geeignet. W. Mathieu. 8640.

XX. MILCHKUNDE

Seelemann, M.; Kiel. **Mitwirkung der Tierärzte bei den Maßnahmen zur Qualitätsverbesserung der Milch.** Tierärztl. Umschau 17 (1962) Nr. 10. S. 337 bis 342. — 2 Tab.

Daß die Qualität der Milch trotz aller Bemühungen auch weiterhin gesteigert werden muß, ist unbestreitbar und wird vom Vf. seit Jahrzehnten angestrebt. Es werden diejenigen z. Zt. vorhandenen Faktoren angeführt, die sich am Produktionsort nachteilig bemerkbar machen, nämlich Gesundheitszustand des Euters, allgemeine hygienische Beschaffenheit, Keimgehalt, Haltbarkeitsdauer, Geschmack der Milch u. a. mehr. Alles wird durch eindringliche Beispiele belegt. Es werden Vorschläge zur Verbesserung gemacht. Der Hauptfehler ist die mangelnde Mitarbeit der Tierbesitzer, die die Bestimmungen großenteils nicht beachten, ja z. T. sogar nicht kennen. Es muß eine Stelle geschaffen werden, die ein amtliches Verfahren zur Bekämpfung der Euterentzündungen durchführt, wobei zweckmäßigerweise gleich eine Beratung in stall- und melkhygienischen Dingen damit gekoppelt wird. Die Kreistierärzte, denen besondere Hilfskräfte beizugeben wären (Erzeugerberater), sind die gegebenen Fachleute dazu. Die prakt. Tierärzte müssen sich der Therapie der Euterentzündungen annehmen, um der wilden Behandlung durch Besitzer und Melkpersonal zu begegnen. W. Mathieu. 8710.

Dedié, K. und Kielwein, G.; Aulendorf, Staatl. Tierärztl. Untersuchungsamt. **Tierärztliche Lebensmittelüberwachung im Milchtierbestand.** Tierärztl. Umschau 17 (1962) Nr. 10. S. 348–350.

Im Gegensatz zum Fleisch ist die Überwachung der Milch durch Tierärzte z. Zt. noch ungenügend, obwohl es sich zweifellos um ein Lebensmittel tierischer Herkunft handelt. Sie muß bereits im Stalle einsetzen und sich bis zum Verbraucher erstrecken. Was alles dabei zu berücksichtigen ist, wird aufgezählt und erläutert. Rinder-Tbc und Brucellose sind lt. Vff. fast ausgerottet, und Trinkmilch darf nur aus anerkannt freien Beständen gewonnen werden. Eine regelmäßige Untersuchung auf weitere Krankheiten, die die Beschaffenheit der Milch ungünstig beeinflussen können, ist aber nur für Vorzugs- und Markenmilchgewinnung vogeschrieben. Freiwillige Eutergesundheitsdienste sind zwar sehr nützlich, zeigen aber doch gewisse Lücken evtl. im

Bestand; zumindest für Trinkmilch und hochwertige Käsereimilch ist der Anschluß aller Lieferbestände und amtstierärztliche Kontrolle erforderlich. Die Hygiene der Milch von der Gewinnung bis zur Ablieferung an Sammelstellen der verarbeitenden Betriebe bedarf der erheblichen Verbesserung, die aber durch Erweiterung der tierärztlichen Befugnisse erreicht werden könnte. Der Melktechnik und -hygiene ist dabei zusätzliches Interesse zuzuwenden. Es ist Zusammenarbeit mit dem landwirtschaftlichen und molkereitechnischen Sachverständigen aus mehreren Gründen erforderlich, unentbehrlich aber vor allem die tätige Mitarbeit des Tierbesitzers, wozu die Milchwirtschaft praktischerweise einen Anreiz bieten muß. Um den Erfolg zu sichern, sind die bisherigen gesetzlichen Bestimmungen entsprechend zu verbessern.
W. Mathieu. 8740.

Saperstein, S. und Anderson, jun., D. W.; New York, Borden's Pharmaceutical. Div. Antigenicity of milk proteins of prepared formulas measured by precipitin ring test and passive cutaneous anaphylaxis in the guinea pig. **(Antikörperbildung der Milchproteine, gemessen mit dem Präcipitin-Ringtest, und passiver Hautanaphylaxie beim Meerschweinchen.)** J. Pediatrics **61** (1962) Nr. 2. S. 196. 8815.

Börger, Klaus; Kiel, Bundesversuchs- und Forsch.-Anst. für Milchwirtsch., Inst. für Milchhyg. **Untersuchungen über den Nitratreduktionstest.** Milchwissenschaft **17** (1962) Nr. 12. S. 668–672.
Anhand von 200 Kannenmilchproben wurden vergleichende Untersuchungen angestellt, ob mit Hilfe der Nitratreduktionsprobe, die gut auf Colibakterien, Mikrokokken und einige andere Keimarten ansprechen soll, die hygienische Beschaffenheit der Milch besser angezeigt wird als mit der Methylenblau- oder Resazurinreduktaseprobe. Dabei ergab sich, daß der Nitratreduktionstest keine genaueren Rückschlüsse auf die Beschaffenheit von roher Anlieferungsmilch zuläßt als die Methylenblau- oder Resazurinprobe. Er ist zudem umständlicher in der Durchführung. Außerdem stellte sich heraus, daß die für die Beurteilung von Milchproben vorgeschlagenen 1 bis 2 Std. als Reduktionszeit nicht ausreichen. Es ist auch nicht möglich, aus dem Ausfall der Reaktion genauere Rückschlüsse auf den Coli- bzw. Schmutzbakteriengehalt der Rohmilch zu ziehen als mit den üblichen Reduktaseproben.
Chr. Dietz. 8820.

Müller, E.; Liebefeld-Berne, Stat. Fédérale d'Ind. Laitière. Utilisation de colorants pour le dépistage de la pénicilline dans le lait. **(Verwendung von Farbstoffen zum Nachweis von Penicillin in der Milch.)** Pathol. Microbiol. [Basel] **25** (1962) Nr. 5. S. 590–592. – 1 Tab., 1 Lit. Zus. in Engl.
Der Antibioticagehalt der Milch nach der Behandlung von Euterentzündungen stört ihre Verarbeitung zu Milchprodukten und gegebenenfalls die menschliche Gesundheit. Man hat deshalb schon die verschiedensten Methoden zum Nachweis der Antibiotica in der Milch angewandt. Nur 3 Farben haben sich als zuverlässig erwiesen: Nahrungsmittel-Grün Nr. 4. (NCI. Nr. 44090), Nahrungsmittel-Blau Nr. 2 (NCI. Nr. 42090) und Nr. 3 (NCI. Nr. 42045). Sie werden gleichzeitig mit dem Antibioticum in den Zitzenkanal injiziert. Bei Verwendung von 100,000 E Penicillin G und 100 mg des Farbstoffes Grün Nr. 4 läßt sich das Penicillin 5 Tage nach der Injektion feststellen. Mengen von 0,1 bis 0,15 E/ml Penicillin lassen sich auf diese Weise mit bloßem Auge ermitteln. Nach der Methode von Dalgaard, Mikkelsen und Rasmussen ist noch 0,01 E/ml Penicillin in der Milch nachweisbar.
E. Tempel. 8825.

Dorier, P. und Verelle, L.; Clermont-Ferrand, Lab. Municipal. Recherche du glucose dans les laits altérés. **(Untersuchungen über den Glukosegehalt in veränderter Milch.)** Lait **42** (1962) Nr. 418. S. 481–486. – 3 Tab., 6 Lit. Zus. in Engl.

Veränderungen der Milch gehen mit einem Sinken des Gehaltes an Lactose einher. Damit ändert sich das Verhältnis Lactose-Glukose. Diese Veränderungen sind nach den Untersuchungen der Vff. mit Hilfe eines Indikatorpapieres innerhalb kurzer Zeit feststellbar. Konservierungszusätze zur Milch beeinflussen die Reaktion nicht. C. Wolf. 8830.

Ciblis, Eugen und Schwarz, Georg; Hohenheim, Landwirtsch. Hochschule, Inst. für Milchwirtsch. und Gärungswes. **Bakteriologische Beschaffenheit und Haltbarkeit von aus Magermilchpulver und frischem Schlagrahm rekonstituierter Milch.** Milchwissenschaft 17 (1962) Nr. 11. S. 621–624.
100 kg Magermilchpulver (Sprüh- als auch Walzenmagermilchpulver) wurden in einem Rahmreifer gelöst. Nach Zusatz von Schlagrahm und Einstellung des Fettgehalts auf 3% passierte die Milch eine Reinigungszentrifuge und wurde anschließend in einem Plattenerhitzer kurzzeiterhitzt. Danach erfolgte die Abfüllung in ½ Liter-Flaschen und ihr Verschluß mit Aluminiumkappen. Sofort nach ihrer Herstellung wurde die Milch 1, 2 und 3 Tage bei 10 °C sowie 1 und 2 Tage bei 20 °C gelagert und anschließend bakteriologisch untersucht. Da die Prüfungsergebnisee von frischer rekonstituierter Milch weitgehend von der Qualität der zu ihrer Herstellung verwendeten Magermilchpulver abhängen, wurden auch diese bakteriologisch untersucht, wobei sich ergab, daß sie alle hinsichtlich Gesamtkeimgehalt und Colititer den Anforderungen des Landes Baden-Württemberg entsprachen, jedoch alle anaërobe als auch aërobe Sporenbildner enthielten. Die Milchproben selbst wurden bei 10 °C gelagert und wiesen nach 3 Tagen noch einen einwandfreien Geruch und Geschmack auf; die bei 20 °C gelagerten Proben waren schon nach 2 Tagen geronnen. Die bakteriologische Beschaffenheit der frischen rekonstituierten Milch war zufriedenstellend, jedoch wurde eine starke Vermehrung der Keime während der Lagerung festgestellt. Chr. Dietz. 8857.

Simon, Claus, Kay, Hans und Mrowetz, Günter; Kiel, Univ., Kinderklin.; Bundesforsch.-Anst. für Milchwirtsch., Chem. Inst. **Über die bakteriostatische Wirkung von Milch- und Zitronensäure auf nitratspaltende Bakterien in Säuglingsmilchzubereitungen im Hinblick auf eine Prophylaxe der Methämoglobinämie.** Milchwissenschaft 17 (1962) Nr. 12. S. 661–668.
Das zur Lösung von Pulvermilch verwendete nitrathaltige Wasser kann bei Säuglingen eine Methämoglobinämie verursachen, wenn das Nitrat zu Nitrit reduziert wurde, wozu neben den Bakterien der Coligruppe auch aërobe Sporenbildner, auf verschiedenen Wegen in die Milchzubereitung gelangt, in der Lage sind. Vff. prüften, ob der Zusatz von Milch- oder Citronensäure zu Säuglingstrockenmilch bakteriostatisch wirkt. Bei den in vitro-Versuchen hinsichtlich einer Hemmung der Nitratreduktion in der Säuglingsmilch vor der Verfütterung wurden Keimzahlen von < 100 bis etwa 18000/ml flüssige Nahrung festgestellt. Mit Hilfe von Säurezusätzen konnte die Nitratreduktion in mit nitrathaltigem Wasser zubereiteter Milch bei Aufbewahrung mehr oder weniger gehemmt werden. Auch nach Beimpfung der Säuglingsmilch mit nitratspaltenden Mikroorganismen (*Escherichia coli, Aerobacter aerogenes, Staphylococcus aureus* mit Hämoglyse, *Bacillus cereus*) war die hemmende Wirkung der Säurezusätze nachzuweisen, wobei bei 22 °C Aufbewahrungstemperatur Säurezusätze von etwa 0,3% und bei höheren Temperaturen solche von 0,5% nötig waren. Bei Untersuchungen des Mageninhaltes darmgesunder Säuglinge wurden nitratreduzierende Bakterien nachgewiesen, die sich nach einer Milchmahlzeit jedoch nicht wesentlich vermehrten. Prüfungen des pH-Wertes ergaben bei einem Absinken unter 4 eine Reduzierung der Keimzahl und bei einem pH-Wert unter 3,5 ein völliges Verschwinden der Colibakterien. Zwischen der Ernährung mit gesäuerter und ungesäuerter Milch bestanden keine Unterschiede im Keimgehalt. Offenbar war die HCl-Bildung im Magen der betreffenden Säuglinge stark genug, um

eine wesentliche Keimvermehrung zu verhindern. So kann nicht mit Sicherheit gesagt werden, daß die Ansäuerung der Milchpräparate auch im Säuglingsmagen noch einen Einfluß auf die Nitratreduktion hat.

Chr. Dietz. 8857.

XXI. TIERZUCHT, FÜTTERUNGSLEHRE

Hoekstra, P.; Utrecht, Rijksuniv., Fac. der Diergeneeskunde; Wageningen, Landbouwhogeschool. Veehouderijproblemen in ontwikkelingsgebieden. **(Probleme der Tierhaltung in den Entwicklungsländern.)** Tijdschr. Diergeneeskunde 88 (1963) Nr. 7. S. 397–410. – 1 Tab., 6 Lit.

Wenn man als Eiweißminimum für den Menschen 70 g täglich zugrunde legt, wovon $^1/_3$ tierischer Herkunft sein sollte, so wird laut Ausweis der FAO dieser Bedarf in vielen Ländern nicht gedeckt (z. B. Indien 52 g, davon 5 g tierisches Eiweiß, Indonesien 45 g, davon 7 g tier. Eiw.). Aber auch in Kenia, Peru, Brasilien, Japan und einigen anderen Ländern liegen die Verhältnisse ähnlich schlecht. Hier überall gilt es, die Produktion von Fleisch und Fisch zu steigern, wobei jedoch besonders die Viehhaltung durch Krankheiten, Futter- und Wassermangel und andere Probleme behindert wird. Es wird aufgezeigt, wie die einzelnen Tierarten zur Verbesserung der Ernährungslage der Weltbevölkerung eingesetzt werden könnten. Dazu gehören u. a. eine „Entwicklungshilfe" durch Entsendung von Tierärzten und Tierzüchtern sowie die entsprechende Ausbildung der einheimischen Bevölkerung.

E. Wiesner. 8900.

Jurčenko, V. T. (Jurtschenko, W. T.); Moskau, Sewerzow-Inst. für Tiermorphol. der Akad. der Wiss. der UdSSR. Slučaj frimartinizma u karakul'skich ovec, kak sledstvie sosudistogo parabioza u raznopoloj dvojni. **(Intersexualität bei Karalkulschafen als Folge einer vasculären Parabiose bei ungleichgeschlechtlichen Zwillingen.)** Doklady Akademii nauk SSSR, Moskva **146(30)** (1962) Nr. 1. S. 254–256. – 3 Abb., 13 Lit.

Als Folge von vasculären Anastomosen zwischen der Chorioallantois ungleichgeschlechtlicher Karakulfeten waren in drei Fällen bei weiblichen Körperformen und -ausmaßen sowie weiblichen Sexualreflexen beim weiblichen Teil der Zwillinge nur rudimentäre innere Geschlechtsorgane vorhanden. Nach der Schlachtung im Alter von $2\frac{1}{2}$ Jahren zeigten die Eierstöcke nur $^1/_5$ der Normalgröße und waren bindegewebig induriert. Teile des Eileiters und der Gebärmutter waren nur als Bindegewebestrang angelegt. S. Willer. 8930.

Jurčenko, V. T. (Jurtschenko, W. T.); Moskau, Sewerzow-Inst. für Tiermorphol. der Akad. der Wiss. der UdSSR. K voprosu o klassifikacii tipov parabiotičeskich svjazej u karakul'skoj ovcy. **(Die Klassifizierung der Arten der parabiotischen Verbindungen bei Karakulschafen.)** Doklady Akademii nauk SSSR, Moskva **146(30)** (1962) Nr. 2. S. 502–504. – 3 Tab., 12 Lit.

Von 265 Zwillingsgeburten bei Karakulschafen gehörten zum Zeitpunkt der Geburt 13,5% zur Kontaktform (getrenntes Chorion), 83,5% zur Chorioallantoisform (Verwachsung der Chorioallantois ohne makroskopisch sichtbare vasculäre Anastomosen) und 3% zur Blutgefäßform (makroskopisch sichtbare, vasculäre Anastomosen zwischen den Kreislaufbereichen beider Früchte). In der Chorioallantoisgruppe stellte Vf. in 12–15% der Fälle auf immunologischen Prozessen an der Grenzschicht zwischen den beiden sich vereinigenden Placenten beruhende Degenerationserscheinungen fest. S. Willer. 8930.

Kobozieff, N. und Pomriaskinsky-Kobozieff, N. A. (unter techn. Mitarb. von Gemahling, E.) Hémimélie chez la souris. II. Étude morphologique des homozygotes atteints de différentes anomalies du squelette. D. – Squelette axial. **(Hemimelie bei den Mäusen. 2. Mitt. Morphologische**

Studie der durch verschiedene Skelettanomalien betroffenen Reinerbigen. D. Axiales Skelett.) Recueil Méd. vétérin. **138** (1962) Nr. 8. S. 671–686. – 1. Mitt. vgl. LZ. Abt. IV 8 (1963) Nr. 6. S. 1176. 8930.

Matsumoto, Hideto, Saigusa, Yaeko und Akaike, Hirotugu; Third Res. Div. Analytical studies on fluctuations found in time series of daily milk yield. II. Fluctuations of daily milk yield detected by the procedure of harmonicanalysis. **(Analytische Untersuchungen über die Fluktuationen bei längerer Prüfung der täglichen Milchleistung. 2. Mitt. Fluktuation der täglichen Milchleistung, nachgewiesen mittels des Verfahrens der harmonischen Analyse.)** Nat. Inst. Animal Health Quart. **2** (1962) Nr. 3. S. 161–171. – 5 Abb., 1 Tab., 17 Lit. Orig.: engl.

Über den Einfluß meteorologischer Faktoren auf den Organismus liegen zahlreiche Untersuchungen an Menschen vor, die eine Beeinflussung zahlreicher Komponenten (Blutbestandteile, endokrine Drüsen, Herz- und Kreislauftätigkeit etc.) ergaben. In vorliegenden Untersuchungen wurde die Milchleistung von 2 Kühen über einen Zeitraum von 120 Tagen bei konstanten Fütterungsbedingungen analysiert und dem Verhalten der Lufttemperatur, der Luftfeuchtigkeit, dem Luftdruck und der Sonneneinstrahlung gegenübergestellt. Es wurde nachgewiesen, daß deutliche Gipfel der Milchleistung in Perioden von 6,3–7,0, 5,2–5,7, 3,5–3,9, 2,6–2,7 und 2,2–2,3 Tagen auftraten, deren Beziehung zu bestimmten Witterungsverhältnissen aufgezeigt wird. E. Kolb. 8940.

Dimov, D., Todorov, A. und Vŭlov, T. (Dimow, D., Todorow, A. und Wâlow, T.); Sofia, Höheres Landwirtsch. Inst. „Georgi Dimitrow", Zootechn. Fak., Lehrstuhl für Anatomie, Histol. und Embryol. Vŭrchu mikrostrukturata na kožata u agnetata bliznaci i edinaci i izmenenieto ì do 4–5-mesečna vŭzrast. **(Über die Mikrostruktur der Haut von Einzel- und Zwillingslämmern und deren Veränderung bis zum Alter von 4–5 Monaten.)** Naučni trudove. Visš selskostopanski institut „Georgi Dimitrov". Zootechničeski fakultet, Sofija **11** (1962) S. 171–183. – 2 Abb., 5 Tab., 8 Lit. Zus. in Russ., Dtsch.

Dimow und Mitarb. untersuchten den Einfluß einer unzulänglichen Ernährung während der Trächtigkeit auf Zwillingslämmer sowie den Einfluß der unzureichenden Muttermilchmenge in der Säugeperiode auf die Mikrostruktur der Haut. Es wurden die Größe der Schweiß- und Talgdrüsen, Dichte und Stärke der Haarwurzeln, die Dichte der Schweißdrüsenschläuche und die Stärke der Haut sowie ihrer Schichten untersucht. In der Talgdrüsenentwicklung zwischen Einzel- und Zwillingslämmern wurde kein Unterschied festgestellt. Bei Zwillingsgeburten sind die Schweißdrüsen stärker entwickelt als bei Einzelgeburten. Die Dichte der Hauthaarwurzeln ist bei Zwillingen geringer. Im Vergleich zur Haut der Einzellämmer ist sie bei Zwillingen bei der Geburt dünner. N. Iwanow. 8940.

Sakala, Jan; Bratislava, Krajská Plemenárska Správa. Význam určovania typologických vlastností nervového systému pri hodnotení konštitucie plemenných býkov. **(Die Bedeutung der Bestimmung typologischer Eigenschaften des Nervensystems bei der Konstitutionsbewertung von Zuchtbullen.)** Veterinární Med. **7(35)** (1962) Nr. 8. S. 661–672. – 4 Tab., 29 Lit. Zus. in Russ., Engl., Franz., Dtsch.

Bei 104 Bullen der slowakischen bunten Rasse wurde auf Grund von Äußerungen der geschlechtlichen Aktivität der grundlegende Nerventyp bestimmt (lebhaft, stark, mäßig, heftig, schwach), und man verfolgte ihre Beziehungen sowie die Beziehungen ihrer morphologischen Konstitution untereinander und zur Milchleistung, Fruchtbarkeit und zum Auftreten pathologischer Veränderungen an den Geschlechtsorganen. Man stellte fest, daß es zwischen der morphologischen Konstitution und dem Nervensystem keine Abhängigkeit gab, die dagegen zwischen den typologischen Eigenschaften des Nervensystems und zwischen der Fruchtbarkeit, dem Gesundheitszustand, der Resistenz und der Milchleistung festgestellt wurde. Die Konstitution der Tiere sollte nach den oberwähnten Eigenschaften beurteilt werden. Ein Merkmal guter und gesunder Konstitution ist in der regelmäßigen Fruchtbarkeit zu erblicken. Die Zuchtbullen müssen komplex beurteilt werden, wobei die Eigenschaften des Exterieurs, der Typus der Nerventätigkeit, die Konstitution und die Milchleistung als gleichwertig zu betrachten sind.

F. Nádvorník. 8960.

Damm, K.; Halle. **Vorschlag zur einheitlichen Dokumentation und Kennzeichnung in großen Rinderbeständen.** Tierzucht 16 (1962) Nr. 11. S. 481–486. – 6 Abb., 5 Lit.

Vf. unterbreitet ein Arbeitsschema zur Durchführung der Kennzeichnung und zur Buchführung in großen Rinderbeständen unter Berücksichtigung der praktischen Erfahrungen zahlreicher sozialistischer Betriebe. Am ersten Lebenstag der Kälber erfolgt die Ohrmarkenkennzeichnung (HB-Marken rechtes Ohr, Nutzkälbermarken linkes Ohr), ferner eine zusätzliche ständige Kennzeichnung (Tätowierung im Ohr) und die Eintragung in das Kälberregister. Beim Übergang in die Aufzuchtstation wird für jedes zur Zucht bestimmte Kalb eine Kälberkarte angelegt mit Eintragungen für Abstammung, Kälberphotos und tierärztliche Behandlungen. Für die Jungviehherde werden Stallnummern mit Haarfarbe empfohlen, und nach erfolgter Erstbedeckung bzw. -besamung wird die endgültige Rindergesundheitskarte eingerichtet. Bei der ersten Milchkontrolle wird dann das Zucht- und Leistungsbuch angelegt.

E. Krause. 8970.

Nikol'skij, A. und Ragimov, M. (Nikolski, A. und Ragimow, M.); Perm, Landwirtsch. Prjanischnikow-Inst. Suksunskij skot. **(Suksuner Rinder.)** Moločnoe i mjasnoe skotovodstvo, Moskva 7 (1962) Nr. 9. S. 36–38. – 1 Abb.

Durch Kreuzung der im vorigen Jahrhundert nach Suksun importierten Roten Dänen mit den einheimischen Rindern entstand im Laufe der Jahre eine selbständige Rasse. Die Zahl der Suksuner Rinder soll bis 1970 auf etwa 25% des gesamten Rinderbestandes des Bezirkes Perm vermehrt werden. Unter günstigen Umweltbedingungen geben die Suksuner Kühe etwa 3500 kg Milch bei 4,1% Fett. Gute Ergebnisse bringt auch die Weidemast der Jungtiere. Durch sehr gute Leistungen zeichnet sich die Linie des Bullen „Kasachstan" aus, die durch den Bullen „Prjanik" weitergeführt wird. Beste Kuhfamilienbegründer sind die Kühe: „Gondala", „Krasotka" und „Wolga".

R. Ihssen. 8997.

Marcussen, N.; Husum. **Ist Herbst- oder Winterkalbung besser als Frühjahrskalbung?** Mitt. dtsch. Landwirtsch.-Ges. 77 (1962) Nr. 47. S. 1540 bis 1542.

Vf. stellt an Hand von Kontrollergebnissen die Milcherzeugungskosten bei Herbst- oder Winterkalbung denen der Frühjahrskalbung gegenüber. Durch Kraftfutterverwendung wird die Herbst- und Winterkalbung erst möglich, und durch entsprechende Leistungsfütterung erfolgt die bekannte Steigerung der Milchleistung und damit der Vorsprung gegenüber den frühjahrskalbenden Tieren. Die so erzeugten Milchmengen erfordern aber einen hohen finanziellen Aufwand. Dagegen können die Frühjahrskälber überlegen sein, wenn es gelingt, durch zweckmäßige Weidetechnik und Düngung die Futterversorgung im Herbst zu verbessern und die Tiere in ihrer Milchleistung bis zum Eintrieb zu halten. Der dann im Stall erforderliche Aufwand an Kraftfutter zur Entfaltung der vollen Milchleistung ist denkbar gering, da für die verbleibenden 120 Milchtage die allmählich abfallende geringere Tagesmilchmenge weitgehend aus wirtschaftseigenem Futter erzeugt werden kann. Vf. errechnet bei einer Milchleistung von 5100 kg bei entsprechend verbesserten Weidebedingungen für die frühjahrskalbenden Tiere einen bereinigten Rohüberschuß, der um 200,– DM über dem der im Herbst kalbenden Tiere liegt. E. Krause. 9005.

Chamitov, N. G. (Chamitow, N. G.); Inst. für Zool. und Parasitol. der Akad. der Wiss. der Usbek. SSR. Izmenenija fiziologičeskich i chozjajstvennych pokazatelej u korov v zavisimosti ot sezona i vremeni laktacii. **(Veränderung der physiologischen und wirtschaftlichen Kennwerte bei Kühen in Abhängigkeit von der Jahreszeit und vom Laktationsstadium.)** Uzbekskij biologičeskij žurnal, Taškent **1960** Nr. 3. S. 60–64. – 4 Tab., 6 Lit. Orig.: russ., Ausz.: usbek.

Der physiologische Zustand (Körpertemperatur, Puls, Atmung, Erythrocytenzahl, Leukocytenzahl und Hb-Gehalt) laktierender Rinder ist jahreszeitlich bedingten Schwankungen unterworfen, die als Ausdruck einer Antwortreaktion des Organismus auf exogene Reize zu betrachten sind. Diese physiologischen, aber auch die wirtschaftlichen Kennwerte (Milchleistung; Fettgehalt, Trockensubstanz und spezifisches Gewicht der Milch) zeigen jedoch auch vom Tagesrhythmus und vom Laktationsstadium abhängige Schwankungen. Rasse und Anpassungsfähigkeit der Individuen spielen eine Rolle. H. Mielke. 9005.

Iofe, N. Š. (Iofe, N. Sch.); Min. für Landwirtsch. der UdSSR. Soveršenstvovat' plemennuju rabotu. **(Modernisierung der Zuchtarbeit.)** Pticevodstvo, Moskva **1962** Nr. 9. S. 14–17. – 1 Abb.

Die grundlegende Zuchtarbeit wird in staatlichen Zuchtbetrieben durchgeführt, und zwar werden spezialisierte Rassen und Linien geschaffen. Dabei wird die reziproke, recurrente Selektion angewandt. Zur Bewertung der Zuchttiere wird vornehmlich die Nachzucht- und Voll- und Halbgeschwisterleistung herangezogen. Die Zuchtbuchführung wird durch die maschinelle Auswertung nach dem Lochkartenverfahren rationalisiert. H. Pingel. 9005.

Andrusevič, A. und Brodskij, V. (Andrussewitsch, A. und Brodski, W.); Sibir. Zweigstelle des Unions-Forsch.-Inst. für Ökonomie der Landwirtsch.; Jarkowo, Versuchs-Betriebswirtsch. des Sibir. Inst. für Tierzuchtforsch. Soveršenstvuem besprivjaznoe soderžanie skota v Sibiri. **(Vervollkommnung der Laufstallhaltung der Rinder in Sibirien.)** Moločnoe i mjasnoe skotovodstvo, Moskva 7 (1962) Nr. 9. S. 28–33. – 4 Abb.

Vorteilhaft ist die Einrichtung eines Boxenliegestalles mit getrenntem Freß- und Liegeplatz. Streustrohbedarf 1,0–1,5 kg/Tag/Tier bei täglichem Ausmisten. Die Kühe werden nach der Milchleistung in 3 Gruppen eingeordnet. Eintragung der Tiere in Karteikarten, die wie die Kühe gruppenweise geordnet sind. Als beste Kennzeichnungsmethode der Kühe erweist sich der Brand (auf der rechten Kreuzseite werden Nummern von 70 mm Länge und 7 mm eingebrannt). Die in Schichten arbeitenden Melker und Viehpfleger werden nach dem Gruppenleistungslohn in Abhängigkeit vom Endprodukt vergütet. R. Ihssen. 9010.

Karpov, N. (Karpow, N.); Alenssker Sowchos, Rayon Ordynskoje, Gebiet Nowosibirsk. Važnyj stimul povyšenija žirnosti moloka. **(Wichtiger Anreiz zur Steigerung des Milchfettgehaltes.)** Moločnoe i mjasnoe skotovodstvo, Moskva 7 (1962) Nr. 9. S. 42–43.

Steigernd auf den Milchfettgehalt wirkt neben gründlichem Ausmelken und Massieren der Euter auch das neue Bezahlungssystem. Jedes Zehntel % Milchfett über dem Durchschnitt wird in kg Milch umgerechnet und der ermolkenen Milchmenge zugerechnet beziehungsweise bei weniger Fettprozenten abgezogen. Diese Art der Bezahlung wirkte sich in vielen Betrieben steigernd auf die Milchmenge und den Milchfettgehalt aus. R. Ihssen. 9010.

Holcomb, Larry C., Schaible, Philip J. und Ringer, Robert H.; East Lansing, Mich., Univ., Landwirtsch. Versuchsstat. **Über die Einwirkung des Lichtes auf die Fortpflanzung der Nerze.** Dtsch. Pelztierzüchter **37** (1963) Nr. 2. S. 21–23. — 1 Tab., 4 Lit.

Wird den Nerzfähen vor und nach der Paarung zusätzliches Licht gegeben, so verkürzt sich in den meisten Fällen die Tragezeit bei Erhöhung der Welpenanzahl pro Wurf. Erhalten die Fähen nach der Paarung zusätzliches Licht, sind die Welpen größer als bei den Kontrollfähen. Bei den Rüden macht sich der Lichteinfluß nicht bemerkbar, da sich bei Versuchs- und Kontrolltieren bereits Anzeichen der Paarungsbereitschaft um den 8. Februar herum zeigen. Während nicht bestrahlte Fähen erst nach dem 5. 3. in Ranzbereitschaft kommen, verlaufen bei den ab Anfang Februar verpaarten Fähen im Februar bereits 34% der versuchten Deckakte erfolgreich. Die Versuche weisen darauf hin, daß zusätzliches Licht die Produktion in der Nerzzucht erhöhen kann. Der Lichteinfluß kann auch Unterschiede im züchterischen Geschehen zwischen haupt- und nebenberuflichen Züchtern erklären, da Züchter im Nebenberuf ihrer Tätigkeit im Winter teilweise bei elektrischer Beleuchtung nachgehen müssen. H. Zimmermann. 9115.

Fischer, Jean-Marie-Bernard; Alfort, Ecole Nat. Vétérin. Fumures phosphatées et productions animales. **(Phosphatdünger und Tierproduktion.)** Diss. Alfort **1962** 79 S. — 14 Tab., 73 Lit. K. Reinhardt. 9142.

Schoch, H.; Zürich, Eidg. TH, Inst. für Tierernähr.; Ems, Emser Werke AG, Forsch.-Abt. **Über die Aufwertung des Nahrungs-Eiweißes durch Methionin- und Lysinzulagen beim Küken und beim Schwein.** Int. Z. Vitaminforsch. [Bern] **32** (1962) Nr. 4. S. 432–440. — 4 Abb., 3 Lit.

Bei Mastküken wird der Einfluß von Methionin, bei Mastschweinen der von Methionin und Lysin auf die Gewichtszunahme bei Verfütterung von Mischfutter, das diese Aminosäuren in nicht genügender Menge enthielt, untersucht. Bei Mastküken ist bei Methioninzulage eine Steigerung der Gewichtszunahme zu beobachten, bei Mastschweinen wird durch Methionin-Lysinzulage das gleiche Ergebnis erzielt. Dagegen ergibt sich im letzteren Falle eine geringere Gewichtszunahme, wenn das Futter nur ein Methionin-Defizit aufweist; eine Mehrzunahme erhält man dann nur bei Methioninzulage. Die Versuche zeigen, daß eine Ergänzung von Proteinen mit synthetischen Aminosäuren die Zuwachswirkung nicht nur bei rein pflanzlichen, sondern auch bei Normalfutter (tierisches Eiweiß enthaltend) verbessert. H. Schmandke. 9142.

Brüggemann, Johs., Drepper, K. und Zucker, H.; München, Univ., Inst. für Physiol. und Ernähr. der Tiere. **Harnstoff-Fütterungsversuche an Jungbullen.** Z. Tierphysiol., Tierernähr. Futtermittelkunde **17** (1962) Nr. 4. S. 243–257. — 11 Tab., 9 Lit.

Die Wirkung unterschiedlicher Mengen Harnstoff bzw. Sojaschrot zur Stärkeeinheitenergänzung wurde in zwei Versuchen an insgesamt 80 Jungbullen in Einzelfütterung geprüft. Während der Mastdauer von 16 bzw. 19 Wochen erzielten die Versuchsgruppen durch Zulagen von Sojaschrot bzw. Harnstoff mit Energieausgleich durch Melasse oder Tapiokamehl gegenüber den proteinarm gefütterten Kontrollgruppen Mehrzunahmen von 30% bzw. 42%. Ohne Stärkeeinheitenausgleich, lediglich durch Mehrverzehr von proteinarmem Grundfutter (Heu und Stroh), konnten die Tiere ihr Energiedefizit nicht decken. — Die Zunahmen der energiearm gefütterten Gruppen entsprachen etwa denen der N-arm gefütterten Kontrollen. Dagegen war der Futteraufwand (St. E.) pro kg Zunahme bei den ernergiearm gefütterten Tieren um 37% niedriger als bei den energiereich, aber N-arm gefütterten Tieren. Ein Drittel des Gesamtrations-N wurde als Harnstoff-N ohne Leistungsminderung verabreicht. Dies entspricht den Ergebnissen anderer Untersucher. Rest-N-, Harnstoff-N-

und Ammonium-N-Gehalte im Blutplasma und Pansensaft zeigten durch die Harnstoff-Fütterung keine sicheren Unterschiede. Schlachtwert und Fleischqualität waren bei den Sojaschrot- und Harnstoffgruppen etwa gleich gut.
E. Krause. 9145.

Döhler, Hans; München, Univ., Inst. für Physiol. und Ernähr. der Tiere. **Die Qualität der Fischmehle und ihre Beurteilung mit Hilfe chemischer Methoden.** Diss. München **1962** 39 S. — 3 Abb., 2 Tab., 32 Lit.

Unter den Begriff „Fischmehl" fallen alle Erzeugnisse, die aus den verschiedensten Fischarten, u.a. auch aus Dorsch bestehen und auch bis zu 50% Heringe bzw. andere Clupeiden enthalten können. Bei den im Handel befindlichen Fischmehlen bestehen große Unterschiede im Gehalt an wertbestimmenden Bestandteilen durch die Fischart, jahreszeitliche Veränderungen im Fischeiweiß (z. B. Laichzeit), den Frischezustand der verarbeiteten Fische, den Grätengehalt des Rohmaterials, die Verarbeitungsmethoden, Lagerungsverhältnisse und durch eventuelle Verfälschungen. Der Fütterungswert kann nicht durch einfache chemische Bestimmungsmethoden ermittelt werden. So kann beispielsweise die Qualität eines an sich hochwertigen Proteins durch Lagerungseinflüsse gemindert sein, oder ein anderes Rohprotein besteht von vornherein aus minderwertigen stickstoffhaltigen Verbindungen. Es wurde versucht, Aussagen über die Qualität eines Fischmehls mit Hilfe mehrerer chemischer Methoden zu erhalten: Leim-Eiweiß-Bestimmung, Phosphorbestimmung, Indolbestimmung u. a. Keines der untersuchten Kriterien stellte einen Indikator für die Qualitätsbeurteilung dar, die stets der Nachprüfung durch Tierexperimente bedarf.
E. Wiesner. 9145.

Tran ba Nhgiep; Alfort, École Nat. Vétérin. Essai d'utilisation de la ramie dans l'alimentation des animaux domestiques. **(Versuche zur Nutzbarmachung des Chinagrases für die Ernährung der Haustiere.)** Diss. Alfort **1961** 38 S. — 3 Abb., 1 Tab., 10 Lit.
K. Reinhardt. 9145.

Quere, Jean-Jacques; Alfort, École Nat. Vétérin. L'artichaut dans l'alimentation des bovins en Bretagne. **(Die Artischocke in der Rinderfütterung in der Bretagne.)** Diss. Alfort **1961** 45 S. — 1 Abb., 12 Lit.
K. Reinhardt. 9145.

Taranov, M. T., Luk'jancev, F. M., Chorošilov, F. P. und Medved', I. M. (Taranow, M. T., Lukjanzew, F. M., Choroschilow, F. P. und Medwed, I. M.) Chimičeskoe konservirovanie zelenoj ljucerny. **(Chemische Konservierung von Grünluzerne.)** Svinovodstvo, Moskva **16** (1962) Nr. 6. S. 27–29. — 1 Tab.

Auf 1 t Grünluzerne wurden als Sicherheitszusatz bei der Silierung 3–4 kg Natriumpyrosulfit gegeben. Es traten in der behandelten Silage Trockensubstanzverluste von 3–8%, Proteinverluste von 3–5% und Kartotinverluste von 0–5% ein. In unbehandelter Silage waren es 15–20%, 15–30% und 20 bis 30%. Bei der Heuwerbung bewegten sich die Verluste zwischen 25 und 35%, 35 und 45% und sowie 50–85%.
S. Willer. 9155.

Burkser, G., Valujskaja, R. und Gololobov, P. (Burxer, G., Waluiskaja, R. und Gololobow, P.); Kirgis. Landwirtsch. Inst.; Staatl. Frunse-Zuchtbetr. Dobavlenie karbamida v silos pri zakladke. **(Zusatz von Harnstoff zum Silofutter.)** Moločnoe i mjasnoe skotovodstvo, Moskva **7** (1962) Nr. 9. S. 12–14. — 1 Tab.

Gleichzeitig mit der Einbringung der Grünmasse in das Silo wird ihr Harnstoff zugesetzt, was zu einer Eiweißanreicherung des Futters führt. Silage mit Harnstoffzusatz enthält in der Trockensubstanz 2% N, davon 1,52% im Eiweiß, Silage ohne Harnstoffzusatz dagegen nur 1,78% und 1,37% N. Der pH-Wert der behandelten Silage beträgt 3,8, derjenige der unbehandelten

Silage 4,2. Die Silage wird anfangs weniger gern gefressen, nach einigen Tagen haben sich die Tiere jedoch an den Geschmack gewöhnt und nehmen die volle Ration auf. R. Ihssen. 9155.

Perov, A. (Perow, A.) Sdobrennyj ammiačnoj vodoj silos povyšaet privesy. **(Anreicherung der Silage mit Ammoniakwasser erhöht die Gewichtszunahmen.)** Moločnoe i mjasnoe skotovodstvo, Moskva 7 (1962) Nr. 9. S. 19–20.
Zur Geschmacksverbesserung der Maissilage wird diese mit Ammoniakwasser übergossen (10 Liter 25%iges Ammoniakwasser auf 1 to Silage). Dabei entsteht Wärme, die die Silage weich macht und sie auch bei minus 15–20 °C nicht gefrieren läßt. Die Silage muß jedoch sofort nach der Bearbeitung verfüttert werden. Durch ihren angenehmen Geschmack und den höheren Eiweißgehalt wird sie gern gefressen, was zu einer Erhöhung der Gewichtszunahmen führt. R. Ihssen. 9155.

Mamedov, Z. (Mamedow, S.); Aserbaidshan. Inst. für Tierzuchtforsch. Otkorm molodnjaka bujvolov. **(Stallmast junger Büffel.)** Moločnoe i mjasnoe skotovodstvo, Moskva 7 (1962) Nr. 9. S. 22–23. – 3 Tab.
Kastrierte Büffel können sehr vorteilhaft unter Ausnutzung eines speziellen Kraftfuttergemisches gemästet werden. Im Alter von 21 Monaten hat das Fleisch der Büffel die beste Qualität. Die mit 6,2 FE und 765 g verdaulichem Protein gefütterte Versuchsgruppe zeigte dabei die besten Ergebnisse und hatte eine Schlachtausbeute von 67,2–76,2%. R. Ihssen. 9160.

Kniga, M. I. und Buzun, I. A. (Kniga, M. I. und Busun, I. A.); Moskau, Lenin-Akad. der Landwirtsch.-Wiss.; Charkow, Zootechn. und Veterinärmed. Inst. O sootnošenii v racionach korov kukuruznogo silosa i sacharnoj svekly v zonach syrovarenija. **(Das Verhältnis von Maissilage zu Zuckerrüben in den Rationen der Kühe in den Käsereigebieten.)** Vestnik sel'skochozjajstvennoj nauki, Moskva 7 (1962) Nr. 7. S. 85–90. – 5 Tab., 6 Lit. Zus. in Engl., Franz., Dtsch.
Tägl. Rationen von 40 kg, die bis zu 52% der verdaul. Nährstoffe als Maissilage enthielten, hatten keinen Einfluß auf Menge und Zusammensetzung der Milch. Wurden 40 kg Maissilage verfüttert, sank der Mineralstoffgehalt der Milch um 80 mg%, der Phosphatgehalt um 9,1 mg%. Die Käsequalität wurde durch diese Fütterungsart nur wenig herabgesetzt. Immerhin gehörten 88% der gewonnenen Käse zur besten Sorte. Eine höhere Qualität wurde bei Rationen von 52% Saftfutter erzielt, wenn sich die darin enthaltenen Nährstoffe auf 35% Maissilage und 17% Zuckerrüben verteilten. S. Willer. 9160.

Arbobov, A. (Arbobow, A.); Dubrowizy, Gebiet Moskau, Unions-Inst. für Tierzuchtforsch. Vlijanie kormlenija stel'nych korov na razvitie ėmbrionov. **(Einfluß der Fütterung trächtiger Kühe auf die Entwicklung der Embryonen.)** Vestnik sel'skochozjajstvennoj nauki, Moskva 7 (1962) Nr. 7. S. 104–108. – 4 Tab., 4 Lit. Zus. in Engl., Franz., Dtsch.
Durch eine intensive Fütterung konnten das Wachstum (bes. bis zum 5. Mon.) und die Entwicklung (bes. vom 5.–7. Mon.) von Rinderembryonen verbessert werden. Die tägl. FE- und auch die Eiweißgaben lagen bei den Kontrollen um ca. 20% niedriger als bei den Versuchstieren. Neben einer Erhöhung des relativen Anteils von Muskel- und Knochengewebe am Gesamtgewicht während der einzelnen Entwicklungsphasen wurde eine Erhöhung der Kälbergeburtsgewichte um 3 kg oder 7,2% erzielt. S. Willer. 9160.

Potechin, S. und Vasil'ev, V. (Potechin, S. und Wassiljew, W.); Krasnodar, Forsch.-Inst. für Landwirtsch. Vyraščivat' teljat pri dvukratnom kormlenii vygodno. **(Kälberaufzucht bei zweimaliger Fütterung am Tage ist vorteilhaft.)** Moločnoe i mjasnoe skotovodstvo, Moskva 7 (1962) Nr. 9. S. 26–27. – 1 Tab.
Anstatt der bisher üblichen 3–4maligen Fütterung der Kälber am Tage werden

sie vom 10.–15. Lebenstag an nur noch zweimal gefüttert. Die Umstellung vom dreimaligen zum zweimaligen Füttern ist innerhalb 6 Tagen möglich, indem man die Milchmengen am Morgen und Abend ständig erhöht und die Mittagsration entsprechend senkt. Versuche haben ergeben, daß die 2mal gefütterten Kälber gewichtsmäßig nicht hinter den täglich 3mal gefütterten zurückstehen. R. Ihssen. 9160.

Šimek, L., Trávníček, J. und Mandel, L.; Praha, Mikrobiol. Ústav ČSAV. Zásobení selat živinami z mateřského mléka. **(Versorgung der Saugferkel mit Nährstoffen der Muttermilch.)** Veterin. Časopis **11** (1962) Nr. 4. S. 368–374. – 5 Abb., 3 Tab., 14 Lit. Zus. in Russ., Engl., Dtsch.
Für die Bestimmung der täglichen Nährstoffaufnahme seitens der Ferkel je 1 kg Kgw. in Form der Muttermilch muß man neben der chemischen Zusammensetzung der Milch auch die von den Ferkeln während der einzelnen Laktationsabschnitte der Sauen konsumierten Milchmengen kennen. Die Durchschnittswerte wurden auf Grund von Arbeiten errechnet, die bereits früher Trávníček, Šimek und Navrátil vorgenommen haben, und wurden durch Tabellen und Diagramme veranschaulicht. Auf dieser Grundlage wurde die tägliche Nährstoffaufnahme je 1 kg Kgw. der Ferkel von der Muttermilch in der ersten bis achten Laktationswoche errechnet und in einer Tabelle zusammengestellt. Im Verlaufe der Laktationsperiode ändert sich die Menge und Zusammensetzung der von der Sau ausgeschiedenen Milch, und zwar sind diese Veränderungen meistens für die Ferkel ungünstig. Bei den meisten Nährstoffen nimmt die tägliche Aufnahme je 1 kg Kgw. ab, nur in der zweiten Laktationswoche werden Fett- und Lactose sowie Calcium und Phosphor von den Ferkeln in größeren Mengen als in der ersten aufgenommen. Die Ferkel erwerben allmählich die Fähigkeit, verschiedene Stoffe aus dem Zusatzfutter aufzunehmen, namentlich auch die Mineralstoffe und Spurenelemente, und werden eigentlich auf diese Weise langsam von der zweiten Woche an abgesetzt. F. Nádvorník. 9160.

Denisov, N. und Mel'nikova, T. (Denissow, N. und Melnikowa, T.); Dubrowizy, Gebiet Moskau, Unions-Inst. für Tierzuchtforsch. Sennuju muku – krupnomu rogatomu skotu. **(Verfütterung von Heumehl an Rinder.)** Moločnoe i mjasnoe skotovodstvo, Moskva **7** (1962) Nr. 9. S. 14–15. – 3 Tab.
Heumehl kann wie Eiweißkonzentrat in der Fütterung eingesetzt werden und dient gleichzeitig als wichtige Vitamin- und Mineralstoffquelle. Es wird besonders bei einer Futterration, bestehend aus Maissilage, Zuckerrüben und Stroh, zur Anwendung gebracht. Heumehl kann bei Kühen 20–25% und bei Jungvieh 35–40% des Kraftfutters ersetzen. R. Ihssen. 9172.

Zabolotnyj, I. I. (Sabolotny, I. I.); Poltawa, Forsch.-Inst. für Schweinezucht. Primenenie kompleksa mineral'nych veščestv i mikroėlementov pri vyraščivanii porosjat. **(Anwendung eines Mineralstoff- und Mikroelementgemisches bei der Ferkelaufzucht.)** Svinovodstvo, Moskva **16** (1962) Nr. 6. S. 30–31. – 2 Abb.
Für 8–10 Ferkel wurde für eine Periode von jeweils 10–15 Tagen ein Mineralstoffbrikett gegeben (Ausmaße: 25×12×7 cm), das ca. 1,5 g Eisensulfat, 0,3–0,5 g Kupfersulfat und 0,1–0,15 g Kobaltchlorid in einer Kreidegrundlage enthielt. S. Willer. 9172.

Merežinskij, M. F. und Čerkasova, L. S. (Mereshinski, M. F. und Tscherkassowa, L. S.); Minsk, Med. Inst., Lehrstuhl für Biochem. Rol' piščevych sredstv v razvitii adaptacii živothogo organizma k izmenenijam vnešnej temperatury. **(Die Rolle der Futtermittel bei der Adaption des tierischen Organismus an Veränderungen der Außentemperatur.)** Voprosy pitanija, Moskva **19** (1960) Nr. 3. S. 33–37. – 3 Tab., 7 Lit. Zus. in Engl.

Die Versuche wurden an Ratten und Meerschweinchen durchgeführt. Die Adaptation an tiefe Temperaturen war bei Ratten mit einem Verbrauch von Futtermitteln mit hohem Kaloriengehalt und verstärkter Ascorbinsäuresynthese verbunden. Der erhöhte Verbrauch an Fetten führte bei Tieren, die niedrigen Temperaturen ausgesetzt waren, zu keiner fettigen Infiltration der Leber. Bei Meerschweichen wird die Adaptation an niedrige Temperaturen durch hohe Dosen Vit. C und den Verzehr einer größeren Futterration erleichtert. H. Mielke. 9174.

Valdman, A. R. (Waldman, A. R.); Inst. für Biol. der Akad. der Wiss. der Lett.SSR. Vzaimosvjaź meždu vitaminom B_{12} i antibiotikami v pitanii životnych. **(Wechselwirkung zwischen Vitamin B_{12} und den Antibiotica in der Tierernährung.)** Vitaminnye resursy i ich ispol'zovanie. Sbornik. Institut biochimii im. A. N. Bacha, Moskva **5** (1961) S. 269–282. – 7 Tab., 29 Lit.
An einer großen Zahl von Küken und Ferkeln durchgeführte Versuche zeigten, daß die Anwendung von Komplexpräparaten Biomicin und Vitamin B_{12} es erlaubt, vollwertige Jungtiere bei geringsten Mengen von tierischem Eiweiß aufzuziehen. Für die Feststellung des optimalen Verhältnisses zwischen Vitamin B_{12} und Biomycin müssen noch weitere Untersuchungen durchgeführt werden. Vf. empfiehlt in der Praxis die breite Anwendung von Komplexpräparaten aus Antibiotica und Vitamin B_{12} in der Ernährung landwirtschaftlicher Nutztiere. W. Strack. 9174.

Fäßler, Ch., Vuilleumier, J. P. und Brubacher, G. B.; Basel, Schweiz, Abt. für Vitamin- und Ernährungsforsch. der F. Hoffmann-La Roche & Co. AG. **Über die Stabilität von natürlichen Carotinoiden in Futtermitteln unter normalen Lagerbedingungen.** Int. Z. Vitaminforsch. [Bern] **32** (1962) Nr. 4. S. 454–459. – 2 Abb., 2 Tab., 8 Lit. Zus. in Dtsch.
Bei der Hühnerhaltung ist die Abschätzung des Pigmentierungsvermögens eines Futtermittels von Interesse. Bisher wurde eine solche Beurteilung auf Grund des β-Carotingehaltes vorgenommen, obwohl die Pigmentierung des Dotters von Hühnereiern durch Zeaxanthin und Lutein bewirkt wird; außerdem besteht in vielen Fällen keine Parallelität zwischen dem Gehalt an β-Carotin und den übrigen Carotinoiden. Eine einfache säulenchromatographische Analysenmethode gestattet die Bestimmung eines oberen Grenzwertes für Zeaxanthin und Lutein. Versuche zeigen, daß eine annähernde Parallelität zwischen dem Zeaxanthin- u. Luteingehalt von verfütterten Legemehlen und dem Carotinoidgehalt der Eidotter vorliegt. Stabilitätsuntersuchungen von Legehennenmehl und Geflügelmastfutter ergaben, daß nach dreimonatiger Lagerung bei Raumtemperatur und geringer Luftfeuchtigkeit der Gehalt an Carotin um 40 bis 74% und der der pigmenterzeugenden Carotinoide um 17,5 bis 56% abnimmt. Eine Stabilitätserhöhung kann durch eine Kombination von Talg und dem Antioxydans 6-Aethoxy-1.2-dihydro-2.2.4-trimethylchinolin erreicht werden. Verluste können durch synthetische stabilisierte Carotinoide ausgeglichen werden. H. Schmandke. 9174.

Sibirko, V. G. (Sibirko, W. G.); Rossosch, Gebiet Woronesh, Geflügelkombinat. Cennyj vitaminnyj korm. **(Ein wertvolles Vitaminfutter.)** Pticevodstvo, Moskva **1962** Nr. 9. S. 10–11. – 1 Tab.
1 g Möhren enthält 80–130, 1 g Möhrensilage (pH 4,5) 37 mcg Karotin. Maissilage enthält in 1 g bis 70 mcg Karotin. An Eintagsküken werden 6 g Silage, an Eintagsenten 15 g Silage gefüttert. Ausgewachsene Hühner und Enten erhalten 80 bzw. 300 g Silage. H. Pingel. 9174.

Maslieva, O. I. (Maslijewa, O. I.); Sagorsk, Gebiet Moskau, Unions-Forsch.-Inst. für Geflügelzucht der Lenin-Akad. der Landwirtsch.-Wiss. Ocenka ėffektivnosti primenenija vitamina B_{11} v racionach kur i cypljat. **(Einschätzung des Effekts der Verwendung von Vitamin B_{12} in Hühner- und Küken-**

rationen.) Vitaminnye resursy i ich ispol'zovanie. Sbornik. Institut biochimii im. A. N. Bacha, Moskva 5 (1961) S. 283–309. – 32 Tab.
In den durchgeführten Versuchen konnte der Einfluß von Vitamin B_{11} auf den A-Vitamin-Austausch bei Geflügel festgestellt werden. Vitamin B_{12} verbessert die Karotinausnutzung bei Küken und Hühnern. In der Brut ist der Prozeß des Karotinüberganges in Vitamin A intensiver in Eiern mit hohem Gehalt an B_{12}. Die Ergebnisse können nach Vf. als Grundlage bei Ausarbeitung von Empfehlungen für die Produktion dienen, und zwar als Methode der Vitaminanreicherung durch pflanzliche Rationen für Küken und Hühner mit Vitamin B_{12} zur Einsparung von tierischem Eiweiß und Erhöhung der Vollwertigkeit und Wirtschaftlichkeit der pflanzlichen Nahrung. Bei Anwendung dieser Methode in der Fütterung werden bei Küken und Hühnern bis 20% an Futterkosten eingespart. W. Strack. 9174.

Nefed'ev, A. I., Gavriš, N. E. und Koljada, V. D. (Nefedjew, A. I., Gawrisch, N. Je. und Koljada, W. D.); Stawropol, Veterinär-Bakteriol. Regionslab. Izgotovlenie nativnych antibiotikov v uslovijach otkrytoj glubinnoj fermentacii. **(Die Herstellung von flüssigen Antibiotica bei der offenen tiefgreifenden Fermentierung.)** Veterinarija, Moskva **39** (1962) Nr. 11. S. 72–73.
In vielen Kolchosen und Sowchosen werden Antibiotica selbst hergestellt. Häufig werden die Produktionsräume und die Fermentatoren durch Sporenbildner infiziert. Vff. stellten fest, daß die hauptsächlichste Quelle für diese Verunreinigung der Maisextrakt ist. Es sollte daher nur Maisextrakt verwandt werden, der vorher auf seinen Bakteriengehalt geprüft wurde. Gelegentlich kamen auch nicht sporenbildende Bakterien als Verunreiniger in Frage. In diesem Falle wurde der Extrakt mit Chloramin vorbehandelt, das die asporogene Mikroflora abtötete und den Pilz *Act. aureofaciens* in seinem Wachstum stimulierte. Der Pilz *Act. rimosus* wird durch den Chloraminzusatz jedoch gehemmt. Die Sporenbildner wurden erfolgreich durch Kochen des Maisextraktes mit Zusatz von Kochsalz bekämpft (200 g Kochsalz auf 2 kg Maisextrakt). W. Plaschke. 9176.

Pervov, N. (Perwow, N.) Dejstvie kormovogo terramicina pri otkorme skota na barde. **(Die Wirkung des Futterterramycins bei der Stallmast mit Treber.)** Moločnoe i mjasnoe skotovodstvo, Moskva **7** (1962) Nr. 9. S. 20–22. – 1 Tab.
Aureomycin und Terramycin in Gaben von 5–15 g/to Futter (57 mg/Tier) bewirken bei Rindern, die viel Rauh- und Kraftfutter erhalten, eine Stimulation des Wachstums um 10% und bessere Futterausnutzung. Am vorteilhaftesten ist eine Ausnutzung der Antibiotica bei der Stallmast von 60–120 Tagen Dauer, wobei sie mit Kraftfutter vermischt werden. R. Ihssen. 9176.

Čingaev, I. F. und Gavrilova, O. A. (Tschingajew, I. F. und Gawrilowa, O. A.); Moskau, Veterinärmed. Abt. der Gebietsverwalt. für Produkt. und Verarb. Landwirtsch. Produkte; Dubrowizy, Gebiet Moskau, Unions-Forsch.-Inst. für Tierzucht. Primenenie grizina v kolchozach i sovchozach Moskovskoj oblasti. **(Die Anwendung von Grisin in den Kolchosen und Sowchosen im Gebiet von Moskau.)** Veterinarija, Moskva **39** (1962) Nr. 11. S. 65–66.
Der positive Einfluß der Verfütterung von Antibiotica auf die Leistung der Tierbestände ist unbestritten. Gegen die Anwendung von Antibiotica, die auch in der Humanmedizin therapeutisch verwandt werden, bestehen Bedenken. Aus diesem Grunde und wegen der großen Nachfrage werden ständig neue Antibiotica gesucht. Ein solches ist das Futter-Grisin, das aus dem Pilz *Act. griseus* gewonnen wird. Dieses Präparat wird therapeutisch zur Behandlung von Magen-Darm-Erkrankungen bei Jungtieren, insbesondere der alimentären Dyspepsie und zur Wachstumsstimulation verwandt.
W. Plaschke. 9176.

Brencis, K. K. (Brenzis, K. K.); Riga, Lett. Forsch.-Inst. für Tierzucht und Veterinärmed. Kormovoj biomicin pri otkorme svinej. **(Futterbiomycin in der Schweinemast.)** Svinovodstvo, Moskva **16** (1962) Nr. 2. S. 20–21. — 3 Abb.

Das Futterbiomycin-Präparat M-20 enthält in 1 g etwa 20 mg Biomycin und 12,5 μg Vitamin B_{12}. Es wird aus *S. aurofaciens*-Kulturen hergestellt. In der Dosierung von 0,5–0,25 g pro FE wurden mit seiner Hilfe bei Bacon-Schweinen zwischen 11,4 und 6,1% höhere Kgw.-Zunahmen bei einer gleichzeitigen Senkung des FE-Aufwands um 0,6 bis 0,3 FE/kg Zunahme erzielt. Die optimale Konzentration lag bei 0,5 g/FE. In einem weiteren Versuch sollte der Einfluß von Futterbiomycin auf die Eiweißration ermittelt werden. Dabei konnten mit 0,5 g Biomycin pro FE Mastendgewichte von 93,1 kg (tägl. Zunahme 632 g) erzielt werden, während bei tägl. Fütterung von 0,6 kg Magermilch 91,8 kg (606 g) und bei den Kontrollen 89,3 kg (562 g) erreicht wurden. Die Präparate M-40 und M-50 waren in der Wirkung dem Präparat M-20 gleichwertig. S. Willer. 9176.

Triškina, E. T. (Trischkina, Je. T.); Kusminki, Gebiet Moskau, Unions-Inst. für Exp. Veterinärmed. Primenenie ėritromicelija pri vyraščivanii i otkorme molodnjaka. **(Die Anwendung von Erythromycellin bei der Ferkelaufzucht und -fütterung.)** Svinovodstvo, Moskva **16** (1962) Nr. 2. S. 34–36. — 1 Tab.

Erythromycellin, eine wässerige Aufschwemmung der bei der industriellen Herstellung von Erythromycin anfallenden Mycelmassen, enthält im Durchschnitt pro g 70–80 E Erythromycin, 29–32% Eiweiß, 20–30% Fett und neben Vitaminen und Mineralstoffen auch einige Spurenelemente (Eisen, Mangan, Kupfer u. a.). Es hat sich in der Schweinefütterung besser als Biovit-40 bewährt. Es werden die allgemeine Anwendung und folgende Dosierungen empfohlen: Ferkel 0,1 g/kg Kgw., beim Absetzen 0,25 g/kg, Kümmerer 0,5–1,0 g und Läufer 0,1–0,2 g/kg Kgw. S. Willer. 9176.

Nikol'skij, M. N. (Nikolski, M. N.) Pobočnye javlenija u jagnjat i ovec posle primenenija antibiotikov. **(Nebenerscheinungen nach der Anwendung von Antibiotica bei Lämmern und Schafen.)** Ovcevodstvo, Moskva 8 (1962). Nr. 5. S. 38–39.

Die Anwendung der Antibiotica in der Human- und Veterinärmedizin geschieht erst seit reichlich zwei Jahrzehnten. Deswegen können nach Meinung des Vf. immer wieder Nebenerscheinungen auftreten, die noch nicht bekannt sind. Vf. beschreibt das Auftreten einer heftigen Gastroenteritis in einer Lämmerherde; er geht dabei sowohl auf das klinische als auch auf das bakteriologische Bild ein. Die Behandlung wurde mit einer stallspezifischen Vaccine und „Sintomycin-Tabletten" vorgenommen. Durch letztere kam es zu Organschäden der großen Parenchyme und besonders zu einer vollständigen Änderung der Mikroflora des Darmes. Ähnliche Erscheinungen traten auch bei der Verabreichung von Terramycin, Sintomycin und Furazolidon bei Darmerkrankungen in anderen Schafherden auf. Deswegen führte Vf. Versuche mit verschieden hoch dosiertem Terramycin bei Schafen nach der Fütterung durch, dabei kam es häufig zu Tympanie und anderen Verdauungsstörungen; einige Tiere starben sogar. Die einzelnen klinischen Befunde werden in der Arbeit erwähnt. Vf. kommt danach zu folgenden Schlußfolgerungen. Man kann Terramycin in Dosen von 20 mg pro kg Kgw. bei Schafen und Lämmern anwenden, es muß allerdings frei von irgendwelchen Beimengungen sein; um einen guten Behandlungserfolg zu erhielen, sollten optimale Dosen zwei- bis dreimal täglich über einen Zeitraum von 5–7 Tagen verabreicht werden; um Unverträglichkeitserscheinungen weitgehend auszuschalten, sollte dann eine Behandlungspause von 3–4 Tagen eingelegt werden.

E. Werner. 9176.

King, J. O. L.; Liverpool, Univ., School of Veterin. Sci. The response of growing rabbits to the feeding of an antibiotic. **(Reaktion wachsender Kaninchen auf Fütterung mit einem Antibioticum.)** Veterin. Rec. **74** (1962) Nr. 49. S. 1411–1414. 9176.

Karg, H.; München, Univ., Inst. für Physiol. und Ernähr. der Tiere. **Tierarzt und Lebensmittelgesetz: Zur Frage der Oestrogenanwendung in der Jungbullenmast.** Berliner Münchener tierärztl. Wschr. **75** (1962) Nr. 7. S. 124 bis 126.

Die Anwendung von Oestrogenpräparaten zum Zwecke der Mast ist seit 1959 in Westdeutschland gesetzlich verboten. Davon bleibt die therapeutische Anwendung unberührt. Während bei erwachsenen Rindern mit hochdosierten Oestrogenen eine Mastverbesserung möglich ist, trifft dies bei wachsenden Tieren (Jungbullen) nicht zu. Nach bisherigen Untersuchungen zeigen gerade Tiere mit besonders vitalen, natürlichen Temperamentsäußerungen bessere Futterverwertung und Gewichtszunahme. Vf. empfiehlt bei „schädlichem Temperament" die „Verbesserung der Haltungsbedingungen". Besonders störende Einzeltiere sollten separiert oder nur in Ausnahmefällen mit Oestrogenen behandelt werden, wobei erprobte Mindestgaben möglichst an unschädlichen Injektionsstellen (Ohrgrund) zu verabreichen sind. Keine vorzeitige Schlachtung der behandelten Tiere; anderenfalls ist mit Oestrogenrückständen an der Implantationsstelle sowie in Leber und Nieren zu rechnen. Die Verantwortung des Tierarztes gegenüber Verbraucher und Gesetzgeber wird hervorgehoben. E. Krause. 9185.

Gil'man, Z. D. (Gilman, S. D.); Jaroslawl, Versuchsstat. für Tierzucht. Novyj biostimuljator. **(Ein neuer Biostimulator.)** Svinovodstvo, Moskva **16** (1962) Nr. 2. S. 17–19.

Im Gebiet Jaroslawl wurden in breitem Rahmen Fütterungsversuche mit bakteriell aufgearbeiteten gekochten Kartoffeln, Kraftfuttermitteln oder Molke durchgeführt. Die Bakterienart war erst kürzlich von Orobinski entdeckt worden. Die Futtermittel werden mit einer Bakterienaufschwemmung (1:10 mit abgekochtem Wasser) durchsetzt. Für 1 t Kartoffeln benötigt man 30 Liter dieser Aufschwemmung (= 2–3 kg der Futterbakterien), für $^1/_2$ dt Kraftfutter 150 bis 200 Liter. Neben den Vorratsbehältern müssen spezielle Einrichtungen vorhanden sein, die gestatten, daß die jeweils benötigten Futtermittelmengen frisch verarbeitet werden können und die Innentemperatur nicht über 45 °C steigt. Die maximale Einwirkungsdauer der Bakterien darf höchstens 7 Stunden betragen. Die präparierte Futtermittelmischung ist 2–3 Tage haltbar. Die Orobinski-Bakterien haben mehrere wertvolle Eigenschaften; sie können sich sehr schnell in den üblichen Futtermitteln vermehren, reichern diese mit Vitaminen (B_{12}!) und Milchsäure an, bereiten die fermentative Aufspaltung besonders auch der schwerverdaulichen Rohnährstoffe vor und produzieren vollwertiges Eiweiß. In umfangreichen Fütterungsversuchen wurden bei Schweinen mit präparierten Futtermitteln um 10% höhere Kgw.-Zunahmen und eine in gleicher Höhe verbesserte Nährstoffverwertung erzielt. S. Willer. 9187.

Ismailov, I. I. (Ismailow, I. I.); Kirowabad, Aserbaidshan. Forsch.-Inst. für Tierzucht und Veterinärmed. Gidroliznye kormovye drožži i rybnaja muka v racionach suporosnych matok. **(Hydrolysierte Futterhefe und Fischmehl in der Ration von tragenden Sauen.)** Svinovodstvo, Moskva **16** (1962) Nr. 2. S. 36–37. – 3 Tab.

Gruppe I erhielt eine Grundration und Fischmehl, Gruppe II Grundration und Futterhefe und Gruppe III eine weitere Eiweißzulage (11%) in Form von Hefe. Im Verlauf der Trächtigkeit nahmen die Tiere in den 3 Gruppen um 55, 58 und 56 kg zu. Es wurden 9,8, 13,4 und 12,4 Ferkel mit Gewichten von 1,42 kg, 1,38 kg und 1,40 kg geboren. Das 30-Tage-Gewicht der Ferkel betrug 7,0 kg, 6,8 kg und 7,2 kg. Bei gleichem Rohproteingehalt der Ration konnten mit Futterhefe gegenüber Fischmehl Fruchtbarkeits- und Aufzuchtleistung verbessert werden. Über die Eiweißnorm hinaus gesteigerte Futterhefegaben zeigten keinen Einfluß auf Muttertier und Entwicklung der Ferkel vor und nach der Geburt. S. Willer. 9187.

Letalon, Roger Pierre; Alfort, École Nat. Vétérin. Contribution à l'étude de quelques troubles nerveux d'origine nutritionnelle chez les bovins. **(Beitrag zur Untersuchung gewisser nervöser Störungen alimentären Ursprungs beim Rinde.)** Diss. Alfort **1961** 94 S. — 228 Lit. K. Reinhardt. 9190.

Schiffmacher, Louis; Alfort, École Nat. Vétérin. Affections causées par les épillets de graminées chez les carnivores domestiques. **(Erkrankungen durch Blüten der Gräser bei den Haustier-Carnivoren.)** Diss. Alfort **1961** 53 S. — 14 Lit. K. Reinhardt. 9190.

Čepurkin, A. V. (Tschepurkin, A. W.); Leningrad, Veterinärmed. Inst., Lehrstuhl für Chem. O količestvennom soderžanii acetonovych tel v krovi laktirujuščich korov pri vvedenii v ich racion silosa, prigotovlennogo različnymi metodami. **(Die Höhe des Acetonkörpergehalts im Blut von laktierenden Kühen bei der Verfütterung von Silage unterschiedlicher Herstellungsart.)** Sbornik naučnych trudov studentov Estonskoj sel'skochozjajstvennoj akademii, Tartu **2** (1961) S. 35–43. — 4 Tab. Orig.: russ., Ausz.: estn.
Mais wurde zur Silierung mit einem Bakteriengemisch (0,5 l pro t Silage, Hersteller: Allunionsinstitut für Landwirtschaftliche Mikrobiologie) oder mit einer Mischung von 70 Teilen Salzsäure mit 30 Teilen Glaubersalz versetzt (6–7% des Gewichts der Silage) oder ohne Zusätze siliert (Versuchsgruppen I–III). Versuchskühe hatten vor der Verfütterung von Silage Ketonkonzentrationen im Blut von 22–35 mg%. Nach Verfütterung von Silage der Herstellungsarten II und III kam es zu einer Erhöhung der Acetonkörperkonzentration (in einigen Fällen bis auf 55 mg-%). Die Erhöhung war bei II deutlicher. Verfütterung von I führte zu erheblichen Verringerungen der Konzentration (50% der Werte lagen im Bereich von 15–20 mg-%). Während die I-gefütterten Tiere einen deutlichen Milchabfall zeigten (99,5%), erhöhte sich die Milchleistung bei II und III (125,7 und 126,7%). S. Willer. 9190.

Anonym. Contaminated peanut meal. **(Schädliches Erdnußmehl.)** Nutrit. Rev. **20** (1962) Nr. 6. S. 174–176.
Erdnußmehle verschiedener Provenienz (Brasilien, Nigeria, Franz. Westafrika, Gambia) wiesen als Bestandteil handelsüblicher Futtermischungen eine jeweils unterschiedliche Toxizität gegenüber Putenküken, Jungenten, Schweinen und Kälbern auf. Histologisch lagen diffuse Nekrosen und Regenerationen der Leber, typische membranöse Glomerulonephritiden, eine hyaline Nephrose und eine katarrhalische Duodenitis vor. Die histologischen Veränderungen der Leber stimmten mit den bei einer Seneciosis zu beobachtenden Schädigungen weitgehend überein, so daß man zunächst die Pyrrollizidine, die Alkaloide in Senecio, Crotalaria und Heliotropium als Ursache der Erkrankungen ansah. Im Verlaufe der zum Nachweis der toxischen Substanz notwendigen Extraktionsprozesse wurde jedoch eine kristalline Substanz eliminiert, die im ultravioletten Licht blau erschien. Aus einem aus Uganda stammenden, stark mit Pilzen befallenen Erdnußmehl wurde aus dem Pilz *Aspergillus flavus* die gleiche fluoreszierende Substanz gewonnen. Im Fütterungsversuch an Entenküken löste sie die oben beschriebenen Leberveränderungen aus. Daher erscheint eine sanitäre Kontrolle der Futtermittel unerläßlich und der Beweis erbracht, wie stark Pilze bei Futtervergiftungen ursächlich beteiligt sein können. H. Busse. 9190.

Thoonen, J., Oyaert, W. und Hoorens, J.; Gent, Lab. voor Dierlijke Pathol.; Klin. voor Grote Huisdieren, Afdel. Invendige Ziekten. Chronische

koperintoxicatie bij het rund. **(Chronische Kupfervergiftung beim Rind.)** Vlaams diergeneeskund. Tijdschr. **32** (1963) Nr. 2. S. 29–35. – 15 Lit.
Nach bisheriger Ansicht soll eine akute Kupfervergiftung beim Rind durch 200 mg/kg Kgw. und beim Schaf durch 20 mg/kg Kgw. hervorgerufen werden. In dem untersuchten Rindermastbestand wurde ein Fertigfutter verabfolgt, das durchschnittlich 107 ppm (81–140 ppm) Kupfer enthielt, während beispielsweise normales Gras nur 10–15 ppm Cu aufweist. Innerhalb weniger Monate starben 5 Tiere, nachdem sie klinisch zuvor Schwächeerscheinungen, Hämoglobinurie und Ikterus gezeigt hatten. Die Leber von drei der verendeten Tiere enthielt 1400, 2020 bzw. 2013 ppm Cu gegenüber normalerweise 100–120 ppm, und im Serum eines verendenden Tieres fanden sich 308 γ% Cu, also etwa die dreifache Menge der Norm. E. Wiesner. 9190.

XXII. PARASITOLOGIE

Wülker, Wolfgang; Freiburg/Br. **Bedeutung des Wirtes im Leben tierischer Endoparasiten.** Naturwiss. Rdsch. **15** (1962) Nr. 12. S. 469–474. – 7 Abb., 2 Tab., 16 Lit.
Über die Schadwirkungen des Parasiten auf seinen Wirt liegen zahlreiche Untersuchungsergebnisse vor. Weitaus weniger ist die Beeinflussung des Parasiten durch den Wirt erforscht. Legt z. B. die Erzwespe *Trichogramma semblidis* ihre Eier in Eier von Lepidopteren, so entwickeln sich fast nur geflügelte Männchen mit normal beborsteten Antennen. Erfolgt die Eiablage in Eier der Schlammfliege *Sialis lutaria*, so entwickelt sich ein vorwiegend apterer Männchen-Typ mit schwach beborsteten Antennen. Oder legt die Chalcidide *Melittobia chalybii* mehr als 100 Eier an den Wirt, z. B. die Larve der Töpferwespe aus der Gattung Trypoxylon, so entwickeln sich regelmäßig 12 bis 20 Larven des Parasiten in 14 Tagen zu einer aberranten Imaginalform, während die übrigen Larven sich in 90 Tagen zu normalen Geschlechtstieren heranbilden. In beiden Beispielen wird der Dimorphismus der Geschlechter bei den Parasiten durch den Wirt, wahrscheinlich durch unterschiedliche Ernährungsbedingungen, verursacht. Die Eigenschaftsänderungen sind jedoch nicht genetisch fixiert. Dringt nur eine *Parameris*-Larve in eine Zuckmückenlarve (*Chironomus*) ein, so wird sie mit hoher Wahrscheinlichkeit weiblich, dringen aber drei und mehr Parasiten ein, so entwickeln sich aus den Larven fast nur Männchen. Der Umschlagpunkt der Geschlechtsbestimmung ist bei den einzelnen Wirtstierarten unterschiedlich. Bei *Alysia manducator*, der schwarzen Schlupfwespe, die ihre Eier in die Larven verschiedener Dipterenarten ablegt, wird das Geschlecht der sich entwickelnden Parasiten von der Größe der Puparien des Wirtstieres bestimmt. So schlüpfen aus großen Puparien mehr Weibchen, aus kleineren dagegen mehr Männchen. Sind Heuschrecken mit weniger als 14 Rundwürmern aus der Familie der Mermithiden (*Agamermis decaudata*) befallen, so dominieren die Weibchen, sind aber mehr als 15 Würmer im Wirtstier, so schlägt das Verhältnis zur männlichen Seite um und bleibt schließlich bei 100% Männchen. Vf. legt noch weitere Beispiele dar und bespricht abschließend ausführlich die wahrscheinlichen Ursachen für diese durch den Wirt verursachten Eigenschaftsänderungen bei den Parasiten. S. Nickel. 9220.

Nickel. S.; Berlin, Humboldt-Univ., Inst. für Veterinärmed. Parasitol. **Experimentelle Untersuchungen zur Prüfung der Brauchbarkeit einiger koprologischer Verfahren zum Nachweis der Leberegeleier (Fasciola hepatica L.) für die Herdendiagnostik.** Arch. exp. Veterinärmed. **26** (1962) Nr. 5. S. 945–959. – 4 Tab., 58 Lit.
Mit der Zielsetzung, ein für die Herdendiagnostik des Leberegelbefalls beim Rind geeignetes Kotuntersuchungsverfahren zu ermitteln, prüfte Vf. vergleichend die Leistungsfähigkeit des modifizierten Eizählverfahrens nach Stoll,

des abgeänderten kombinierten Sedimentations- und Flotationsverfahrens nach Vajda sowie des von Benedek und Nemeseri beschriebenen, ebenfalls modifizierten Sedimentierverfahrens durch Untersuchung von jeweils 10 g Rinderkot, der mit vorher ausgezählten, verschieden großen Mengen von Leberegeleiern aus Gallenblasen befallener Schlachttiere sorgfältig vermischt worden war. Mit Ausnahme des quantitativen Eizählverfahrens, durch welches erst der Nachweis von Leberegeleiern bei Vorhandensein von 400 Eiern in 10 g Kot sicher gelang, konnten mit den beiden anderen Untersuchungsverfahren bereits 30 Leberegeleier in 10 g Kot sicher nachgewiesen werden. Unter Berücksichtigung der Leistungsfähigkeit des Verfahrens, der zur Auswertung erforderlichen Untersuchungsdauer, des Bedarfs an Geräten und der Dauer ihrer Reinigung hält Vf. das von ihm modifizierte Sedimentierverfahren nach Benedek und Nemeseri für die Herdendiagnostik des Leberegelbefalls beim Rind als am besten geeignet. S. Nickel. 9232.

Ritchie, A. E.; Ames, Iowa, U.S. Dep. of Agric., A.R.S., Animal Disease and Parasite Res. Div., Nat. Animal Disease Lab. Simplified specimen preparation for electron microscopic studies of an intra-erythrocytic parasite, Anaplasma marginale. **(Vereinfachte Präparationsmethode zu elektronenmikroskopischen Untersuchungen an einem intraerythrocytären Parasiten, Anaplasma marginale.)** Proc. Soc. exp. Biol. Med. **110** (1962) Nr. 3. S. 532 bis 535.

Zur elektronenmikroskopischen Prüfung von intraerythrocytär gelegenen Parasiten wird eine einfache Methode beschrieben. Die Entfernung des Hämoglobins der Erythrocyten wird durch Dialyse gegen eine hypotonische Lösung eines flüchtigen Salzes (Ammoniumacetat) erreicht. Das hämolysierte Stroma wird zentrifugiert. Im Sediment befinden sich dann die Erythrocyten mit den Anaplasmen. Es tritt zwar regelmäßig eine Artefaktbildung auf, die Struktur ist jedoch erkennbar. L. Stoll. 9245.

Schindler, R. und Dennig, H. K.; Hamburg, Bernhard-Nocht-Inst. für Schiffs- und Tropenkrankh., Veterinärmed. Abt. **Versuche zum Nachweis von Antikörpern gegen Babesien mit der Komplementbindungsreaktion.** Z. Tropenmed. Parasitol. **13** (1962) Nr. 4. S. 480–488. – 12 Abb., 3 Lit. Zus. in Engl.

Die Laboratoriumsdiagnose von Piroplasmose-Infektionen wurde bisher im wesentlichen durch den Nachweis der Parasiten im Blut gesichert. Darüber hinaus kann der Übertragungsversuch mit empfänglichen Wirten eingeschaltet werden. Der Nachweis im Blut gelingt nur im akuten Stadium der Erkrankung, und der Tierversuch ist sehr kostspielig und aufwendig. Insbesondere für epidemiologische Studien scheint daher ein serologischer Nachweis angebracht. Es wurde die Komplementbindungs-Reaktion (KBR) auf ihre Leistungsfähigkeit beim Nachweis von Babesien-Infektionen überprüft. Die Methoden der Antigenherstellung, der Aufschluß und die Isolierung der Parasiten, die Konservierung des Antigens sowie die Technik der KBR werden ausführlich beschrieben. Verwendung fand ein *Babesia canis*-Antigen, das bisher gegen *Babesia rhodhaini, Pl. berghei, Haemobartonella bovis* und *Anaplasma marginale* auf seine Reaktionsspezifität überprüft wurde. Nach den bisherigen Untersuchungen erwies sich die KBR als recht spezifisch. Eine schwache Reaktion trat zwischen *B. rhodhaini*-Serum, *Anaplasma marginale*-Serum und *Babesia canis*-Antigen auf; ob hier eine Antigengemeinschaft vorliegt, bedarf noch der Klärung. Zur weiteren Untersuchung auf die Brauchbarkeit der KBR zur Diagnostizierung von Babesien-Infektionen wurden Hunde intravenös mit 2–30 ml *Babesia canis* enthaltendem Blut infiziert. Die Untersuchung auf Antikörper erfolgte zweimal wöchentlich mit parallel verlaufenden Untersuchungen von Blutausstrichen. 11–34 Tage nach der Infektion konnten Antikörper nachgewiesen werden. Nur bei einem Tier verlief trotz langandauernder Parasitämie während der 45 Tage bestehenden Versuchsdauer die KBR negativ. Offenbar lag hier eine Verzögerung oder ein Versagen der Antikörperbildung vor. Die bisherigen Untersuchungen lassen erkennen, daß bei Anwendung der Kältebindung die KBR bei Babesien-Infektionen diagnostisch verwertbar ist. R. Jungmann. 9245.

Jemec, M. I. (Jemez, M. I.); Charkow, Ukrain. Forsch.-Inst. für Veterinärmed. Do pytannja pro perenesennja trychomonozu nestatevym šljachom. **(Untersuchungen zur Verbreitung der Trichomonaden.)** Visnyk sil'skogospordarskoï nauky, Kyïv **5** (1962) Nr. 1. S. 75–77. – 1 Tab. Orig.: ukrain., Ausz.: russ.
102 Proben (Jauche, Harn und Wasser) aus 10 mit Trichomoniasis verseuchten Wirtschaften wurden auf Trichomonaden untersucht. Sämtliche Kontrollen verliefen negativ. Diese Untersuchungen bestätigen nochmals die Auffassung, daß diese Erreger hauptäschlich auf dem Geschlechtswege verbreitet werden. In und auf anderen Objekten der verseuchten Betriebe waren Trichomonaden ebenfalls nicht zu ermitteln. W. Bathke. 9268.

Hummel, K. und Schildberg, F. W.; Freiburg/Br., Univ., Hyg.-Inst. **Untersuchungen über den Zusammenhang zwischen Zellzahl und Gasproduktion bei verschieden alten Kulturen von Trichomonas fetus.** Zbl. Bakteriol., Parasitenkunde, Infektionskrankh. Hyg., I. Abt., Orig. **186** (1962) Nr. 2. S. 259–273. – 3 Abb., 11 Lit. Zus. in Russ., Engl., Franz., Span.
Mittels Warburg-Technik wird die Gasproduktion bei *Trichomonas fetus* über 20 Std. gemessen und mit der Zellzahl verglichen. Dabei zeigte sich, daß das Verhältnis von CO_2 zu Nicht-CO_4 (Wasserstoff, Stickstoff, Methan) von Stamm zu Stamm verschieden ist und von der Art des Nährbodens abhängt. Mit zunehmendem Alter der Kultur wird weniger CO_2 gebildet. Gasproduktion und Zellvermehrung laufen nicht immer parallel, jedoch ist die log. Phase der Zellvermehrung auch in der Gasbildung deutlich ausgeprägt. Im letzten Drittel der Bebrütung ist die Gasproduktion bei zunehmender Zellzahl rückläufig. Als Generationszeit werden 3,58 Std. errechnet.
Chr. Lehnert. 9268.

Hummel, K. und Schmidtke, I.; Freiburg/Br., Univ., Hyg.-Inst. **Die Wirkung intravenöser Injektionen von Trichomonadenextrakten auf Leukocyten, Temperatur und Blutsenkungsgeschwindigkeit von Kaninchen.** Zbl. Bakteriol., Parasitenkunde, Infektionskrankh. Hyg., I. Abt., Orig. **186** (1962) Nr. 2. S. 248–258. – 4 Abb., 15 Lit. Zus. in Russ., Engl., Franz., Span.
Wäßrige Extrakte von *Trichomonas fetus*, *Trichomonas gallinae*, *Trichomonas vaginalis* und *Trichomonas hominis* beeinflussen nach wiederholter i.v.-Injektion die Blutsenkungsgeschwindigkeit und Temperatur von Kaninchen kaum. Auf das weiße Blutbild wirken sie wie Pyrogene. Die Toxizität zeigt eine gewisse Parallele zur Pathogenität, *Trichomonas gallinae* und *vaginalis* verursachen eine Granulocytensteigerung, *Trichomonas fetus*-Extrakte eine deutliche Leukopenie, die 10–30 min p.i. in eine Granulocytose mit Rückgang der Linksverschiebung umschlägt. Die toxische Substanz von *Trichomonas fetus* läßt sich durch Kochen denaturieren, durch Chloroform nicht extrahieren und ist mit dem Hämagglutinin nicht identisch. Chr. Lehnert. 9268.

Westphal, Albert; Hamburg, Bernhard-Nocht-Inst. für Schiffs- und Tropenkrankh., Protozool. Abt. **Zur Problematik der Blutinfektion mit Plasmodien und Methodik des mikroskopischen Pigmentnachweises.** Z. Tropenmed. Parasitol. **13** (1962) Nr. 4. S. 460–471. – 3 Abb., 49 Lit. Zus. in Engl.
Grassi und Feletti (1891) beschrieben *Plasmodium praecox* als Erreger der Tiermalaria. Plasmodien werden den Haemosporidien zugeordnet und sind Eimerideen. Die Entwicklung der Malaria-Parasiten in den Erythrocyten wird

als eine späte Anpassung im Wirbeltier-Wirt angesehen. Es wird darauf hingewiesen, daß die Wechselbeziehungen zwischen den Parasiten und den Erythrocyten als Wirtszelle unter neuen Gesichtspunkten mehr als früher ein biologisches Problem darstellen. Aus diesem Grunde untersuchte Vf. erneut verschiedene Fragen der Blutinfektion bei der Malaria. Plasmodien sind in der Lage, Pigment, das aus dem Hämoglobin stammt, zu bilden. Um weitere mit der Pigmentbildung während der erythrocytären Phase der Infektion in Zusammenhang stehende Fragen zu untersuchen, wurde nach brauchbaren mikroskopischen Pigment-Nachweismöglichkeiten gesucht. Die verschiedenen optischen Methoden – Hellfeld-Durchlicht, Dunkelfeld-Durchlicht, Hellfeld-Durchlicht-Polarisation – wurden an ungefärbten und gefärbten Trockenausstrichen auf ihre Brauchbarkeit zur Pigmentdarstellung mit der Reflexmikroskopie (Hellfeld-Auflicht-Methode) verglichen. Die Untersuchungen wurde mit *Plasmodium berghei* durchgeführt. Dabei erwies sich die Reflexmikroskopie gegenüber der Hellfeld-Durchlicht-, Dunkelfeld-Durchlicht- und Polarisationsmikroskopie als vorteilhafter. R. Jungmann. 9306.

Durdyev, L. D., Agapovič, Ž. A. und Evdokimov, E. S. (Durdyjew, L. D., Agapowitsch, Sh. A. und Jewdokimow, E. S.); Rayon Kara-Kalin; Veterinär-Bakteriol. Republikslab. Kupanie ovec v protivokleščevych vannach – glavnoe v bor'be s gemosporidiozami. **(Das Baden der Schafe in Zeckenbädern – das Wichtigste bei der Bekämpfung der Haemosporidiosen.)** Sel'skoe chozjajstvo Turkmenistana, Aščhabad **6** (1962) Nr. 4. S. 29–30. – 1 Tab.
In dem Kreis Kara-Kalin mit vorherrschender Berglandschaft ist jährlich eine weite Verbreitung der Haemosporidiosen unter den kleinen Wiederkäuern zu verzeichnen. So starben 1954 z. B. 40% des Karakulschafbestandes. Da die Zecken als Überträger entscheidend zur Verbreitung beitragen, wurde deren Vernichtung als Hauptaufgabe angesehen, weshalb zusätzlich im Kreise 14 Bäder eingerichtet wurden (Länge: 6,8 m Breite: 0,75 m und Tiefe: 1,2 m). In der Zeit vom April bis September werden die Tiere kontinuierlich 15tägig in 1,5–2%iger aktivierter Kreolinlösung gebadet. Die Anzahl der Erkrankungen und die Anzahl der Verluste konnten hierdurch entscheidend vermindert werden (von 6,5% auf 0,5%). Da die Zecken auch weiterhin auf den Weideflächen vorhanden sind, müssen die Bäder auch künftig durchgeführt werden; ebenso muß der Weidewechsel entsprechend den Biotopen die notwendige Beachtung finden. Weiterhin wird über den Erfolg der Haemosporidin-Behandlung (1 ml einer 2%igen Lösung je Schaf), die allerdings mit größter Genauigkeit alle 5–6 Tage zu wiederholen ist, berichtet. Die Behandlung mit Trypaflavin – ebenfalls 2%ig – war weniger wirksam und konnte Krankheitsdurchbrüche nicht immer verhindern. W. Bathke. 9306.

Seifert, Horst; Trujillo, Perú, Hacienda Casa Grande. Tierärztl. Inst., **Beobachtungen über die Epidemiologie der Piroplasmose an der Küste und in den Tälern der Cordillere Nord-Perus unter den Bedingungen des Wechsels zwischen Trocken- und Regenzeit.** Zbl. Veterinärmed. **9** (1962) Nr. 10. S. 989–998. – 4 Abb., 10 Lit. Zus. in Engl., Franz., Span.
Die Piroplasmose, durch *Babesia bigemina* hervorgerufen, ist eine in Peru weit verbreitete protozoäre Erkrankung: Überträger sind Zecken der Gattung *Boophilus*, die sich sowohl auf buschreichen Weiden als auf solchen mit hohem Futterpflanzenbewuchs (Luzerne, Mais, u. a.) innerhalb 21–28 Tagen vom Ei zum Imago-Stadium entwickeln. Wildtiere (Andenhirsch, importiertes Rotwild) gelten als natürliche Reservoire. Die Erkrankung tritt in der Cordillere bei extensiver Haltung und an der Küste Nordperus bei intensiver Viehzucht auf. Über 2500 Meter werden weder Erkrankungen noch Zecken gefunden. Die Untersuchungen haben gezeigt, daß der Ausbruch der Piroplasmose in Abhängigkeit von Klima und Temperatur steht. Sie wurde bisher nur in der Regenperiode bemerkt; an der Küste kommt es während dieser Zeit

häufig zu apoplektiformen Todesfällen ohne Hämoglobinurie. In der Trocken periode werden weder Erkrankungen noch Zeckenbefall bei den Tieren festgestellt. Die Entwicklung der Zecken scheint in dieser Zeit langsamer abzulaufen. Die prophylaktische Behandlung bestand bisher in einer monatlich einmal durchgeführten Besprühung der Tiere mit 0,15%iger Asuntol-Suspension während der Regenzeit. Trotz dieser Maßnahmen und Behandlung mit Acaprin und Berenil wurden zweimal im Jahr starke Piroplasmose-Einbrüche (80% Erkrankungs- und 10% Todesfälle) beobachtet. Die Piroplasmose tritt meistens bei Temperaturen um 29 °C auf. Während der Trockenzeit kommt es infolge der niedrigeren Temperaturen zur allmählichen latenten Infektion des gesamten Bestandes. Werden diese Tiere auf Weiden mit tropischem Klima gebracht oder bestehen bereits während des Transportes hohe Temperaturen, so kommt es zu einer akuten Piroplasmose. Schlußfolgernd wird angenommen, daß durch den extremen Klimawechsel zwischen den Jahreszeiten die Ausbildung einer wirksamen Prämunität verhindert wird oder die Babesien von einem Teil der Tiere eliminiert werden. In der Regenperiode führt entweder eine Neuinfektion oder wahrscheinlich die fehlende Widerstandskraft beim Einsetzen hoher Temperaturen zum Ausbruch einer akuten Erkrankung. Schutzimpfungen mit lebenden Erregern sind daher zwecklos und sogar schädlich. Die Behandlung mit 0,15%iger Asuntol-Suspension (regelmäßige Kontrolle des Wirkstoffgehaltes ist notwendig!) muß nicht nur während der Regenzeit, sondern auch in der Trockenperiode durchgeführt werden. Das Baden in dreiwöchentlichen Abständen kann unterbleiben, wenn der gesamte Bestand vor Einsetzen der „kritischen Temperaturen" präventiv mit 0,2 g Berenil in 10 ml Glycerin/Tier (300 kg Kgw.) intramuskulär behandelt wird. Ob die vorerwähnte Badebehandlung mit Asuntol oder die präventive Verabreichung von Berenil wirtschaftlicher ist, hängt von den jeweiligen Verhältnissen ab und bedarf der weiteren Überprüfung.

R. Jungmann. 9307.

MacKellar, J. C.; Tavistock, Devon. The application of blood transfusion in cattle with particular reference to redwater (Babesia bovis). **(Die Anwendung der Bluttransfusion beim Rind mit besonderer Berücksichtigung des Rotwassers [Babesia bovis].)** Veterin. Rec. **74** (1962) Nr. 27. S. 763–765. — 7 Lit.

Die Bluttransfusion zeigt in der Therapie der *B. bovis*-Infektion besonders bei schwerkranken Tieren gute Erfolge. Es werden je nach Alter 200 ml bis 6 l, auch wiederholt, transfundiert. Als Spender eignen sich am besten Muttertiere und verwandte Tiere und besonders solche, die die Infektion überstanden haben. Unverträglichkeitsreaktionen kommen, wenn auch selten, vor, sie lassen sich in 3 Gruppen einteilen: 1) plötzlicher Zwischenfall mit Anstieg von Puls, Atemfrequenz, Schweißausbruch u.a.; Behandlung mit Adrenalin 1:1000 i.v. und Antihistamin; 2) Unverträglichkeit geringeren Grades, wobei die Transfusionswirkung in weniger als 24 Std. wieder abklingt; 3) starker Ikterus 4–7 Tage nach einer scheinbar erfolgreichen Transfusion.

Chr. Lehnert. 9307.

Tsur, I. und Pipano, E.; Bet Dagan, Veterin. Inst., Dep. of Parasitol. The successful infection of cattle with Theileria annulata parasites preserved in the frozen state. Preliminary report. **(Erfolgreiche Infektion von Rindern mit dem Parasiten Theileria annulata, der im Gefrierzustand aufbewahrt wurde. Vorl. Bericht.)** Refuah Veterinarith [Jerusalem] **19** (1962) Nr. 2. S. 110. — 4 Lit.

Vff. berichten über Versuche, in welchen Blut oder Organe von mit *Theileria annulata* befallenen Kälbern bei −70 °C bis zu 5 Mon. lang aufbewahrt wurden. Wurden mit diesem Material empfängliche Kälber beimpft, dann trat eine typische Theileriais mit hoher Temperatur und dem Erscheinen von Koch'schen Körperchen auf. Das aufzubewahrende Material wurde folgendermaßen behandelt: Zum Citratblut oder zu einer Suspension gemahlener Leber oder Milz wurde Glycerin in einer Pufferlösung bis zu 15% der Endmischung zugefügt. Letztere wurde zu 4–10 ml in Ampullen abgefüllt und verschlossen. Innerhalb einer Stunde wurden diese Ampullen auf −50 °C gebracht und anschließend bei −70 °C aufbewahrt. G. Diez. 9307.

Dennig, H. K.; Hamburg, Bernhard-Nocht-Inst. für Schiffs- und Tropenkrankh., Veterinärmed. Abt. **Experimentelle Übertragung von Babesia bovis, B. bigemina, B. equi, B. caballi und B. trautmanni auf saugende Mäuse.** Z. Tropenmed. Parasitol. **13** (1962) Nr. 4. S. 472–479. – 1 Tab., 33 Lit.
Die Wirtsspezifität von Babesien ist nicht so eng wie lange Zeit angenommen wurde. Es sind häufig mehrere Tierarten für ein und dieselbe Babesien-Art empfänglich, vorausgesetzt, Haupt- und Nebenwirt gehören einer Tierfamilie oder Tiergattung an. Durch Splenektomie gelingt infolge Resistenzminderung die Übertragung auch auf systematisch weiter vom Hauptwirt entfernt stehende Tierarten. Es wurde geprüft, ob *Babesia bovis, bigemina, caballi, equi, trautmanni* auf Saugmäuse übertragbar sind. 4–6 Tage alte Saugmäuse (*Mus musculus, var. albinus*) erhielten 0,2 ml stark Babesien enthaltendes Blut (40–60% der Erythrocyten waren befallen) intraperitoneal verabreicht. Die Blutentnahme erfolgte aus der Schwanzspitze der Mäuse; die Ausstriche sind nach Giemsa gefärbt worden. Für vergleichende Untersuchungen wurde Hühnerblut auf Saugmäuse übertragen. *Babesia bovis, bigemina, equi* und *caballi* waren schon wenige Minuten p. infect. und bis zu 2–4 Tagen im peripheren Blut nachweisbar; nach 24 Std. war der Höhepunkt der Parasitämie erreicht. Danach nahm die Zahl der infizierten Erythrocyten ab, obwohl die Anzahl der Babesien in den Erythrocyten zunahm. Es konnten bis zu 16 Parasiten im roten Blutkörperchen gefunden werden. Freiliegende Parasiten waren dagegen nie zu beobachten. Während der Parasitämie kam es z.T. zu hochgradiger Hämoglobinurie, die 1–2 Tage anhielt; ad exitum kam keines der Versuchstiere. Es wird angenommen, daß die Erythrocyten des befallenen Wirtes in den Kreislauf der Saugmäuse gelangen, die Babesien aber die Blutzelle nicht verlassen, sondern sich in ihr vermehren. Die beobachtete Hämoglobinurie und das Verschwinden der befallenen Erythrocyten aus dem Blut scheinen in gewissem Zusammenhang zu stehen. Vermutlich werden im Körper der Saugmaus Abwehrstoffe gegen das Fremdeiweiß gebildet, die zu einem Abbau führen, der sich scheinbar auf die artfremden Blutkörperchen und die Parasiten erstreckt. *B. trautmanni* ließ sich blutmorphologisch nicht nachweisen (Hämoglobinurie trat auch hier auf). Es wird angenommen, daß das Infektionsmaterial zu geringgradig Babesien enthielt. Der Parallelversuch mit Hühnerblut verlief gleichartig. R. Jungmann. 9307.

Jírovec, O. **Ungelöste Probleme der Toxoplasmoseforschung.** Z. ges. Hyg. Grenzgebiete **9** (1963) Nr. 1. S. 68–76.
Über die Toxoplasmose sind weit über 2000 Arbeiten publiziert worden, doch sind noch viele ungelöste Probleme vorhanden. So ist die Frage der Kernteilung und der Ursprung der Pseudocystenmembran ungeklärt. Die systematische Stellung der Toxoplasmen ist auch nicht befriedigend gelöst. Die Laboratoriumsdiagnostik mußte standardisiert werden. Über die akuten Toxoplasmosen ist relativ viel bekannt, von den Auswirkungen latenter Toxoplasmainfektionen wissen wir wenig. Die Verbreitung von Toxoplasmainfektionen bei Tieren müßte weiter erforscht werden, um Korrelationen zu menschlichen Infektionen herstellen zu können. Ein noch wenig erforschtes Gebiet ist ferner die Therapie der Toxoplasmose. L. Stoll. 9308.

Stameroff, Michel; Alfort, École Nat. Vétérin. Toxoplasmose canine. **(Toxoplasmose beim Hund.)** Diss. Alfort **1961** 60 S. – 93 Lit.
K. Reinhardt. 9308.

Boch, J. und Neubrand, K.; Berlin-Dahlem, Univ., Inst. für Parasitol.; Schweinegesundheitsdienst Bayern, e.V. **Endoparasitenbefall bei Zucht- und Mastschweinen verschiedenen Alters.** Berliner Münchener tierärztl. Wschr. 75 (1962) Nr. 8. S. 142–144. – 1 Tab., 12 Lit.

Die Untersuchung von 2515 Kotproben aus 280 Schweinezuchtbetrieben Südbayerns mit dem NaCl-Flotationsverfahren ergab unter Berücksichtigung verschiedener Altersgruppen (Absatzferkel, Mastschweine, Jungsauen und Jungeber, Altsauen und Alteber), daß 52–79% der Schweine Oesophagostomumeier, 23–2% Ascarideneier, 9–1% Trichuriseier, 14–6% Strongyloideseier und 14–48% der Schweine Coccidienoocysten mit dem Kot ausschieden. In zwei Betrieben mit Tiefstallhaltung wiesen die Schweine keinen erheblich stärkeren Parasitenbefall im Vergleich zu in Flachställen gehaltenen Tieren auf. Nur in kleineren Beständen konnten auch Zuchtschweine als Ausscheider von Strongyloideseiern ermittelt werden. E. A. Nickel. 9325.

Rohde, Klaus; Kuala Lumpur, Univ. of Malaya, Dep. of Zool. **Helminthen aus Katzen und Hunden in Malaya; Bemerkungen zu ihrer epidemiologischen Bedeutung für den Menschen.** Z. Parasitenkunde 22 (1962) Nr. 3. S. 237–244. – 2 Abb., 32 Lit.

Vff. führten an 62 Katzen und 13 Hunden aller Altersstufen aus verschiedenen Gegenden Malayas die parasitologische Sektion durch. Es wurden Trachea, Herz, Blase, Oesophagus, Magen, Darm (Mukosa und Lumen), Lunge, Leber, Milz, Pankreas, Niere und bei einigen Katzen aus einem endemischen Filariengebiet auch das Blut untersucht. Alle Katzen, außer zwei Kätzchen von 300 und 400 g, sowie sämtliche Hunde hatten Würmer. Von den Katzen waren mit Hakenwürmern 49 (vorwiegend *Ancylostoma ceylanicum*, vereinzelt *A. caninum*), mit Spulwürmern 26 (vorwiegend *Toxocara cati*, vereinzelt *T. canis*), mit *Physaloptera praeputiale* 11, mit *Dirofilaria* 1, mit *Brugia sp.* 1, mit *Gnathostoma spinigerum* 1, mit *Syphacia obvelata* 2, mit *Dipylidiinae* 15 (vorwiegend *Joyeuxia pasqualei*, weniger *Dipylidium caninum*), mit *Diphyllobothrium sp.* 14, mit *Taenia taeniaeformis* 4, mit *Platynosomum fastosum* 14, mit *Haplorchis pumilio*, *H. yokolawai*, *H. taichui*, *Procerovum sp.* und *Centrocestus sp.* 9 (vorwiegend *H. pumilio*) und mit *Opisthorchis viverrini* 2 befallen. Von den Hunden waren mit Hakenwürmern 13 (vorwiegend *Ancylostoma caninum*, weniger *A. ceylanicum*), mit *Toxocara canis* 4, mit *Dirofilaria immitis* 1, mit *Dipylidium caninum* 5 und mit *Diphyllobothrium sp.* 2 befallen. *Echinococcus granulosus* und *Trichinella spiralis* wurden bei Katzen und Hunden in Malaya bisher nicht gefunden. Abschließend werden die Untersuchungen anderer Autoren über Hunde- und Katzenhelminthen in Malaya besprochen und auf die erhebliche epidemiologische Bedeutung dieser Parasiten für den Menschen hingewiesen. S. Nickel. 9325.

Volkheimer, G., Schneider, D., John, H. und Wolf, W.; Berlin, Charité, I. Med. Universitätsklin., Abt. für Klin. Endokrinol., Gastroenterol. und Stoffwechselkrankh.; Chirurg. Universitätsklin. **Beobachtungen über einen bemerkenswerten Verschleppungsmechanismus von Ascarideneiern im Wirtsorganismus.** Z. Parasitenkunde 22 (1962) Nr. 3. S. 183–185. – 11 Lit.

Vff. beobachteten, daß feste, ungelöste Körper (Stärkekörner, Polyvinylchlorid-Puder, Lycopodium usw.) bis zu einer Größe von 95 μ im Durchmesser, bei reichlicher oraler Verabreichung in unveränderter Form aus dem Darmlumen in das Zellstroma übertreten und über das Lymphgefäßsystem via Ductus thoracicus in den Blutkreislauf gelangen können. Diese Tatsache gab die Veranlassung zur Durchführung gleicher Untersuchungen mit Eiern des Spulwurms *Ascaris lumbricoides var. suis*. An 6 Wochen alte, isoliert aufgezogene, nüchterne Hunde wurden 20 ml einer *Ascaris*-Eier-Suspension in Fleischbrühe und Milch verfüttert. Eine Stunde später wurde der Ductus thoracicus freigelegt, unterbunden, entnommen und sein Inhalt mikroskopisch untersucht. Im Chylus fanden Vff. vereinzelt, jedoch regelmäßig Ascaris-Eier in unveränderter Form wieder. S. Nickel. 9330.

Kaiv, A. und Nurmik, M.; Tartu, Estn. Landwirtsch.-Akad., Lehrstuhl für Pathol. Anatomie und Parasitol. Izmenenija legkich u svinej pri metastrongileze. **(Lungenveränderungen des Schweines bei der Metastrongylose.)** Sbornik naučnych trudov studentov Estonskoj sel'skochozjajstvennoj akademii, Tartu **2** (1961) S. 69–76. – Orig.: estn., Ausz.: russ.

Es wurden makroskopische und histologische Untersuchungen bei 35 erwachsenen, befallenen Schweinen vorgenommen. Als Parasit wurde *Metastrongylus elongatus* und *M. pudendotectus* (Wostokow 1905) festgestellt. In 7 Fällen lag eine Mischinvasion vor. Bei leicht- und mittelgradigen Invasionen fanden sich die Parasiten nur in den caudalen Abschnitten der Diaphragmallappen. Makroskopisch fällt das Emphysem und eine katarrhalisch-eitrige Entzündung in und um die Bronchien und Bronchiolen herum, seltener im alveolären Gewebe auf. Die entzündlichen Prozesse sind auch histologisch nachweisbar. Die zahlreichen eosinophilen und neutrophilen Leukocyten zeigen Degenerationserscheinungen. In verschleppten Fällen kommt es zu Bindegewebsbildungen im Entzündungsbereich. In den Lymphknoten an der Bifurkation der Trachea wurden Erscheinungen einer lymphocytären Hyperplasie und Sinusitis beobachtet, besonders in den Fällen, bei denen ausgedehntere Pneumonien vorlagen. H. Rauch. 9340.

Ronéus, O. und Nordkvist, M.; Stockholm, Sweden, State Veterin. Med. Inst. Cerebrospinal and muscular nematodiasis (Elaphostrongylus rangiferi) in Swedish Reindeer. **(Cerebrospinaler und muskulärer Nematodenbefall [Elaphostrongylus rangiferi] beim schwedischen Ren.)** Acta veterin. scand. **3** (1962) Nr. 3. S. 201–225. – 20 Abb., 1 Tab., 30 Lit. Zus. in Schwed., Dtsch.

In der ersten Jahreshälfte 1961 wurden von Vff. 20 Rene im Alter von 8–12 Mon. seziert. Acht der Tiere hatten Bewegungsstörungen gezeigt, der Rest war von einer allgemeinen Schwäche befallen. Die Mehrzahl der Rene starb an Entkräftung. Insgesamt bei 16 Renen wurden ca. 5 cm lange Nematoden der Gattung Elaphostrongylus gefunden. Die Parasiten lagen oft frei im Subduralraum des Gehirns und des Rückenmarks. Bei 5 Renen fanden Vff. die Würmer auch in der Körpermuskulatur und bei einem Tier sogar im Mittelohr. Larven wurden nur vereinzelt angetroffen, Eier in 6 Fällen oft haufenweise im zentralen Nervensystem und der Körpermuskulatur. In einem Falle wurden Larven im Hypophysengewebe festgestellt. Bei fast allen befallenen Renen waren die pathologisch-anatomischen Veränderungen als nicht eiternde lymphohistiocytäre, eosinophile Meningitis vor allem auf die Cauda equina, den Übergang zwischen Hals- und Brustrückenmark sowie auf das Gehirn lokalisiert. In einigen Fällen war die Meningitis mit einer leichten Encephalitis verbunden. Um die Cauda equina herum wurden multiple parasitäre Granulome in den Meningen beobachtet. Das Vorkommen von Elaphostrongylus im zentralen Nervensystem wird als Ursache der pathologischen Veränderungen und der Bewegungsstörungen angesehen. Vff. vermuten, daß diese Krankheit eine große Bedeutung für die schwedische Renzucht hat. G. Diez. 9340.

Popov, A. (Popow, A.) Prinos kŭm proučvaneto na nematodirozata u nas. **(Beitrag zur Nematodirose-Untersuchung in Bulgarien.)** Izvestija na Centralnija veterinaren institut za zarazni i parazitni bolesti, Sofija **3** (1962) S. 65–73. – 1 Abb., 2 Tab., 10 Lit. Zus. in Russ., Engl.

Vf. hat das Vorkommen der Nematodirose in Bulgarien nachgewiesen, die sich als Enzootie mit Durchfall und hoher Sterblichkeit äußert. Die Krankheit kann selbständig oder zusammen mit anderen Invasionen auftreten. Diese Enzootien werden vorwiegend in der Zeit Juli–November beobachtet. Als Arten der Nematodiroseerreger wurden festgestellt: *N. spaetiger.*, *N. filicollis*, *N. abnormalis*, n. sp. Weiterhin wurde die spezifische Wirkung des Zinnchlorids, Zinnarsenats und Nicotinsulfats auf leerem Magen bei peroraler Applikation festgestellt. 2–3 Tage nach der Behandlung klang die Krankheit ab. P. Pawlow. 9344.

Bloomfield, Norman und Snook, George W.; Albany, N. Y., New York State Dep. of Health, Div. of Lab. and Res. Use of slide-latex test for detecting trichinosis in hogs. **(Die Latex-Probe zur Feststellung der Trichinose bei Schweinen.)** Cornell Veterinarian **52** (1962) Nr. 4. S. 569–581.

Nach Ansicht der Vff. ist das mikroskopische Untersuchungsverfahren zur Feststellung von Trichinen bei Schweinen in den USA weder anwendbar noch zuverlässig, dagegen bringen serologische Methoden besser verwertbare Resultate. Von diesen soll sich das von Muraschi, Bloomfield und Newman (vgl. Amer. J. clin. Pathol. **37** [1962] S. 227.) für Menschenseren entwickelte Latex-Verfahren besonders bewährt haben. Die Versuche wurden wie folgt ausgeführt: 9 Läuferschweine wurden mit trichinösem Rattenfleisch per os so invadiert, daß jeweils eine Dosis von 50 bis 800 Larven pro Versuchstier entfiel. Nach der Fütterung der Schweine wurden bis zum Auftreten von positiven Reaktionen in Abständen von 3 Tagen und später in größeren Abständen Blutproben entnommen. Als Trichinella-Antigen diente Trocken-Antigen, das nach Andauung mit Pepsin-Salzsäure von invadiertem Rattenfleisch gewonnen wurde. Das gleiche Antigen wurde auch mit der parallel laufenden KBR benutzt. Die Latex-Probe besteht aus einem Volumen Trichinella-Antigen und einem Volumen einer 1%igen Suspension aus Dow Polystyren-Latexteilchen mit einem Durchmesser von 1,17 Mikron. Das Latex-Verfahren besteht darin, daß auf eine Ecke eines mit Paraffin umrandeten Objektträgers inaktiviertes Schweineserum (30 Min. bei 58 °C) und auf die andere Ecke 0,02 ml Antigen-Latexmischung gegeben werden. Danach werden die Lösungen vermischt, der Objektträger mit einem Decklgas versehen und entweder mechanisch bewegt oder 2 Min. per Hand geschüttelt. Als Ergebnis konstatieren die Vff. eine große Sicherheit und die Überlegenheit des Latex-Verfahrens gegenüber der KBR. Zur Bestätigung wurden die Ergebnisse durch die direkte mikroskopische Untersuchung nach der Schlachtung der Tiere und mit Hilfe des Verdauungsverfahrens verglichen. Hierbei erwies sich das direkte mikroskopische Verfahren als unterlegen. Da die Schweine 170 bzw. 231 Tage nach der Invadierung geschlachtet wurden, bleibt die Frage offen, wie lange sich Antikörper mit dem Latex-Verfahren nachweisen lassen. H. Sielaff. 9351.

Rayski, C. und Fahmy, M. A. M.; Edinburgh, Univ., Dep. of Zool.; Cairo, Egypt., Univ., Fac. of Veterin. Med., Dep. of Parasitol. Investigation on some trematodes of birds from the East Scotland. **(Untersuchungen über einige Trematoden von Vögeln aus dem Osten Schottlands.)** Z. Parasitenkunde **22** (1962) Nr. 3. S. 186–195. — 5 Abb., 24 Lit.

Vff. untersuchten 32 Wasservögel, die 15 verschiedenen Arten angehörten, auf Trematodenbefall. Sie fanden in der Gallenblase der Trauerente (*Melanita nigra nigra*) eine neue Trematodenart, die sie *Wetzelitrema melanitae nov. gen., nov. spec.* (Fam. *Lecithodentriidae* Odhner, 1910) benannten. Aus dem Dünndarm des Rotschenkels (*Tringa totanus totanus*) wurde eine weitere neue Art isoliert, die den Namen *Apophallus lerouxi nov. spec.* (Fam. *Heterophydae* Odhner, 1914) erhielt. Die morphologischen Merkmale der beiden Species wurden eingehend beschrieben. Ferner entdeckten Vff. für die Art *Spelotrema excellens* Nicoll, 1907 (Fam. *Microphallidae* Viana, 1924) als neue Wirte die Trauerente und den Knutt sowie für den Trematoden *Cyclocoelium mutabile*

(Fam. *Cyclocoelidae* Kossack, 1911) als neue Wirte den Flußuferläufer (*Actitis hypoleucos*) und den Knutt. Weiterhin wurde über erste Funde der Arten *Echinostoma robustum*, *Paramonostomum pseudoalveatum* und *Leukochloridium holostomum* auf den Britischen Inseln sowie der Art *Petasiger exaeretus* in Schottland berichtet. S. Nickel. 9370.

Hohorst, W. und Lämmler, G.; Frankfurt/M.-Hoechst, Farbwerke Hoechst AG, vormals Meister Lucius & Brüning. **Experimentelle Dicrocoeliose-Studien.** Z. Tropenmed. Parasitol. **13** (1962) Nr. 4. S. 377–397. — 4 Abb., 2 Tab., 32 Lit. Zus. in Engl.

Für experimentelle Arbeiten zum Studium der Lanzettegelentwicklung erweist sich die Schnecke *Zebrina detrita* als besonders geeigneter 1. Zwischenwirt. Sie wird am zweckmäßigsten in Lanzettegelgebieten gesammelt und in einem geeigneten eingezäunten Versuchsgarten gehalten. Die Hauptaktivität der Schnecke fällt in die niederschlagsreichen Frühjahrs- und Herbstmonate. Zu dieser Zeit finden sich auch die meisten Cercarienschleimballen in Erdbodennähe an der Vegetation. Eine Provozierung der Ausscheidung von Cercarienschleimballen ist dadurch möglich, daß Schnecken, die reife Cercarien enthalten, über Nacht in einer abgedeckten Glasschale mit feuchter Erde und Pflanzen als Untergrund im Kühlschrank bei Temperaturen von +8 bis +10 °C gehalten werden. Als gut geeignete 2. Zwischenwirte erweisen sich die Ameisen *Formica rufibarbis* und *Formica cunicularia*. Die einfachste Methode zur Ansteckung dieser Ameisen mit Cercarienschleimballen stellt ihre gemeinsame Haltung mit infizierten Schnecken im Versuchsgarten dar. Vff. beschreiben eine Methode, durch die es möglich ist, unter Laborbedingungen *Formica rufibarbis*-Kolonien zu halten und durch Vorsetzen frischer Cercarienschleimballen hungrige Ameisen zu infizieren. Bei Temperaturen von +25 °C erfolgt die Ausbildung ansteckungsfähiger Metacercariencysten in den Ameisen nach frühestens 40 Tagen. Da Ameisen, die infektionstüchtige Metacercariencysten enthalten, an der Vegetation emporklimmen und sich an den Pflanzenspitzen festbeißen, gelingt es, durch Einsammeln solcher Insekten während der frühen Morgenstunden im Versuchsgarten bzw. im Gelände Metacercariencysten zur Ansteckung der Endwirte in ausreichenden Mengen zu gewinnen. Zu diesem Zwecke werden die Metacercariencysten, die sich vor allem im Gaster der Ameisen befinden, aus den narkotisierten Insekten in physiologischer Kochsalzlösung unter einer Binokularlupe herauspräpariert. Zur Durchführung chemotherapeutischer Teste kann der Goldhamster als Versuchstier der Wahl bezeichnet werden. Ihn infiziert man mit 25 Metacercariencysten. Brauchbare Testtiere für Mittelprüfungen sind auch Kaninchen und Schafe, die 1000 bzw. etwa 3000 Metacercariencysten als Ansteckungsdosis erhalten. Bei diesen Versuchstieren beträgt die Präpatenzperiode des Lanzettegels etwa 7 bis 8 Wochen. E.-A. Nickel. 9372.

Lengy, J.; Tel Aviv, Univ., Dep. of Parasitol. Some observations on the biochemistry and haematology of Paramphistomum microbothrium and Schistosoma bovis infections in lambs. **(Einige Beobachtungen über die Biochemie und Hämatologie von Paramphistomum microbothrium- und Schistosoma bovis-Infektionen bei Lämmern.)** Refuah Veterinarith [Jerusalem] **19** (1962) Nr. 2. S. 115–111. — 24 Lit.

Vf. hatte Gelegenheit, die Symptome, die durch experimentelle Infektionen von Lämmern mit *Schistosoma bovis* und *Paramphistomum microbothrium* verursacht wurden, näher zu untersuchen. Ausbrüche von durch *S. bovis* hervorgerufener Schistosomiasis unter Rindern und Schafen sind entweder selten oder nicht genügend untersucht worden. Die Krankheit wird durch extreme Kachexie und Anämie mit Pneumonie (in einigen Fällen!) charakterisiert. Offenbar häufiger sind jedoch Ausbrüche von Paramphistomiasis bei Rindern und Schafen. Über diese Krankheit wurde aus Australien, Neuseeland, Indien, Afrika, Polen und der Sowjetunion berichtet. Obwohl auch von der Paramphistomiasis Pathologie und Histopathologie einigermaßen bekannt sind, wurde doch über biochemische Aspekte und Blutbild bei beiden Krankheiten wenig bekannt. Klinisch wird die Paramphistomiasis durch eine kurze Diarrhöe charakterisiert, die mit der Wanderung der jungen Trematoden durch das Duodenum zu den Mägen des Wirtes zusammenzufallen scheint. Die einzigen signifikanten Manifestationen der Krankheit bezüglich des Blutbildes des Wirts sind mäßig: zeitweise Leukocytose und Eosinophilie, die offenbar auch mit der oben erwähnten Wanderung der jungen Paramphistomiden zusammenfallen. Das bedeutet jedoch nicht viel, denn beide Befunde sind für die meisten Helmintheninvasionen charakteristisch. Entweder ist also *P. microbothrium* nicht sehr pathogen für das Schaf, oder es muß eine Infektion mit mehr als 2700 adulten Paramphistomen vorhanden sein, um eine schwere Krankheit mit Mortalität bei Lämmern hervorzurufen. *S. bovis* ist dagegen eindeutig pathogener. Das klinische Bild von Lämmern, die 20000 bis 30000 Cercarien ausgesetzt waren, ist geprägt durch schweren Blutverlust und ausgedehnten Leberschaden mit zusätzlicher Manifestation von Anorexie, verzögertem Wachstum, Abmagerung, schwere Diarrhöe usw. Der Krankheitsbeginn wird durch eine Leukocytose mit einer progressiven Linksverschiebung und durch eine auffallende Eosinophilie gekennzeichnet. Nachdem dann der Parasit die Wirtsleber befallen hat und sich intensiv von Erythrocyten nährt, entstehen Leberschäden und Blutverluste. Das wird durch den angestiegenen Ikterusindex, die verlängerte Prothrombinzeit und die schwere Anämie bewiesen. Die Parasitämie führt schließlich auch zu einem erhöhten Blutzuckerspiegel, zu vermehrten Gesamtserumproteinen und zu einer Umkehrung des Albumin-Globulin-Verhältnisses. G. Diez. 9374.

Yamashita, Jiro, Ohbayashi, Masashi, Sakamoto, Tsukasa und Orihara, Miyoji; Sapporo, Japan, Hokkaido Univ., Fac. of Veterin. Med., Dep. of Parasitol. Studies on Echinococcosis. XIII. Observations on the vesicular development of the scolex of E. multilocularis in vitro. **(Studien über die Echinokokkenkrankheit. 13. Mitt. Beobachtungen über die Bläschenentwicklung des Bandwurmkopfes von E. multilocularis in vitro.)** Jap. J. veterin. Res. **10** (1962) Nr. 3. S. 85–96. – Orig.: engl. 12. Mitt. vgl. LZ. Abt. IV **8** (1963) Nr. 7. S. 1508. 9387.

Orihara, Miyoji; Sapporo, Japan, Hokkaido Univ., Fac. of Veterin. Med., Dep. of Parasitol. Studies on Cysticercus fasciolaris, especially on differences of susceptibility among uniform strains of the mouse. **(Untersuchungen über Cysticercus fasciolaris, insbesondere über Unterschiede in der Empfindlichkeit bei uniformen Mäusestämmen.)** Jap. J. veterin. Res. **10** (1962) Nr. 2. S. 37–56. – 24 Abb., 1 Tab., 10 Lit. Orig.: engl.

Cysticercus fasciolaris ist der Blasenwurm (Larvenform) des Bandwurmes *Taenia taeniaeformis* und lebt gewöhnlich parasitisch in der Leber von Tieren der Gattung *Rattus*. Wie es sich mit der Empfindlichkeit der Gattung *Mus* gegen diesen Blasenwurm verhält, hat Vf. in dieser Arbeit untersucht. Verwendet wurden die Stämme A, AKR, BALB/c, CF 1, gpc, fm, C 3H/He, CFW, SM, dba, dd und C 57 BL/6 der Laboratoriumsmaus *Mus musculus;* ferner die Albinoratte *Rattus norvegicus norvegicus*, Stämme Wistar und Gifu; sodann *Microtus montebelli montebelli* und die mongolische Rennmaus *Meriones unguiculatus*. Die Infektion der Versuchstiere erfolgte durch orale Verabreichung von *T. taeniaeformis*-Eiern, die von experimentell infizierten Katzen erhalten wurden. Nach der Übertragung wurden die Tiere in mehrere Gruppen eingeteilt und in bestimmten Zeitintervallen getötet, um die Entwicklung der Parasiten und die Gewebereaktionen des Wirtes mikro- und makroskopisch zu prüfen. Es ließ sich feststellen, daß die Entwicklung des Blasenwurmes in den Rattenstämmen Wistar und Gifu weit genug ging, um Katzen damit zu infizieren. Gleiche Resultate erzielte Vf. mit den Mäusestämmen A und AKR. In den anderen Mäusestämmen entwickelte sich der Blasenwurm zwar bis zu einem bestimmten Frühstadium, danach setzte jedoch Degeneration ein. Ähnlich ist es auch bei *Microtus montebelli montebelli*. Mongolische Rennmäuse waren gegenüber einer solchen Infektion unempfindlich. Geeignete Zwischenwirte für *T. taeniaeformis* sind also von den untersuchten Mäusen nur die Stämme A und AKR. G. Diez. 9387.

Hechter-Schulz, K. Cysticercosis in Southern Africa. Preliminary note on the economic and public health implications. **(Cysticercose in Südafrika. Vorläufige Anmerkungen zu den Folgen für die Wirtschaft und die öffentliche Gesundheit.)** South African J. Sci. **58** (1962) Nr. 12. S. 362–364.

1937 wurden die ersten statistischen Angaben über das Vorkommen von Cysticercose bei Schlachttieren in Südafrika gemacht. Während der Befall mit *Cysticercus cellulosae* langsam abnimmt, wird ein ständiges Ansteigen bei *Cysticercus bovis* beobachtet. 3,5% aller Schlachtrinder waren 1959 befallen, in einzelnen Gegenden sogar um 10%, so in Pretoria (9,1%), Witwaters-Rand (9,3%) und Südwestafrika (10,4%). Der wirtschaftliche Schaden beträgt annähernd 1 Mill. £. L. Stoll. 9387.

Pavlov, P. und Dimitrov, G. (Pawlow, P. und Dimitrow, G.) Slučaj na atipična lokalizacija na Strongyloides papillosus Weld., 1856. **(Ein Fall atypischer Lokalisation von Strongyloides papillosus Weld., 1856.)** Naučni trudove. Visš selskostopanski institut „Georgi Dimitrov". Zootechničeski fakultet, Sofija **11** (1962) S. 249–252. – 2 Abb., 7 Lit. Zus. in Russ., Dtsch.

Bei Untersuchungen der ovostatischen und ovociden Wirkung der Leberegel-Gegenmittel auf die *Fasciola hepatica*-Eier wurden gleichzeitig in der Gallenblase und den Gallengängen die Anwesenheit von 16 lebenden, erwachsenen, gut entwickelten Helminthen der Art *Strongyloides papillosus*, Weld 1856 nachgewiesen. Das berechtigt zur Annahme, daß die Gallenblase, wenn auch als atypischer Sitz, zur Entwicklung oder Lokalisierung dieser Parasiten dienen kann. P. Pawlow. 9391.

Trifonov, T. (Trifonow, T.) Vŭrchu biologijata na Simondsia paradoxa Gobold – 1864. I sŭobštenie. **(Über die Biologie der Simondsia paradoxa Cobbold 1864. 1. Mitt.)** Izvestija na Centralnija veterinaren institut za zarazni i parazitni bolesti, Sofija **5** (1962) S. 151–153. – 1 Abb., 7 Lit. Zus. in Russ., Engl.

Im biologischen Entwicklungszyklus der *Simondsia paradoxa*, Cobbold 1864, wurde die Teilnahme des Zwischenwirts, des Mistkäfers *Coccobius Schreberi* festgestellt. Derselbe gibt gleichzeitig auch den Zwischenwirt für *Phisocephalus sexalatus* und *Ascarops strongylina* ab. Z. Tomow. 9391.

Ellenbogen, V. und Cwilich, Rachel; Eilat, Municipal Veterin. Serv.; Bet Dagan, Veterin. Inst. A note on the occurence of the pigeon tick (Argas reflexus, Fabricius, 1794) in dwelling houses at Eilat. **(Eine Bemerkung über das Vorkommen der Taubenzecke [Argas reflexus, Fabricius, 1794] in Wohnhäusern in Eilat.)** Refuah Veterinarith [Jerusalem] **19** (1962) Nr. 2. S. 102. 9405.

Grünberg, W. und Kutzer, E.; Wien, Tierärztl. Hochschule, Inst. für Pathol. und Gerichtliche Tierheilkunde; Inst. für Parasitol. und Allg. Zool. **Eine neue Federmilbe, Calamoxenus eukinetus nov. gen., nov. spec. (Analgesidae) sowie andere epizoische Acaridien bei Tauracoporphyreolophus und Tauraco corythaix.** Z. Parasitenkunde **22** (1962) Nr. 3. S. 217–236. – 16 Abb., 21 Lit.

Vff. fanden in den Federspulen der Handschwingen und der ersten beiden Armschwingen sowie deren Deckfedern des Glanzhaubenturakos (*Tauraco porphyreolophus*) und des Weißhaubenturakos (*T. corythaix*) massenhaft Federmilben und deren Entwicklungsstadien, die sie einer neuen Gattung der Familie Analgesidae zuordneten und *Calamoxenos eukinetus nov. gen., nov. spec.* benannten. Die Adulten sowie die einzelnen Entwicklungsstadien wurden eingehend beschrieben, in mehreren Bildern dargestellt und die differentialdiagnostisch wichtigen Merkmale dargelegt. Bei einem Glanzhaubenturako fanden Vff. außerdem in den Federspulen der großen Handdecken weibl. Milben, die der Familie *Dermoglyphidae* zugeordnet werden konnten. Von einer Gattungs- bzw. Artbestimmung dieser Milbe wurde auf Grund der geringen Funde abgesehen. Bei der histologischen Auswertung einiger Hautschnitte des gleichen Vogels wurden in der stark verbreiterten Subcutis Deutonymphen gefunden und deren Körperinnenstruktur beschrieben. Sie konnten mit Sicherheit nicht der neuen Milbenart zugeordnet werden. S. Nickel. 9420.

Kuhlow, F. und Garms, R.; Hamburg, Bernhard-Nocht-Inst. für Schiffs- und Tropenkrankh., Entomol. Abt. **Untersuchungen über das Verhalten von Anopheles L. atroparvus van Thiel und Culex pipiens L. in ungespritzten und mit DDT gespritzten Versuchshütten in Norddeutschland.** Z. Tropenmed. Parasitol. **13** (1962) Nr. 4. S. 428–442. – 2 Abb., 8 Tab., 17 Lit. Zus. in Engl.

Vff. stellten im Rahmen ihrer Untersuchungen in Ostfriesland fest, daß Stechmücken der Arten *Anopheles atroparvus* und *Culex pipiens* in besonders konstruierte Versuchshütten, welche mit Einflugreusen und Ausflugfallen versehen waren und in denen sich Schweine als Blutspender befanden, in eindeutig geringerer Anzahl einflogen, wenn die Innenflächen der Hütten mit 2 g DDT/m^2 besprüht worden waren. Dieses Verhalten der Mücken wird auf eine insektenabweisende Wirkung des DDT-Belages zurückgeführt. Weiterhin veranlaßte die Reizwirkung des Insektizids die Mücken zu vorzeitigem Verlassen der behandelten Versuchshütten, was sich beim Vergleich mit unbehandelten Kontrollhütten in der größeren Stechmückenzahl in den Ausflugfallen der behandelten Hütten dokumentierte. Durch die Besprühung der Innenflächen der Versuchshütten mit DDT wurden durchschnittlich 76% der eingeflogenen *Anopheles atroparvus*-Mücken abgetötet, während es im Falle von *Culex pipiens* nur 24% waren. Eine Bekämpfung der *Culex*-Mücken in Häusern durch DDT-Besprühungen während der Sommermonate erscheint daher wenig erfolgversprechend. E.-A. Nickel. 9446.

Nikitin, I. N.; Rayon Bochan, Gebiet Irkutsk. Lečenie ovec pri polostnom ovode. **(Behandlung der von Oestrus ovis befallenen Schafe.)** Veterinarija, Moskva **39** (1962) Nr. 10. S. 47–48.

Auf den unter Beobachtung stehenden 7 Tierfarmen war ein 50–70% Befall der Schafe mit Oestrus ovis zu vermerken. Der Einfluß von Hexachlorandämpfen (2 g/m^3) auf die Schafe und Oestruslarven wurde untersucht. Die maximale Wirkung der Hexachloranbehandlung auf die Larven wird am Ende des Massenfluges der Bremsen erreicht, d. h. zu einer Zeit, in der sich die Larven in den Nasenhöhlen der Tiere befinden. G. Pose. 9452.

Ch'in, Wang t'hin.; Demokrat. Volksrepublik Vietnam. Ėpizootologičeskie osobennosti gel'mintozov svinej v Demokratičeskoj Respublike V'etnam. **(Epizootiologische Besonderheiten der Schweinehelminthosen in der Demokratischen Republik Vietnam.)** Veterinarija, Moskva **39** (1962) Nr. 10. S. 31–32. – 3 Tab. Zus. in Engl.

Untersuchungen verschiedener Viehwirtschaften ergaben eine Abhängigkeit des Helminthenbefalles von den zoohygienischen Bedingungen, der Fütterung und dem Alter der Tiere. Schlechte Haltung der Tiere begünstigt die Infektion (Ascariden, Trichocephalus). Am häufigsten ist der Befall bei 2–6 Monate alten Schweinen. G. Pose. 9472.

Kume, Seiji, Ohishi, Isamu und Kobayashi, Shigeo; Tokyo, Japan, Univ. of Agric. and Technol., School of Veterin. Med., Dep. of Med. and Parasitol. Prophylactic therapy against the developing stages of Dirofilaria immitis. **(Prophylaktische Therapie gegen die Entwicklungsstadien von Dirofilaria immitis.)** Amer. J. veterin. Res. **23** (1962) Nr. 97. S. 1257–1260. – 1 Tab., 7 Lit. Zus. in Interlingua.

Viele durch *Dirofilaria immitis* hervorgerufene Schäden wären zu verhindern, wenn die Entwicklungsstadien des Wurmes vor dem Erreichen des Herzens abgetötet werden könnten. Die infektiöse Larve befällt, nachdem sie ihre Entwicklung in der Stechmücke abgeschlossen hat, den Hund. Die Entwicklung setzt sich in den subfascialen und subcutanen Geweben und möglicherweise in anderen Bezirken des Hundeorganismus fort. Etwa 85–120 Tage p.inf. wandern die Würmer (3,2 bis 11,0 cm lang) in den rechten Ventrikel. Hier werden sie geschlechtsreif, und ihre Mikrofilarien erscheinen 6½ Mon. p.inf. im peripheren Blut. Vf. testete Diaethylcarbamazin (DC) und Dithiazanin (DZ) auf ihre prophylaktische Wirksamkeit gegen die sich entwickelnden Dirofilarien. Tägliche orale Dosen von 11 mg/kg Kgw. DC-Dihydrogencitrat waren untoxisch und voll wirksam. Diese Menge, 7 Monate (mit Beginn zwei Monate vor dem Befall) täglich verabreicht, verhinderte, daß die Würmer das Herz erreichen. Eine 7monatige tägliche orale Medikation mit DZ-Jodid in Dosen von 2 mg/kg Kgw. erwies sich als unwirksam. G. Diez. 9476.

Malachova, E. I., Naumyčeva, N. I., Fedotova, M. N. und Fomičev, A. S. (Malachowa, Je. I., Naumytschewa, M. I., Fedotowa, M. N. und Fomitschew, A. S.); Skrjabin-Unions-Inst. für Helminthol. Piperazin dlja preimaginal'nych degel'mintizacij pri askaridoze svinej. **(Die Verwendung von Piperazin zur präimaginalen Dehelminthisierung bei Schweineascaridose.)** Veterinarija, Moskva **39** (1962) Nr. 10. S. 45–46.

In Vorversuchen konnte an 16 künstlich mit Ascarideneiern infizierten Schweinen durch Verabreichung von 0,3 g/kg Kgw./Tag Piperazin in 99,7% eine positive Wirkung erzielt werden. Die Ascariden gehen 6–7 Stunden nach der Piperazinverabreichung ab, und das Maximum wird während der ersten 24 Stunden erreicht. In Großversuchen an 750 (35tägigen) Ferkeln konnte nach 3maliger Dehelminthisierung 1) durch 0,3 g/kg Kgw. Piperazinsulphat im Alter von 35–40 Tagen, 2) nach gleicher Dosis 2 Wochen nach der ersten und 3) 1 Monat nach der 2. Dehelminthisierung eine fast völlige Befreiung von Ascariden erzielt werden. G. Pose. 9480.

Pavlov, P. und Dimitrov, G. (Pawlow, P. und Dimitrow, G.) Proučvane vŭrchu lekuvaneto i profilaktikata na fasciolozata. Sŭobštenie I. Izpitvane dejstvieto na Tetrachlormethanum (CCl_4) i Hexachloraethanum (C_2Cl_6) vŭrchu jajcata na Fasciola hepatica pri dechelmintizacija na ovce. **(Untersuchungen über die Behandlung und die Prophylaxe der Fasciolose. 1. Mitt. Prüfung der Wirkung von Tetrachlormethan und Hexachloraethan auf die Eier von Fasciola hepatica bei der Entwurmung von Schafen.)** Naučni trudove. Visš selskostopanski institut „Georgi Dimitrov“. Zootechničeski fakultet, Sofija **11** (1962) S. 91–99. – 3 Tab., 7 Lit. Zus. in Russ., Dtsch.

Die ovostatische und ovocide Wirkung von Tetrachlormethan und Hexachlormethan auf die Eier von *Fasciola hepatica* wurde untersucht. Dabei stellten Vff. fest: 1) bei von *Fasciola hepatica* befallenen, mit Tetrachlormethan (rein oder kombiniert mit Parafin liquid.) behandelten Schafen war das Präparat von keiner wesentlichen ovostatischen oder ovociden Wirkung; 2) Hexachloraethan, innerlich in Pulverform verabreicht, beeinflußte die Leberegeleier in unterschiedlichem Maße; die Einwirkung hing von der Zeitdauer zwischen Behandlung und Schlachtung der Versuchstiere (48 bis 72 Stunden) ab. P. Pawlow. 9480.

Veselova, T. P., Vorob'ev, M. A. und Dorošina, M. V. (Wessolowa, T. P. ,Worobjow, M. A. und Doroschina, M. W.); Skrjabin-Unions-Inst. für Helminthol. O vozmožnosti ispol'zovanija techničeskogo četyrechchloristogo ugleroda pri fascioleze krupnogo rogatogo skota. **(Die Verwendung von technischem Tetrachlorkohlenstoff zur Behandlung von Rinderfasciolosen.)** Veterinarija, Moskva **39** (1962) Nr. 10. S. 29–30. – 1 Tab.
Anstelle der üblichen Behandlung der Fasciolose mit reinem CCl_4 wird technischer Tetrachlorkohlenstoff vorgeschlagen. Der Gesundheitszustand der behandelten Rinder und die therapeutische Wirksamkeit erfahren keine Beeinträchtigung durch die Verwendung technischen CCl anstelle von reinem. Zur Bekämpfung der Fasciolose wird den Tieren 5–10 ml CCl_4/100 kg Kgw. in einer gleichen Menge Vaselinöl intramuskulär verabreicht.. G. Pose. 9480.

Trifonov, Tr. und Koserkov, L. (Trifonow, Tr. und Kosserkow, L.) Opit za likvidirane na fasciolozata. **(Ein Versuch zur Tilgung der Fasciolose.)** Veterinarna sbirka, Sofija **59** (1962) Nr. 5. S. 14–15. – 1 Tab.
Durch eine alljährliche Spritzung mit Kupfervitriollösung 1:5000 der Biotopen während der Monate Mai–Juni wurde die Umwelt des Zwischenwirtes der Fasciolose saniert. Durch Kotuntersuchungen der Invasionsdynamik bei Schafen, Rindern und Büffelkühen für die Zeit 1958/62 kommen Vff. zur Schlußfolgerung, daß die Tiere im November am stärksten befallen werden. Zur Entwurmung wird die Anwendung der kombinierten Methode (Dez. bis Anf. Jan.) oder der Methylineinsatz empfohlen. Dank dieser Maßnahmen wurde der Leberegelbefall der Schafe innerhalb der vierjährigen Versuchsperiode auf 4% herabgesetzt. Bei Rindern und Büffelkühen empfehlen Vff. eine zweimalige jährliche Anwendung, da bei ihnen der Befall höher ist als bei Schafen. G. Radew. 9480.

Slivickij, M. G. (Sliwizki, M. G.); Wiss. Versuchswirtsch. „Askanija-Nowa", Ukrain. SSR. Opyt likvidacii zabolevanija ovec diktiokaulezom i strongiljatozami. **(Ein Versuch zur Beseitigung von Dictiocaulose und Strongyloidose bei Schafen.)** Veterinarija, Moskva **39** (1962) Nr. 16. S. 46–47.
Durch eine komplexe Behandlung der von Helminthen befallenen Schafe konnte eine völlige Wiederherstellung der Tiere erzielt werden. Neben einer mehrmaligen Behandlung mit Phenothiazin und Jodlösung spielt die gute Fütterung der Tiere eine nicht zu unterschätzende Rolle bei der Beseitigung der Helminthosen (*Dictiocaulus*, *Chabertia ovina*, *Trichocephalus ovis*). G. Pose. 9480.

Balconi, I. R. und Todd, A. C.; Madison, Univ. of Wisconsin. A new treatment for trichuriasis in swine. **(Neues Behandlungsverfahren für die Trichuriasis beim Schwein.)** Veterin. Med. [Kansas City] **57** (1962) Nr. 9. S. 798–799. 9480.

Lapšyn, M. M. (Lapschyn, M. M.); Charkow, Ukrain. Forsch.-Inst. für Veterinärmed. Porivnjal'na ocinka riznych metodiv likuvannja kokcydiozu kroliv. **(Vergleichende Beurteilung verschiedener Tilgungsverfahren bei der Kaninchencoccidiose.)** Visnyk sil'ś kogospodarśkoï nauky, Kyïv **5** (1962) Nr. 1. S. 78–81. – Orig.: ukrain., Ausz.: russ.
Unter experimentellen Bedingungen wurde die therapeutische Wirksamkeit des Norsulfazols in Kombination mit Phtalazol, des Furazolidons, der Jodlösung, des weißen Streptozids, Trichazols und Laevomycetins bei der Kaninchencoccidiose überprüft. Man stellte fest, daß diese Stoffe eine mehr oder weniger ausgeprägte Heilwirkung besitzen, den tierischen Organismus aber nicht vollends von der Invasion befreien. Als beste Stoffe erwiesen sich: Furazolidon, Trichazol, weißes Streptozid und Laevomycetin. Diese Präparate sollen ununterbrochen 10 Tage verabreicht werden, wobei die Behandlung gegebenenfalls nach 6–8 Tagen zu wiederholen ist. W. Bathke. 9485.

Heine, W.; Hannover, Zentralinst. für Versuchstierzucht. **Zur Ektoparasitenbekämpfung bei Maus und Ratte.** Z. Versuchstierkunde **2** (1963) Nr. 1/2. S. 1–22. – 1 Abb., 5 Tab., 53 Lit. Zus. in Engl.

In den Ratten- und Mäusebeständen wurde ein unterschiedlicher Befall mit folgenden Ektoparasiten festgestellt: *Myobia musculi, Myobia affinis, Myobia ensifera, Myocoptes musculinus, Polyplax serrata.* Die Übertragung geschah nur von Tier zu Tier. Krankheitserscheinungen wurden nur bei geschwächten Tieren beobachtet. Nach unbefriedigend verlaufenen Behandlungsversuchen mit Jacutin und Neguvon brachte ein Bad mit Alodan der Farbwerke Hoechst (chlorierter Kohlenwasserstoff) gute Ergebnisse. Dieses wurde unter Verwendung eines besonderen Badetopfes in der Konzentration von 0,5% dreimal in Abständen von 11 Tagen durchgeführt. Es wurden Tiere aller Altersklassen gebadet. Innerhalb von 32 Tagen nach dem 1. Bad starben nur 0,8% der behandelten Ratten und 1,5% der behandelten Mäuse. Der Bestand konnte von Ektoparasiten befreit werden, wie laufende Stichproben ergaben.

B. Busch. 9480.

Hiepe, Th.; Berlin, Humboldt-Univ., Inst. für Parasitol. und Veterinärmed. Zool. **Der gegenwärtige Stand der Dassellarvenbekämpfung.** Dtsch. Landwirtsch. **14** (1963) Nr. 2. S. 90–92. – 1 Abb.

Eine weitere Verbreitung des Dassellarvenbefalles ist bei den Rinderherden der nördlichen Bezirke der DDR festzustellen. Aber auch im DDR-Maßstab zeigen über 10% der Rinderhäute nach dem Gerben Durchlöcherungen der für die Lederverarbeitung so wertvollen Rückenhaut. Diese Hauptschäden entstehen durch die Dasselbeulen, die sich in der Rückenunterhaut bilden. Sie treten etwa Ende Januar auf und erreichen bis Taubeneigröße. Die Beulen verschwinden erst nach dem Ausschlüpfen der verpuppungsfähigen Larven im Frühjahr und Sommer und hinterlassen ein kleines Loch. Neben diesen Schäden verursacht die bei uns vorkommende große Hautdasselfliege *Hypoderma bovis* noch andere Schäden, z. B. Aufregungserscheinungen und Fluchtreaktionen der Weiderinder zur Zeit der Eiablage der Fliegen. Dadurch entstehen Verminderungen der Milchleistung und des Fleischansatzes. Fliehende Tiere verletzten sich oft schwer beim Ausbrechen aus der Umfriedung (Gräben, Zäune); durch Wanderlarven können schließlich Lähmungen der Hinterhand verursacht werden. Der durch die verschiedenen Entwicklungsstadien der großen Dasselfliege auftretende ökonomische Gesamtschaden wird für die DDR auf mindestens 2 Mill. DM geschätzt. Nach Vf. sind die bisherigen Bekämpfungsmaßnahmen unbefriedigend, da sie oft nicht planmäßig und systematisch und mit ungenügenden Methoden durchgeführt wurden. Der Dassellarvenbefall kann ganz ausgerottet werden, wenn eine internationale Zusammenarbeit auf diesem Gebiet organisiert würde. Als aussichtsreichste Präparate gegen die Dassellarven bieten sich die ausgezeichnet unsystemisch wirkenden organischen Phosphorverbindungen an. Eine vollständige Ausrottung setzt jedoch die Unterbrechung des Entwicklungskreislaufes voraus. Das ist auf verschiedenen Wegen möglich. A. Biologisch-hygienische Maßnahmen: Fernhalten aller Weiderinder von Dasselfliegen würde eine dauernde Stallhaltung voraussetzen und ist daher undurchführbar. B. Chemoprophylaktische und -therapeutische Maßnahmen: 1) Sprühbekämpfung aller Dasselfliegen und -puppen im Gelände ist ebenfalls unmöglich; 2) Verhinderung der Larveneinwanderung ins Körperinnere durch mehrmaliges Besprühen der Rinder mit Wirkstoffen ist während der Weidezeit zu arbeitsaufwendig; 3) bleibt also das Abtöten der Larven im Rind, entweder in den Beulen oder bevor es zur Beulenbildung kommt. In den Beulen können die Larven mechanisch durch Audrücken beseitigt werden; es ist aber ein zeitraubendes und zudem für das Tier schmerzhaftes Verfahren. Eine mechanisch-medikamentelle Entdasselung hat sich auch nicht bewährt. Die rein medikamentelle Entdasselung mit Derriswurzelpräparaten als Rückenwaschverfahren zeigt zwar gute Erfolge, aber es werden die sog. Nachschübe nicht beeinflußt. Neuerdings werden daher wenig toxische organische Phosphorverbindungen zur Rückenwäsche verwendet, in der DDR das „Trichlorphon-Wolfen" (von VEB Farbenfabrik Wolfen). Bevor es zur Beulenbildung kommt besteht die Möglichkeit, systemisch wirkende organische Phosphorverbindungen in den Herbstmonaten zu verabreichen und die Beulenbildung weitgehend zu verhindern. In der DDR wird hierzu das Kombinationspräparat „Bubulin" (VEB Farbenfabrik Wolfen) verwendet. Das Präparat wird zwischen Mitte Oktober und Mitte Dezember zweimal in 4–6wöchigem Abstand in einer Menge von 25 mg/kg Kgw. i.m. injiziert. Die gefährdeten Jungrinder werden in diese Behandlung mit einbezogen. Für die Bekämpfung in der DDR wird vom Vf. folgender Weg vorgeschlagen. In Dassellarvenschadgebieten Herbstbehandlung mit „Bubulin" wie erwähnt und damit Verminderung der Beulenbildung zu einem hohen Prozentsatz. Im Frühjahr vor Weideaustrieb erfolgt eine Rückenwaschbehandlung mittels 2%iger Trichlorphon-Lösung. Damit wird der größte Teil der in den Beulen bzw. im Körper der Rinder lebenden Larven abgetötet. Der Erfolg dieses Vorhabens setzt eine gute Zusammenarbeit mit den Landwirtschaftsbetrieben voraus. G. Diez. 9480.

Semenov, P. V. (Semjonow, P. W.); Altai-Forsch.-Inst. für Veterinärhyg. Primenenie chlorofosa dlja bor'by s polostnym ovodom ovec. **(Die Anwendung von „Chlorofos" zur Bekämpfung der Schafbremse.)** Ovcevodstvo, Moskva 8 (1962) Nr. 5. S. 37–38. — 1 Tab.
Vf. geht davon aus, daß die Larven dieses Parasiten in den Nasen- und Stirnhöhlen der Schafe starke Entzündungen hervorrufen, welche zur Abmagerung und teilweise auch zum Tod der Tiere führen. Die Insekten nähern sich den Schafherden auf der Weide in großen Schwärmen und legen an den Nasenöffnungen ihre Eier ab; deswegen gibt es zwei Möglichkeiten der Bekämpfung mittels Insektiziden: entweder versucht man die Bremsen oder die Larven zu vernichten. Nach einem genauen Studium der Biologie des Parasiten kamen der Vf. und seine Mitarbeiter zu dem Schluß, daß der günstigste Zeitpunkt der Bekämpfung mit Insektiziden dann gegeben ist, wenn sich die Larven auf ihrer Wanderung noch in den Nasenhöhlen der Schafe befinden (im Gebiet des Altai ist dies vom Juli bis Dezember der Fall). Bei Behandlungsversuchen mit Lysol-Lösung bzw. verschiedenen Hexachloremulsionen konnten 84–95% der Larven abgetötet werden. Die Anwendung einer 1,5 bis 2,0%igen „Chlorofos-Lösung" (die chem. Zusammensetzung ist nicht genau angegeben) brachte einen fast 100%igen Erfolg. Nach der Entwicklung eines Apparates mit mehreren Schlauchansätzen, wobei die Schläuche in die Nasenöffnungen der Schafe gebracht werden und so kurzzeitig die Lösung bei horizontaler Haltung des Kopfes infundiert werden kann, wurden im Jahre 1961 im Altai-Gebiet mehr als 20000 Schafe nach dieser Methode mit gutem Erfolg behandelt. E. Werner. 9480.

XXIII. HAUTKRANKHEITEN

Lebas, Michèle; Alfort, École Nat. Vétérin. Alopécies neuro-endocriniennes du chien d'origine génitale. **(Neurotrophische, endokrine Alopecie beim Hunde mit Ursprung im Geschlechtsapparat.)** Diss. Alfort **1962** 59 S. — 14 Lit.
K. Reinhardt. 9622.

Downing, W. und Mort, P.; Sydney, William Cooper & Nephews Ltd. Experiments in the control of the itch mite, Psorergates ovis, Womersley, 1941. Part I. **(Versuche zur Bekämpfung der Räudemilbe Psorergates ovis [Womersley, 1941]. 1. Mitt.)** Austral. veterin. J. **38** (1962) Nr. 3. S. 77–85. — 5 Abb., 4 Tab.

Der Entwicklungszyklus der Räudemilbe *Psorergates ovis* wurde von Murray (1959) aufgeklärt. Er umfaßt Ei, Larve, drei Nymphenstadien sowie adulte Männchen und Weibchen. Die Entwicklung vom Ei bis zum erwachsenen Parasiten dauert etwa 5 Wochen und spielt sich auf der Hautoberfläche und unter dem Stratum corneum ab. Die Milbe wird hauptsächlich bei Merinoschafen in Australien, Neuseeland, Südafrika und Argentinien gefunden. Vff. glauben jedoch, daß sie auch noch bei anderen Schafrassen entdeckt werden wird. *P. ovis* kommt in den erwähnten Gebieten vor allem in deren hoch gelegenen Distrikten vor. Die von den Vff. vorgenommene Prüfung einer größeren Anzahl Hautschabeproben unbehandelter, geschorener und ungeschorener Schafe ergab bei 8–20% der Tiere Milbenbefall. Die Schur kann eine Milbenpopulation bis auf 50% reduzieren, wenn die Tiere anschließend hohen Temperaturen und direktem Sonnenlicht ausgesetzt sind sogar bis auf 80%. Die höchsten Milbenkonzentrationen treten an den Seiten der Schafe auf, was bei den Hautschabeproben entsprechend berücksichtigt werden muß. Die Übertragung der Parasiten geschieht meistens zwischen geschorenen Schafen bzw. vom geschorenen Mutterschaf auf die Lämmer. Zur Prüfung der Brauchbarkeit von Insektiziden zur Milbenbekämpfung gibt es eine einfache Labormethode. Die Milben werden in Lösungen von Test-Insektiziden eingetaucht und anschließend bis zu 6 Std. beobachtet. Ein wirksames Insektizid muß in dieser Zeit die Unbeweglichkeit oder den Tod aller Milben bewirken. Die praktische Bekämpfung erfolgt dann im Eintauchverfahren in geeigneten Bottichen, in welchen die Tiere, auf dem Rücken liegend, 30 Sek. hin und her bewegt werden. Sieben Tage zuvor muß die Schur erfolgt sein. Von den behandelten Schafen werden sodann 7,21 und 35 Tage später Hautschabeproben von 17 genau festgelegten Stellen des Körpers genommen und mikroskopisch auf Milben geprüft. G. Diez. 9630.

Downing, W. und Mort, P.; Sydney, Australia, William Cooper & Nephews. Experiments in the control of the itch mite, Psorergates ovis, Womersley, 1941. Part II. **(Versuche zur Bekämpfung der Räudemilbe Psorergates ovis [Womersley, 1941]. 2. Mitt.)** Austral. veterin. J. **38** (1962) Nr. 5. S. 269–274. — 7 Tab., 15 Lit. 1. Mitt. vgl. vorst. Ref.

Im 1. Teil dieser Arbeit werden Beobachtungen über den Lebenszyklus, die Morphologie und die Lebensgewohnheiten von *Psorergates ovis* berichtet. Die Haupteinfallsgebiete dieses Parasiten in Australien, Neuseeland, Südafrika und Argentinien sind solche Distrikte, in welchen vorwiegend Schafzucht betrieben wird und kalte sowie nasse Winter auftreten. Der 2. Teil beschäftigt sich mit Bekämpfungsmaßnahmen. Es wird festgestellt, daß der Befall durch Schafschur und bei warmem, trockenem Wetter nachläßt. Weiter wird betont, daß schwere klinische Reaktionen nicht unbedingt mit der Intensität des Milbenbefalls in Beziehung zu stehen brauchen. Nach einem hierzu entwikkelten Prüfungsverfahren sind von 17 Stellen des Schafkörpers Schabeproben zu nehmen, es wird und darauf hingewiesen, daß eine weniger sorgfältige Untersuchung zu falschen negativen Ergebnissen führen kann. Bäder mit Arsen-Schwefel-Rotenon-Pulver und Kalk-Schwefel ergaben einen guten und wirtschaftlichen Bekämpfungserfolg, vernichteten den Parasiten jedoch nicht vollständig. Mit flüssigen Arsen-Bädern, Delta-Gamma B.H.C.-Bädern und solchen verschiedener organischer Phosphorverbindungen wurden mangelhafte Ergebnisse erzielt. Mischbare Rotenon-Öl-Bäder erwiesen sich als relativ untoxisch und hochwirksam und machten nur ein einmaliges Eintauchen notwendig. G. Diez. 9630.

Neuman, M.; Bet Dagan, Veterin. Inst. An outbreak of besnoitiosis in cattle. **(Besnoitiose-Ausbruch beim Rind.)** Refuah Veterinarith [Jerusalem] **19** (1962) Nr. 2. S. 106–105. — 4 Lit.

Die in der Haut von Rindern gefundenen Parasiten gehörten zur Gattung Besnoitia und der Species *B. besnoiti*. Der Ausbruch einer Besnoitiose wurde bei 3 Bullen einer Herde festgestellt. Die Tiere wurden geschlachtet und dabei folgende histologischen Befunde erhoben. Die Körperhaut war mit verdicktem Bindegewebe versehen, in welchem große Mengen leicht zu tastender Cysten eingebettet waren. Von den inneren Organen wurden nur in der Dünndarmmucosa einige Cysten gefunden. Das Scrotum einschließlich der Tunica dartos waren verdickt, runzelig und ohne Behaarung. Die Testikel waren auch geschrumpft und fibrotisch. In der Tunica albuginea und dem Parenchym wurden zahlreiche Cysten entdeckt. Histologisch erschienen die Testikel fibrotisch, die Tubuli seminiferi zeigten Degenerationserscheinungen und viele waren verkäst oder verkalkt. Im fibrotischen Interstitium gab es kaum Leydig'sche Zellen. Die Cysten des Parasiten waren über das Parenchym diffus zerstreut; einige mit einer lymphocyten Infiltration umgeben, andere durch eine extensive Fibrose. Hautschnitte zeigten eine chronische Dermatitis mit Hyperkeratose und zahlreichen Cysten in der Cutis. Gelegentlich gab es auch eine entzündliche Reaktion um die Cysten herum. Spermienuntersuchungen offenbarten etwa 50% toter Spermatozoen, und der Rest war morphologisch anormal. G. Diez. 9645.

Tkáčik, Š. und Kachnič, M.; Košice, Seminár pre Doškol'ovanie Veterin. Lekárov, Pobočka; Dermatovenerol. Katedra Lékarské Fak. UPJŠ. Použitie kultivačných pôd s aktidiónom pri izoláciách dermatofytov z trichofýcie hovädzieho dobytka. **(Verwendung von Actidion enthaltenden Nährböden zur Isolierung von Dermatophyten bei der Trichophytie des Rindes.)** Veterin. Časopis **11** (1962) Nr. 4. S. 326–330. – 1 Abb., Zus. in Russ., Engl.

Unreines Infektionsmaterial (Haare, Krustenteile, Schuppen) von 159 Rindern, besonders von Kälbern und Färsen, und von zwei an Trichophytie erkrankten Pferden wurde versuchsweise bei Zimmertemperatur kultiviert, und zwar zum Teil auf Sabouraud'schem Glukoseagar unter Zusatz von 20 E krystallisiertem Penicillin, 40 E Streptomycin und 9,5 mg Actidion (Cyklohexamid aus *Streptomyces noursei*) je 1 ml Boden, zum Teil auf demselben Sabouraud'schen Agar, jedoch ohne Zusätze. Auf antibiotisch beeinflußten Nährboden wurden in 95 Fällen (59,7% *Trichophyton faviforme discoides* (*verrucosum*) und zweimal auch *Trichophyton gypsenum asteroides* festgestellt, während auf zusatzfreiem Boden die Züchtung nur in 12 Fällen (7,5%) positiv war. Bei der Kultivation hielt man auch das Infektionsmaterial von noch nicht behandelten Tieren und das Material von Tieren, die bereits eine Kur durchgemacht haben und bei denen der Prozentsatz der positiven Züchtung niedriger war, auseinander. In zwei Fällen gelang es, die Schimmelarten auch direkt aus den Futterrinnen zu züchten. Die günstigen Resultate der Züchtung werden der Unterdrückung des Wachstums kontaminierender Mikroben durch Actidion zugeschrieben. F. Nádvorník. 9650.

Brown, Lloyd R., May, Clinton D. und Williams, Stephen E.; Auckland. A non-tuberculous granuloma in cats. **(Ein nichttuberkulöses Granulom bei Katzen.)** New Zealand veterin. J. **10** (1962) Nr. 1. S. 7–9.

Es handelt sich offenbar um einen wenig bekannten granulomatösen Zustand in der Haut oder Unterhaut bei Hauskatzen. Im Verlaufe von zwei Jahren wurden neun Fälle dieser Erkrankung vorgestellt. In einem Fall wurde eine junge Katze mit einem tumorähnlichen Gebilde am Vorderlauf vorgestellt, welches operativ entfernt wurde. Es zeigte sich, daß dieses Gebilde granulomartigen Charakter hat. Histologisch wurden zahlreiche Häufchen säurefester Stäbchen gefunden. Nach provisorischer Diagnose Hauttuberkulose wurde die Katze getötet. Die Sektion ergab keinerlei krankhaften Befund. Alle im Hinblick auf die Tbc eingeleiteten bakteriologischen Untersuchungen wie Tierversuche verliefen negativ. – In 8 weiteren Fällen wurden völlig gleichartige Befunde erhoben. Diese Tiere wurden nicht getötet und zeigten späterhin nach dem chirurgischen Eingriff keinerlei krankhafte Erscheinungen mehr. Die klinischen und histologischen Befunde gleichen in gewisser Hinsicht der menschlichen sowie der Rattenlepra, sie scheinen in der Mitte der beiden Erkrankungen zu stehen. Weitere bakteriologische und epidemiologische Untersuchungen stehen noch aus. K.-P. Jaksztien. 9660.

XXIV. GEFLÜGELZUCHT, GEFLÜGELKRANKHEITEN

Salami, Abdoul-Caniyou; Alfort, École Nat. Vétérin. Considérations sur l'aviculture au Togo. **(Betrachtungen über die Geflügelzucht in Togo.)** Diss. Alfort **1961** 45 S. — 2 Tab., 6 Lit. K. Reinhardt. 9710.

Bratanov, K., Radev, G. und Dikov, V. (Bratanow, K., Radew, G. und Dikow, W.); Sofia, Höheres Landwirtsch. Inst. „Georgi Dimitrow"; Zootechn. Fak., Lehrstuhl für Geburtshilfe und Künstl. Besam. Izsledvanija vŭrchu seruminite beltŭčin na njakoi vidove ptici vŭv vrŭzka s oploždaneto i onasledjavaneto. **(Untersuchungen über die Serumeiweiße mancher Geflügelarten im Zusammenhang mit Befruchtung und Vererbung.)** Naučni trudove. Visš selskostopanski institut „Georgi Dimitrov". Zootechničeski fakultet, Sofija **11** (1962) S. 51–68. — 5 Abb., 7 Tab., 19 Lit. Zus. in Russ., Dtsch.
Vff. untersuchten die Eiweißfraktionen im Serum dreier Geflügelarten (Hühner, Enten und Gänse) zwecks Feststellung biologischer Verwandtschaft unter ihnen. Ferner versuchten Vff. bei Behandlung der obigen drei Geflügelarten mit artfremden Blut Veränderungen in den Eiweißfraktionen nachzuweisen, und schließlich haben sie die Nachkommenschaften der so behandelten Geflügelarten auf morphologische Veränderungen erforscht. Bei nichtbehandeltem Geflügel stellten Vff. in den Gammaglobulinen nur zwischen Hühnern und Wassergeflügel einen Unterschied fest. Bei dem einer vegetativen Einwirkung unterzogenen Geflügel stellten Vff. eine Annäherung des Recipienten an die Mittelwerte der Eiweißfraktionen im Donator fest. Nach der Injektion artfremden Blutes wurde eine Steigerung der Legeleistung bei Hennen unterschiedlicher Gruppen festgestellt. Eine Befruchtung zwischen Henne und Gänserich, Henne und Enterich, Ente mit Gänserich und Gans durch Enterich wurde, trotz ihrer Behandlung zur vegetativen Annäherung, nicht erreicht. Neugeschlüpfte Küken aus mit artfremdem Blut behandelte Hennen weisen ein höheres Schlupfgewicht auf. Bei F_1 und F_2 Generationen aus mit heterogenem Blut behandelten Hühnern traten neue morphologische Merkmale auf. Daraus schließen Vff., daß das Auftreten der für den Donator kennzeichnenden morphologischen Merkmale eine Bestätigung dafür ist, daß durch Bluttransfusion manche Erbeigenschaften üertragen werden können.
N. Iwanow. 9710.

Kaltofen, Richard Sylvester; Utrecht, Rijksuniv., Fac. Diergeneeskunde. Het keren der eieren van de hen tijdens het broeden als mechanische factor van betekenis voor de broeduitkomsten. **(Das Wenden der Hühnereier während der natürlichen Brut als ein die Brutfähigkeit beeinflussender Faktor.)** Diss. Utrecht **1961** 104 S. — 20 Abb., 20 Tab., 94 Lit.
E. Wiesner. 9710.

Ščerbina, P. F. (Stscherbina, P. F.) Kruglogodovoj vyvod cypljat mjasojaičnych porod. **(Ganzjähriger Schlupf von Küken der Zwiehuhnrassen.)** Pticevodstvo, Moskva **1962** Nr. 6. S. 18–19. — 2 Abb., 2 Tab.
Von den Rassen New-Hampshire und Plymouthrock wurde je ein Märzschlupf im September (100% der Herde) und ein Junischlupf im Januar (30% der Herde) in die Zuchtherde eingestellt. Vor allem bei den New-Hampshire brachte diese Methode Vorteile in der gleichmäßigen, ganzjährigen Mastkükenerzeugung. H. Pingel. 9710.

Kamaljan, G. V., Barsegjan, G. V. und Karadžjan, A. M. (Kamaljan, G. W., Barsegjan, G. W. und Karadshjan, A. M.); Jerewan, Zootechn. und Veterinärmed. Inst. Stimuljacija rosta i razvitija životnych organizmov. **(Stimulierung von Wachstum und Entwicklung des tierischen Organismus [Küken].)** Vestnik sel'skochozjajstvennoj nauki, Moskva 7 (1962) Nr. 5. S. 83–87. — 7 Tab. Zus. in Engl., Franz., Dtsch.

Aethanolamin erreichte in der Dosierung von 5 mg pro kg Kgw. tägl. bei Küken die wachstumsfördernde Wirkung von Vitamin A und übertraf die Wirkung von Cholin und Biomycin. Zusätze dieser Stoffe zur Aethanolamingabe brachten keine weitere Steigerung. Magen-Darm-Erkrankungen wurden weitgehend verhindert. Innerhalb von 4 Wochen wurde durch Aethanolamin das durchschnittl. Kgw. der Versuchstiere um 23% über das der Kontrollen gesteigert, durch Biomycin aber nur um 9,7% und durch Cholin um 5,9%.

S. Willer. 9710.

Jarmolenko, S. A.; Staatl. Landwirtsch. Versuchsstat. der ASSR der Komi. Oblučenie kur. **(Bestrahlung der Hühner.)** Pticevodstvo, Moskva **1962** Nr. 4. S. 10–11. — 1 Abb., 2 Tab.

In Abhängigkeit vom Lichttag verteilte sich die Jahreslegeleistung eines Huhnes zu 20,7% auf das erste Jahresviertel, zu 35,4% auf das zweite, zu 33,7% auf das dritte und zu 10,2% auf das vierte. Durch künstliche Beleuchtung im Februar von 6^{00}–9^{00} und von 15^{00}–18^{00} Uhr, im März von 5^{00}–8^{00} und von 16^{00}–19^{00}, im April und Mai von 5^{00}–7^{00} und von 17^{00}–19^{00} Uhr konnte die Legeleistung erheblich gesteigert werden. Die größte Eizahl wurde bei der Bestrahlung mit ultraviolettem Licht erzielt, das größte Eigewicht bei Leuchtstoffröhren (mit „Tageslicht") oder bei Glühfadenlampenbestrahlung mit tägl. 15 Min. langer intensiver Einwirkung von UV-Licht.

S. Willer. 9710.

Shoffner, R. N., Polley, C. R., Burger, R. E. und Johnson, E. L.; St. Paul, Univ. of Minnesota, Dep. of Poultry Husbandry. Light regulation in turkey management. 1. Effect on body weight (growth). **(Über die Lichtregulation und ihre Auswirkung bei Puten. 1. Mitt. Die Wirkung auf das Körpergewicht [Wachstum].)** Poultry Sci. **41** (1962) Nr. 5. S. 1560–1562. — 3 Lit.

Gegenstand der Untersuchungen waren die unterschiedlichen Lichteinflüsse auf die Körperfunktionen und -leistungen bei Puten. Die Experimente bezogen sich auf die Dauer-, Kurz- und Langtagsbelichtung. Die Kurztagsbelichtung belief sich auf 6 Std. pro Tag. In dieser Veröffentlichung war das Untersuchungskriterium die Veränderungen im Körpergewicht bzw. in der Wachstumsrate. Aus den Versuchen konnte entnommen werden, daß die Tiere, die unter Dauerbelichtung standen, in ihrer Gruppe eine höhere Mortalität, eine schlechtere Qualität in der Befiederung sowohl im Alter von 14 als auch von 24 Wochen und ein geringeres Körpergewicht mit 14 Wochen aufzuweisen hatten. Die Kurztagsbelichtung ließ die besten Aufzuchtsergebnisse erkennen. In der Diskussion wird abschließend auf die gegenteiligen Befunde anderer Autoren eingegangen.

M. Richter. 9710.

Shoffner, R. N., Polley, C. R.; Burger, R. E. und Johnson, E. L.; St. Paul, Univ. of Minnesota, Dep. of Poultry Husbandry. Light regulation in turkey management. 2. Female reproductive performance. **(Über die Lichtregulation und ihre Auswirkung bei Puten. 2. Mitt. Die weibliche Fortpflanzungsleistung.)** Poultry Sci. **41** (1962) Nr. 5. S. 1563–1569. — 4 Abb., 3 Tab., 14 Lit. 1. Mitt. vgl. vorst. Ref.

Ausgehend von der Grundkonzeption der ersten Arbeit, stehen in dieser Veröffentlichung vor allem das Fortpflanzungsgeschehen, d. h. die Eiproduktion und die Befruchtungsfähigkeit, untersucht in Abhängigkeit unterschiedlicher Lichteinflüsse, zur Diskussion. Das Licht als stimulierendes Moment auf die Geschlechtsorgane sollte am Beispiel der Puten demonstriert werden. Aus den Ergebnissen ist zu entnehmen, daß größere Unterschiede in der Lichtreaktion zwischen den Puten, die unter Kurz- bzw. Langtagsbelichtung aufgezogen waren, bestehen. Diejenigen Tiere, die unter den Bedingungen des Kurztages aufgezogen waren, reagierten wesentlich stärker auf die Lichtstimulation als die Langtagsputen. Allgemein konnte geschlußfolgert werden, daß die Größe der Lichtschwankung die Eiproduktion beeinflußt. Auf die Befruchtungs- und Schlupffähigkeit konnten die Experimente keinen Einfluß ausüben. M. Richter. 9710.

Polley, C. R., Shoffner, R. N., Burger, R. E. und Johnson, E. L.; St. Paul, Univ. of Minnesota, Dep. of Poultry Husbandry. Light regulation in turkey management. 3. Male reproductive performance. **(Über die Lichtregulation und ihre Auswirkung bei Puten. 3. Mitt. Die männliche Fortpflanzungsleistung.)** Poultry Sci. **41** (1962) Nr. 5. S. 1570–1573. – 2 Abb., 2 Tab., 2 Lit.2. Mitt. vgl. vorst. Ref.
Aufbauend auf vorangegangene Arbeiten, untersuchten die Vff. die Hell-Dunkel-Abhängigkeit der Geschlechtsfunktionen von Truthähnen. Dabei sollten die optimalsten Belichtungsverhältnisse für diese Tiere gefunden werden. Aus den Ergebnissen konnte die Schlußfolgerung gezogen werden, daß Truthähne nur eine geringe bzw. gar keine Dunkelabhängigkeit aufweisen. Diejenigen Tiere, die am zeitigsten und am längsten der Lichtstimulation ausgesetzt waren, begannen zuerst mit der Samenproduktion. Im Gegensatz zu den weiblichen Tieren liegt bei den männlichen die Abhängigkeit der Geschlechtsaktivität von der Lichteinwirkung in weiten Grenzen. M. Richter. 9710.

Balyberdin, N. S., Starych, V. N. und Krylov, Ju. M. (Balyberdin, N. S., Starych, W. N. und Krylow, Ju. M.); Westsibir. Zweigstelle der Akad. für Bauwesen und Architektur der UdSSR. Glubokaja podstilka v ptičnike i temperaturnyj režim. **(Tiefstreu im Geflügelstall und das Temperaturregime.)** Pticevodstvo, Moskva **1962** Nr. 9. S. 12–13. – 1 Tab.
In einer Tiefstreu aus Sägemehl von 27 cm Dicke wurde im Winter bei einer Temperatur von etwa 27 °C in 10 cm Tiefe auf 1 m² in der Stunde 23 kcal Wärme produziert. Im zentralen europäischen Teil der Sowjetunion ist bei Tiefstreuhaltung keine Heizung in Legehennenställen erforderlich. In Sibirien muß die Heizung eine Wärmeproduktion von 18 kcal je Huhn und Stunde aufweisen. H. Pingel. 9710.

Nikulickij, I. V., Artemičev, M. A., Sadovskij, F. T. und Kimrjakov, V. A. (Nikulizki, I. W., Artjomitschew, M. A., Sadowski, F. T. und Kimrjakow, W. A.) Aėroionizacija pri vyraščivanii cypljat. **(Luftionisierung bei der Kükenaufzucht.)** Pticevodstvo, Moskva **1962** Nr. 8. S. 34–36. – 2 Abb., 1 Tab.
Die Ionisierung der Luft erfolgt zum Zweck der Reinigung der Stalluft von Staubteilchen und Mikroorganismen. Die Luftionisation von 20 Min. bis 4 Std. je Tag wirkte sich bei der Käfigaufzucht von Küken bis zum 60-Tage-Alter günstig aus. Das Kgw. wurde um 8%, der Hämoglobingehalt des Blutes um 14% und die Sterblichkeit um die Hälfte verringert. Weitere Studien sind erforderlich zur Klärung der Dauer der Ionisierung im Zusammenhang mit der Ionenkonzentration. H. Pingel. 9710.

Mirošničenko, N. E. und Semenova, Ė. I. (Miroschnitschenko, N. Je. und Semjonowa, E. I.); Askanija-Nowa, Gebiet Cherson, Ukrain. Iwanow-Forsch.-Inst. für Tierzucht der Steppengebiete „Askanija-Nowa". Istočnik proteina i mineral'nych veščestv. **(Wasserpflanzen, eine Quelle für Protein und Mineralstoffe.)** Pticevodstvo, Moskva **1962** Nr. 4. S. 9. – 1 Tab.
Schwarzmeer-Pyhllophoren mit einem durchschnittl. Gehalt von 64,7% Trockensubstanz (darin 20,7% Protein, 23,5% Mineralstoffe, 8,9% Rohfaser, 45,7% N-freie Extraktstoffe, 1,2% Fett, 4,3% Calcium, 0,25% Phosphor,

3,9% Schwefel, 0,105% Eisen und 0,36% Mangan) wurden an Legehennen verfüttert. Die Legeleistung stieg um 6% gegenüber der Vorperiode. S. Willer. 9710.

Kolčev, N. A. (Koltschew, N. A.); Orenburg, Lehr-Versuchs-Wirtsch. des Landwirtsch. Inst. Antibiotiki – mjasnym utjatam. **(Antibiotica an Mastenten.)** Pticevodstvo, Moskva **1962** Nr. 4. S. 20. – 1 Tab.
Von 1 mg ausgehend, wurde die Gabe kristallisierten Biomycins, Terramycins und Penicillins um je 1 mg pro Dekade gesteigert. Futterterramycin wurde in der Dosierung von 15 g auf 1 kg Mischfutter verabfolgt. In 2 Fütterungsversuchen an insgesamt 1500 Mastenten wurden das Kgw. gegenüber den Kontrollgruppen um 6,7-10,7% und die Futterverwertung um 5,7-10,8% verbessert. S. Willer. 9710.

Golubničaja, V. Ja. (Golubnitschaja, W. Ja.); Moskau, Landwirtsch. Timirjasew-Akad. Vitamin B_{12} v glubokoj podstilke. **(Vitamin B_{12} in der Tiefstreu.)** Pticevodstvo, Moskva **1962** Nr. 2. S. 12–13. – 1 Tab.
Mit der Dauer der Kükenhaltung stieg der Vitamin B_{12}-Gehalt in der Tiefstreu kontinuierlich von 107,6 µg/kg Trockensubstanz im ersten auf 188,3 g/kg im vierten Lebensmonat an. Der Vitamin B_{12}-Gehalt in der Leber der Tiere schwankte in den einzelnen Monaten zwischen 129,7 µg und 455,0 µg pro kg Trockensubstanz. Der Viamingehalt in der Brust- und Schenkelmuskulatur war bedeutend niedriger (0,5–6,8 µg/kg). Bei Küken, die in Käfigen gehalten wurden, lag die Vitaminkonzentration in den erwähnten Organen um 50% unter der bei den Tiefstreu-Tieren ermittelten. S. Willer. 9710.

Majer, R. G. (Maier, R. G.); Kasach. Forsch.-Inst. für Tierzucht. Kombikorma dlja mjasnych cypljat. **(Mischfutter für Mastküken.)** Pticevodstvo, Moskva **1962** Nr. 4. S. 18-19. – 3 Tab.
Für den 1.-90. Lebenstag werden Futtermittelmischungen mit wechselnder Zusammensetzung empfohlen. Diese verändern sich folgendermaßen: 42-40% Maisschrot, 10-20% Gerstenschrot, 10-9% Haferflocken, 5% Luzernemehl, 19,5-8% Sonnenblumenextraktionsschrot, ev. 8% Baumwollextraktionsschrot 4-1% Fischmehl, 2% Tierkörpermehl, 3% Futterhefe, 1,8–2% Muscheln, 2-2,7% Knochenmehl, 0,2-0,6% Kochsalz und 500 g Biobit-40 pro t Futtermittel. Sowohl der Nährstoffnorm als auch den Bedingungen über den Aminosäurengehalt der Eiweiße wird von vorliegenden Mischungen entsprochen. S. Willer. 9710.

Lobin, N. V. (Lobin, N. W.); Sagorsk, Gebiet Moskau, Unions-Forsch.-Inst. für Geflügelzucht. Normirovanie i režim kormlenija pticy. **(Normierung und Fütterungsregime bei Geflügel.)** Pticevodstvo, Moskva **1962** Nr. 8. S. 14–16. – 4 Tab.
Die früher je Huhn festgelegten Tagesfutternormen sind veraltet und müssen durch Normen ersetzt werden, die einer prozentual zusammengesetzten Ration, die ständig zur Aufnahme zur Verfügung steht, entsprechen. Die Normen sind für alle Geflügelarten und Altersgruppen in Futtereinheiten und verd. Eiweiß angegeben. Darüber hinaus sind Normen für Mineralstoffe, Aminosäuren und Vitamine angegeben, auch für Enten und Gänse. H. Pingel. 9710.

Babinceva, I. N. (Babinzewa, I. N.); Unions-Forsch.-Inst. für Ökonomik der Landwirtsch. Produktivnost' pticy i sebestoimost' jaic. **(Die Legeleistung des Geflügels und die Selbstkosten.)** Pticevodstvo, Moskva **1962** Nr. 8. S. 12–13. – 3 Tab.
Die Selbstkosten für Eier verteilen sich im Durchschnitt von 31 Betrieben zu 73,7% auf Futter, zu 11,3% auf Lohnkosten und zu 11,0% auf einfache direkte Kosten. Niedrige Legeleistung erhöht die Selbstkosten. Niedriger Eiweißgehalt des Futters verringert die Leistung, verschlechtert die Futterverwertung und erhöht ebenfalls die Selbstkosten. H. Pingel. 9710.

Belov, L. M. (Below, L. M.) Podbor porod dlja proizvodstva mjasnych cypljat. **(Auswahl der Rassen bei der Mastkükenproduktion.)** Pticevodstvo, Moskva **1962** Nr. 8. S. 21. — 2 Tab.

Bei unvollkommener Fütterung hatten folgende Kreuzungen bis zum 90-Tage-Alter die beste Wachstumsgeschwindigkeit, Überlebensrate und prozentualen Anteil eßbarer Teile am Schlachtgewicht: gestreifte Plymouth Rock×Rhodeländer (1430 g, 94,3%, 59,8%), Sussex×New Hampshire (1362 g, 98,4%, 62,3%), Sussex×Rhodeländer (1341 g, 98,6%, 62,0%). Die reinrassigen New Hampshire hatten ein 90-Tage-Gewicht von 1304 g, Rhodeländer 1260 g, Plymouth Rock 1134 g und Sussex 1102 g. H. Pingel. 9710.

Smetnev, S. I., Belov, L. und Sergeev, V. A. (Smetnew, S. I., Below, L. und Sergejew, W. A.); Moskau, Lenin-Akad. der Landwirtsch.-Wiss.; Landwirtsch. Timirjasew-Akad. Uskorennoe ulučšenie mjasnych kačestv cypljat. **(Beschleunigte Steigerung der Fleischleistungen bei Broilern.)** Vestnik sel'skochozjajstvennoj nauki, Moskva **7** (1962) Nr. 5. S. 73–82. — 5 Abb., 5 Tab., 17 Lit. Zus. in Engl., Franz., Dtsch.

Bei Hühnern der Moskauer Rassengruppe wurde eine Verbesserung der Fleischleistung durch Selektion nach der Stärke der Brustmuskulatur erzielt. Zwischen der Stärke der Brustmuskulatur und dem Kgw. am 60. und 90. Lebenstag bestand eine Korrelation von r = 0,75. Mit steigendem Lebensalter wurde diese geringer und betrug im 12. Lebensmonat r = −0,144. Bei der Messung wurde mit Hilfe eines Transporteurs die Winkelgröße der Brustmuskel-Längsfalte ermittelt. Breitbrüstige, gutbemuskelte Tiere zeigten Winkel von 73–74°, schlechtbemuskelte 65–66°. In zwei Generationen konnte die Fleischleistung mit dieser Methode um 10–12% gesteigert werden. S. Willer. 9710.

Aripdžanov, R. T. (Aripdshanow, R. T.); Usbek. Inst. für Tierzuchtforsch. Indjušata-brojlery. **(Putenbroiler.)** Pticevodstvo, Moskva **1962** Nr. 8. S. 23–26. — 3 Abb., 3 Tab.

Breitbrüstige Bronzeputen, Moskauer Weiße, Kreuzungsputen Nordkaukasische×Landpute sowie Landputen wurden in Gruppen zu je 1200 Tieren auf Tiefstreu mit Auslauf in Sonnenbalkonen bei einheitlicher Fütterung gehalten. Die Moskauer Weißen waren in den meisten Kriterien überlegen, vor allem in der Futterverwertung und der Schlachtqualität (Aussehen und chem. Analyse). Die 4-Monate-Gewichte waren bei den Breitbrüstigen Bronzeputen mit 4,06 kg am höchsten und bei den Landputen mit 3,07 kg am niedrigsten. Die Rohverwertung war bei den Moskauer Weißen mit 4,01 FE/kg Zuwachs am günstigsten und bei den Landputen mit 4,67 FE/kg Zuwachs am höchsten. H. Pingel. 9710.

Chanteclair, Jean; Alfort, École Nat. Vétérin. La maladie de la poulette. **(Die Krankheit der Junghenne.)** Diss. Alfort **1962** 42 S. — 26 Lit. K. Reinhardt. 9735.

Loquet, Albert; Alfort, École Nat. Vétérin. La cataracte enzootique des volailles. **(Enzootischer grauer Star beim Geflügel.)** Diss. Alfort **1961** 51 S. — 12 Lit. K. Reinhardt. 9740.

Eisengarten, H.-J.; Jena, Veterinäruntersuchungs- und Tiergesundheitsamt, Abt. Tiergesundheitsdienste. **Ein Beitrag zum Thiamin- und Riboflavinmangel bei Hühnerküken.** Mh. Veterinärmed. **17** (1962) Nr. 1. S. 16-20. — 4 Abb., 5 Tab., 15 Lit.

Das klinische Krankheitsbild und die Differentialdiagnose des Thiamin- und Riboflavinmangels wird beschrieben. Bei der Herstellung von Fertigfuttermitteln wurde bisher diesen Vitaminen meist wenig Beachtung geschenkt. Diesbezügliche Mangelerscheinungen treten in den letzten Jahren im Einzugsbereich des Tiergesundheitsamtes Jena gehäuft auf. Ursachen sind einmal

Verfütterung ungeeigneter Futtermittel, wie z. B. polierter Bruchreis oder geschrotener Hundekuchen, zum anderen unzureichend zusammengesetztes Fertigfutter. Die durch letzteres verursachten Schäden sind sehr erheblich. 2 industriell hergestellte Kükenaufzuchtfuttermittel werden auf ihren Gehalt an Vitamin B_1 und B_2 hin untersucht und mit den von Fangauf angegebenen Mengen verglichen. Dabei sind in Futter I die ungenaue Deklaration sowie das gänzliche Fehlen von Riboflavin zu beanstanden. In Futter II ist der Riboflavinbedarf gerade knapp gedeckt. Thiamin ist in beiden Futtermitteln ausreichend vorhanden. Der Riboflavinmangel ist hauptsächlich auf den geringen Gehalt an Trockenhefe zurückzuführen. Möglicherweise ist bei auch ausreichenden Vitaminbeimengungen eine Schädigung der Hefe durch einen unsachgemäßen oder fehlerhaften Herstellungsprozeß verursacht. Um weitere Schäden zu vermeiden, wird empfohlen, Bierhefe nur von guter Qualität und in ausreichender Menge dem Futter beizumischen und eine wirksame Kontrolle des Herstellungsprozesses durchzuführen. Durch Tabellen werden der Gehalt der einzelnen Futtermittel an den Vitaminen B_1 und B_2 und die von den Hühnern benötigten Vitaminmengen dargestellt.
E. Wojaczek-Steffke. 9740.

Maas, H. J. L.; Hoodland, Inst. voor Moderne Veevoeding „De Schothorst". De invloed van blauwe kam ziekte op het eigewicht en de eikwaliteit, een onderzoek met behulp van praktijkmethoden. **(Der Einfluß der „Blaukammkrankheit" auf Eigewicht und Eiqualität. Untersuchung mit Hilfe von Praxismethoden.)** Vlaams diergeneeskund. Tijdschr. **30** (1961) Nr. 11. S. 269–277. — 4 Tab., 9 Lit. Zus. in Engl., Franz. E. Wiesner. 9740.

Ghoneim, A., Raafat, M. A., Abou Raya, A. K. und Darwish, A. M.; Giza, Egypt, Cairo Univ., Fac. of Agric., Dep. of Animal Nutrit. Economic feeding of Egyptian sheep on rations with reduced levels of starch value in relation to growth. **(Wirtschaftliche Fütterung ägyptischer Schafe durch Rationen mit in Abhängigkeit zum Wachstum herabgesetzten Stärkewertanteilen.)** Meded. Veeartsenijschool Rijksuniv. Gent **5** (1961) Nr. 2. S. 1–16. — 5 Tab., 10 Lit. E. Wiesner. 9160.

Toškov, A., Gajtandžiev, G., Todorov, T. und Kamburov, G. (Toschkow, A., Gajtandshiew, G., Todorow, T. und Kamburow, G.) Etiologični i mikrobiologični proučvanija na cholerata po pticite. **(Ätiologische und mikrobiologische Untersuchungen der Geflügelcholera.)** Naučni trudove. Visš veterinarnomedicinski institut „Prof. d-r G. Pavlov", Sofija **10** (1962). S. 221–225. — 6 Lit. Zus. in Russ., Dtsch.
Eine Typendifferenzierung an 152 aus Hühnern und Enten isolierten Pasteurella-Stämmen wurde auf Grund biochemischer Untersuchungen vorgenommen. Nach Schneider gehören die Stämme zu folgenden Gruppen; I = 37,5%, II = 46,75%, V = 3,93% und VIII = 6,56%. Die restlichen 5,26% der Stämme nehmen eine Mittelstellung zwischen Gruppe I und II ein, doch nähern sie sich mehr der Gruppe II. Aus der gleichen Herde wurden zu verschiedenen Gruppen gehörende Stämme isoliert. Z. Tomow. 9772.

Iliev, T., Jovčev, E., Girginov, G., Arsov, R., Georgieva, Ja., Conev, C., Stajkov, D. und Tabakov, B. (Iliew, T., Jowtschew, E., Girginow, G., Arsow, R., Georgiewa, Ja., Zonew, Z., Stajkow, D. und Tabakow, B.) Proučvanija vŭrchu faktorite, koito obuslavjat spontanni zaboljavanija ot cholera po pticite. **(Untersuchungen über die Faktoren, die spontane Erkrankungen an Geflügelcholera begründen.)** Naučni trudove. Visš veterinarnomedicinski institut „Prof. d-r G. Pavlov", Sofija **10** (1962) S. 265–283. — 11 Abb., 2 Tab., 6 Lit. Zus. in Russ., Dtsch.
Auf Grund epizootiologischer Beobachtungen und Untersuchungen in 86 mit Geflügelcholera verseuchten Wirtschaften werden die Faktoren herausge-

stellt, die das Auftreten von spontanen Erkrankungen bedingen. Diese Faktoren sind mannigfaltiger Natur; physiologischer (Wechsel des Federkleides im Herbst und verstärkte Eiablage im Frühjahr), zoohygienischer (Überbesetzung, Raumfeuchtigkeit, schwerer Transport, Parasiteninvasion, verschiedene tierärztliche Eingriffe u. a.), alimentärer (Futtermangel und vorwiegend Vitamin A-Mangel), meteorologischer (schroffe Temperaturschwankungen und solche in der relativen Luftfeuchtigkeit, starke Winde, anhaltende Niederschläge u. a.) und topographischer (entwaldetes und ebenes, Winden und Trockenheit ausgesetztes Gelände). Die zur spontanen Erkrankung prädisponierenden Faktoren wirken oft nicht einzeln, sondern in unterschiedlicher Zusammensetzung. Bei Ermangelung von Keimträgern bricht selbst bei ungünstigstem Zusammentreffen dieser Faktoren keine Erkrankung aus. Deswegen können für lange Jahre als gesund betrachtete Landesteile verseucht werden, sobald die Infektion in die einzelnen Wirtschaften eingeschleppt und hier unter dem Geflügel ein Keimträgertum zugelassen wird.
Z. Tomow. 9772.

Rjazancev, M. F. (Rjasanzew, M. F.); Rayon Kanewskaja, Region Krasnodar. Ėffektivnost' živoj vakciny štammov AB i pri pasterelleze pticy. **(Wirksamkeit der aus den Stämmen AB und K entwickelten Lebendvaccine bei der Geflügelpasteurellose.)** Veterinarija, Moskva **39** (1962) Nr. 10. S. 51– 52.
Nach dreitägiger Verabreichung des Sulfadimesins (0,01 g je Tier) wurde das Geflügel anfangs mit dem Stamm BA (0,4 ml in den Sinus) und nach 7 Tagen mit 0,2 ml des Stammes K vacciniert. Stallungen, Ausläufe und Inventar wurde zweimal mit einer 4%igen Natrium-Kreolin-Emulsion desinfiziert. Hierdurch konnten weitere Verluste bei Enten vermieden werden. Somit ist dieser Impfstoff durchaus wirksam. Als Mängel werden hervorgehoben die notwendige zweimalige Immunisierung, die kurze Haltbarkeit (1½ Monate) und die Bildung einer nur sehr kurzen Immunität, die bei Hühnern bis zu 3 und bei Enten bis zu 6 Monaten anhält. W. Bathke. 9772.

Toneva, V. (Tonewa, W.) Živa avirulentna vakcina protiv cholera po pticite. **(Lebende avirulente Vaccine gegen Geflügelcholera.)** Izvestija na Centralnija veterinaren institut za zarazni i parazitni bolesti, Sofija **3** (1962) S. 135–148. – 1 Abb., 4 Tab., 12 Lit. Zus. in Russ., Engl.
Es wurde durch Passage aus einem virulenten Stamm auf Blutagar mit Schaferythrocyten lebende, avirulente Vaccine gegen Geflügelcholera hergestellt; sie stellt eine 24stündige Vaccinestammkultur in Kalblfeisch-Pepton-Bouillon mit pH-7,8 dar. Die Vaccine wird zweimal in Abständen von 8 Tagen an der Basis der großen Flügelfedern neben dem Karpalgelenk appliziert. Mit dieser Vaccine kann auch Junggeflügel im Alter von 2–4 Monaten geimpft werden. Das Alter von 4–6 Monaten erwies sich als das günstigste. Bei der ersten Impfung wird 1 ml Vaccine in Verdünnung 10^{-1}, bei der zweiten 1 ml unverdünnt angewandt. Diese Vaccine baut in 3–5 Tagen nach der Anwendung beim Geflügel eine solide Immunität auf. Bei einer Provokation mit spezif. Erreger hatten 72% des Geflügels nach 5½ Monaten die Krankheit überstanden. Nach breiter Anwendung in der Praxis hat diese Vaccine eine starke Sterblichkeitsabnahme in den verseuchten Wirtschaften zur Folge gehabt. Das Verabreichen (5–7 Tage vor der Impfung) von Sulfonamiden zur Einschränkung der Krankheit hat sich als nützlich erwiesen.
P. Pawlow. 9772.

Madhusudan, A. R.; Ranipet. A preliminary note on the incidence and investigation of fowl cholera in poultry at the Livestock Research Station, Hosur Cattle Farm (Madras State). **(Vorläufige Mitteilung über Befall und Erforschung der Geflügelcholera beim Geflügel auf der Tierversuchsstation Hosur-Rinderfarm [Madras].)** Indian veterin. J. **38** (1961) Nr. 7. S. 366-369.
E. Wiesner. 9772.

Gurumurthy, V.; Hyderabad, Andhra Pradesh. Some observations on fowl-cholera in Andhra Pradesh. **(Einige Beobachtungen bei der Geflügelcholera in Andhra Pradesh.)** Indian veterin. J. **39** (1962) Nr. 8. S. 438-442.
E. Wiesner. 9772.

Flir, K. und Sprockhoff, H. v.; Münster/Westf., Staatl. Veterinäruntersuchungsamt. **Vorkommen und biologisches Verhalten von Mycoplasma-Stämmen bei Hühnern.** Zbl. Bakteriol., Parasitenkunde, Infektionskrankh. Hyg., I. Abt., Orig. **187** (1962) Nr. 3. S. 349-366. – 6 Abb., 2 Tab., 28 Lit. Zus. in Russ., Engl., Franz., Span.

668 Hühner aus 248 Beständen werden auf Mycoplasmen untersucht, unabhängig vom klinischen und pathologisch-anatomischen Befund. Zum Vergleich werden mehrere holländische Mycoplasma-Stämme herangezogen. Während 272 Hühner CRD und 396 Hühner keine CRD aufweisen, gelingt bei 235 CRD-kranken Tieren = 86,4% und bei 229 Hühnern ohne CRD = 57,8% der Nachweis von Mycoplasmen. Küken bis zum Alter von 8 Wochen sind nur selten infiziert: 4 Küken aus 3 von 28 Beständen. Bei 15 von 25 Tauben werden Mycoplasmen in Rachenraum ermittelt. Die Technik der Erstisolierung, die Zusammensetzung der Nährböden, die bakterioskopische und biochemische Untersuchung sowie die Hämagglutination werden eingehend geschildert. Ein fester Nährboden mit Pferdeserum und Hemmstoffen eignet sich am besten zur Züchtung von Mycoplasmen, die nach 3–4 Tagen gut wachsen. Im Giemsapräparat, das durch Abklatschen von Agarkolonien hergestellt wird, erweisen sich die Mycoplasmen als rundliche, kokkoide, blaßrötlich-violette Gebilde. Sie werden am besten durch die biochemische Methode nach Freundt differenziert. Die meisten Stämme sind gegenüber Kohlenhydraten aktiv. 4 von 45 Stämmen zeigen eine positive Hämagglutination. Die angewandten Laboratoriumsmethoden sind nicht geeignet, pathogene von nicht pathogenen Mycoplasma-Stämmen zu trennen. In vielen Hühnerbeständen ist die Mehrzahl der Tiere mit Mycoplasmen infiziert, die aber nur bei groben Haltungsfehlern pathogen werden. Es ist deshalb vorläufig nicht berechtigt, die Bestände von Mycoplasmen zu sanieren. Vielmehr müssen die Haltungsbedingungen erheblich verbessert und der Verlauf der Krankheit durch eine Antibiotica-Therapie günstig beeinflußt werden. E. Tempel. 9774.

Kovylina, V. A. (Kowylina, W. A.); Min. für Landwirtsch. der RSFSR, Lab. zur Bekämpf. von Aufzuchtkrankh. Landwirtsch. Nutztiere. Ostryj kataral'nyj (infekcionnyj) kon-junktivit cypljat. **(Akute katarrhalische [infektiöse] Conjunctivitis der Küken.)** Veterinarija, Moskva **39** (1962) Nr. 1. S. 46-48. – 3 Tab.

In einigen Geflügelwirtschaften wurde eine enzootisch verlaufende Kükenkrankheit mit den Erscheinungen einer Conjunctivitis beobachtet, die anfangs als A-Avitaminose diagnostiziert wurde. Eine Studienkommission stellte fest, daß es sich hierbei um eine Infektion handelt, da Übertragungsversuche eindeutig positiv verliefen (von den 30-45 Tage alten infizierten Küken erkrankten 83%). Die Krankheit tritt in Wirtschaften mit ganzjähriger Incubation im Verlauf des gesamten Jahres auf, besonders stark aber im Juni-August. Als prädisponierende Faktoren wurden unzureichende Fütterung und schlechte Haltung der Tiere ermittelt. Die Klinik (sie wird ausführlich beschrieben) besteht vorwiegend aus einer einseitigen Conjunctivitis mit anschließenden Vereiterungen. Besonders hervorgehoben wird die Tatsache, daß anfangs keine Veränderungen der oberen Luftwege vorliegen. Am empfänglichsten erwiesen sich 30 Tage alte Küken, obwohl auch jüngere Tiere erkranken können. Der Krankheitserreger ist gegenüber Umwelteinflüssen und Desinfektionsmitteln nur schwach beständig. In den verseuchten Wirtschaften wurde die therapeutische Wirksamkeit verschiedener Antibiotica und Sulfonamide überprüft. Die besten Erfolge lagen bei der Verwendung einer 1%igen Streptomycinemulsion vor (unter Voraussetzung möglichst kurzer Behandlungsintervalle). 30%iges Albucid, Streptocid, Syntomycin können ebenfalls erfolgversprechend eingesetzt werden. Penicillin ließ keine Wirksamkeit erkennen. Diese Resultate wurden durch die Behandlung von 7000 Küken bestätigt. Die Bekämpfungsmaßnahmen bestehen vorrangig aus der getrennten Aufzucht neu geschlüpfter Tiere und der Einrichtung von Isolatoren für erkrankte Tiere. W. Bathke. 9775.

Ball, R. A., Sautter, J. H., Burger, R. E. und Pomeroy, B. S.; St. Paul, Univ. of Minnesota, Coll. of Veterin. Med., Div. of Veterin. Pathol. and Bacteriol.; Coll. of Agric., Dep. of Poultry Husbandry. Effects of endotoxin on turkey poults **(Endotoxin-Wirkung auf Puten** Proc. Soc. exp. Biol. Med. **110** (1962) Nr. 4. S. 753–756. — 2 Abb., 13 Lit.

Im Anschluß an Untersuchungen des Shwartzman-Phänomens bei Puten werden Versuche zur künstlichen Erzeugung dieser Erkrankung durchgeführt. Bei Kaninchen wird eine Aortenmedianekrose durch Endotoxine gramnegativer Bakterien hervorgerufen. 12 Wochen alte männliche und weibliche Puten erhalten 20 μg Endotoxin als Anfangsdosis und 20 Std. später 50–300 μg als Provokation in die Flügelvene. Sowohl bei dem im Frühjahr als auch bei dem im Sommer durchgeführten Experiment treten leichte Temperaturerhöhungen und Abgeschlagenheit auf, jedoch keine Aortenveränderungen. Die letzteren entstehen auch dann nicht, wenn 150 μg Adrenalinchlorid 36 Std. nach der Injektion von Endotoxin gegeben werden. Bei 12 New Hampshire-Hühnern aus einem Leukosebestand kann das Shwartzman-Phänomen durch Endotoxin-Injektionen ebenfalls nicht ausgelöst werden. Auf Grund der Versuche entstehen Zweifel, ob gramnegative Bakterien für die Entstehung des Aortenaneurysmas verantwortlich gemacht werden können. E. Tempel. 9775.

Koonev, I. M. (Konejew, I. M.); Sebesh, Gebiet Pskow, Veterinär-Bakteriol. Lab. Lečenie i profilaktika tifa indeek. **(Therapie und Prophylaxe des Putentyphus.)** Veterinarija, Moskva **39** (1962) Nr. 10. S. 50–51.

Obwohl in der Literatur Angaben darüber vorliegen, konnte Vf. bei Jungtieren bis zu 2 Monaten keine Infektionen beobachten; dagegen berichtet er über Massenerkrankungen bei Tieren im Alter von 2–3 Monaten. Als Besonderheit des Sektionsbildes schildert Vf. Blutungen im Unterhautgewebe des unteren Halsdrittels und in den Geweben entlang der Schenkelarterien, die er in 85% der Fälle nachweisen konnte. Die Antibiotica der Tetracyclinreihe (Biomycin und Terramycin) erwiesen sich bei Feldversuchen nur prophylaktisch wirksam, während bei der Therapie keine günstigen Resultate erzielbar waren. Dagegen weist das Furazolidon sowohl prophylaktisch als auch therapeutisch sehr gute Eigenschaften auf (0,06% zur Futterration täglich im Verlauf von 6–8 Tagen). Die therapeutische Wirksamkeit des Furazolidons beträgt 67–88%. Neuausbrüche der Infektion sind nach Furazolidonbehandlung jedoch möglich, besonders dann, wenn die Anzahl erkrankter Tiere 50% und mehr erreicht hat. Weiterhin führte Vf. Immunisierungsversuche mit einem Pullorumantigen durch, das an Tiere unterschiedlichen Alters und verschiedener epizootiologischer Gruppen verabreicht wurde. Der Impfstoff zeigte in bereits verseuchten Beständen keine immunisatorische Wirkung, während er bei der Verwendung in pullorumfreien und pullorumgefährdeten Beständen durchaus den eventuell einsetzenden Krankheitsverlauf günstig beeinflussen kann. W. Bathke. 9775.

Eddie, B., Meyer, K. F., Lambrecht, Frank L. und Furman, D. P. Isolation of ornithosis bedsoniae from mites collected in turkey quarters and from chicken lice. **(Die Isolierung von Bedsonia ornithosis aus in einer Putenfarm gesammelten Milben und aus von Küken gesammelten Läusen.)** J. infect. Diseases **110** (1962) Nr. 3. S. 231–237.

Vff. berichten über die Isolierung von Viren der Bedsoniagruppe aus Arthropoden, die von serologisch positiven, aber klinisch gesunden Küken sowie in einer seit mehreren Jahren mit Ornithose verseuchten Putenfarm gesammelt worden waren. Die isolierten Viren verursachten bei Mäusen in der ersten Passage nach intraperitonealer, subcutaner oder intranasaler Inoculation nichttödliche Infektionen, während nach einigen direkten Mauspassagen z. T. starke Lungenveränderungen mit Einschlußkörperchenbildung zu beobachten waren, die zum Tode der Mäuse führten. Die Rolle der Arthropoden bei der Übertragung und Verbreitung von Bedsoniainfektionen in Geflügelbeständen bedarf weiterer Untersuchungen. E. Benndorf. 9784.

Parnas, J.; Lublin, Witold Chodźko Inst. für Arbeitsmed. und Hyg. auf dem Lande, Anthropozoonosenabt. **Ein Beitrag zur Technik der Komplementbindungsreaktion (KBR) auf Ornithose.** Z. ges. Hyg. Grenzgebiete 9 (1963) Nr. 1. S. 76–78.

Zwei Ornithoseantigene, hergestellt vom Institut Pasteur und vom Institut Dessau, werden mit Hilfe der KBR an 18 positiven Menschenseren vergleichend getestet. Antigen Pasteur wurde aus dem Virus Lymphogranuloma venerum gewonnen, Antigen Dessau stammt vom Schafabortvirus. Bei der Kältebindung wurden mit Antigen Dessau 89% positive Ergebnisse und mit Antigen Pasteur 27% positive Ergebnisse erzielt. In der Wärmebindung wies Antigen Pasteur 100% positive Resultate auf, Antigen Dessau dagegen nur 87,5%. L. Stoll. 9784.

Genov, I. (Genow, I.) Proučvanija vŭrchu fibrinoznija perikardit po prasetata, pričinen ot virusa na ornitozata. **(Untersuchungen über die durch das Ornithose-Virus verursachte fibröse Pericarditis bei Ferkeln.)** Izvestija na Centralnija veterinaren institut za zarazni i parazitni bolesti, Sofija 5 (1962) S. 99–106. — 3 Abb., 1 Tab., 3 Lit. Zus. in Russ., Engl.

In 3 von insgesamt 8 durch Infizierung von Hühnerembryonen untersuchten Fällen fibröser Pericarditis wurde Virus isoliert. Es wurde durch biologische Versuche an Mäusen und Meerschweinchen, wie auch durch Feststellung seiner Elementarkörperchen, nachgewiesen. Bei serologischer Blutuntersuchung von 128 aus Wirtschaften mit fibröser Pericarditis stammenden Schweinen wurde 17mal ein für Ornithose positives Ergebnis erhalten. Z. Tomow. 9784.

Lancaster, J. E.; Ottawa, Ontario, Canada Dep. of Agric., Health of Animals Div. Newcastle disease strain F. virus. A review. **(Newcastle Disease Virus, Stamm F. Ein Überblick.)** Canad. J. comparat. Med. veterin. Sci. **26** (1962) Nr. 12. S. 285–289. — 3 Tab., 36 Lit.

Die Arbeit berichtet über die bisherigen Erfahrungen, die über den Stamm F des NDV in Europa, Asien, Afrika und Amerika gesammelt wurden. U. Schmidt. 9790.

Kono, Yuji. The interference between Newcastle disease virus and Venezuela equine encephalomyelitis virus. **(Die Interferenz zwischen dem Newcastle-Disease- und dem Venezuela-Equine-Encephalomyelitis-Virus.)** Nat. Inst. Animal Health Quart. 2 (1962) Nr. 1. S. 1-9. — 3 Abb., 3 Tab., 8 Lit. Orig.: engl.

Newcastle-Disease-Virus (NDV) macht bei einer hohen Infektionsmultiplizität in Gewebekulturen aus embryonalem Mäusehautmuskelgewebe keinen cytopathischen Effekt, läßt sich nicht in Serienpassagen weiterführen, bildet aber Hämagglutinin und hemmt die Ausbildung eines cytopathischen Effektes durch das Venezuela-Equine-Encephalomyelitis-Virus (VEEV). Die interferierende Aktivität wird bei aktivem NDV für 24 Std. nach der Inoculation, nicht dagegen bei inaktiviertem Virus gebildet. NDV-Antiserum hemmt die interferierende Aktivität, wenn es innerhalb von 30 Min. zugegeben wird. VEEV zeigt in interferierten Kulturen eine verzögerte Vermehrung, woraus geschlossen wird, daß sich das Interferenzgeschehen innerhalb der Zelle abspielt. Die Tatsache, daß NDV sich nicht serienmäßig passagieren läßt, obwohl es Hämagglutinin bildet, wird so gedeutet, daß hier nur ein einziger, unvollständiger Vermehrungszyklus stattfindet. E. Benndorf. 9790.

Reda, Ismail M. und Rott, Rudolf; Tübingen, Max-Planck-Inst. für Virusforsch. **Reinigung des Newcastle Disease Virus durch Adsorptions-Chromatographie.** Zbl. Veterinärmed. **9** (1962) Nr. 2. S. 158-164. — 4 Tab., 12 Lit.
Durch Adsorption an Calciumphosphat läßt sich das Newcastle-Disease-Virus säulenchromatographisch reinigen. Das Verfahren ist relativ einfach und gestattet eine Erhöhung der spezifischen HA-Aktivität um das 20-40fache. Es werden rd. 85% der Ausgangsaktivität wiedergewonnen. Die Brauchbarkeit des nach dieser Methode gewonnenen Antigenkonzentrates für die Herstellung einer Tot-Vaccine wird diskutiert. H. Hantschel. 9790.

Mitev, G. und Gagov, I. (Mitew, G. und Gagow, I.) Opiti za serijno kultivirane na Njukjasŭlskija virus v novorodeni zajčeta. **(Versuche zur Serienkultivierung des Newcastle Disease-Virus in neugeborenen Kaninchen.)** Izvestija na Centralnija naučnoizsledovatelski veterinaren institut po virusologija, Sofija **1** (1962) S. 71–75. — 1 Tab., 3 Lit. Zus. in Russ., Engl.
Es wurden Versuche für eine dauerhafte Serienkultivierung des Newcastle Disease-Virus bei neugeborenen und erwachsenen Kaninchen durchgeführt. Als Ergebnis dieser Untersuchungen wurde festgestellt, daß sich das Virus nur im Gehirn der behandelten Kaninchen in den ersten 8 bis 10 nacheinander folgenden Passagen vermehrte, dann aber verschwindet. Das hat eine mehrfache wahlweise Passage durch Hühnerembryonen und neugeborene Kaninchen bedingt. Danach kann das Virus bei neugeborenen Kaninchen von Kaninchen zu Kaninchen erhalten werden. Es wurden im ganzen 47 Passagen vorgenommen. In zwei Fällen isolierten Vff. das Virus aus Kaninchenlungen und Nieren sowie in zwei anderen Fällen aus Eingeweiden erwachsener Kaninchen. Bei der Virulenz- und Immunogenitätsprüfung des Virus erwies sich das aus der 26., 34., 39. und 43. Passage als immunogen und unschädlich. P. Pawlow. 9790.

Rao, S. B. V. und Agarwal, K. K.; Izatnagar, Indian Veterin. Res. Inst. Studies on the immunization of day-old chicks with Newcastle disease F_1 strain (U.K.) against Mukteswar (asiatic) strain of Newcastle disease. II. **(Untersuchungen über die kombinierte Immunisierung von Eintagsküken mit dem apathogenen Newcastle Disease-Stamm „F_1" und dem Stamm „Mukteswar". 2. Mitt.)** Indian J. veterin. Sci. Animal Husbandry **32** (1962) Nr. 1. S. 6–11. — 1. Mitt. vgl. LZ. Abt. IV **6** (1961) Nr. 1. S. 180.
Mit F_1-Virus intranasal vaccinierte Eintagsküken waren 16 Wochen p.v. immun. Weitere Untersuchungen zeigten, daß der Booster-Effekt am stärksten war, wenn 6 Wochen später eine subcutane Nachimpfung mit Stamm Mukteswar erfolgte. Klinische Reaktionen traten nicht auf. Die HH-Titer waren in allen Fällen positiv. U. Schmidt. 9790.

Richey, Dale J. und Schmittle, S. C.; Athens, Univ. of Georgia, Coll. Exp. Stat., Poultry Disease Res. Center. The effect of congenital passive immunity levels on the response of chicks to Newcastle disease vaccination. **(Über den Einfluß der passiven Immunität auf die Vaccinierung von Küken gegen die Newcastle Disease.)** J. Immunol. [Baltimore] **89** (1962) Nr. 3. S. 344–347. — 3 Abb., 12 Lit.
Die Vaccinierung von Eintagsküken durch einmalige Applikation von B_1-Virus ergab eine serologische Reaktion, die bei den einzelnen Tieren im umgekehrten Verhältnis zur Menge der passiven Antikörper stand. Die Höhe der NT und HI-Titer stand in bestimmtem Verhältnis zur Immunität. Bei den nichtvaccinierten Kontrollküken sank der congenitale Antikörpertiter viel

schneller ab als bei den Tieren, die im Alter von 1 Tag vacciniert worden waren. Die Empfänglichkeit gegenüber der Immunitätsprüfung p.v. war proportional dem Grad der congenitalen Immunität. Die Kumulierung betrug bis zu 27%. U. Schmidt. 9790.

Juśko-Grundboeck, Jadwiga und Raszewska, Helena; Puławy, Inst. Weteryn. Poziom frakcji białkowych i wysokość miana HI i SN w zależności od drogi wprowadzenia szczepionki „F" przeciwko chorobie Newcastle. **(Eiweißfraktionenniveau sowie Hämagglutinationshemmungs [HI]- und Serumneutralisationstiterhöhe [SN] in Abhängigkeit vom Applikationsweg der Newcastle-Vaccine „F".)** Med. weteryn. 18 (1962) Nr. 9. S. 555-557. — 4 Tab., 10 Lit. Zus. in Russ., Engl.
Es wurden die Serumeiweißfraktionen der mit Newcastle-Vaccine „F" geimpften Hühner untersucht und die Ergebnisse mit dem Antikörperniveau im Hämagglutinationshemmungs(HI)- und Serumneutralisationstest (SN) verglichen. Zum Versuch wurden 20 Hühner in 4 Gruppen benutzt. In den einzelnen Versuchsgruppen war die Vaccineeinverleibung (intranasal, i.m. und in die Flügelvene) verschieden. In jedem Fall betrug die Dosis 10^6 LD_{50}. Das Blut wurde nach 3, 6 und 12 Wochen nach der Impfung zur Untersuchung entnommen. Eine Gesamteiweißsteigerung wurde drei Wochen nach der i.m. und i.v. Impfung beobachtet, dagegen fand nach intranasaler Einverleibung eine Gesamteiweißabnahme statt. Die Alpha-Globulinfraktion zeigte im Verlauf von drei Wochen eine dreimalige Zunahme sowohl nach der i.v. als auch nach der i.m. Impfung. Der höchste HI- uns SN-Titer wurde nach intranasaler Verabfolgung erreicht. Diese Art der Einverleibung hat die am längsten dauernde Immunität herbeigeführt. Die Untersuchungen zeigen, daß die mittels der SN-Reaktion kontrollierte Hühnerimmunität an die Zunahme der an Glukoprotein reichen Alpha-Globulinfraktion gebunden ist und daß die intranasale, mit „F"-Vaccine durchgeführte Impfung den höchsten Immunitätsgrad mit gleichzeitig längster Dauer gibt. Die i.m. und die i.v. Vaccination mit derselben Vaccine haben sich nicht bewährt.
W. Radomiński. 9790.

Obreškov, K. (Obreschkow, K.) Proučvane vlijanieto na njakoi infekcii i invazii vŭrchu imuniteta pri psevdočumata po pticite. **(Untersuchung des Einflusses einiger Infektionen und Invasionen auf die Immunität bei der Pseudogeflügelpest.)** Izvestija na Centralnija veterinaren institut za zarazni i parazitni bolesti, Sofija 5 (1962) S. 47–52. — 2 Tab., 8 Lit. Zus. in Russ., Engl.
Es werden Versuche an künstlich mit Tuberkulose oder Typhus-Pullorum infizierten Hühnern und an mit Ascariden invadierten Küken angeführt. Eine stärkere Anfälligkeit wurde gegenüber den Vaccine-Viren „F", Komarow und „H" festgestellt. Höchste Sterblichkeit wurde nach Impfung mit Vaccinevirus „H" festgestellt. Durch Inoculation mit virulentem Virus wurden die gleichen Versuchstiere zum Nachweis des Immunitätsdurchbruchs verwendet. Den prozentual höchsten Durchbruch zeigte das mit Stamm „F" geimpfte Geflügel. Z. Tomow. 9790.

San Miguel, Julio. Neumoencefalitis o enfermedad de Newcastle. **(Pneumoencephalitis oder Newcastlekrankheit.)** Gac. veterin. [Buenos Aires] 24 (1962) Nr. 138. S. 4–14. 9790.

Kawamura, Hitoshi, Isogai, Seigo und Tsubahara, Hikokichi. Propagation of avian infectious bronchitis virus in chicken kidney tissue culture. **(Züchtung des Virus der infektiösen Bronchitis in Kükennierenzellkulturen.)** Nat. Inst. Animal Health Quart. 1 (1961) Nr. 4. S. 190-198. — Orig.: engl.
17 Stämme von eiadaptiertem Virus der infektiösen Bronchitis, die zumeist in Japan isoliert worden sind, wurden in Kükennierenzellkulturen zur Ver-

mehrung gebracht. 12 Stämme zeigten einen cytopathischen Effekt (CPE) bereits in der 1. Kükennierenzellpassage am 2. bis 6. Tag p. i. Bei 3 weiteren Stämmen trat der CPE in der 2. Passage auf. Zwei Stämme, die vordem nur einige Bruteipassagen durchlaufen hatten, waren nicht in Kükennierenzellkulturen zu züchten. Die infizierten Zellen zeigten Verklumpung und Granulierung des Cytoplasmas, in späteren Stadien Schrumpfung und Vacuolisierung. Aus dem Verlauf der Vermehrungskurve ergibt sich, daß nach 9 Std. erstmalig Virus in der Kulturflüssigkeit nachweisbar ist, nach 24 Std. der höchste Virusgehalt erreicht wird und anschließend der Titer wieder abfällt. Bei fortlaufender Passagierung in Kükennierenzellkulturen stieg der Infektiositätstiter für diese Kulturen während der ersten 21 Passagen deutlich an, für Bruteier blieb er auf gleicher Höhe. Im Neutralisationstest verhielten sich die in Gewebekulturen gezüchteten Stämme wie eipassagiertes Virus.

S. Wagner. 9791.

Gajtandžiev, G., Enčev, S., Neftjanova, E., Denev, J., Stojčev, S., Ponev, M., Krŭstev, E., Kasabov, V., Balev, P. und Pelev, I. (Gajtandshiew, G., Entschew, S., Neftjanowa, E., Denew, J., Stojtschew, S., Ponew, M., Krâstew, E., Kassabow, W., Balew, P. und Pelew, I.) Nevrolimfomatosa i levkozi po kokoškite. **(Neurolymphomatose und Leukose bei Hühnern.)** Izvestija na Centralnija veterinaren institut za zarazni i parazitni bolesti, Sofija 8 (1962) S. 121-134. — 10 Abb., 13 Lit. Zus. in Russ., Engl.

Vff. stellten den infektiösen Charakter dieser Krankheiten fest. Die Neurolymphomatose und die Erythroblastose wurden versuchsweise bei 6–21tägigen Küken und 3monatigen Hennen hervorgerufen, aber ein Virus als Krankheitserreger wurde dabei nicht isoliert. Die Neurolymphomatose hatte zu Frühjahrsende und Herbstbeginn die stärkste Verbreitung und höchste Sterblichkeit erreicht, da sie in Bulgarien keine Winterkrankheit ist. Vff. nehmen an, daß Mangelkrankheiten und Parasitenverseuchung des Geflügels die Entwicklung und Ausbreitung der Neurolymphomatose und Leukosen begünstigen. Folgende Prozentanteile der unterschiedlichen Formen wurden ermittelt: a) bei der Neurolymphomatose — Augenform 48,9%, Nervenform 31,9%; beide Formen gleichzeitig 24,2%. b) bei den Leukosen — Lymphosarkomatose 40,1%, Myelosen 18,9%, Lymphomatose 25%; Nerven- und Visceralform 4,1%. Seltener wurden die Hautform, Osteopetrose, Erythroleukose und Reticuloendotheliose nachgewiesen. Die Diagnostik wird durch klinische, pathomorphologische und hämatologische Untersuchungen gesichert. Es werden auch Bekämpfungsmaßnahmen empfohlen. P. Pawlow. 9792.

Rubin, H., Fanshier, L., Cornelius, A. und Hughes, W. F.; Berkeley, Univ. of California, Dep. of Virol.; Virus Lab.; Niles, Calif., Kimber Farms. Tolerance and immunity in chickens after congenital and contact infection with an avian leukosis virus. **(Toleranz und Immunität von Küken nach Congenital- und Kontaktinfektion mit einem Geflügelleukosevirus.)** Virology **17** (1962) Nr. 1. S. 143-156. — 2 Abb., 10 Tab., 11 Lit.

Ein schon früher isolierter und in der Gewebekultur das Angehen einer Infektion mit Rousvirus verhindernder „resistance inducing factor" (RIF) ist mit einem Virus des Geflügelleukosekomplexes identisch. Die Übertragung dieses RIF auf congenitalem Wege und durch Kontakt auf Küken und der Antikörpergehalt solcher Tiere nach der Infektion werden eingehend untersucht. Die tumoröse Eingeweidelymphomatose trat nach congenitaler Infektion sechsmal häufiger auf als nach Kontaktinfektion. Osteopetrosis und andere Sonderbildungen innerhalb des Hühnerleukosekomplexes waren nur nach congenitaler Infektion festzustellen. W. Wittmann. 9792.

Rubin, H. und Vogt, P. K.; Berkeley, Univ. of California, Dep. of Virol.; Virus Lab. An avian leukosis virus associated with stocks of Rous sarcoma virus. **(Ein Hühnerleukosevirus vergesellschaftet mit einem Stamm eines**

Roussarkomvirus.) Virology **17** (1962) Nr. 1. S. 184-194. – 7 Abb., 3 Tab., 10 Lit.
Ein nichtcytopathogenes Rous-associated-virus (RAV) wurde innerhalb von Rous-sarkomvirus(RSV)-Passagen isoliert. Die Frage, ob dieses Virus durch die zu den RSV-Passagen benutzten Hühner eingeschleppt wurde oder eine Mutation des RSV selbst darstellt, ist noch nicht eindeutig geklärt. RAV wird mittels verschiedener Methoden (Serumneutralisationstest, fluoreszierende Antikörper und im Elektronenmikroskop) näher untersucht und die Ergebnisse mit RSV verglichen. Bei Verimpfung auf Hühner verursacht RAV keine Tumoren, nach i.v. Verabreichung an Hühnerembryonen aber eine Erythroblastose. W. Wittmann. 9792.

Sevoian, Martin, Chamberlain, Deane M. und Counter, Frederick; Amherst, Univ. of Massachusetts, Agric. Exp. Stat. Avian lymphomatosis. I. Experimental reproduction of the neural and visceral forms. **(Geflügellymphomatose. 1. Mitt. Experimentell erzeugte neurale und viscerale Form der aviären Lymphomatose.)** Veterin. Med. [Kansas City] **57** (1962) Nr. 6. S. 500-501. – 1 Abb., 5 Lit.
Untersuchungen in 25 Herden in Massachusetts, aus denen bei Einzeltieren Lymphomatose diagnostiziert worden war, ergaben, daß in allen diesen Herden sowohl die neurale wie auch die viscerale, gelegentlich auch die Augenform vorlag. Obwohl in 5 Herden, auch bei den gesund erscheinenden Tieren, in 90% der Fälle histologisch Lymphomatose der verschiedenen Organe nachgewiesen worden war, stieg die Mortalität nicht über 20% an. Eine Suspension aus aseptisch entnommenen, erkrankten Gewebsteilen wird weißen Leghorn-Eintagsküken vom Stamm „S“ intracerebral, intratracheal und intraperitoneal injiziert. Die auf diese Weise mit der Emulsion JM (= aus erkrankten Ovarien hergestellt) infizierten Tiere erkranken innerhalb von 2-3 Wochen an der neuralen und visceralen Form. Übereinstimmend sind die dorsalen Stammganglien, Gehirn und Gonaden befallen. Küken aus anderen Linien und Brütereien erkranken in gleicher Weise zu 50%. Intraperitoneal durchgeführte Infektionsversuche mit zentrifugierter und gefilterter JM, wiederum an Küken der „S“ Linie, führen in 50% der Fälle innerhalb von 2-4 Wochen zu neuraler und visceraler Lymphomatose.
E. Wojaczek-Steffke. 9792.

Meunier, Jean-Louis; Alfort, École Nat. Vétérin. Diagnostic de la neurolymphomatose des gallinés par la réaction d'hémagglutination passive. Recherche d'une technique. **(Die Diagnose der Neuro-Lymphomatose des Haushuhns mittels Hämagglutinationshemmungs-Test. Untersuchungen über das technische Verfahren.)** Diss. Alfort **1961** 47 S. – 3 Tab., 36 Lit.
K. Reinhardt. 9795.

Vindel, J. A.; Jouy-en-Josas, Seine-et-Oise, Centre Nat. de Rech. Zootechn., Stat. de Rech. Avicoles. Contribution à la connaissance de la neurolymphomatose aviaire. I. Introduction à l'étude expérimentale. **(Beitrag zur Kenntnis der Neurolymphomatose des Geflügels. 1. Mitt. Einführung in die experimentelle Untersuchung.)** Ann. Zootechnie **11** (1962) Nr. 1. S. 77-90.
Nach ausführlicher Besprechung der Literatur werden eigene Untersuchungsergebnisse bekannt gegeben, die 3 Jahre in einem Bestand von 15000 Wyandotten gesammelt worden sind. Auf Grund der Literaturangaben und der eigenen Beobachtungen muß die Neurolymphomatose streng vom Leukose-Komplex getrennt werden. Die Neurolymphomatose ist eine ansteckende Viruskrankheit mit chronischer Entwicklung; sie weist entzündliche Infiltrationen der peripheren Nerven, des Zentralnervensystems und der Eingeweide als typische Veränderungen auf. Es entwickeln sich keine Neoplasmen wie bei Leukose. Die Ausdehnung und wirtschaftliche Bedeutung der Krankheit steigt von Jahr zu Jahr. In dem Wyandottenbestand beträgt die Zahl

der Verluste 9,28%. Eine Reihe von Faktoren beeinflussen die Entstehung und Ausbreitung der Neurolymphomatose weitgehend: Zuchtwahl (Frage der resistenten Stämme), Alter der Tiere, Geschlecht (Hühnchen empfindlicher als Hähnchen), Futterzusammensetzung (Vitamin E, Riboflavin, Aneurin), Jahreszeit. Vf. schlägt folgende Einteilung vor: 1) nervöse Form: a) des Stammes, b) des Gehirnrückenmarks, c) der Augen; 2) Eingeweideform. An Hand einer Tabelle wird die Häufigkeit der Veränderungen der verschiedenen Nerven von 297 Fällen von Neurolymphomatose besprochen. Charakteristisch ist die mangelnde Übereinstimmung zwischen klinischen Erscheinungen und pathohistologischem Befund. E. Tempel. 9795.

Manquat, Jean-Louis; Alfort, École Nat. Vétérin. Encéphalomyélite aviaire à virus. **(Virus-Encephalomyelitis des Geflügels.)** Diss. Alfort **1961** 51 S. — 2 Abb., 44 Lit. K. Reinhardt. 9795.

Sekiguchi, Kiichi. Microspectrophotometric estimation of desoxyribose nucleic acid content in tumor cell nucleus of chicken visceral lymphomatosis. **(Mikrospektrophotometrische Bestimmung des Desoxyribonucleinsäure-Gehaltes des Kernes von Tumorzellen bei der Eingeweide-Lymphomatose von Küken.)** Nat. Inst. Animal Health Quart. **1** (1961) Nr. 3. S. 126-134. — Orig.: engl.
Als Untersuchungsmaterial dienen 2 veränderte und 2 normale Lebern von Küken. Die Zellkerne werden nach der Methode von Frazer und Davidson isoliert. Die Feulgen-Färbung wird nach der Methode von Itikawa und Ogura durchgeführt. Die mikrospektrophotometrische Untersuchung erfolgt mit Hilfe eines MS-301 Ultraviolett-Mikrospektrophotometers. Tumorzellen der Visceral-Lymphomatose enthalten größere Mengen DNS als normale Leberzellen. Bei den Tumorzellen findet man 2Hauptgruppen von DNS in den Zellkernen, diploide und tetraploide Formen; außerdem kommen noch höhere Werte vor. Normale Leberzellkerne weisen in der Hauptsache diploide Kerne und nur wenig DNS-Werte zwischen diploid und tetraploid auf. Die DNS-Verteilung in Tumorzellen wird vermutlich durch Faktoren veranlaßt, die in Beziehung stehen zur Mitose, praemitotischer DNS-Synthese und den Ergebnissen unregelmäßiger Mitose, einschließlich Polyploid, Polyteny und Aneuploid. E. Tempel. 9795.

Fankhauser, R. und Klingler, K.; Bern, Univ., Abt. für Vergleichende Neurol.; Abt. für Geflügel-, Wild- und Fischkrankh. **Aviäre Encephalomyelitis (Epidemic tremor) in der Schweiz.** Schweiz. Arch. Tierheilkunde **103** (1961) Nr. 8. S. 418-423. — 8 Abb., 11 Lit. Zus. in Engl., Franz., Ital.
Erstmalig wird die aviäre Encephalomyelitis in der Schweiz beobachtet. Die Diagnostizierung wird hauptsächlich auf Grund der klinischen Veränderungen, der Differentialdiagnose und den histologischen Gehirnveränderungen, welche eingehend beschrieben und an Hand von 8 Abbildungen demonstriert werden, vorgenommen. Der Virusnachweis gelingt nur in einem kleinen Prozentsatz. Die einzelnen Schlüpfe erkranken zu 0 bis 80%. Ein Übertragungsversuch gelingt in 2 von 12 Fällen. Natürliche Infektionen bei Küken früherer oder späterer Bruten werden nicht beobachtet. Möglicherweise wurde die Erkrankung durch amerikanische Leghorn-Bruteier eingeschleppt. E. Wojaczek-Steffke. 9795.

Kawashima, Hideo; Tokio, Min. der Land- und Forstwirtsch., Staatl. Veterinärprüfungsamt. **Die Forschung über die Geflügelpocken. 2. Mitt. Experimentelle Untersuchungen über die Neutralisation des Antikörpers im Immunserum der Geflügelpocken im Reagenzglas.** Jap. J. veterin. Sci. **24** (1962) Nr. 3. S. 111-125. — 13 Lit. Orig.: jap., Ausz.: dtsch. 1. Mitt. vgl. LZ. Abt. IV **8** (1963) Nr. 7. S. 1530.

Zur Klärung der Frage einer humoralen Geflügelpockenimmunität wurden Virusneutralisationsversuche mit drei verschiedenen Seren durchgeführt, die von durchseuchten, von schwach immunisierten (5 Virusapplikationen) und hochimmunisierten (20 und mehr Virusapplikationen) Tieren gewonnen wurden. Nach Vorversuchen zur Technik des Neutralisationsversuches wurden die Untersuchungen wie folgt durchgeführt. Mischungen gleicher Teile unverdünnten Serums und Virusverdünnung wurden 2 bis 3 Std. bei Brutschranktemperatur und danach 24 Std. bei Kühlschranktemperatur aufbewahrt. Anschließend erfolgte Verimpfung von 0,2 ml des Gemisches auf die entfiederte Brust- oder Schenkelhaut von Huhn oder Taube. Die Versuche ergaben, daß die Hochimmunseren reichlich, die Seren der schwachimmunisierten geringgradig und die Seren der durchseuchten Tiere keine neutralisierenden Antikörper enthielten. Nach Natriumsulfat-Fraktionierung des Hochimmunserums wurden die meisten neutralisierenden Antikörper im Euglobulin gefunden. H. Müller. 9795.

Bengelsdorff, H. J. und Schneider, B.; Marburg/Lahn, Behringwerke AG. **Zur Unschädlichkeit, Kontagiosität und Wirksamkeit eines Hühnerpocken-Impfvirusstammes.** Blauen Hefte Tierarzt **1962** Nr. 3/4. S. 18-25. – 5 Tab., 15 Lit.

Vff. stellen umfassende Ermittlungen über Unschädlichkeit, Kontagiosität und Wirksamkeit bei Küken nach Verwendung eines abgeschwächten, auf Gewebekulturen vermehrten Hühnerpockenstammes HP-B der Behringwerke AG an. Das Impfvirus rief nach i.m. Applikation bei 5 Tage alten Küken keine Pockenerkrankung hervor; gleichaltrige, mit den Impflingen in engstem Kontakt befindliche Tiere blieben von evtl. ausgeschiedenem Impfvirus völlig unbeeinflußt. Nach etwa gleich hoher i.v. Virusinjektion erkrankten 5 Tage alte Küken; bei jüngeren Kontaktküken haftete das Ausscheidungsvirus nicht, sie blieben alle gesund. Ein vergleichsweise mitlaufender Feldstamm war bei i.m. und i.v. Applikation für unterschiedlich alte Küken hochvirulent und zeigte erhebliche Kontagiosität. Es werden die qualitativen Unterschiede zwischen Impf- und Feldstämmen sowie die Vorteile der Schutzimpfung mit H-Virus diskutiert. V. Falk. 9795.

Suhaci, I. und Ursache, R. Cercetări asupra vaccinării antivariolice a porumbeilor. **(Die Pockenschutzimpfung der Tauben.)** Lucrările ştiinţ. Inst. Seruri Vaccinuri Pasteur – Bucureşti **5** (1961) S. 209–221. – 2 Abb., 2 Tab., 17 Lit. Zus. in Russ., Franz., Dtsch.

Zwischen Enten- und Taubenpocken-Virus bestehen enge antigene Beziehungen. Infolge der komplexen Antigenstruktur immunsiert das Putenvirus die Taube, das Taubenvirus die Pute hingegen nicht. Der Impfschutz stellt sich bei mit dem Putenpocken-Virus-Stamm BP geimpften Tauben nach 8–10 Tagen ein und dauert ungefähr 8 Mon. Die Laufzeit der lyophilisierten, im Kühlschrank gelagerten Vaccine beträgt über 1 Jahr, für Tauben mindestens 8 Mon., ist für letztere unschädlich und beeinflußt weder Legetätigkeit noch Bebrütung ungünstig. Kurze Zeit nach der Erkrankung angewendet, kann die Vaccine eine Rückbildung der Pocken oder die diphtheroiden Veränderungen bewirken. Durch systematische Vaccination gelingt es, enzootisch verseuchte Betriebe zu sanieren. M. Petrovszky. 9795.

Bacle, J. F. und Bigland, C. H.; Edmonton, Canada, Alberta Dep. of Agric., Veterin. Lab. Avian mycologic survey in Alberta. **(Übersicht über die Pilzerkrankungen der Vögel in Alberta.)** J. Amer. veterin. med. Assoc. **141** (1962) Nr. 4. S. 476–480. – 1 Abb., 7 Tab., 22 Lit. E. Wiesner. 9805.

Hendriks, J.; Rotterdam, Centr. Veterin. Inst., Lab. Methyridine in the drinking water against Capillaria obsignata Madsen, 1945, in experimentally infected chickens. **(Methyridin gegen Capillaria obsignata Madsen, 1945, im**

Trinkwasser experimentell infizierter Küken.) Tijdschr. Diergeneeskunde 88 (1963) Nr. 7. S. 418–424. – 4 Tab., 5 Lit.
In zwei Versuchen an Weißen Leghorns beiderlei Geschlechts wurde die Wirkung des Präparates Mintic untersucht. 22 Küken erhielten in der 1. Versuchsreihe 22000 embryonierte Eier von *Capillaria obsignata* (*C. o.*) in 3 Rationen. Am ersten Tag der Infektion waren die Tiere 20 Tage alt. Die ersten Eier von *C. o.* erschienen nach 3 Wochen im Kot der Küken, deren eine Hälfte nunmehr mit 5,7 ml Mintic/10 kg Kgw. behandelt wurde. In einem zweiten Versuch hatten 2 Gruppen von infizierten Küken 8 Std. lang die Möglichkeit, das Präparat Mintic mit dem Trinkwasser in einer Konzentration von 0,5 bzw. 1,0% aufzunehmen. Gegenüber den Kontrollgruppen hatten die individuelle Behandlung und die 1%ige Trinkwassergabe eine 100%ige Wirkung, während bei 0,5%igem Trinkwasser nur etwa $^2/_3$ der Tiere geheilt wurden.
E. Wiesner. 9810.

Abdullin, M. G.; Kasan, Veterinärmed. Inst. Opyt profilaktiki kokcidioza cypljat. **(Vorbeugung bei Kükencoccidiose.)** Veterinarija, Moskva **39** (1962) Nr. 10. S. 52.
10–13tägige Küken wurden während 10 Tagen 3mal täglich mit 3 mg Furazolidon gefüttert, um die Coccidiose zu bekämpfen. Am Ende der 25tägigen Versuchsperiode war der Coccidiosebefall weniger stark als in der unbehandelten Kontrollgruppe, und es überlebten 2mal mehr Versuchs- als Kontrolltiere. In einer zweiten Versuchsserie erhielt die eine Gruppe die gleiche Menge Furazolidon wie oben verabreicht, während einer anderen Gruppe 1000 E Biomycin je Tier ins Futter gegeben wurde. Beide Präparate erwiesen sich von hohem prophylaktischen Wert. Werden die Präparate vor der Akme der Coccidiose verwendet, so wird die Sterblichkeitsrate beträchtlich gesenkt.
G. Pose. 9810.

Šerkov, Š. (Scherkow, Sch.) Vŭrchu terapijata i profilaktikata na kokcidiozata po piletata. **(Über Therapie und Prophylaxe bei Kükencoccidiose.)** Izvestija na Centralnija veterinaren institut za zarazni i parazitni bolesti, Sofija **5** (1962) S. 191–200. – 4 Tab., 8 Lit. Zus. in Russ., Engl.
Geprüft wurde die heilende Wirkung auf die experimentelle Coccidiose von Penicillin per os und per inj., Sulfaguanidin, Chinosol, Trypanblau und Furazin B und durch die Kombinationen: Atebrin + Penicillin + Sulfaguanidin sowie Trypanblau + Penicillin + Sulfaguanidin mit Trinkwasser. Die besten Heilergebnisse erbrachte letztere Kombination bei 2 Tage hintereinander 7mal täglich verabreichtem Trinkwasser, das je 2000 IE Penicillin pro Küken, 1 g Sulfaguanidin auf 100 cm^3 Wasser und 1 g Trypanblau auf 1000 cm^3 Wasser enthielt. Die Krankheit klang am zweiten Tage ab. Im Vergleich zur alleinigen Applizierung der einzelnen Komponenten war die Sterblichkeit bei der Kombination 5mal niedriger. Mit Erfolg wurde auch die Kükenaufzucht in für Coccidiose stationären Wirtschaften durch Anwendung der gängigen hygienischen und vorbeugenden Maßnahmen sowie der obigen Kombination innerhalb von drei Tagen, zweimal monatlich wiederholt, versucht. Nach zwei Monaten wurden die Küken in eine andere Gegend versetzt. Auf diese Weise wurden bei zweimaliger Benutzung der Räume ohne Auftreten von Coccidiose und bei einer Gesamtsterblichkeit von 1,53% 31000 Küken aufgezogen.
Z. Tomow. 9810.

Anochin, B. M.; Omsk, Veterinärmed. Inst. Lečenie bol'nych kokcidiozom cypljat. **(Behandlung der an Coccidiose erkrankten Küken.)** Veterinarija, Moskva **39** (1962) Nr. 10. S. 53.
Von 1060 Küken (42 Tage alt) verendeten 314 an Coccidiose. Mit dem 3. Erkrankungstage setzte eine achttägige Behandlung ein, bei der in ersten 4 Tagen Phtalazol mit Syntomycin (0,01 g/kg Kgw.) zweimal täglich im angefeuchteten Futter gegeben wurden. In den letzten 4 Tagen erhielten die Küken Osarsol

(10 mg/kg Kgw.) zweimal täglich, das vor der Verabreichung in alkalisiertem Wasser gelöst und dem Kombifutter zugesetzt wurde. Gleichzeitig erhielten die Küken im Verlauf von 10 Tagen morgens und abends eine wäßrige Methylenblaulösung (1:5000). Besonders wurde in dieser Zeit auf vielseitiges und vollwertiges Futter geachtet. Bereits am 3. Behandlungstage konnten Tierverluste und Erkrankungsfälle stark eingedämmt werden, sodaß der Wirtschaft 90,4% der Jungtiere erhalten blieben. W. Bathke. 9810.

Thery, Alain; Alfort, École Nat. Vétérin. Les syngamoses. **(Die Syngamosen.)** Diss. Alfort **1962** 72 S. — 4 Abb., 3 Tab., 121 Lit.
K. Reinhardt. 9810.

Leibovitz, Louis; Doylestown, Pa., Delaware Valley Coll. of Sci. and Agric., Regional Poultry Diagnostic Lab. Thiabendazole therapy of pheasants affected with gapeworms. **(Thiabendazol-Therapie bei mit Rotwürmern befallenen Fasanen.)** J. Amer. veterin. med. Assoc. **140** (1962) Nr. 12. S. 1310–1313. — 3 Tab., 3 Lit.

Auf einer Fasanenfarm mit 700 Tieren wurde ein Rotwurmbefall (*Syngamus trachea*) festgestellt. Die Fasane waren zu diesem Zeitpunkt etwa 8 Wochen alt. Sechs schwerbefallene Tiere wurden ins Laboratorium genommen und mit 0,286% Thiabendazol im Futter 6 Tage lang versorgt. Die anschließende Sektion ergab die wirksame Entfernung der Würmer. Die übrigen Tiere wurden aufgeteilt in etwa 95 Tiere als unbehandelte Kontrolle, etwa 440 behandelte Tiere und etwa 10 behandelte Fasanen mit schwerem Befall. Die behandelten Tiere erhielten 0,05% Thiabendazol im Futter. Daraus resultierte ein Verschwinden der klinischen Zeichen des Rotwurmbefalls, Gewichtszunahme und Rückkehr zu normalem Aussehen der Tiere. G. Diez. 9810.

Bajar, Marc; Alfort, École Nat. Vétérin. Maladies parasitaires du tractus digestif de l'oie dans les Landes. **(Parasitäre Erkrankungen des Verdauungstraktus der Gans im „Departement des Landes".)** Diss. Alfort **1962** 62 S. — 34 Lit.
K. Reinhardt. 9810.

Schöllner, F.; Halle, Veterinäruntersuchungs- und Tiergesundheitsamt. **Erfahrungen bei der Bekämpfung der Trichomoniasis der Tauben mit Acinitrazol Wolfen.** Medicamentum [Berlin] **1962** Nr. 10. S. 309–311.

Trichomonaden-Infektionen („gelber Knopf") sind neben der Salmonellose und Pockendiphtherie die häufigste Taubenkrankheit. Lokalisation: Choanen, Schnabelhöhle, Schlund mit besonderer Bevorzugung des Kropfes; in schweren Fällen kann die Infektion als innere Trichomoniasis auftreten. Bei Jungtauben wird außerdem ein bis taubeneigroß werdender gelber Herd am Nabel gefunden. Oftmals tritt der Erreger als harmloser Parasit in einem Bestand auf. Über die unterschiedliche Pathogenität des Erregers bestehen bisher noch Unklarheiten. Resistenzmindernde Faktoren, wie z. B. unsaubere, kalte Ställe, schlechtes Futter, Vitaminmangel und Endoparasiten, scheinen den Ausbruch der Krankheit zu begünstigen. Der Nachweis der Trichomoniasis gelingt aus den Exsudatmassen im Nativpräparat oder in der Kultur (Trichomonaden-Bouillon). Acinitrazol Wolfen (2-Acetylamino-5-nitro-thiazol) hat sich zur prophylaktischen und therapeutischen Behandlung Trichomoniasis erkrankter Taubenbestände erfolgreich bewährt. Bei Massenbehandlungen erhalten die Tauben 0,12% Acinitrazol mit dem Trinkwasser (1,2 g/1000 ml Wasser). Vereinzelt auftretender Brechreiz ist bedeutungslos. In Beständen mit gehäuftem Vorkommen werden diese Maßnahmen vor jedem weiteren Gelege wiederholt. Die Verabreichung nach dem Schlüpfen ist ebenfalls möglich. Bei Einzelbehandlungen werden mit einer 1%igen Acinitrazol-Lösung zweimal täglich die diphtheroiden Beläge solange bepinselt, bis sie verschwunden sind. Leichte Fälle von Nabelinfektionen lassen sich ebenfalls auf diese Weise heilen. Der Behandlungserfolg wurde durch Untersuchungen von Abstrichen aus den befallenen Organen vor und nach Abschluß der Behandlung gesichert. Acinitrazol Wolfen wird in der beschriebenen Dosierung und Anwendung zur erfolgreichen Bekämpfung der Tauben-Trichomoniasis empfohlen. R. Jungmann. 9810.

Nečinennyj, D. K. und Kartašev, M. V. (Netschinjonny, D. K. und Kartaschew, M. W.); Krimer Forsch.-Inst. für Veterinärhyg. Iz opyta bořby s ėktoparazitami pticy v pomeščenijach. **(Bekämpfungsversuche gegen Ektoparasiten in Geflügelfarmen.)** Veterinarija, Moskva **39** (1962) Nr. 1. S. 64–66.
Die rote Hausmilbe (*Dermanyssus gallinae*) ist in Kollektivwirtschaften und Staatsgütern der Krim weit verbreitet. Sie gilt dort als Überträger von Spirochäten und verursacht beträchtlichen wirtschaftlichen Schaden. Von 112 untersuchten Hühnerfarmen waren 100 mit Hühnermilben, 3 mit Bettwanzen (*Cimex lectularius*) befallen. 9 Farmen waren frei von Ektoparasiten. Zur Befallsermittlung wurden die Sitzstangen der Hühner auf 1 m^2 Papier abgeklopft und die abgefallenen Milben ausgezählt. Nach dieser Methode ließen sich in 51 Ställen 100–300 Milben, in 28 Ställen 5–50 Milben auf 1 m^2 ermitteln. Vor der chemischen Bekämpfung macht sich eine Reinigung der Stallungen erforderlich, Hühnermist und sonstige Abfälle müssen verbrannt werden. Sitzstange, Bretter und Legekästen sind so aufzustellen, daß sie von allen Seiten bespritzt werden können. Für die Anwendung von Aërosolen stand ein Generator vom Typ AGL 6, für wäßrige Emulsionen das Gerät LCD 2 zur Verfügung. Kreolin, HCH, DDT, Chlorten, Polychlorcamphen, Dipterex und das Präparat „Phenoform-forte“ (Emulsion mit 10%igem Lindanzusatz) wurden untersucht. Als Aërosol kam eine 8–15%ige Emulsion technischen HCH mit Kreolin und einem Pflanzenöl (15–50 ml/m^3) zur Anwendung, weiterhin eine 0,5–1%ige wäßrige Lösung von Dipterex, eine 0,25–0,5%ige Lösung von Phenoform-forte und eine 1%ige Kreolin-HCH-Emulsion (100–150 ml/m^2) Die kombinierte Anwendung von Aërosolen und wäßrigen Emulsionen, in zeitlichen Abständen von ca. einem Monat, verbesserte den Erfolg. Gute Resultate wurden mit Phenoform-forte, Dipterex und aktiviertem Kreolin (HCH-Zusatz!) erreicht, weniger mit reinen DDT- und HCH-Präparaten. Als ergänzende Bekämpfungsmethoden werden das Ausweißen der Ställe mit HCH-haltiger Weißtünche oder das Ausschmieren der Befallsstellen mit insektoacarizidhaltigem Dieselöl erwähnt. F. Coch. 9810.

Petruškin, A. A. (Petruschkin, A. A.); Pjatigorsk, RSFSR, Veterinärmed. Gebietslab. für Bekämpf. von Geflügelkrankh. Bořba s kleščami ptic. **(Die Bekämpfung von Geflügelzecken.)** Pticevodstvo, Moskva **1961** Nr. 9. S. 35.
Beim Geflügel treten häufig die Zecken *Argas persicus* und *Dermanyssus gallinae* auf. Auch Wanzen können beim Geflügel parasitieren. Die Tiere werden hauptsächlich in der Nacht überfallen. Zur Bekämpfung werden 2–3%ige Hexachloranlösungen oder 5–7%ige DDT-Lösungen verwendet. Vf. beschreibt auch noch verschiedene Emulsionen zur Bekämpfung der Zecken in Stallungen und Ausläufen. H. Splisteser. 9810.

Koltyšev, A. F. und Gužova, A. S. (Koltyschew, A. F. und Gushowa, A. S.); Kurgan, Veterinär-Bakteriol. Gebietslab. Diagnostika citolichoza cypljat. **(Cytolichus-Diagnose bei Küken.)** Veterinarija, Moskva **39** (1962) Nr. 10. S. 53.
In einer Kolchose des Kurganer Gebietes starben innerhalb von 45 Tagen eine große Anzahl 30–35tägiger Küken. Pathologisch-anatomische Untersuchungen ergaben Schädigungen der Lunge. Besät man Capek'sches Nährsubstrat mit Ausstrichen der befallenen Lungen, so erscheinen nach 3wöchigem Verweilen bei 18–20 °C Milben vom Typ Cytolichus. Versuche über die Kultivierung des Erregers und die Behandlung der Erkrankung sind noch nicht abgeschlossen. G. Pose. 9815.

Šiškov, N. und Obreškov, K. (Schischkow, N. und Obreschkow, K.) Enzootično zaboljavane po kokoškite izvestno pod imeto krŭglo sŭrce. **(Enzootische Erkrankung bei Hühnern, bekannt unter dem Namen „Rundherz".)** Veterinarna sbirka, Sofija **59** (1962) S. 6–9. – 2 Abb.,

Erstmalig wurde diese Erkrankung in Bulgarien im Frühjahr 1962 in 4 Wirtschaften festgestellt. Beobachtet wurde der noch nirgends beschriebene Befund, daß bei keinem der zerlegten 120 Hühner entwickelte Eifollikel gefunden wurden. Diese waren hyperämisch und nicht über erbsengroß. Wenngleich der Tod plötzlich oder nach kurzer Krankheit eintritt, müssen die Störungen im Organismus sich viel früher entwickeln. (Herzveränderungen? Die Red.)

Z. Tomow. 9850.

XXV. KRANKHEITEN DER TIERE ZOOLOGISCHER GÄRTEN, DER PELZTIERE, DES WILDES, DER FISCHE

Kuntze, A.; Berlin-Friedrichsfelde, Tierpark, Tierklin. **Aus der zootierärztlichen Arbeit.** Medicamentum [Berlin] **1963** Nr. 1. S. 9–15.

Gelegentlich wird von human- als auch von veterinärmedizinischen Kollegen der Wunsch geäußert, Einzelheiten über Erkrankungen, Diagnostik und Therapie bei Zootieren zu erfahren. Die Vielzahl der in einem Zoo gezeigten Tierarten wirkt verwirrend. Manche Wildtierart ähnelt morphologisch und funktionell Haustierformen. Esel, Zebra, Onager und die anderen Equiden folgen jenen anatomischen Gesetzen, die wir vom Pferd her kennen. Der Verwandtschaftsvergleich gilt auch für Rind, Schaf, Ziege, denen Büffel-, Antilopen- und Hirscharten mehr oder weniger ähneln. Dem Haushund entsprechen morphologisch und funktionell Wolf, Fuchs, Schakal und andere Caniden. Augenfällig ist die Verwandtschaft zwischen Hauskatze und den unzähligen Raubkatzenarten. Anders liegen die anatomischen und physiologischen Einzelheiten bei Giraffen, Kamelen, Robben, Känguruhs, Elefanten, Bären, den Zahnarmen u. a. Bei Kenntnis ihrer Besonderheiten lassen sich auch hier Parallelen zu Bekannten aus der Haustiermedizin ziehen. Ähnliches gilt für viele Vögel. Es wird zu den parasitären Erkrankungen bei Zootieren Stellung genommen. Die Verabreichung der Wurmmittel und anderer Medikamente bereitet bei einigen Tierarten besondere Schwierigkeiten. Während Endoparasitenbefall praktisch bei jedem Zootier nachweisbar ist, fallen demgegenüber die Ektoparasitosen kaum ins Gewicht. Eine prophylaktisch-therapeutische Maßnahme ist die Impfung aller jungen Huftiere mit polyvalent antibakteriellen Seren. Alle jungen Feliden werden vor dem Absetzen von der Mutter gegen die gastrointestinale Form der „Katzenstaupe" vacciniert. Junge Caniden erhalten Vaccine gegen Hundestaupe. Von den Krankheiten, die einer kurativen Behandlung bedürfen, rangieren die Entzündungen des Darmtraktes an erster Stelle. Es werden schließlich Mittel und Wege aufgezeichnet wie, für Mensch und Tier gefahrlos, Injektionen durchgeführt werden können. Der Injektionsspeer „Tierpark Berlin" und die Capchur-gun werden beschrieben. Vf. geht auf die Anwendung peripher- und zentralangreifender Muskelrelaxantien und Transquillizer ein. Manchen Tieren sind bestimmte, chirurgisch interessierende Krankheiten eigen. Geburtshilfe und Puerperalbehandlungen sind erfreulicherweise nur selten nötig.

O. Dietz. 9862.

Constantinescu, Gh. M.; Bukarest, Zool. Garten. **Über eine infektiöse Gastroenteritis bei Wildtieren des Zoologischen Gartens Bukarest. (Klinisch-therapeutische Unterweisungen sowie Beobachtungen über das Seuchengeschehen.)** Mh. Veterinärmed. **17** (1962) Nr. 18. S. 742–745. – 11 Lit.

Drei junge Feliden (Wildkatze, Löwe, Luchs) des Bukarester Zoos erkrankten an der gastrointestinalen Form der Katzenseuche (= infektiöse Panleukopenie). Seuchengeschehen, klinische Wahrnehmungen sowie Therapie (Tetracycline,

Vitamine, Diät) werden eingehend dargestellt. Aus der Milzpulpa eines an der Seuche gefallenen Luchses wurde eine Vaccine hergestellt und damit alle gesund gebliebenen Feliden geimpft. A. Kuntze. 9862.

Harthoorn, A. M.; Kabete, Kenya, Univ., Coll. of East Africa, Fac. of Veterin. Sci., Dep. of Veterin. Physiol. Producing „twilight sleep" in large wild mammals. **(Zur Erzeugung eines „Dämmerschlafes" bei großen wilden Säugern.)** J. Amer. veterin. med. Assoc. **141** (1962) Nr. 12. S. 1473. – 1 Abb.
Durch Injektion einer Mischung von 10 mg „Sernyl" = (1-[1-phenylcyclohexyl] piperidinmonohydrochlorid), 120 mg „Themalon" = (Diaethylthiambuten) und 5 mg Scorpolamin pro 100 engl. Pfd. (45,3 kg) kann auch beim Weißbartgnu (*Connochaetes taurinus*) ein Dämmerschlaf erzeugt werden. Unter Einwirkung des Medikamentengemischs legen sich die Tiere zwar nicht hin, werden aber so ruhig und gedämpft, daß sie sich ungefesselt untersuchen sowie Injektionen und Ohrenmarkeneinziehen reaktionslos gefallen lassen. Die „Narkose"-Wirkung kann durch Nallorphininjektion sofort unterbrochen oder aufgehoben werden. A. Kuntze. 9862.

Graham-Jones, Oliver; London, Zool. Soc. Tranquillisation of a pregnant hippopotamus. **(Tranquillisation eines tragenden Flußpferdes.)** Veterin. Rec. **74** (1962) Nr. 38. S. 1021–1023.
Aus bautechnischen Gründen mußte ein Flußpferdpaar vom Londoner Regent Park nach Whipsnade umquartiert werden. Nach einiger Zeit stellte man fest, daß das weibliche Tier hochtragend war. Daher wurde das Pärchen getrennt. Das Weibchen reagierte darauf so heftig, daß man sich gezwungen sah, die Tiere erneut zusammenzulassen. Jetzt aber attackierte das Weibchen den männlichen Partner so stark, daß er später an den Folgen dieser Verletzungen einging. Man entschloß sich daher, die Tiere erneut zu trennen, das Weibchen jedoch durch orale Gaben eines Atarakticums vor erneuten Erregungszuständen zu schützen. Es erhielt pro die 10 g Chlorpromazin („Sparine") ins Futter. Nach der Geburt des Jungen wurde die Dosis auf 12,5 g erhöht, um das Jungtier vor eventuellen Attacken der Mutter zu bewahren. Diese Behandlung wurde mehrere Wochen erfolgreich durchgeführt. Schadwirkungen wurden weder am Mutter- noch am Jungtier registriert.
A. Kuntze. 9862.

Harthoorn, A. M. Capture of the white (square-lipped) rhinoceros Ceratotherium Simum Simum (Burchell) with the use of drug immobilization technique. **(Fangen des weißen [Breitmaul-]Nashorns [Ceratotherium Simum Simum Burchell] unter der Verwendung der Technik des medikamentellen Niederlegens.)** Canad. J. comparat. Med. veterin. Sci. **26** (1962) Nr. 9. S. 203–208. – 1 Abb., 3 Tab., 3 Lit.
Die Existenz der weißen oder Breitmaulnashörner (*Ceratotherium Simum Simum Burchell*) ist durch das ständige Vordringen menschlicher Siedlungen sowie durch Wilddieberei in der freien Wildbahn erheblich gefährdet. Dem Umsetzen in Reservate kommt daher besondere Bedeutung zu. Nach entsprechenden Voruntersuchungen am Rind wurde auch zum Niederlegen der Nashörner eine „Narkotica-Spezialmischung" mit gutem Erfolg eingesetzt, die sich aus einem Barbiturat („Themalon"), Morphium, einem Neurolepticum („Largactil") und „Sernyl" im wesentlichen zusammengesetzt. Die Tiere werden dadurch nicht völlig narkotisiert, sondern nur in Brustlage gebracht. Sie lassen sich dann ohne Zwangsmaßnahmen anfassen und Injektionen ohne Gegenreaktion gefallen. Insgesamt wurden 12 Nashörner umgesetzt. Die Mischung verfügt über sehr große therapeutische Breite. Unangenehme Nebenwirkungen wurden trotz mehrfacher Überdosierung nicht beobachtet. Zur „Narkose"-Abkürzung wurde Nallorphin injiziert. Danach standen die Tiere bald auf und ließen sich z. T. nur durch Festhalten am Horn mehrere hundert Meter widerstandslos führen. A. Kuntze. 9862.

Peters, J. C.; Rotterdam, Roy. Rotterdam Zoo „Blijdorp". Prosthesis of the lower bill in an African ground hornbill (Bucorvus leadbeateri). **(Prothese des Unterschnabels bei einem Afrikanischen Hornraben [Bucorvus leadbeateri].)** Tijdschr. Diergeneeskunde 87 (1962) Nr. 20. S. 1312–1322. – 1 Abb.
Ein Afrikanischer Hornrabe brach sich $^2/_3$ des Unterschnabels ab. Die Anpassung des Oberschnabels durch Verkürzung hätte den Schauwert des Raben erheblich gemindert. Nach einem Wachsabdruck wurde daher eine Kunststoffprothese angefertigt, die hohl und etwas länger als die abgebrochene Schnabelspitze war. Sie wurde auf das Fragment aufgesteckt, durch selbsthärtenden Kunststoff fixiert und durch quer eingedrehte Schrauben endgültig befestigt. Das Tier benutzte den Schnabel von Anfang an vollkommen, so daß er sich in natürlicher Weise abnutzen konnte. Nach 4½ Jahren war der Unterschnabel soweit nachgewachsen, daß der letzte Prothesenrest abgestoßen werden konnte. A. Kuntze. 9862.

Kraft, H.; München, Univ., Med. Tierklin. **Der europäische Seehund (Phoca vitulina L.) aus tierärztlicher Sicht.** Berliner Münchener tierärztl. Wschr. 76 (1963) Nr. 2. S. 30–31.
Bei 4–8 Wochen alten Seehunden (*Phoca vitulina L.*) werden überwiegend Magen- und Darmerkrankungen sowie Vitaminmangelerscheinungen beobachtet. Bei Tieren über 1 Jahr sind Endoparasitosen, insbesondere Herzfilarien, häufigste Todesursache. Größere Mengen an Blut lassen sich entweder aus der V. jugularis, wobei die Einstichstelle zwischen Brustbein und Schultergelenk liegt, oder aus der V. ulnaris entnehmen. Für kleinere Blutmengen genügt es, die Haut anzuritzen, die sehr stark vascularisiert ist. Zur Narkose eignet sich „Sernyl", das in einer Dosierung von 3 mg/kg Kgw. oral gegeben wird und für 8 Std. eine operationstüchtige Toleranz erzeugt. Während der Narkose müssen die Bulbi feucht gehalten werden, da es sonst zu oberflächlichen Keratitiden kommt. A. Kuntze. 9862.

Gupta, B. N. Investigation of an outbreak of mortality in budgerigars at Lucknow Zoological Gardens. **(Untersuchungen über das Auftreten erhöhter Sterblichkeit unter Australischen Liebesvögeln im Zoologischen Garten von Lucknow.)** Indian veterin. J. 40 (1963) Nr. 2. S. 90–96. – 6 Lit.
Normalerweise verendeten in dem genannten Zoologischen Garten monatlich etwa 1–2 der dort gehaltenen Australischen Liebesvögel (*Melopsittecus undulatus*). Im Frühjahr und Sommer 1962 stiegen diese Verluste beängstigend an (April 15, Mai 34, Juni 47). Die Vögel saßen vor ihrem Tode stumpfsinnig und völlig teilnahmslos in einer Ecke und nahmen zumeist am letzten Tage kein Futter mehr auf. Die Temperatur war herabgesetzt, die Vögel hatten Durchfall und teilweise ein erhöhtes Bedürfnis nach Wasser. Die Krankheitssymptome bestanden im allgemeinen nicht länger als 12–24 Std. Behandlungsversuche mit Sulfaguanidin, Enterovioform, Sulfamethazin und Achromycin blieben ohne jeden Erfolg. Die bakteriologische Untersuchung ergab *E. coli*, Serotyp O 2:K I. Intracerebrale und i.p. Übertragungsversuche von Leber-, Milz- und Hirngewebe auf Mäuse zur Erhärtung eines Verdachtes auf Psittakose und Poliomyelitis verliefen negativ. E. Wiesner. 9862.

Devos, A.; Gent, Rijksuniv., Lab. voor Bacteriol. en Hyg. der Huisdieren. Xanthomatose bij grasparkieten. **(Xanthomatose bei Sittichen.)** Vlaams diergeneeskund. Tijdschr. 31 (1962) Nr. 7/8. S. 211–213. – 1 Abb., 5 Lit. Zus. in Engl., Franz., Dtsch. E. Wiesner. 9862.

Kočenov, S. (Kotschenow, S.) Chranenie kormov v tranšejach. **(Futterbergung in Gruben.)** Krolikovodstvo i zverovodstvo, Moskva 5 (1962) Nr. 8. S. 21.
Vf. schlägt für Pelztierfarmen in Gebieten mit heißem Sommerwetter vor, Betongruben anzulegen, in denen das mit 2% Natriumpyrosulfit versetzte

Fleisch aufbewahrt wird. Die Gruben sollen 2–2,5 m tief und 3 × 4 oder 4 × 4 m lang und breit sein. Bei guter Abflußregulierung kann auf diese Art und Weise das Fleisch vor dem Verderben geschützt werden.
S. Willer. 9870.

Ford, Thomas M.; Iowa State Univ., Dep. of Veterin. Hyg. Diseases of mink. **(Nerzkrankheiten.)** Iowa State Univ. Veterinarian **24** (1961/62) Nr. 3. S. 137 bis 143. — 2 Abb., 6 Lit.
Nach einer Übersicht über die hauptsächlichsten Nerzkrankheiten werden die wichtigsten Erkrankungen mit Angaben über Ursache, Symptome, Sektionsbefund sowie prophylaktische und therapeutische Maßnahmen besprochen. Als Viruskrankheiten werden die Staupe und Virus-Enteritis, als bakterielle Erkrankung der Botulismus ausführlicher behandelt. Von den Futterschäden finden Chastek-Paralyse, Anämie säugender Fähen, Steatitis, Blasensteine und Acidosis ausführlichere Erwähnung. Näher besprochen werden ferner Vergiftungen durch Hormonpräparate, Blei, Streptomycin und Sulfonamide. Abschließend wird unter Verschiedenes auf die Aleutenkrankheit und den „grauen Durchfall" (Grey Diarrhea) eingegangen. H. Zimmermann. 9870.

Lauerman jun., Lloyd H. und Berman, David T.; Madison, Univ. of Wisconsin, Dep. of Veterin Sci. Urinary tract infection in mink. II. Diethylstilbestrol as a predisposing factor. **(Harntrakt-Infektion beim Nerz. 2. Mitt. Diaethylstilbestrol als ein prädisponierender Faktor.)** Amer. J. veterin. Res. **23** (1962) Nr. 96. S. 1097–1103. — 4 Abb., 14 Lit. Zus. in Interlingua. 1. Mitt. vgl. LZ. Abt. IV **8** (1963) Nr. 1. S. 219.
Der Verdacht, daß Diaethylstilbestrol, das zur Geflügelkapaunisierung angewandt und durch Geflügelabfälle in das Nerzfutter gelangt ist, Harntrakt-Infektionen besonders bei Rüden begünstigt, wurde durch experimentelle Verfütterung von 10 bis 500 μg des Präparates pro Nerz überprüft. Es traten beträchtliche Verluste unter den Versuchsnerzen auf, bei denen sich histologisch Veränderungen des Epithels der Urethra, der Prostata und der Harnblase zeigten. Die experimentell erzielten Resultate bestätigten sich durch Untersuchungen von eingegagenen Nerzen aus Farmen, in denen Diaethylstilbestrol-haltige Geflügelabfälle zur Verfütterung kamen. Die durch das Präparat verursachten Veränderungen im Harnapparat führten zu einer Begünstigung bakterieller Infektionen mit *Staphylococcus aureus* und *Proteus mirabilis*. Die hervorgerufenen Veränderungen sind reversibel, wenn die fraglichen Bestandteile nicht mehr verfüttert werden. Seit 1960 wird Diaethylstilbestrol nicht mehr in der Geflügelmast der USA eingesetzt.
H. Zimmermann. 9870.

Gorham, J. R., Farrell, R. K. und Lauerman, L.; Pullman, Wash. Immunologic response of young mink. **(Immunitätsverhältnisse bei Nerzwelpen.)** Veterin. Med. [Kansas City] **57** (1962) Nr. 10. S. 896–898. — 2 Tab., 9 Lit.
Nerzwelpen, die von gegen Staupe vaccinierten Fähen abstammen, erwerben eine Immunität gegen Staupeinfektionen. Diese Immunität führt dazu, daß eine sehr zeitig ausgeführte Vaccination der Welpen erfolglos bleibt, so daß die Welpen einer späteren Infektion ungeschützt gegenüberstehen. Wie Versuche ergeben haben, ist es zweckmäßig, die Jungtiere vaccinierter Fähen erst ab der 10. Lebenswoche gegen Staupe zu impfen. Eine noch größere Sicherheit zur Erreichung eines erfolgversprechenden Impfschutzes besteht bei Impfung ab der 12. Woche. In den Versuchen waren die Fähen allerdings vor der Wurfzeit einer nochmaligen aktiven Immunisierung unterzogen worden, was unter normalen Bedingungen auf den Farmen selten erfolgt.
H. Zimmermann. 9870.

Kulikova, M. P. (Kulikowa, M. P.); Somow, Gebiet Woronesh, RSFSR, Pelztierzucht-Sowchos. Opyt protivočumnoj vakcinacii norok. **(Erfahrungen**

mit einer Vaccine gegen Nerzstaupe.) Krolikovodstvo i zverovodstvo, Moskva 5 (1962) Nr. 4. S. 22–23.

In einer Nerzfarm im Gebiet von Woronesh konnte 1960/61 durch Einsatz einer Staupevaccine (Impfdosis: 0,5–1,0 ml), durch veterinärpolizeiliche Maßnahmen, durch Diät und durch zusätzliche Anwendung von Antibiotica (pro Tier: 50 mg Biomycin, 50 mg Syntomycin, 30–50000 IE Penicillin, gelöst in 10–15 ml Paratyphus- oder Milzbrandimmunserum) und Sulfonamiden (Streptocid per os: 2 bis 3mal 0,2 g pro Tag, äußerlich als Einreibung) ein Staupeausbruch coupiert werden. Von 14130 geimpften Tieren erkrankten 140, 60 davon starben unter typischen Erscheinungen. Die übrigen genasen und wurden bis zur Tötung isoliert gehalten. D. Weyhe. 9870.

Trautwein, G. W. und Helmboldt, C. F.; Storrs, Univ. of Connecticut, Dep. of Animal Diseases. Aleutian disease of mink. I. Experimental transmission of the disease. **(Aleutenkrankheit des Nerzes. 1. Mitt. Experimentelle Übertragung der Krankheit.)** Amer. J. veterin. Res. **23** (1962) Nr. 97. S. 1280–1288. — 8 Abb., 1 Tab., 8 Lit.

In einem Übertragungsversuch erhielten 8 Aleutennerze 2 ml eines aus Leber, Milz und Niere gewonnenen Organauszuges i.p. verabfolgt, der von einem an der Aleutenkrankheit (AMD) eingegangenen Tier gewonnen worden war. Ein Nerz dieser Gruppe ging intercurrent ein, während die anderen acht Wochen p.i. getötet wurden. Während sich bei diesen Tieren klinische Befunde nicht gezeigt hatten, konnten pathologisch-anatomisch Milzschwellung und graue Nierenherde festgestellt werden. Histologisch ließen sich plasmacelluläre oder lymphocytäre Infiltrationen in Leber, Nieren, Gehirn, Milz, Lymphknoten und Herzmuskulatur nachweisen. An Pastellnerzen vorgenommene gleiche Versuche führten bei 8 von 12 Versuchstieren zur Aleutenkrankheit. Mit zellfreien Filtraten konnten bei 16 von 18 Pastellnerzen auf die Aleutenkrankheit zurückzuführende Organveränderungen hervorgerufen werden. Die Versuche erbrachten das Ergebnis, daß die AMD durch Organauszüge und zellfreie Filtrate übertragbar ist, daß aber andererseits im Experiment Todesfälle nicht zu beobachten waren. H. Zimmermann. 9870.

Henson, James B., Gorham, John R. und Leader, Robert W.; Washington State Univ., Dep. of Veterin. Pathol.; Pullman, Wash., U.S. Dep. of Agric., Animal Disease and Parasite Res. Div. Hypergammaglobulinaemia in mink initiated by a cell-free filtrate. **(Durch ein zellfreies Filtrat hervorgerufene Hypergammaglobulinämie beim Nerz.)** Nature [London] **197** (1963) Nr. 4863. S. 206–207. — 2 Tab., 8 Lit.

Ein konstantes Hauptmerkmal der Aleutenkrankheit ist eine Hypergammaglobulinämie, der Grad der Erkrankung steht in direktem Verhältnis zum Gammaglobulin-Anstieg. Übertragungsversuche wurden mit von einem natürlich erkrankten Aleutennerz stammenden und bei —26 °C eingefrorenen Organmaterial vorgenommen, das teilweise einer Filtration und Ultrazentrifugation unterzogen worden war. Mit Organauszügen konnte bei den Versuchstieren zu 80%, mit dem Zentrifugationssediment zu 66% eine Hypergammaglobulinämie hervorgerufen werden, was bei Verwendung der überstehenden Flüssigkeit nur bei 13% der Tiere gelang. Die meisten Veränderungen im Serum-Eiweiß traten bei homozygoten Aleutennerzen auf. Die Untersuchungen ergaben, daß eine filtrierbare, zellfreie Substanz die für die Aleutenkrankheit charakteristische Hypergammaglobulinämie hervorzurufen imstande ist. H. Zimmermann. 9870.

Zimmermann, H.; Greifswald, Veterinäruntersuchungs- und Tiergesundheitsamt. **Pararauschbrand in einer Nerzfarm.** Mh. Veterinärmed. **18** (1963) Nr. 2. S. 70–72. — 7 Lit.

Nach der Botulismus-Schutzimpfung in einer Nerzfarm mit 2464 Tieren verenden 110 Nerze an Pararauschbrand. Diese großen Verluste sind nicht auf

Impffehler durch unsaubere Kanülen usw. zurückzuführen. Außerordentlich unhygienische Haltungsbedingungen werden als Ursache ermittelt. Trotz vorheriger Warnungen ist die Nerzfarm in einer feuchten Talsenke angelegt worden, in der die Drainage schon längere Zeit nicht mehr funktioniert. Man hat versucht, die hohe Feuchtigkeit mit Sägespänen aufzusaugen, die sich allmählich mit Kot und durchgefallenen Futterresten vermengt haben. Infolge der Schadhaftigkeit der Gehege laufen zahlreiche Nerze frei im Gelände herum. Die Futterhygiene ist ebenfalls mangelhaft. Nach einer Incubationszeit von 24 Std. gehen die Tiere innerhalb weniger Stunden zugrunde. Durch Tierversuche und kulturelle Untersuchungen wird *Clostridium septicum* nachgewiesen. E. Tempel. 9870.

Karstad, Lars und Pridham, T. J.; Guelph, Ontario Veterin. Coll., Div. of Zoonoses, Diseases of Wildlife. Aleutian disease of mink. I. Evidence of its viral etiology. **(Aleutenkrankheit bei Nerzen. 1. Mitt. Beweis der Virus-Ätiologie.)** Canad. J. comparat. Med. veterin. Sci. **26** (1962) Nr. 5. S. 97–102. – 1 Tab., 6 Lit.

Die Aleutenkrankheit tritt vornehmlich bei Nerzen auf, die das Aleuten-Gen in homocygoter Form aufweisen wie beispielsweise Aleuten-, Saphir-, Pearl- und Violett-Nerze. Während demzufolge zunächst ein genetischer Faktor als Ursache vermutet wurde, ist es jetzt sicher, daß einer Hypersensitivität eine ursächliche Bedeutung zukommt. Auch ist die Übertragung der Aleutenkrankheit durch Verwendung formalisierter Gewebeteile möglich, so daß weiterhin an ein infektiöses Agens zu denken ist. Bei Übertragungsversuchen starben Aleutennerze zwischen 35 und 60 Tagen p. i. Bei Standard-Tieren haftete die Infektion ebenfalls, verlief jedoch protahierter und wenig heftig. Frettchen erkrankten nicht. Das Material (Leber, Milz, Niere) war bakterienfrei filtriert worden, so daß ein Virus als Erreger zu vermuten ist. H. Zimmermann. 9870.

Geurden, L. M. G., Devos, A., Viaene, N. und Staelens, M.; Gent, Lab. voor Bacteriol. en Hyg. der Huisdieren. Ziekte van Aujeszky bij nertsen. **(Aujeszky'sche Krankheit bei Nerzen.)** Vlaams diergeneeskundig Tijdschr. **32** (1963) Nr. 2. S. 36–47. – 5 Abb., 9 Lit.

Aujeszky beschrieb erstmalig beim Rind 1902 diese Krankheit in Ungarn unter dem Namen „Pseudowut". Sie ist vor allem gekennzeichnet durch tonisch-klonische Muskelkrämpfe, die im vorliegenden Falle neben Gleichgewichtsstörungen, Agressivität, Depressionen und Juckreiz in einem Nerzbestand beobachtet wurden. Der Tod trat im allgemeinen nach 1–4 Tagen ein und es zeigten sich nur geringe Veränderungen in Milz, Lunge, Pericard und Myocard. Die Diagnose wurde im Tierversuch durch Verimpfung von Gehirn auf Kaninchen gesichert. Es wird angenommen, daß die Tiere mittels Impfkanülen (Staupeschutzimpfung) infiziert wurden, mit denen einige Tage zuvor Schweine geimpft worden waren. Die mit 6,5% bezeichneten Verluste fordern, daß dieser Krankheit auch in Nerzbeständen die erforderliche Aufmerksamkeit geschenkt wird. E. Wiesner. 9870.

Bertschinger, H.-U.; Zürich, Univ., Veterin.-Bakteriol. Inst. **Infektion mit Clostridium septicum beim Nerz.** Dtsch. tierärztl. Wschr. **68** (1961) Nr. 22. S. 658–659. – 9 Lit.

In einem Bestand von 400 Nerzen traten im Verlaufe von einigen Wochen 12 Todesfälle nach Verfütterung von Fleisch einer Kuh auf, in dem sich späterhin *Clostridium septicum* nachweisen ließ. Bei den drei zur Feststellung der Todesursache eingesandten Nerzen ergab sich folgender Sektionsbefund: guter bis sehr guter Nährzustand, Milzschwellung, Blutfülle der Nieren und Leber, bei zwei Nerzen Rötung der Magenschleimhaut, bei einem Tier Hyperämie des Darmes. Im Bereich des Halses war die Muskulatur oedematös, dunkelrot verfärbt und wies einen süßlichen, ranzigen Geruch auf. Bakteriologisch konnte eine Infektion mit *Clostridium septicum* nachgewiesen werden. Als Eintrittspforte für den Erreger könnten Schleimhautverletzungen in den oberen Verdauungswegen in Frage kommen, zumal das fragliche Kuhfleisch zusammen mit zerkleinertem Barsch einschließlich der stachelbewehrten Flossen und Gräten verfüttert worden ist. H. Zimmermann. 9870.

Watson, W. A. und Beverley, J. K. A.; Leeds, Veterin. Investigation Centre, M. A. F. F.; Sheffield, Univ., Dep. of Bacteriol. Toxoplasmosis in mink. **(Toxoplasmose beim Nerz.)** Veterin. Rec. 74 (1962) Nr. 38. S. 1027. – 9 Lit.

In einem 4000 Tiere umfassenden Nerzbestand kam es zu Ausfällen, bei denen die betroffenen Tiere meistens vor dem Tode Konditionsschwächen zeigten, manchmal auch plötzlich eingingen. Nervöse Erscheinungen wurden nicht beobachtet. Zur Sektion kamen 36 Tiere, deren Sektionsbefund den Verdacht auf Aleutenkrankheit aufkommen ließ, die Mehrzahl zeigte eine schwere Nephritis. Von 24 augenscheinlich gesunden im Dezember gepelzten Nerzen wurden Blutproben nach der Modifikation von Beverley und Beattie des Sabin-Feldmann-Testes untersucht. Hierbei ergaben sich folgende Titer $11 \times <1:16$, $3 \times 1:16$ bis $1:63$, $8 \times 1:64$ bis $1:255$, $2 \times >1:256$. Außerdem vorgenommene Tierversuche an weißen Mäusen mit Gehirnemulsionen von 10 Nerzen führten bei 3 Nerzen zum Nachweis einer Toxoplasmen-Infektion. Als mögliche Infektionsquelle werden zur Fütterung verwandte Schafsköpfe angesehen, weil bei Schafen dieses Gebietes die Toxoplasmose bekannt ist. H. Zimmermann. 9870.

Il'ina, E. D. und Volčenko, K. D. (Ilina, Je. D. und Woltschenko, K. D.) Moskau, Veterinärmed. Akad.; Udelnaja, Gebiet Moskau, Forsch.-Inst. für Pelztier- und Kaninchenzucht. Vozmožnosti povyšenija plodovitosti cvetnych norok. **(Möglichkeiten der Fruchtbarkeitssteigerung bei farbigen Nerzen.)** Krolikovodstvo i zverovodstvo, Moskva 5 (1962) Nr. 7. S. 14–16. – 3 Tab.

Die biologischen, physiologischen und konstitutionellen Besonderheiten der farbigen Nerze sollen nach einer weitverbreiteten Meinung gegenüber den Standardnerzen eine Verringerung der Fruchtbarkeit und Lebensfähigkeit bewirken. Nach Vff. liegen jedoch lediglich Zuchtfehler vor. Dabei muß man davon abgehen, durch die Kreuzung von farbigen mit Standardnerzen die Fruchtbarkeit verbessern zu wollen. Diese Zuchtmethode zieht meist eine Verschlechterung der Fellfärbung nach sich und erschwert die Selektion. Lediglich mit Tieren des Typs Saphir, blaue Iris und Topas wird neben der Verbesserung der Fruchtbarkeitsleistung auch die Erhaltung der Fellqualität gesichert, da bei dieser Kreuzungsmethode die Färbung in der 2. Generation nur geringfügig aufspaltet. Nach Vff. kommen zur Verbesserung der Fruchtbarkeit bei farbigen Nerzen zwei Methoden in Frage: die Reinzucht mit Selektion auf Fruchtbarkeit und die Kreuzungszucht mit obengenannten drei Typen. S. Willer. 9870.

Soročenko, E. V. und Kolesov, N. V. (Sorotschenko, Je. W. und Kolessow, N. W.); Archangelsk, Med. Inst., Lehrstuhl für Biol.; Narjan-Mar, Gebiet Archangelsk, Veterinär-Bakteriol. Lab. Zaraženie trichinellezom golubych pescov i serebristych lisic mjasom medvedja v Neneckom okruge. **(Trichinellainfektion bei Blau- und Silberfüchsen durch Verabreichung von Bärenfleisch im Kreis der Nenzk.)** Medicinskaja parazitologija i parazitarnye bolezni, Moskva 31(40) (1962) Nr. 3. S. 366.

Blau- und Silberfüchse zeigten bald nach der Fütterung mit Fleisch eines abgeschossenen alten Bären blutigen Durchfall und Freßunlust. Bei einer Untersuchung getöteter Blaufüchse und Silberfüchse wurden in ihren Muskeln Trichinenlarven gefunden. Die Untersuchung des Bärenfleisches ergab ebenfalls einen positiven Befund (2–3 Kapseln im Blickfeld). V. Palm. 9870.

Managarov, D. P. (Managarow, D. P.) Atipičnaja forma ušnoj česotki. **(Eine atypische Form der Ohrenkrätze.)** Krolikovodstvo i zverovodstvo, Moskva 5 (1962) Nr. 1. S. 24–25. — 3 Abb.,

In einigen Silber- und Blaufuchsfarmen der SU trat 1961 die Ohrenkrätze auf, die durch Milben verursacht wird. Die Krankheit äußert sich besonders bei Jungtieren im Alter von 16 Tagen bis 4 Wochen. Die Mortalität bei Welpen lag in einem Falle bei 94,6% (von 113 Welpen starben 107). Die Tiere eines Wurfes starben innerhalb von 1–3 Wochen nach der Infektion. Die Milben stammten von einem Muttertier. — Bei der atypischen Form sind keine kraß hervortretenden klinischen Erscheinungen zu bemerken; der Tod tritt in kurzer Zeit ein. Bis zum direkten Ausbruch der Krankheit fraßen und tranken die Welpen normal, sie reagierten lebhaft auf Reize. Jedoch waren sie erschöpft, sie blieben in ihrer Entwicklung zurück, das Haarfell war spröde und schlecht entwickelt. Kurz vor Ausbruch der Krankheit machte sich ein gedrückter Zustand bei der Mehrzahl der jungen Füchse bemerkbar, sie schrien unnatürlich, die Bewegungen waren schnell und unkoordiniert, die Vorderpfoten wurden krampfartig nach vorn gestreckt. Ein Anfall dauerte 5–10 Min. und führte sehr oft zum Tode. Einige Tiere erholten sich, der größte Teil überlebte aber den 2. und 3. Anfall nicht. Bei einigen Tieren traten auch Appetitlosigkeit und Apathie auf, sie verkrochen sich in die Ecken der Käfige und zuckten rhythmisch mit dem Kopf. Bei anderen dominierten Krampfzustände, sie schwankten unnatürlich, schleppten sich hin und her; vor Eintritt des Todes machten sich z. T. mehrere paralytische Anfälle innerhalb von 20–40 Min. bemerkbar. Sie erholten sich erst nach 10–15 Min. Gewöhnlich starben diese Tiere während der Anfälle. In einigen Fällen wurden keinerlei klinische Erscheinungen beobachtet. Erwähnenswert ist die Beobachtung, daß niemals ein Kratzen und Scheuern der von Milben befallenen Ohren festgestellt wurde. Pathologische Erscheinungen: In den unteren Windungen der Ohrmuscheln wurden große Mengen der Krätzemilben gefunden, z. T. makroskopisch schon erkennbar. Die oberen Hautschichten waren zerstört und bräunlich gefärbt, es waren Wunden und Schorf vorhanden, im Mittelohr manchmal Eiter, im inneren Ohr dagegen keine Entzündung. Pathologische Veränderungen anderer Organe wurden nicht beobachtet. Wahrscheinlich kommt es beim Durchdringen einer großen Menge von Milben durch das Trommelfell zu einer unwahrscheinlich großen Reizung des Nervensystems, so daß die Anfälle schockartig und daher tödlich verlaufen. Die Diagnose ist einfach. Untersuchung der inneren Oberfläche der Ohrmuscheln makro- und mikroskopisch. Verwechslungen mit der infektiösen Encephalomyelitis (IEM) ist möglich. 5%ige ölige DDT-Lösung in der Dosis von 15–25 Tropfen oder 1–1,5 ml war als Bekämpfungsmittel sehr erfolgreich. Das Mittel wird auf den befallenen Stellen leicht verrieben. Diese Behandlung erfolgte im Abstand von 5–6 Tagen 2mal. Die Käfige wurden mit 6–12%igem DDT-Staub oder 4%igem Dipterex behandelt. Die Milben starben in 1–3 Tagen ab.

F. Coch. 9870.

Akkermans, J. P. W. M. und Terpstra, J. I.; Rotterdam, Centr. Diergeneeskundig Inst., Lab. Pseudotuberculose bij chinchilla's veroorzaakt door een bijzondere species. **(Durch eine besondere Species verursachte Pseudotuberkulose bei Chinchillas.)** Tijdschr. Diergeneeskunde 88 (1963) Nr. 2. S. 91–95. — 1 Tab., 13 Lit.

Unter den bakteriellen Krankheiten beim Chinchilla steht die Pseudotuberkulose an erster Stelle. Klinisch sind bei subakutem bis chronischen Verlauf Abmagerung, Durchfall oder Verstopfung zu bemerken, die Krankheitsfälle treten in den betroffenen Farmen vereinzelt nacheinander auf. Der Sektionsbefund ergibt Nekroseherde in Milz, Leber, Lunge und Darmschleimhaut, fibrinöse Peritonitis, Perihepatitis und Perisplenitis. Bei einem Drittel der

Tiere finden sich nur die Darmveränderungen. Bakteriologisch ließ sich ein Stamm von *Pasteurella pseudotuberculosis* nachweisen, der sich aber grundlegend von den bei anderen Tieren gefundenen Stämmen dadurch unterschied, daß er nicht zu den von Knapp angegebenen serologischen Typen gehörte und bei Laboratoriums-Versuchstieren keine pathologisch-anatomischen Veränderungen hervorrief. H. Zimmermann. 9870.

Kladovščikov, V. F. (Kladowstschikow, W. F.) Silos v kormlenii nutrij. **(Silage in der Nutriafütterung.)** Krolikovodstvo i zverovodstvo, Moskva **5** (1962) Nr. 8. S. 19–21. – 1 Abb., 2 Tab.,
Insgesamt 84 Nutria wurden in drei Gruppen (I, II, III) eingeteilt. In I erhielten die Tiere 26% des kalorischen Gehalts der Ration in Form von Futterrüben, in II 13% als Futterrüben und 13% als Sonnenblumensilage und in III 26% in Form von Silage. Nach 2½ Mon. konnte in I ein durchschnittl. Gewichtszuwachs von 1385 g, in II von 1335 g und in III von 965 g erreicht werden. Die Zunahme betrug gegenüber dem Anfangsgewicht 91,7%, 79.5% und 62,5%. Silage darf höchstens zu 10% in der Nutriaration enthalten sein. S. Willer. 9870.

Fetisov, V. I. (Fetissow, W. I.); Skrjabin-Unions-Inst. für Helminthol. Terapija i chimioprofilaktika passaluroza krolikov. **(Therapie und Chemoprophylaxe der Passalurose der Kaninchen.)** Veterinarija, Moskva **39** (1962) Nr. 10. S. 55–56. – 1 Tab.
Unter den Helminthosen der Kaninchen ist die Passalurose besonders stark verbreitet. Bei koprologischen Untersuchungen ermittelte man einen Invasionsgrad von 50–90%. Folgende Wurmmittel wurden überprüft: Salze des Piperazins, Phenothiazin, Ditrasin-Phosphat, Antrycid, Kombelen und Acetasin, die mit dem Futter verabreicht wurden. Die Wirksamkeit ermittelte man auf Grund diagnostischer Sektionen und koprologischer Kontrollen. Von den Präparaten erwiesen sich die Piperazinsalze und Phenothiazin als wirksamste. W. Bathke. 9870.

Kemešis, A. T. (Kemeschis, A. T.); Rayon Scheduwa, Litau.SSR. Primenenie atoksila pri infekcionnom stomatite krolikov. **(Die Verwendung von Atoxyl bei der infektiösen Stomatitis der Kaninchen.)** Veterinarija, Moskva **39** (1962) Nr. 10. S. 55.
Bericht über den Ausbruch der infektiösen Stomatitis der Kaninchen mit folgenden klinischen Erscheinungen: Inappetenz, Schläfrigkeit, starke Speichelabsonderung, Durchfall, Abmagerung und Fieber. Die perorale Behandlung mit Streptozid und Spülungen mit Kaliumpermanganat 1:1000 blieben ohne Erfolg. Deshalb applizierte man am Hals eine aus 1%iger isotonischer Peptonlösung hergestellte 10%ige sterile Atoxyllösung (einmal täglich 0,1 g/kg Kgw.). Nach der zweiten Applikation ließen die Tiere keine Krankheitserscheinungen mehr erkennen. W. Bathke. 9870.

Gill, Janusz; Warschau, Zool. Garten, Physiol. Lab. **Kurzer Überblick über die derzeitige Wildtierforschung in Polen.** Wiener tierärztl. Mschr. **49** (1962) Nr. 10. S. 833–835.
In Polen befassen sich mehrere Institutionen mit der Wildforschung. So wird beispielsweise an Geweihtransplantationen bei Rot- und Damhirschen experimentiert. Spezialinstitute befassen sich mit Kreuzungsversuchen zwischen Wild- und Hausschwein, bzw. Rind und Wisent. Daneben werden Blutgruppenforschungen bei Wildschweinen und Wisenten durchgeführt. Im Laboratorium des Vf. wurden Untersuchungen über die Nahrungsdurchgangszeiten bei Wildwiederkäuern, Elefanten, Nutrias, Kaninchen und Fasanen vorgenommen. Außerdem wird noch über Wildtiernarkose sowie über Abscheidung und Eigenschaften des Magensaftes bei Zootieren gearbeitet. A. Kuntze. 9880.

Boršoš, A. V. und Illeš, V. V. (Borschosch, A. W. und Illesch, W. W.); Stanislaw, Ukrain.SSR, Volkswirtsch.-Rat. Ozdorovlenie vodoemov ot ichtioftirioza ryb. **(Die Bekämpfung der Ichtyophthiriose bei Fischen.)** Veterinarija, Moskva **39** (1962) Nr. 11. S. 50.
Die Ichtyophthiriose ist eine weitverbreitete Fischkrankheit, deren Erreger *Ichtyophthirius multifiliis* ist. Obwohl der Erreger bereits im Jahre 1869 entdeckt wurde, sind Ätiologie und Bekämpfungsmaßnahmen weitgehend unbekannt. Die Pathogene wird durch den Nachweis des Erregers in Haut- und Kiemenabstrichen der Fische gestellt. Vf. beobachtete einen Ausbruch dieser Krankheit unter Forellen. Anfangs waren die Tiere sehr erregt, verweigerten das Futter und magerten ab. 14 Tage nach Ausbruch der Krankheit traten die ersten Todesfälle auf. Begünstigend wirkte der Sauerstoffmangel und der dichte Besatz in den Bassins. Zur Behandlung wurden mit je 1 kg Futter 1 bis 1,5 g Biomycin gegeben. W. Plaschke. 9890.

Kubů, František; Trčboň, ČSSR, Staatl. Teichwirtsch. **Heilung der mit Ichthyophthirius befallenen Fische durch Malachitgrün.** Dtsch. Fischerei-Ztg. **9** (1962) Nr. 9. S. 290–291. – 3 Tab., 1 Lit.
Mit *Ichthyophthirius multifiliis* befallene Laichkarpfen (*Cyprinus carpio*) wurden zur Vernichtung der Parasiten im Mai in Malachitgrünlösung gebadet. Es wurden Konzentrationen von 0,25–0,5 mg Malachitgrün/l Wasser benutzt. Die Behandlung wurde in Hältern vorgenommen. Nach 1–3 Tagen wurde die Lösung abgelassen und durch ein neues Bad ersetzt. Bei Temperaturen von 18–20 °C war eine Erneuerung der Lösung nach 24 Std. erforderlich. Am besten sind Hälter mit festem Boden ohne organische Substanz geeignet. Nach 4maliger Behandlung waren die Parasiten abgestorben. Es wurden insgesamt 367 Laichkarpfen behandelt, die bald darauf gut ablaichten. W. Steffens. 9890.

El-Bolock, Abdel Rahman Mohamed; Erlangen; Nürnberg, Univ., Zool. Inst., Untersuchungsstelle für Teichwirtsch. **Die Bekämpfung von Ichthyophthirius bei Karpfen mit Malachitgrün.** Fischwirt **12** (1962) Nr. 10. S. 292–295. – 17 Lit.
Vf. behandelte zwei- und dreisömmerige Karpfen (*Cyprinus carpio*), die sehr stark mit *Ichthyophthirius multifiliis* befallen waren, in einem Zementbecken (8×2 m) im Freien bei ca. 20 °C mit Malachitgrün. Die Konzentration betrug 0,4 mg/l, wobei das Bad alle Tage zur Hälfte erneuert wurde. Nach 4 Tagen Aufenthalt in der Malachitgrünlösung konnten keine Parasiten mehr auf der Haut der Fische festgestellt werden. Da die Karpfen bereits bei Versuchsbeginn sehr stark geschwächt waren, betrugen die Verluste 75%. W. Steffens. 9890.

Jankov, G. (Jankow, G.) Lečenie na ichtioftiriazisa pri pŭstŭrvite. **(Behandlung der Ichthyophthyriasis bei Forellen.)** Ribno stopanstvo, Sofija **1962** Nr. 5. S. 15–17. – 7 Lit.
V . hat die Ichthyophthyriasis bei der Regenbogen- und Bachforelle im verschiedenen Fischzucht-Wirtschaften beobachtet. Die Krankheit wurde im Juli und August bei Wassertemperaturen von 19–22 °C festgestellt. Die Krankheit befiel die Forellen unter einem Jahr. In der ersten Woche nach der Erkrankung wurde keine Sterblichkeit beobachtet, jedoch verendeten in der zweiten Woche bis zu 500 Forellen, und in der dritten Woche starb der ganze Bestand aus. Bei den kranken Forellen konnten typische klinische Symptome beobachtet werden. Mikroskopisch wurde eine Masseninvasion der Fischhaut und Kiemen mit *Ichthyophtyrius multifiliis* festgestellt. Vf. hat erfolgreiche Behandlungsversuche durchgeführt, indem er die erkrankten Fische innerhalb von 3 Minuten in einer 3%igen Natriumchloridlösung und 1%iger Natriumbicarbonat-Lösung badete. Darauf müssen die Forellen in einen sauberen Teich versetzt werden. G. Radew. 9890.

Guélin, Antonina. Non-réceptivité des alevins de truite à l'infection par les entérobactéries et les entérophages. **(Die mangelnde Befallsbereitschaft der Forellenbrut gegenüber einer Infektion mit Enterobakterien und Enterophagen.)** Ann. Inst. Pasteur **103** (1962) Nr. 1. S. 122–127. – 15 Lit. Zus. in Engl.
Es wurde bereits häufig die Frage aufgeworfen, ob die Bakterienflora des Verdauungskanales der Fische die sanitäre Beschaffenheit der Gewässer zu verändern vermag. In bisherigen Versuchen mit *Ctenoladrus supestris* konnten bei einer Infektion mit *E. coli* und den Coliphagen infektionstüchtige Keime bis zu 6 Tage nachgewiesen werden. Die Untersuchungen werden mit anderen Bakterien- und Fischarten fortgesetzt. In der vorliegenden Untersuchung wird die experimentelle Infektion der Forellenbrut mit *Shigella paradysenteriae* und *Cl. perfringens* beschrieben. H. Busse. 9890.

Janulov, K. P. (Janulow, K. P.); Murmansk, Forsch.- und Projektier.-Inst. für Hochseefischerei und Ozeanogr. des Polargebietes. Močekamennaja bolezń u morskich okunej Sebastes marinus L. i Sebastes mentella Travin. **(Harnsteinkrankheit bei Meeresbarschen Sebastes marinus L. und Sebastes mentella Travin.)** Doklady Akademii nauk SSSR, Moskva **144(30)** (1962) Nr. 5. S. 1196 bis 1199. – 4 Abb., 2 Tab., 15 Lit.
Bei ökologischen Untersuchungen an Meeresbarschen fand Vf. bei einigen nur männlichen und geschlechtsreifen Exemplaren Harnsteine in der Größe von einigen Millimetern bis zu Taubeneigröße und einem Gewicht bis zu 11 g. Der allgemeinen Klassifikation nach handelt es sich dabei um primäre Harnsteine. Spektrale und chemische Analysen ergaben einen überwiegenden Gehalt von $Ca(HPO_4)_2$, kleine Mengen von oxalsaurem Calcium sowie Mg- und Sr-haltige Salze. An organischen Stoffen enthielten die Konkremente Xanthin, Fettstoffe und Zelldetritus. Der Zelldetritus bildet die Basis, auf der die primäre Ablagerung der Phosphorsalze erfolgt. Hervorgerufen wird die Harnsteinbildung durch Veränderung der Nahrungszusammensetzung bei erwachsenen, geschlechtsreifen Meeresbarschen (zunehmende Ichthyophagie) und der damit erhöhten Aufnahme von Ca. Begünstigt wird das auch durch die Prozesse in der Harnblase bei männlichen Meeresbarschen während der Paarungszeit (Bildung eines weißen Sekrets mit viel Fetttropfen und Zelldetritus, der für die Harnsteinbildung unerläßlich ist). Harnsteinerkrankungen bei niederen Wirbeltieren sind insofern interessant, da sie es gestatten, bedingt durch das relativ leicht zu beschaffende Material, experimentelle Untersuchungen über Ätiologie, Therapie und Prophylaxe anzustellen.
V. Palm. 9890.

Bajmov, U. A. (Baimow, U. A.); Karakalpaksker Zweigstelle der Akad. der Wiss. der Usbek.SSR. Semenniki byčka-bubyrja v period neresta. **(Die Samenträger des Bubyr caucasicus Berg in der Laichperiode.)** Uzbekskij biologičeskij žurnal, Taškent **6** (1962) Nr. 2. S. 42–46. – 1 Abb., 18 Lit. Orig.: russ., Ausz.: usbek.
Bubyr caucasicus Berg ist im Asow-Schwarzmeer- und Kaspischen Gebiet ein weit verbreiteter Fisch. Die Geschlechtsreife tritt bereits im Alter von einem Jahr ein. Nach dem Laichen sterben die Fische ab, so daß sie einen monocyklischen Charakter der Laichpopulation haben. Vf. untersuchte die Entwicklung der Spermien bei diesen Fischen und stellte fest, daß während der gesamten Dauer der Laichzeit der Fische Spermien gebildet werden. Da die Laichzeit ziemlich ausgedehnt ist und die Spermien portionsweise abgegeben werden, kann die Erzeugung einer ausreichenden Nachkommenschaft gesichert werden. G. Predel. 9890.

Advošev, V. S., Demčenko, I. F., Karpenko, I. M. und Kulakovskaja, O. P. (Awdosjew, W. S., Demtschenko, I. F., Karpenko, I. M. und Kulakowskaja, O. P.); Lwow, Fischzuchtstat. Lečenie i mery profilaktiki poraženija ščuk pijavkami. **(Therapie und Prophylaxe gegen den Befall von Hechten mit Blutegeln.)** Veterinarija, Moskva **39** (1962) Nr. 7. S. 60. — 1 Abb.

In einigen Fischereiwirtschaften beobachteten Vff. einen erheblichen Blutegelbefall bei Hechten (50–300 Blutegel pro Hecht). Die Egel lokalisierten sich besonders an weichen Körperstellen (Basis der Flossen, Kiemen, Augenränder, Mundhöhle). Die bestehenden Bekämpfungsmethoden (2,5% Kochsalzlösung, 0,2% Lysollösung u.a.) besitzen eine ungenügende Wirkung, da sie die Fische zwar für kurze Zeit von Egeln befreien, die Egel aber nicht abtöten und somit einen erneuten Befall der Fische nicht verhüten. Die beste Wirkung zeigte eine Kupfervitriollösung von 0,4–0,5 mg/l. Zur Verhütung von Flockenbildung der Lösung wird etwas Ammoniak beigegeben. Die fertige Lösung sofort auf den Wasserspiegel des zu bearbeitenden Fischteiches bringen und den Wasserabfluß des Teiches für zwei Tage stoppen. Vff. betrachten die angeführte Bekämpfungsmethode als die wirkungsvollste.
V. Palm. 9890.

Ergens, Radim; Prag, Tschechoslow. Akad. der Wiss., Inst. für Parasitol. **Über Pseudochetosoma leucisci n. sp. (Trematoidea) und Ancyrocephalus cobitis n. sp. (Monogenoidea), zwei neue parasitische Würmer der Fische Albaniens.** Z. Parasitenkunde **22** (1963) Nr. 4. S. 287–291. 9890.

XXVI. ZOONOSEN

Brandt, A.; Halle/S., Martin-Luther-Univ.; Halle-Wittenberg, Hyg. Inst. **Die beruflichen Infektionskrankheiten und ihr derzeitiger Umfang unter besonderer Berücksichtigung der Zoonosen in der Landwirtschaft.** Z. ges. Hyg. Grenzgebiete **9** (1963) Nr. 1. S. 23–35.

Im Jahre 1960 standen die Infektionskrankheiten unter den Berufskrankheiten in der DDR an vierter Stelle, und zwar mit 9,76%. Die Gruppe der von Tieren auf den Menschen übertragbaren Berufskrankheiten steht mit 20% an zweiter Stelle. Beide Gruppen zusammen sind die häufigsten Berufskrankheiten überhaupt. Bei den Infektionskrankheiten ist die Hepatitis epidemica am häufigsten, dann folgen Tuberkulose und Ruhr. Bei den Zoonosen stand 1960 die Ornithose mit 414 Erkrankungsfällen an der Spitze. 1961 war die häufigste Zoonose die Trichophytie (428), dann folgte die Ornithose (290), Morbus Bang (133), Erysipeloid (122) und bovine Tuberkulose (116). Besonders gefährdet sind bei der Trichophytie Tierpfleger und Melker. Bei Morbus Bang sind die Melker am gefährdetsten, es folgen Tierpfleger und Tierärzte. Die Zahlen der infektiösen beruflichen Erkrankungen in der Landwirtschaft sind dauernd angestiegen. Es kommen jedoch nicht mehr berufliche Erkrankungen vor als früher, vielmehr werden durch die intensivierte Meldepflicht mehr Fälle erfaßt.
L. Stoll. 9900.

Sulkin, S. Edward; Dallas, Univ. of Texas, Southwestern Med. School, Dep. of Microbiol. Laboratory-acquired infections. **(Laboratoriumsinfektionen.)** Bacteriol. Rev. **25** (1961) Nr. 3. S. 203–209. — 47 Lit.

Zahlreiche Einzelberichte über Laboratoriumsinfektionen liegen in der Literatur vor. Die Bedeutung dieses Problems im Zusammenhang mit einem Gesundheitsschutz des Laboratoriumspersonals ist jedoch erst seit etwa dem Jahre 1950 in den Vordergrund gerückt. Eine große Zahl von Krankheitserregern kommt ursächlich in Frage. Sie gehören zu den Bakterien, Viren, Pilzen, Rickettsien und Protozoen. Die höchste Todesrate mit 7,3% der erkrankten Personen trat nach Virusinfektion auf. Sie beträgt bei bakteriellen Infektionen 4,0%, bei Rickettsiosen 2,6% und bei Pilzinfektionen 2,3%. Bei parasitären Erkrankungen traten keine letalen Fälle auf. Die häufigsten

Krankheiten sind Brucellose, Tuberkulose und Hepatitis, die zusammen $^1/_3$ aller Infektionen ausmachen. Daneben gibt es eine große Zahl von Erregern, mit denen verhältnismäßig wenige Laboratorien arbeiten, die aber häufig zu Laboratoriumsinfektionen führen, z. B. Tularämie Psittakose, Typhus, Q-Fieber und Coccidioidomycosis. Die meisten Infektionen kommen durch aërogene Übertragung zustande. Die genauen Quellen der Infektionen bleiben oft unbekannt. Häufig erfolgt die Ansteckung durch Versuchstiere. Weiße Mäuse beherbergen z. B. das Virus der lymphocytären Choriomeningitis. Weiterhin sind Laboratoriumstiere ein Reservoir für verschiedene Leptospiren-Typen. Verhältnismäßig viele Infektionen durch *Coxiella burnetii* traten am Anfang der Erforschung dieses Erregers auf, weil die Versuchstiere den Erreger mit dem Urin ausscheiden und die Infektion durch Einatmung der aufgewirbelten trockenen Einstreu zustande kommt. Eine weitere häufige Infektionsquelle sind mit Virus beimpfte bebrütete Hühnereier. Oft gelangt der Erreger bei Laboratoriumsinfektionen über eine andere Eintrittspforte in den Organimsus als unter üblichen Bedingungen, so kann z. B. im Laboratorium eine Infektion mit Lymphogranuloma venereum durch Inhalation des Virus erfolgen. Manche Infektionskrankheiten des Menschen wurden zum ersten Male als Laboratoriumsinfektion festgestellt, z. B. Louping-ill, Aujeszkysche Krankheit, Newcastle Disease. Auch die in den USA beim Menschen zuerst bekanntgewordenen Infektionen mit *Coxiella burnetii* erfolgte im Laboratorium. Des weiteren wird u. a. noch auf Laboratoriumsinfektionen mit *Rickettsia akari*, mit Adenovirus Typ 8 und Echo-Virus Typ 9 berichtet.
J. Beer. 9900.

Wedum, Arnold G.; Fort Detrick, Frederick, Md., U.S. Army Chem. Corps, Biol. Lab. Control of laboratory airborne infection. **(Kontrolle der durch die Luft vermittelten Laboratoriumsinfektion.)** Bacteriol. Rev. **25** (1961) Nr. 3. S. 210–216. — 46 Lit.

Die Beherrschung der Laboratoriumsinfektionen, die durch die Luft übertragen werden, ist stärker abhängig von der Leitung der Laboratorien und von menschlichen Faktoren als von der Entwicklung neuer Untersuchungsverfahren und Laboratoriumsausrüstungen. Über die gegebenen Möglichkeiten zur Verhütung derartiger Infektionen ist weit mehr bekannt als Anwendung findet. Auf grundsätzliche Fragen der Laboratoriumsordnung, Versuchsanstellung und Durchführung der Untersuchung, der mikrobiologischen Technik, der Geräte und Einrichtungen des Laboratoriums sowie der Impfung des Personals wird in bezug auf den vorbeugenden Arbeitsschutz näher eingegangen.
J. Beer. 9900.

Langmuir, Alexander D.; Atlanta, Ga., U.S. Public Health Serv., Dep. of Health, Education and Welfare, Communicable Disease Center, Epidemiol. Branch. Epidemiology of airborne infection. **(Epidemiologie der durch die Luft vermittelten Infektion.)** Bacteriol. Rev. **25** (1961) Nr. 3. S. 173 bis 181. — 1 Abb., 29 Lit.

Nach einem geschichtlichen Überblick, ausgehend von der Miasma-Lehre und den früheren Vorstellungen der Entstehung der Malaria, wird eine Definition der Infektionen gegeben, die durch die Luft übertragen werden. Die Übertragung kann erfolgen durch Kontakt, durch Tröpfchen und durch angetrocknete Tröpfchen, die als feinste Staubteilchen aufgewirbelt werden, und durch Staub. Zur Erläuterung wird auf die Psittakose, das Q-Fieber, die Lungenmykosen, den Lungenmilzbrand, die Brucellose und die Lungentuberkulose eingegangen und an Hand neuer Untersuchungsergebnisse und epidemiologischer Beobachtungen der letzten Jahre der Fragenkomplex abgehandelt. Auf Laboratoriums- und Hospitalinfektionen wird kurz hingewiesen.
J. Beer. 9900.

Hussel, L.; Leipzig, Karl-Marx-Univ., Inst. für Staatsveterinärkunde und Veterinärhyg. **Brucellosen als Anthropozoonosen vom tierärztlichen Standpunkt.** Z. ges. Hyg. Grenzgebiete 8 (1962) Nr. 8/9. S. 708–711.
Der volkswirtschaftliche Schaden durch die Rinderbrucellose beträgt in der DDR über 100 Mill. DM, auch die Schweinebrucellose ist recht verlustreich. Infektionen mit *Br. melitensis* fallen nicht ins Gewicht. Zur Bekämpfung der Rinderbrucellose wird die Schaffung von Reagentenbeständen vorgeschlagen. In solchen Isolierzentren könnte dann dem dort arbeitenden Personenkreis ein spezieller Schutz gegeben werden. Ein besonderer Schutz ist bei der Geburtshilfe zu fordern; nicht nur Hände und Arme, sondern auch Mund und Conjunctiven sind zu schützen. Schutzimpfungen beim Menschen mit Brucellosevaccinen sind versucht worden, befriedigen aber nicht. Die Impfung mit Buck 19 bei Rindern wird abgelehnt. L. Stoll. 9908.

Kneidel, H.; Berlin-Adlershof, VEB Berlin-Chemie, Betriebsambulatorium. **Zur Epidemiologie der Brucellose in Deutschland.** Z. ges. Hyg. Grenzgebiete 8 (1962) Nr. 8/9. S. 712–718.
In Deutschland kommt der *Br. abortus* Bang als Erreger der Bangschen Krankheit die größte Bedeutung zu. 1955 wurde das Maltafieber (*Br. melitensis*) in der Bundesrepublik zum ersten Mal beobachtet; 1959 wurde in der DDR das Maltafieber bei einer Schafherde zum ersten Mal festgestellt. Die Brucellose ist im wesentlichen eine Berufskrankheit von Menschen, die mit Tieren umgehen. Die Erkrankungsquote liegt sowohl in der BRD als auch in der DDR bei 0,7 auf 100000 Einwohner. Es werden 178 Krankenblätter ausgewertet. Dabei wurde ermittelt, daß die Mehrzahl der Infektion bei der Geburtshilfe zustande kommt. An 2. Stelle steht die percutane Berührung mit Milch, an 3. Stelle allgemeine Tierpflege. L. Stoll. 9908.

Schüttmann, W.; Berlin-Lichtenberg, Dtsch. Zentralinst. für Arbeitsmed.; Inst. für Berufskrankh. **Diagnostische und therapeutische Fragen bei der humanen Brucellose.** Z. ärztl. Fortbild. **57** (1963) Nr. 2. S. 100–108.
Durch eine Infektion mit *Br. abortus* Bang kann es beim Menschen entweder zu einer aktiven oder inaktiven Brucellose kommen. Vom klassischen Verlauf (Febris undulans) bis zur symptomarmen, grippeförmigen Erkrankung gibt es alle Übergänge. Das Ausmaß der Organveränderungen wird entscheidend mitbestimmt vom Therapiebeginn. Organveränderungen finden sich meist dort, wo das RES einen größeren Anteil hat. Bei der serologischen Diagnose sollte nur standardisiertes Antigen Verwendung finden, um exakte Vergleichsmöglichkeiten zu haben. Hohe Titer finden sich bei akut fieberhaftem Verlauf, niedrige Titer bei primär oder sekundär chronischen Erkrankungen. Beweisend für die Diagnose einer aktiven Brucellose ist der Erregernachweis selbst. Die Behandlung der Brucellose erfolgt heute kombiniert mit Streptomycin und Tetracyclinen. In einer Erstkur wird 21 Tage lang behandelt. Unabhängig von dem Ergebnis wird nach 8–12 Wochen eine 14tägige Sicherheitskur durchgeführt. Die reinen Medikamentenkosten betragen ca. 1000,00 DM. Vor der antibiotischen Ära betrug die Sterblichkeit bei Bang-Erkrankungen etwa 1%. Entsprechende Zahlen aus der Zeit der Antibiotica-Therapie fehlen noch. Die Zahl der Rezidive ist aber immer noch sehr hoch, sie wird in der Literatur mit 50–20% angegeben. L. Stoll. 9908.

Töppich, Eckart und Krüger, Walter; Berlin, Humboldt-Univ., Inst. für Epizootol. und Hyg.; Ludwigsfelde bei Berlin, Krankenh., Innere Abt. **Zur Begutachtung der chronischen Brucellose.** Z. ärztl. Fortbild. **57** (1963) Nr. 2. S. 93–99.
Alle beruflich exponierten Personen müssen sich laut Verordnung einmal im Jahr einer Untersuchung auf Brucellose unterziehen. Durch diese Untersuchungen ist eine weitere Zunahme von serologisch positiven Reagenten zu erwarten. Vff. schildern daher die Symptomatik der chronischen Brucellose, die

oft unter dem Bild einer vegetativen Dystonie verläuft. Dieses Erkrankungsbild wird auch der Neurobrucellose zugeordnet. Differentialdiagnostisch ist an spinale Systemerkrankungen, Encephalitiden, Meningitiden anderer Ursachen zu denken. Jeder auch nur geringe serologische Befund ist Ausdruck eines abgekapselten Brucellen-Depots; sofern jedoch ein Gleichgewichtszustand zwischen Erreger und Organismus besteht, ist eine Therapia magna sterilisans nicht erforderlich. L. Stoll. 9908.

Silič, V. A., Fuki, A. A., Strichanova, E. V. und Kozylbaševa, M. A. (Silitsch, W. A., Fuki, A. A., Strichanowa, Je. W. und Kosylbaschewa, M. A.); Moskaa, Gamaleja-Inst. für Epidemiol. und Mikrobiol.; Krasnodar, Sanitär-Epidemiol. Regionsstat.
Immunologičeskaja éffektivnost' associirovannoj vakcinacii protiv lichoradki ku i brucelleza. **(Die immunologische Wirksamkeit einer Simultan-Vaccine für Q-Fieber und Brucellose.)** Žurnal mikrobiologii, épidemiologii i immunobiologii, Moskva **33** (1962) Nr. 9. S. 68–71. – 3 Tab., 9 Lit. Zus. in Engl.
Die Bemühungen einer simultanen Vaccination gegen Q-Fieber und Brucellose sind in den ähnlichen Besonderheiten dieser beiden Infektionen begründet. In vorliegender Arbeit wird über die Resultate einer simultanen Vaccination unter den Studenten eines Landwirtschaftsinstituts berichtet, die gleichzeitig mit einzeln ausgeführten Impfungen verglichen werden. Die Kriterien der immunologischen Umwandlungen bei behandelten Personen wurden mit Hilfe der KBR (Q-Fieber) und LA sowie allergischer Hautprobe (Brucellose) eingeschätzt. Besonderer Wert wurde auf eintretende örtliche und allgemeine Reaktionen nach der Impfung gelegt. Aus den tabellarisch niedergelegten Resultaten ist ersichtlich, daß nach der kombinierten Schutzimpfung gegen Q-Fieber und Brucellose ein immunologischer Umbau im Organismus bezüglich beider Infektionskrankheiten stattfand. Im ersten Monat nach der simultanen Vaccination erfolgte die Bildung komplementbindender Antikörper gegenüber Rickettsien verlangsamt (im Vergleich zur Kontrollgruppe); nach 3 Monaten aber war der Prozentsatz positiver Reaktionen in beiden Gruppen gleich. Die Reaktivität der simultanen Vaccine konnte bei den 251 behandelten Personen als unbedeutend eingeschätzt werden. Auf der Grundlage der erhaltenen Resultate empfehlen Vff. die Durchführung der Schutzimpfung gegen Q-Fieber und Brucellose. W. Bathke. 9908.

Tynes, Bayard S. und Utz, John P.; Bethesda, Md. Factors influencing the cure of salmonella carriers. **(Faktoren, die die Heilung von Salmonella-Trägern beeinflussen.)** Ann. intern. Med. **57** (1962) Nr. 6. S. 871–882. – 1 Abb., 5 Tab., 31 Lit. Zus. in Interlingua.
Ein großer Teil der klinischen Typhusfälle ist auf den Kontakt mit Typhus-Trägern zurückzuführen. Schon lange versucht man, Typhus- bzw. Salmonellaträger zu heilen. Dies macht besondere Schwierigkeiten bei den Personen, die Gallensteine haben, weil die Gallensteine die Salmonellen beherbergen und immer wieder in die Gallenflüssigkeit abgeben, 27 Salmonellenträger werden verschieden behandelt und dann wiederholt auf Salmonellen untersucht. 24 Personen sind Träger von *S. typhi*, 2 von *S. typhimurium* und eine von *S. schottmüller*. Bei 2 Patienten wird neben *S. typhi S. montevideo* bzw. *S. tennessee* nachgewiesen. Die Patienten sind 26 bis 80 Jahre alt. 22 Personen sind länger als 1 Jahr Salmonellenausscheider. Bei 5 Patienten ist der Zustand bereits chronisch; von ihnen sind 300 Erkrankungen und 2 Todesfälle ausgegangen. 6 Personen haben zeitweise auch im Harn Salmonellen ausgeschieden. Die Salmonellenträger werden verschieden behandelt, d. h. entweder nur mit Antibiotica oder mit einer Cholecystectomie mit prä- und postoperativer Verabreichung von Antibiotica. Bei Patienten ohne Gallensteine genügt eine längere Behandlung mit Antibiotica. Bei Personen mit Gallensteinen ist ein Erfolg nur durch eine kombinierte Therapie – Cholecystectomie und Anti-

biotica — zu erzielen. In vitro-Untersuchungen zeigen, daß Gallensteine mit Hilfe von Antibiotica nicht von Salmonellen befreit werden können und damit immer wieder Salmonellen in die sie umgebende Gallenflüssigkeit abgeben. Wenn die Steine in den Gallengängen der Leber vorhanden sind, ist eine therapeutische Beeinflussung überhaupt nicht möglich. E. Tempel. 9910.

Leopold, P.-G.; Schkeuditz, Kreis Leipzig, Kreiskrankenhaus, Innere Abt. **Listeriose vom humanmedizinischen Standpunkt.** Z. ges. Hyg. Grenzgebiete 8 (1962) Nr. 8/9. S. 724–729.
Die Klinik der menschlichen Listeriose wird beschrieben. Vf. konnten im Stadtgebiet von Leipzig im Mai/Juni 1956 9 bakteriologisch bestätigte Listeriosefälle, davon 7 mit tödlichem Ausgang, beim Menschen beobachten. 6 Erkrankte waren [Erwachsene, 3 Neugeborene. Bei den Neugeborenen handelte es sich um das Bild einer Granulomatosis infantiseptica mit letalem Ausgang. Diagnose bei den Müttern während der Schwangerschaft „Cystopyelitis". Die Erwachsenen boten das Bild einer Meningoencephalitis. 6 mal wurde der Serotyp 4a, 1 mal Serotyp 4b und 2 mal Serotyp 1 festgestellt. Trotz human- und veterinärmedizinischer Ermittlungen konnte die Infektionsquelle nicht aufgedeckt werden. Kontakt mit Kleintieren und Genuß von Rohmilch konnte nicht ausgeschlossen werden. L. Stoll. 9912.

Leopold, P.-G.; Schkeuditz, Kreis Leipzig, Kreiskrankenhaus. **Die Listeriose des Menschen.** Mh. Veterinärmed. **18** (1963) Nr. 1. S. 8–12.
Beim Menschen sind folgende klinische Bilder bekannt: 1) anginös-septisch; 2) oculoglandulär. 3) septisch-typhös. 4) septisch-granulomatös (besonders bei Neugeborenen). 5) Listeriose des Zentralnervensystems. In Einzelfällen werden abortive Verlaufsformen beobachtet. Die Infektion kann durch direkten Kontakt mit Tieren erfolgen, es sind aber auch aërogene Infektionen sowie Lebensmittelinfektionen möglich. Nachweis bakteriologisch oder serologisch (Grenztiter 1:320). Prophylaktisch wird eine Verschärfung der tierärztlichen Lebensmittelhygiene gefordert. Bei unklaren fieberhaften Infekten bei Schwangeren ist an Listeriose zu denken. Frühbehandlung durch chemotherapeutische Stoßtherapie ist erfolgreich. L. Stoll. 9912.

Philip, R. N., Huntley, B., Lackman, D. B. und Comstock, G. W. Serologic and skin test evidence of tularemia infection among Alaskan Eskimos, Indians and Aleuts. **(Serologische Hautteste bei Tularämie unter den Eskimos Alaskas, unter den Indianern und der Bevölkerung der Aleuten.)** J. infect. Diseases **110** (1962) Nr. 3. S. 220–230. — 1 Abb., 8 Tab., 22 Lit.
Serumproben von 793 Mitgliedern der National Guard von Alaska, die sich aus 55 Eskimos, Indianern und Aleutendörflern zusammensetzen, wurden auf Tularämie-agglutinierende Antikörper untersucht. 139 (17,5%) der Personen besaßen Agglutinine in Titern von 20 bis 640. Die Möglichkeit, daß unbekannte Antigene die Quelle für diese Reaktion sein sollten, konnte nicht völlig ausgeschlossen werden, aber das starke Vorherrschen und die weite Verbreitung der Antikörper gegen *Pasteurella tularensis* zeigen, daß in Alaska ein großes Reservoir für die Tularämie besonders im Südwestbereich besteht. Die serologischen und die Hautteste wurden an 225 Bewohnern von 2 südwestlichen Alaska-Eskimo-Dörfern durchgeführt. Die Resultate zeigen, daß keine vollkommene Beziehung zwischen der Gegenwart von Agglutininen und einer verzögerten Hautüberempfindlichkeit gegen *Pasteurella tularensis* besteht. Unter den Erwachsenen zeigen 35 (62%) von 56 Männern und 29 (34%) von 86 Frauen Hauttestreaktionen. Unter den Kindern zeigten nur 5 (12%) der 43 Jungen und 5 (13%) der 50 Mädchen eine Reaktion. Die Befunde zeigen, daß die Erwachsenen, besonders die Männer, auf der Jagd Aktivitäten erwerben. Unterlagen dafür konnten nicht gefunden werden, ob Personen mit hohen Titern klinische Tularämie durchgemacht hatten. Eine mögliche Er-

klärung für die Häufigkeit der klinischen Erkrankung ist, daß Stämme von *Pasteurella tularensis* ähnlich wie relativ avirulente Wasser-Nager-Stämme in Alaska vorherrschen. G. Godglück. 9912.

Geyer, E.; Görlitz, Bezirkskrankenhaus, Infektionsklin. **Zur allgemeinen Symptomatik und Diagnostik von Viruskrankheiten. Unter besonderer Berücksichtigung der Veränderungen des Differentialblutbildes bzw. Blutzellindex.** Dtsch. Gesundheitswes. 17 (1962) Nr. 39. S. 1653–1665.
Während früher bakterielle Erkrankungen beim Menschen im Vordergrund standen, werden heute etwa 80% aller Infekte durch Viren ausgelöst. Die Zunahme der viralen Infekte ist keine echte, nur sind durch die modernen Nachweismethoden viele Infekte als echte Virusinfektionen erkannt worden, oder es sind durch die Verwendung von Antibiotica und Schutzimpfungen die bakteriellen Erreger zurückgedrängt worden. Dem Kliniker bereitet es oft Schwierigkeiten, zu Beginn einer fieberhaften Erkrankung zu entscheiden, ob die Krankheit durch Viren oder Bakterien verursacht wird. Er muß therapeutisch handeln, oft bevor die serologischen bzw. bakteriologischen Befunde vorliegen. Die allgemeinen Symptome lassen sich bei beiden Krankheitsarten oft nicht voneinander abgrenzen, jedoch kommt nach Ansicht des Vf. den Veränderungen des Differentialblutbildes und der Leukcoytenzahl die größte Bedeutung zu. Besonders wichtig zur Beurteilung ist der sogenannte Blutzellindex (BZI). Darunter wird das Verhältnis der Zellen der myeloischen Reihe zu den Zellen der lymphatischen Reihe und reticulohistiocytären Reihe verstanden. Ist der BZI kleiner als 1,5, d.h. zeigen sich mehr als 40% der lymphatischen und weniger als 60% myelotischen Zellen, spricht dies für eine Viruserkrankung. Bei bakteriellen Erkrankungen ist der Index größer als 3, d.h. es werden mehr als 75% der Zellen der myeloischen Reihe und weniger als 25% Zellen der lymphatischen und reticulohistiocytären Reihe gefunden. An 1219 Fällen erregerbedingter Infekte wird die Aussagekraft des BZI überprüft und dabei auf die Ausnahmen verwiesen. Vf. kommt zu dem Schluß, daß die einfache Berechnung des BZI aus dem Differentialblutbild wertvolle Hinweise zur Abgrenzung viraler von bakteriellen Infekten in der ersten Krankheitsphase geben kann. L. Stoll. 9915.

Eichwald, C.; Potsdam. **Die Tollwut auf dem Lande vom humanmedizinischen Standpunkt, einschließlich Prophylaxe.** Z. ges. Hyg. Grenzgebiete 8 (1962) Nr. 8/9. S. 740–746.
Seit 1953 mußten in Deutschland nahezu 50000 Personen gegen Tollwut schutzgeimpft werden. Die Kosten für die Impfung, einschließlich Arbeitsausfall werden von der Humanmedizin mit etwa 13 Mill. DM angegeben. Besonders gefährdet ist die Landbevölkerung. Zu den prophylaktischen Aufgaben gehört vor allen Dingen die Aufklärung dieses Personenkreises, um Gefahren durch Berühren usw. von vornherein auszuschalten. Dabei wird die Anwendung einer Seifenwaschung mittels einer 20%igen warmen Seifenlösung innerhalb der ersten zwei Stunden an der Biß- bzw. Kratzwunde empfohlen. Die Tollwutschutzimpfung ist natürlich beim ansteckungsgefährdeten Menschen das Mittel der Wahl. L. Stoll. 9917.

Pitzschke, H.; Jena. **Die Tollwut auf dem Lande vom veterinärmedizinischen Standpunkt.** Z. ges. Hyg. Grenzgebiete 8 (1962) Nr. 8/9. S. 736–740.
Nach den Erhebungen der letzten Jahre sind in Deutschland 74% der Tollwutfälle auf Tiere des Waldes zurückzuführen, während nur 26% auf Haustiere entfallen. Bei den Wildtieren steht der Fuchs mit 60% an der ersten Stelle. Die Landbevölkerung ist auch durch wutkranke Füchse gefährdet, da diese Tiere ihre Scheu verlieren und auch am Tage in Ortschaften eindringen. Unsere Kenntnisse über die Infektionsketten bei Wildtieren sind lückenhaft. Bei den Füchsen gibt es sicher einen geschlossenen Kreislauf, da Alttiere nach überstandener Tollwutinfektion als Virusträger eine verhängnisvolle Rolle

spielen. Gute Erfahrungen einer konsequenten Fuchsdezimierung zeigen, daß großflächige Bekämpfungsaktionen zur Verminderung der Wildtollwut zum Erfolg führen können. L. Stoll. 9917.

Béquignon, R. und Vialat, Ch.; Paris, Inst. Pasteur. Les vaccinations antirabiques à l'Institut Pasteur en 1961. **(Tollwutschutzimpfungen im Institut Pasteur im Jahre 1961.)** Ann. Inst. Pasteur **103** (1962) Nr. 3. S. 327–330.
Den Wutschutzdienst konsultierten 536 gebissene Personen, von denen 10 die Behandlung angeraten wurde. Die Schutzimpfung erfolgte mit phenolisierter Vaccine aus Schafgehirn nach Fermi. Die Prüfung des Impfstoffes erfolgte nach der von Vff. 1953 angegebenen Methode. Zur Behandlung kamen aus Frankreich 4, aus dem Auslande 5 Personen; davon 5 innerhalb der ersten 4 Tage nach der Bißverletzung, 3 innerhalb der ersten Woche und 2 weitere innerhalb von 14 Tagen. Es handelte sich dabei um 7 tiefe und 3 oberflächliche Bißverletzungen entweder durch Hunde bekannter Eigentümer (2) oder durch umherstreifende Hunde (7) sowie durch eine Ratte. Es ereigneten sich keine paralytischen Zwischenfälle und keine Todesfälle. Im Berichtsjahr wurden 190 Liter Wutschutzvaccine ad us. hum. und 389 Liter ad us. vet. hergestellt. K. Reinhardt. 9917.

Lebeuf, F.; Lyon, Inst. Pasteur. Les vaccinations antirabiques à l'Institut Pasteur de Lyon en 1961. **(Die Wutschutzimpfungen im Institut Pasteur in Lyon im Jahre 1961.)** Ann. Inst. Pasteur **103** (1962) Nr. 3. S. 331–332.
Von 45 zur Beratung kommenden, bißverletzten Personen sind 31 mit phenolisierter Vaccine nach Fermi behandelt worden; davon waren 20 aus Frankreich, die übrigen aus Afrika. In zwei Verdachtsfällen erwiesen sich die fraglichen Tiere (1 Hund, 1 Katze) bei den histologischen Untersuchungen als nicht mit Rabies, sondern mit Toxoplasmose behaftet. 21 Patienten kamen innerhalb der ersten vier Tage nach der Bißverletzung zur Behandlung, drei innerhalb einer Woche, fünf innerhalb zwei und zwei innerhalb drei Wochen. Todesfälle und paralytische Schädigungen traten nicht auf.
K. Reinhardt. 9917.

Andrieu, G.; Toulouse, Centre de Vaccination Antirabique. Les vaccinations antirabiques au Centre Hospitalier Régional de Toulouse en 1961. **(Die Wutschutzimpfung im Krankenversorgungszentrum Toulouse im Jahre 1961.)** Ann. Inst. Pasteur **103** (1962) Nr. 3. S. 333–334.
Zur Behandlung kamen im Berichtsjahr 14 Personen, davon 11 aus Frankreich, 2 aus Afrika und 1 aus Pakistan. Die Bißverletzungen erfolgten 11mal durch Hunde, zweimal durch Katzen und in einem Falle durch einen Wüstenfuchs. Die Vaccination nach Fermi erfolgte in 9 Fällen innerhalb der ersten 4 Tage nach der Bißverletzung, in 4 Fällen inneralb des 5. bis 7. Tages und einmal nach 14 Tagen. Paralytische Zwischenfälle oder Todesfälle ereigneten sich nicht. K. Reinhardt. 9917.

Fricke, E.; Gondar, Äthiopien, Haile Selassie I. Hospital, Chirurg. Abt. **Bißverletzungen durch tollwütige Hyänen und ihre klinische Behandlung.** Z. Tropenmed. Parasitol. **13** (1962) Nr. 3. S. 362–368.
Eine vermutlich tollwütige Hyäne fiel in einem Dorf in Äthiopien 21 Menschen an und brachte ihnen schwere Bißverletzungen bei. Allen Verletzten wurde in einer Missionsstation sogleich Tollwutserum verabreicht, sechs kamen zur stationären Behandlung. Die hochinfizierten Wunden wurden breit gespalten, Nekrosen abgetragen und freiliegende Knochenstümpfe nachamputiert. Mit sulfonamidhaltigen Salbenverbänden und teilweisen Antbioticagaben heilten die Wunden überraschend komplikationslos. L. Stoll. 9917.

Leistner, W.; Leipzig, Karl-Marx-Univ., Inst. für Lebensmittelhyg. **Ornithoseschutz der Schlachtstätten.** Z. ges. Hyg. Grenzgebiete 8 (1962) Nr. 8/9. S. 733–736.

In den Zucht- und Mastbetrieben ist eine räumliche Trennung von Land- und Wassergeflügel vorzunehmen, desgleichen in den Schlachtstätten. Der Fußboden muß immer feucht gehalten werden. Trockenrupfen ist prinzipiell zu verbieten. Bei Neueinstellungen und Entlassungen sind Stuhl- und Urinproben zur bakteriologischen Untersuchung und Blutproben zur Komplementbindungsreaktion auf Ornithose einzusenden. L. Stoll. 9922.

Ziegenspeck, D.; Erfurt, Med. Akad., Med. Klin. **Die Ornithose-Pneumonie. Klinische und röntgenologische Beobachtungen an 58 Fällen.** Dtsch. Gesundheitswes. 17 (1962) Nr. 41. S. 1749–1753.

In den Jahren 1960–61 wurden 58 Ornithoseerkrankungen in Erfurt stationär behandelt. Das klinische Bild war auffallend monoton. Neben plötzlichem Temperaturanstieg, Kopf- und Gliederschmerzen war ein trockener Reizhusten festzustellen. Immer war eine Leukopenie zu beobachten, und die BSG war beschleunigt. Röntgenologisch waren regelmäßig ein- oder beidseitige Hilusschwellungen zu erkennen, 34mal fielen großflächige Transparente bis milchglasartige Trübungen in der Lunge auf. Letztlich wird die Ornithose im Laboratorium diagnostiziert. Titer von 1:40, besonders aber einen Titeranstieg um das Vierfache werden als beweisend angesehen. L. Stoll. 9922.

Wolff, F.; Berlin-Lichtenberg. **Ausbreitung und Umfang der Ornithose und ihre arbeitshygienische Bekämpfung in der DDR.** Z. ges. Hyg. Grenzgebiete 8 (1962) Nr. 8/9. S. 729–733.

Im Jahre 1960 erkrankten 613 und bis einschließlich September 1961 270 Personen in der DDR an Ornithose. 1960 erkrankten allein 500 Beschäftigte in Geflügelschlachtbetrieben. Die Gesamtzahl der Beschäftigten betrug nur 2218 Personen. Gruppenerkrankungen in so großem Ausmaß bei exponierten Personen wurden bisher nur in der ČSSR beobachtet. In der Bundesrepublik beobachtet man durchschnittlich pro Jahr etwa 200 Psittakoserkrankungen. Arbeitsschutzbestimmungen für Geflügelschlachtbetriebe fehlen noch. Zur Verhinderung von Infektionen ist eine wirksame Staubbekämpfung erforderlich. Das Schlachten von Tauben wird verboten. Beim Schlachten von Ornithose-krankem Geflügel sind Staubschutzgeräte zu benutzen, in erster Linie Feinstaubkolloidfiltermasken. Mulltücher und Schaumgummimasken sind unzureichend. In den Arbeitsräumen sollte die Luft am Fußboden abgesaugt werden und Frischluft von oben zugeführt werden. Im Bereich des Abluftstromes dürfen sich keine Arbeitsstätten befinden. L. Stoll. 9922.

Wildführ, G.; Leipzig, Karl-Marx-Univ., Inst. für Med. Mikrobiol. und Epidemiol. **Toxoplasmosegefahr und Durchseuchung auf dem Lande.** Z. ges. Hyg. Grenzgebiete 8 (1962) Nr. 8/9. S. 747–749.

Toxoplasmen sind ubiquitär bei Tieren verbreitet. Beim erkrankten Tier werden die Toxoplasmen mit den Faeces, dem Urin und den Sekreten des Nasen-Rachenraumes ausgeschieden. Für den Menschen sind Schmutz- und Schmierinfektionen von Bedeutung. Der Erreger soll die verletzte Haut, aber auch die inaktive Schleimhaut aktiv durchdringen. Schwerste Toxoplasmosen beim Menschen sind relativ selten, man findet dann bei Kindern Debilität und Imbezillität als Restzustand einer intrauterin durchgemachten toxoplasmotischen Encephalitis. Die Landbevölkerung mit ihren größeren Infektionsmöglichkeiten ist naturgemäß stärker gefährdet als die Stadtbevölkerung. In der Stadt Leipzig beträgt die Durchseuchungsquote etwa 35%. Im Landkreis Leipzig beträgt die Durchseuchungsquote 56,6% der gesunden Erwachsenen. Die Untersuchungen wurden mit dem Sabin-Feldman-Test durchgeführt. Titer von 1:128 bis 1:512 sind Anzeichen für das Vorliegen einer Infektionsimmunität. Nach Piekarski sprechen SFT-Titer ab 1:256 für das Vorliegen einer aktiven Toxoplasmose. Eine endgültige Entscheidung kann aber nur eine serologische Verlaufsanalyse bringen. Bei den vorgenannten Untersuchungen war der SFT in einer Höhe 1:128 bei 0,2% der Stadtbevölkerung und bei 1,6% der Landbevölkerung positiv. Gravide, Säuglinge und Kleinkinder sollten von Hunden, Katzen und Kaninchen ferngehalten werden. Hunde, die dauernd in menschlicher Gemeinschaft leben, sollten auf jeden Fall auf das Vorliegen einer latenten Toxoplasmoseinfektion untersucht werden. L. Stoll. 9930.

Savčenko, P. E. (Sawtschenko, P. Je.); Tschernigow, Ukrain. SSR, Veterinärmed. und Zootechn. Technikum. K èpidemiologii i èpizootologii trichinelleza v Černigovskoj i Sumskoj oblastjach. **(Zur Epidemiologie und Epizootiologie der Trichinellose in den Gebieten von Tschernigow und Sumy.)** Medicinskaja parazitologija i parazitarnye bolezni, Moskva **31(40)** (1962) Nr. 3. S. 311–313. — Zus. in Engl.

Vf. untersuchte von 1958 bis 1961 in den Gebieten von Tschernigow und Sumy 167 Menschenleichen und 2952 Körper von 23 Tierarten auf Trichinellose, darunter aus der synanthropen Biozönose 1402 Tierkörper von 5 verschiedenen Arten. Von den untersuchten Leichen und Tierkadavern enthielten Trichinellalarven: Menschenleichen 4,2%, Wölfe 25,5%, Füchse 9,8%, Waschbären 9,7%, Katzen 3,7%, Wanderratten 2,9%, Hausmäuse 2,1%, Feldmäuse 2,2%, Hunde 2%, Schweine 0,47% und ein Igel. Charakteristisch ist die Lokalisation der Trichinelloseherde in waldreichen Gegenden. Das Hauptreservoir für Trichinellose in den Naturherden dieser Gebiete bilden Vertreter der Carnivoren. Die Infektionsquelle für Menschen bildet das Schweinefleisch, besonders bei Hausschlachtungen, da hierbei fast keine Trichinoskopie erfolgt. V. Palm. 9930.

Folesky, H. J.; Berlin-Lichtenberg, Dtsch. Zentralinst. für Arbeitsmed., Klin. und Poliklin. für Berufskrankh. **Über berufsbedingte infektiöse Hautkrankheiten der landarbeitenden Bevölkerung.** Z. ges. Hyg. Grenzgebiete 8 (1962) Nr. 8/9. S. 756–758.

Die berufsbedingten infektiösen Hautkrankheiten können nach folgendem Schema geordnet werden: 1. Dermatomykosen, 2. Dermatozoonosen, hervorgerufen durch tierische Parsiten, 3. Bakterielle Infektionen, 4. Viruskrankheiten. Von den Viruskrankheiten ist der Melkerknoten sehr häufig. Der „echte" Melkerknoten ist begrifflich streng vom Melkerknoten mit Kuhpockengenese zu trennen. Sehr oft erkranken in Beständen mit hoher Durchseuchung nur wenige Menschen, und diese geringe Kontagiosität beim Übergang vom Tier auf den Menschen ist angesichts des ausgeprägten Dermotropismus erstaunlich. Nach Eindringen des Virus in die Haut entstehen linsen- bis kirschkerngroße, einem leicht geröteten Grund aufsitzende Knötchen oder trübe Bläschen, deren Zentrum nach einigen Tagen eintrocknet, verkrustet und nach 3–4 Wochen abgestoßen wird. Bevorzugter Sitz sind die Streckseiten der Finger und die Handrücken, seltener die Handinnenflächen. Abschließend wird über eine erkrankte Patientin berichtet, die in einem Rinderbestand mit 30 an Euterpocken erkrankten Kühen arbeitete. P. Kielstein. 9930.

Schönborn, Chr.; Leipzig. **Tiermykosen vom humanmedizinischen Standpunkt.** Z. ges. Hyg. Grenzgebiete 8 (1962) Nr. 8/9. S. 752–756. — 1 Abb., 4 Tab.

An Hand des Krankengutes der Universitätshautklinik Leipzig wird über die Infektionslage im Leipziger Raum in den Jahren 1960 und 1961 berichtet. Es wurden insgesamt 147 Dermatomykosen tierischen Ursprungs beobachtet (7 Mikrosporien und 140 Trichophytien). Erkrankt waren 58 Männer, 49 Frauen und 40 Kinder. Bis auf 19 Personen gaben alle übrigen einen direkten Kontakt mit Tieren an. Der Ansteckung von Mensch zu Mensch schreibt Vf. bei den Trichophytien und Mikrosporien animalischen Ursprungs eine untergeordnete Bedeutung zu. Die Trichophytie ist vorwiegend eine Erkrankung der Landbevölkerung, insbesondere der Viehpfleger, Melker, Fleischer, Schlachthofarbeiter. Die verhältnismäßig große Zahl erkrankter Kinder wies stets einen Umgang mit pilzkranken Tieren auf. Allein 73% der beobachteten Mykosen waren auf erkrankte Rinder zurückzuführen. Als Erreger der Rindertrichophytie wurde stets nur *Trichophyton verrucosum* nachgewiesen. Außerdem wurde eine *Microsporum-canis*-Epidemie unter 5 Kindern durch erkrankte Schweine beobachtet. Bei 17 Patienten wurde kein Tierkontakt angegeben. In diesen Fällen wäre eine indirekte Form der Ansteckung anzunehmen. 17% der menschlichen Mykosen wurden durch *Trichophyton mentagrophytes*, 2,7% durch *Trichophyton rubrum* hervorgerufen. In diesen Fällen konnte die animale Infektionsquelle nicht entdeckt werden. Der enge Zusammenhang zwischen menschlichen und tierischen *T. verrucosum*-Infektionen geht auch aus einer jahreszeitlichen Verteilung der menschlichen Infektionen hervor. P. Kielstein. 9930.

XXVII. BIENEN- UND SEIDENRAUPENKRANKHEITEN

Akramovskij, M. N. und Kulikov, N. S. (Akaramowski, M. N. und Kulikow, N. S.); Grodno, Veterinär-Bakteriol. Gebietslab. Lečenie evropejskogo gnil'ca pčel kul'turoj mikrobov-antagonistov. **(Therapie der Europäischen Faulbrut bei Bienen mit einer Kultur antagonistischer Mikroben.)** Veterinarija, Moskva **39** (1962) Nr. 7. S. 58–59.

Von den im Bienenstock lebenden Bakterien war *Bacterium mesentericus* für therapeutische Versuche gegen die Faulbrutkrankheit besonders geeignet, da seine hemmende Wirkung auf Pest-, Typhus- und Dysenteriebazillen deutlich gezeigt wurde. Es wurden 12 wilde Stämme von *B. mesentericus* und 1 Laboraotiumsstamm sowie ihr Antagonismus anhand der Wachstumshemmung von *B. pluton*, *B. alvei*, *Str. apis* auf Agar-Platten untersucht (pH 6,8–7,2). Die Wachstumhemmung betrug für *B. pluton* 10–25 mm, *B. alvei* 2–20 mm und für *Str. apis* 2–5 mm. Die stärkste Wirkung besaßen wilde Stämme von *B. mesentericus*; Laboratoriumsstämme dagegen zeigten eine schwache Wirkung, was wahrscheinlich mit der Verminderung der biologischen Aktivität durch langes Kultivieren im Labor erklärt werden kann. Feldversuche mit einer 4tägigen Kultur eines wilden Stammes von *B. mesentericus* (6 Milliarden Keime pro 1 ml physiol. Lösung) an 17 Bienenvölkern bei einem Verbrauch von 500 ml pro Volk und 3maliger Anwendung nach je 5 Tagen ergaben eine vollständige Ausheilung von 16 Bienenvölkern (94%).. *B. mesentericus* besitzt einen universalen Antagonismus gegen alle Erreger der Europäischen Faulbrutkrankheit. V. Palm. 9950.

Schönitz, R.; Winkwitz, Kreis Meißen. **Praktische Erfahrungen bei der Bekämpfung der Bösartigen Faulbrut (Sulfathiazol-Heilverfahren.)** Leipziger Bienenztg. **76** (1962) Nr. 8. S. 254–256.

Im Verlauf eines plötzlichen Faulbrutausbruchs auf einem gut geleiteten Bienenstand von 42 Völkern wurden zunächst 8 Völker abgeschwefelt, die übrigen nicht bzw. nur schwach befallenen Völker dem Th.-Verfahren unterworfen (in 4 l 50%ige Zuckerlösung 1 Tabl. = ½ g Sulfathiazol). Nach einer 2monatigen Behandlung konnte die völlige Unterdrückung der Krankheit festgestellt werden, wie auch die Nachuntersuchung im darauffolgenden Jahr ergab. — Als Herkunftsquelle wurde eine Honigabfüllstelle des VEAB in 1½ km Entfernung vermutet, bei der abgestellte Leergefäße bzw. abgegebener sog. Honigschaum den Bienen zugänglich gemacht worden waren. — Als prädisponierendes Moment für das plötzliche Auftreten der Faulbrut kann eine Störung des biologischen Gleichgewichts im Volk durch ungünstige Witterungs- und Trachtverhältnisse angesehen werden. Vf. zieht Schlußfolgerungen, die sich auf reichliche Versorgung mit Futter, ständige Beobachtung des Gesundheitszustandes, rechtzeitige Erkennung, Meldung und Bekämpfung und sonstige prophylaktische Maßnahmen hygienischer Natur beziehen. E. Breusch. 9950.

Čerepov, V. T. (Tscherepow, W. T.); Kirow, Landwirtsch. Inst. Lečenie pčel urotropinom. **(Die Heilung der Bienen mit Urotropin.)** Pčelovodstvo, Moskva **39** (1962) Nr. 7. S. 29–30.
Die Bekämpfung der Nosematose mit Urtropin ist leicht und billig. Die Dosierung von 1 g Utropin auf einen Liter Zuckerlösung tötet die Nosemasporen zwar nicht ab, hemmt aber ihre Entwicklung bis zum Eindringen in die Epithelzellen des Mitteldarmes. Die Krankheit wird schnell eingedämmt. Eine Erhöhung der Dosis auf mehr als 1,5 g wirkt sporenabtötend, ist aber für Bienen toxisch. H. Gentz. 9950.

Fyg, W.; Liebefeld-Bern, Eidg. Milchwirtsch. Versuchsanst., Bienenabt. **Beitrag zur Pathologie der Sackbrut.** Dtsch. Bienenwirtsch. **6** (1962) Nr. 4. S. 93–103.
Die Sackbrut der Honigbiene ist charakterisiert durch eine Verfärbung, Sklerotisierung und wassersackähnliche Veränderung befallener Streckmaden. Ursache ist ein filtrierbares Virus, dessen Übertragung bei der Fütterung durch die Ammenbienen erfolgt. Vf. weist an histologischen Präparaten Häutungsstörungen mit überreichlicher Absonderung von Exuvialflüssigkeit unter der Larvenhaut nach. Die Trübung der entstehenden Flüssigkeit wird durch Beimengung zerfallender Fettkörperzellen herbeigeführt, wobei Fermente der Häutungsflüssigkeit die neugebildete Cuticula und Epidermis auflösen. In interessanten Isolierversuchen an Streckmaden, die nach dem Spinnakt der Zelle entnommen waren, stellte Vf. die allmählich craniocaudal fortschreitende Sklerotisierung und Pigmentierung des Integuments fest. Unter Anwendung der Tatsache, daß die Häutung und der Übergang zur imginalen Differenzierung hormonal von 3 endokrinen Drüsen (neurosekretorische Drüsen des Gehirns, Corpora allata, Prothoraxdrüsen) gesteuert werden, lassen sich die einzelnen Stadien anormaler Metamorphose pathognostisch verfolgen. Auf diese Weise ist die differental-diagnostische Abgrenzung der Krankheit gegenüber anderen sackbrutähnlichen Krankheiten möglich. E. Breusch. 9950.

Kalivoda, Josef. Tlumení roztočové nákazy. **(Bekämpfung der Milbenseuche.)** Včelařství **15(96)** (1962) Nr. 9. S. 138.
Auf Grund der Erfahrungen der letzten 5 Jahre wissen die Bienenzüchter im Südmährischen Bezirk sehr wohl, welches Mittel zur Bekämpfung der Milbenseuche anzuwenden ist, da, wie Vf. behauptet, das tschechoslowakische Präparat BEF bei richtiger Anwendung wirksam und verläßlich ist. Es müssen sich jedoch alle Bienenzüchter an Aktionen beteiligen, die vom Bienenzüchterverband in den einzelnen Gebieten organisiert werden, und es darf kein Seuchenherd für weitere Bienenvölker übrig bleiben. Proben zu je 30 toten Bienen, die auf Milbenseuche untersucht werden, können selbst bei negativem Gesamtresultat keine Garantie darstellen, das untersuchte Bienenvolk von 10000 bis 20000 Bienen sei tatsächlich gesund. Entscheidend ist die Qualifikation des Bienenzüchters und die Gewissenhaftigkeit, mit der er sich an die Gebrauchsanweisung für das BEF-Präparat hält. F. Nádvorník. 9950.

Kamburov, G. (Kamburow, G.) Sravnitelni proučvanija vŭrchu osobennostite na sŭvetskite štamove Bact. pluton i izolirani u nas štamove Bact. eurydice. **(Vergleichende Untersuchungen über die Eigenschaften sowjetischer Bact. pluton-Stämme und die in Bulgarien isolierten Bact. eurydice-Stämme.)** Naučni trudove. Visš veterinarnomedicinski institut „Prof. d-r G. Pavlov“, Sofija **10** (1962) S. 245–250. – 4 Abb., 9 Lit. Zus. in Russ., Dtsch.
Es wurden vergleichende Untersuchungen über die morphologischen, kulturellen, biochemischen, serologischen und die pathogenen Besonderheiten der vom Vf. isolierten *Bact. eurydice*-Stämme und dreier sowjetischer als *Bact. pluton* bezeichneter Stämme angestellt. In allen Merkmalen gleichen die sowjetischen Stämme den *Bact. eurydice*-Stämmen. Bei Fütterung gesunder Bienenvölker mit Kulturen aus sowjetischen Stämmen und mit solchen aus *Bact. eurydice*

konnte die klinische Form der europäischen Faulbrut nicht wiedererzeugt werden. Aus diesem Grund wird angenommen, daß die sowjetischen *Bact. pluton*-Stämme den *Bact. eurydice*-Stämmen gleichzustellen sind.

Z. Tomow. 9950.

Geissler, Georg und Steche, Wolfgang; Bonn, Univ., Inst. für Physiol. Chem.; Inst. für Bienenkunde. **Natürliche Trachten als Ursache für Vergiftungserscheinungen bei Bienen und Hummeln.** Dtsch. Bienenwirtsch. 6 (1962) Nr. 4. S. 77–92.

An Hand von interessanten, chemisch fundierten Vergleichsversuchen konnte der Nachweis erbracht werden, daß eine Reihe von Monosacchariden (Galactose, Mannose, Rhamnose) tödliche Vergiftungen bei o.a. Insekten hervorrufen können. Diese Stoffe lassen sich sowohl in giftig als auch ungiftig wirkenden Lindenblüten nachweisen. Die Monosaccharide reichern sich in Blut und Thoraxmuskulatur an und verdrängen die physiologisch vorhandene Glykose und Fructose. Danach wird als Wirkungsmechanimus für die Vergiftungserscheinungen die Möglichkeit fermentativer Störungen im Kohlenhydratstoffwechsel der Biene erörtert. E. Breusch. 9950.

Donev, Krum, Stoev, P. und Ovesenska, L. (Donew, Krum, Stoew, P. und Owessenska, L.); Sofia, Höheres Landwirtsch. Inst. „Georgi Dimitrow". Vlijanie na silata na osvetlenieto vŭrchu rasteža, razvitieto i produktivnostta na koprinenata buba. **(Der Einfluß der Lichtstärke auf Wachstum, Entwicklung und Leistung der Seidenraupe.)** Selskostopanska nauka, Sofija 1(7) (1962) Nr. 1. S. 84–88. — 5 Tab., 6 Lit.

Fünf Gruppen von Seidenraupen des Chinesischen Goldspinners wurden bei verschiedener Lichtstärke aufgezogen: Kontrollgruppe bei Streulicht (5–50 lx), Gr. IA im Dunkeln (0–5 lx) Gr. IIA bei vollem Tageslicht (50–1200 lx), jedoch ohne unmittelbare Sonneneinstrahlung, Gr. IB und IIB bis zum 2. Häutungsschlaf bei Streulicht (wie Kontrollgruppe), danach Gr. IB im Dunkeln und Gr. IIB bei vollem Tageslicht. Die Kontrollraupen entwickelten sich normal. In den Gr. IA und IB war die Entwicklung der Raupen um 2 Tage beschleunigt und ihre Lebensfähigkeit um 3,16% erhöht; sie lieferten um 10,8% höhere Kokonerträge und eine bessere Seidenqualität. In Gr. IIA und IIB dauerte dagegen die Raupenentwicklung 6–7 Std. länger, ihre Lebensfähigkeit war um 4% niedriger, wobei sie einen niedrigeren Kokonertrag lieferten.

N. Platikanow. 9960.

Mardžanjan, G. M. und Markosjan, Ž. K. (Mardshanjan, G. M. und Markosjan, Sh. K.); Abt. für Pflanzenchutz des Inst. für Ackerbau des Min. für Landwirtsch. der Armen. SSR. Chimičeskaja bor̕ba s vrediteljami šelkovicy i zaščita tutovogo šelkprjada ot otravlenij. **(Chemische Bekämpfung von Schädlingen des Maulbeerbaumes und die Behütung des Seidenspinners vor Vergiftungen.)** Izvestija Akademii nauk Armjanskoj SSR. Biologičeskie nauki, Erevan **15** (1962) Nr. 5. S. 11–22. — 5 Abb., 4 Tab., 10 Lit. Orig.: russ., Ausz.: armen.

In den Sowjetrepubliken Mittelasiens werden Maulbeerbäume u.a. von folgenden Schädlingen befallen: *Apocheima cinerarius Ersch., Tetranychus urticae Koch., Pseudococcus comstocki Kuw., Rosellinia necatrix, Parthenolecanium corni Bouche, Parlatoria oleae Colvee, Ocneria dispar L.* Zur Bekämpfung dieser Schädlinge können nur solche Mittel angewandt werden, die auf die Schädlinge maximal einwirken und gleichzeitig einen hohen Ertrag von für Seidenraupen ungiftigen Maulbeerblättern gewährleisten. Es wurde die Wirkung von Insektiziden bzw. Acariziden auf Seidenraupen aus folgenden Gruppen untersucht: chlororganische u. phosphororganische Präparate, Carbamate, Präparate mit selektiv acarizider Wirkung und Biopräparate. 5–10 l einer Lösung dieser Präparate wurden auf 10–12jährige Maulbeersträucher versprüht und ihre Giftwirkung auf Seidenraupen durch Verfüttern behandelter

Blätter in verschiedenen Zeitabständen geprüft. Als ungiftig für Seidenraupen erwiesen sich Rogor und Kelthane (behandelte Blätter können nach Abtrocknung der Lösung verfüttert werden). Thiophos (= Parathion) und Merkaptophos (= Demeton) besitzen eine schwache Restwirkung (behandelte Blätter können erst nach 24 bzw. 48 Stunden verfüttert werden). Die Präparate DDT, Entobacterium-3, Toxaphen und Sevin zeigen eine nachhaltige Restwirkung (23–28 Tage). Ihre Anwendung erfolgt am besten im zeitigen Frühjahr vor Beginn der Seidenraupenzucht. V. Palm. 9960.

XXVIII. GERICHTLICHE VETERINÄRMEDIZIN, TIERSCHUTZ, TIERVERSICHERUNG

Čenčev, I., Genev, Ch., Christoforov, L., Dimitrov, N., Chrisčev, G. und Daskalov, P. (Tschentschew, I., Genew, Ch., Christoforow, L., Dimitrow, N., Christschew, G. und Daskalow, P.) Brucelozata po govedata v Bŭlgarija i nejnoto likvidirane. **(Brucellose des Rindes in Bulgarien und ihre Tilgung.)** Izvestija na Centralnija veterinaren institut za zarazni i parazitni bolesti, Sofija 4 (1962) S. 5–31. – 1 Abb., 5 Tab., 43 Lit. Zus. in Russ., Engl.

Es werden zwei Perioden in der Entwicklung der Rinderbrucellose in Bulgarien festgelegt. Bis 1943 hatte die Krankheit den Charakter einer aus dem Auslande eingeschleppten Seuche. Infektionsquellen waren latent erkrankte Tiere und hauptsächlichster Verbreitungsweg der Einfuhr- und Binnenhandel mit Zuchttieren. Ihre territoriale Verbreitung war vorwiegend auf das Sofioter Milchversorgungsgebiet und das staatliche Viehdepot zu Samokow beschränkt. In der zweiten Periode verbreitete sich aus dem Osten die Brucellose über das ganze Land durch die Tiere der 1943–44 aus Taurien (Südukraine) über Bulgarien durchziehenden deutschen Übersiedler, die eine bedeutende Anzahl Kühe im Lande ließen und aus dem Westen durch die 1945 aus Ungarn eingeführten Simmentaler Kühe. In den Folgejahren verbreitete sich die Rinderbrucellose wesentlich stärker und auch über andere Landesteile. Bei den serologischen Untersuchungen 1946–1948 an 54138 Rindern haben 2319 davon (aus 1164 verseuchten Wirtschaften in 224 Ortschaften) positiv und verdächtig reagiert (RA). Unter den im Jahre 1952 in den VEG auf Brucellose untersuchten 2564 Rindern haben 206 positiv und 13 verdächtig reagiert. Neben den über die Krankheitsverbreitung angestellten Untersuchungen wurden gleichzeitig erfolgreiche Versuche zur Isolierung des Erregers unternommen. Es wurden insgesamt 69 Stämme isoliert und als Br. abortus identifiziert. Gleichzeitig wurde zur Verbesserung und Standardisierung der Antigene erfolgreiche Arbeit geleistet. Neben der zur serologischen Diagnose der Brucella als Grundmethode angewandten Langsam-Agglutination nach Fideli wurde auch die Schnell-Agglutinationsprobe nach Huddleson und Abel in der Laborpraxis geprüft und eingeführt sowie die KBR. Zugleich mit der Feststellung der genauen Ausmaße der Verbreitung der Brucellose in Bulgarien wurde bereits in den ersten Jahren der am 9. 9. 1944 begründeten Arbeiter- und Bauernmacht zur Bekämpfung des Brucellosegeschehens die sowjetische Methode eingeführt. In bezug auf die Organisation der Krankheitsbekämpfung zeichnen sich drei Etappen ab: 1945-1949; 1950–1953; 1954–1957. In der ersten Etappe wurden viele der brucellosekranken Tiere mit geringer Milchleistung ausgemerzt, doch blieb ein bedeutender Teil dieser Tiere in den Wirtschaften nicht abgesondert. In der darauffolgenden Etappe hat die Ausmerzung aller Kühe mit geringer Milchleistung (unter 10 l Tagesleistung) und die Begründung von vorübergehenden Brucellose-Isolations-Wirtschaften begonnen. In manchen dieser Wirtschaften wurde die Vaccinierung mit Stamm Br. 19 durchgeführt. Der letzte Zeitabschnitt (1954–1957) der Rinderbrucellosebekämpfung zeichnet sich durch die Einrichtung der staatlichen Brucellose-Isolations-Wirtschaft aus. In diesem Zeitabschnitt wurden 575776 Kühe untersucht und dabei in 72 Ortschaften 284 brucellosekranke Tiere nachgewiesen. In Prozenten ausgedrückt war die Zahl der positiv reagierten Rinder ganz unbedeutend: 1954 – 0,04, 1955 – 0,02, 1956 – 0,005 und 1957 – 0,001%. In der Isolations-Wirtschaft wurden 142 hochleistungsfähige Milchkühe (über 15 l Tagesleistung) untergebracht und aus deren Nachkommen 184 gesunde Kälber und Färsen ausgelesen. Ende 1957 wurde die Isolations-Wirtschaft aufgelöst und alle noch vorhandenen brucellosekranken Kühe ausgemerzt. Trotz der zahlreichen serologischen Untersuchungen im Lande wurde in den darauffolgenden 4 Jahren kein einziger neuer Fall von Rinderbrucellose nachgewiesen. Z. Tomow. 9988.

XXIX. STAATSVETERINÄRKUNDE

Mathis, Roger; Alfort, École Nat. Vétérin. Un point d'histoire concernant la Police Sanitaire Française. Quelques documents officiels inédits relatifs à l' épizootie française de la peste bovine de 1870 à 1871. **(Aus der Geschichte der französischen Gesundheitspolizei. Einige amtliche, bisher unveröffentlichte Urkunden über den Rinderpest-Seuchengang in Frankreich während der Jahre 1870/71.)** Diss. Alfort **1961** 54 S. – 17 Lit. K. Reinhardt. 10005.

Sellers, K. C.; Stock, Essex, Animal Health Trust, Farm Livestock Res. Centre. Some infections in the dairy herd. **(Einige Infektionen in der Kuhherde.)** J. Brit. Dairy Farmers' Assoc. **65** (1961) S. 49–54.
Der Wert des landwirtschaftlichen Tierbestandes in Großbritannien beträgt nach kürzlichen Schätzungen 1000000000 Pfd. Sterling. Der Verlust durch Tod, Krankheit, Produktionsausfall u.a. beträgt 15%. Allein durch Milchrückgang infolge Mastitis gehen jährlich 5 Mill. Pfd. Steriling verloren, und für Antibiotica zur Behandlung werden 1 Mill. Pfd. Sterling ausgegeben. Trotz erfolgreicher Bekämpfung der Tuberkulose werden die Milchviehbestände weiterhin von einer Reihe Krankheiten bedroht, von denen die bedeutungsvollsten sind: Johne'sche Krankheit, infektiöser Abort, weiße Kälberruhr und Salmonellose. Diese Krankheiten werden kurz besprochen. Die erfolgreiche Kontrolle und Bekämpfung dieser vier Krankheiten ist weitgehend von der Diagnose abhängig und eine erfolgreiche Bekämpfung an eine enge Zusammenarbeit von Besitzer, prakt. Tierarzt und Untersuchungslaboratorium gebunden. Die Tuberkulosebekämpfung bietet hierfür ein hervorragendes Beispiel. In vieler Hinsicht sind jedoch bezüglich der erwähnten, für die Gesundheit und Wirtschaftlichkeit der Kühe bedeutsamen Krankheiten ähnliche Anstrengungen wie bei der Tbc-Bekämpfung noch zu vermissen.
C.-U. v. Mickwitz. 10050.

Brühann, W.; Hannover. **Die Neugestaltung des Tierseuchenrechts als notwendige Folge des staatsrechtlichen Wandels.** Berliner Münchener tierärztl. Wschr. **75** (1962) Nr. 22. S. 434–437. – 23 Lit. Zus. in Engl.
Das deutsche Tierseuchengesetz vom Jahre 1909 hat sich während der vergangenen 50 Jahre ausgezeichnet bewährt. Seine sachlichen Bestimmungen reichen auch heute noch aus, alle Tierseuchen mit Erfolg zu bekämpfen. Doch haben sich seitdem die staatsrechtlichen Verhältnisse derart geändert, daß die Durchführung des Gesetzes nicht mehr ordnungsgemäß gesichert erscheint. Es besteht heute eine Vielheit von Tierseuchenvorschriften, die den Behörden die Übersicht über das geltende Recht nimmt sowie die Rechtssicherheit und Wirksamkeit ungünstig beeinflußt. M. Ziegler. 10060.

Fleischer, R.; Bonn, Tiergesundheitsamt. **Aufbau und Ausbau der Schweinegesundheitsdienste — eine notwendige Förderungsmaßnahme der Schweinezucht und -haltung.** Tierzüchter **14** (1962) Nr. 7. S. 243-244.
Die Summe der an die Schweine gestellten Leistungsforderungen geht teilweise an die Grenze der physiologischen Möglichkeiten heran. Daher ist der

Gesundheit der Tiere besonderes Augenmerk zu schenken. Eine Hauptaufgabe dieser Einrichtungen ist es, dem Züchter zu helfen, symptomlose, schleichende Krankheitszustände rechtzeitig zu erkennen und vorbeugende Maßnahmen zweckmäßig zu fördern. Die gesundheitliche Überwachung hat sich besonders auf die Aufzuchtkrankheiten, die parasitären Erkrankungen und die Erbfehler zu erstrecken. Wie bei allen der Vorbeuge dienenden Beratungseinrichtungen ist es hier eine Aufgabe des Staates, finanzielle Unterstützung zu gewähren. Therapeutische Maßnahmen sollten nach Ansicht des Vf. im Rahmen des Schweinegesundheitsdienstes nicht erfolgen. Als wichtigste Zukunftsaufgabe wird diesem die gesundheitliche Überwachung der Ferkelerzeuger- und Schweinemastkontrollringe obliegen. Vf. erhebt die wichtige Forderung, daß Zuchtbestände, in denen Ferkelgrippe, ansteckender Husten und Schnüffelkrankheit festgestellt werden, bis zur Bestandssanierung von der Auktionsbeschickung ausgeschlossen werden. H. Busse. 10070.

Kienzle, P.; Stuttgart, Innenmin., Abt. Veterinärwes. **Hygiene und Tiergesundheitsdienst in Baden-Württemberg.** Tierärztl. Umschau 18 (1963) Nr. 1. S. 12–16.

Die früher so oft vernachlässigte Tierhygiene muß ihre Aufgabe darin sehen, alle Faktoren in der Umgebung des Tieres zu entdecken und möglichst zu beseitigen, die Störungen im Organismus veranlassen und seiner Leistungsfähigkeit entgegenwirken. Zu ihnen gehören in erster Linie Mängel im Erbgut und schädigende Einflüsse der Umwelt (unsachgemäße Ernährung, Haltung und Pflege). Dabei verdient nicht nur die Hygiene des Individiums, sondern in vermehrtem Maße die der Herde, also des Gesamtbestandes, besondere Aufmerksamkeit. Zur Erfassung solcher unspezifischer Zustände ist die Einrichtung eines Tiergesundheitsdienstes für die verschiedenen Tierarten notwendig. Er hat sich den geologischen, klimatischen, betrieblichen sowie organisatorischen Verhältnissen anzupassen, die in den einzelnen Bundesländern nicht unwesentlich voneinander abweichen. Dies kann mit Erfolg nur in enger Zusammenarbeit mit den Tierbesitzern, den Tierzuchtverbänden und den Tierärzten geschehen. Auch viele Tierärzte, die neben den Spezialisten vor allem im Gesundheitsdienst tätig sein werden, müssen noch von der Zweckmäßigkeit solcher allgemein hygienischen Maßnahmen überzeugt werden. Von dieser Einsicht läßt sich auch die Veterinärverwaltung des Landes Baden-Württemberg leiten, wenn sie nur langsam und allmählich vorgeht. Neue finanzielle Belastung wird dadurch vermieden, daß die bereits vorhandenen Organisationen zum Ausbau der neuen Dienste herangezogen werden; die Laboratoriumsuntersuchungen können durch die bereits vorhandenen Institute erledigt werden. Hygienisch wertvoll ist dabei auch, daß der Tierarzt als Lebensmittelhygieniker — sei es in der Fleischbeschau oder in der Überwachung von Lebensmitteln tierischer Herkunft einschließlich der Milch — im Tiergesundheitsdienst mit darauf achten kann, daß durch die Gesundheitspflege beim lebenden Tier die Lebensmittel so erzeugt werden, wie es im Sinne der Lebensmittelhygiene notwendig ist. M. Ziegler. 10070.

Vervoorn, D. J.; 's-Gravenhage, Veeartsenijkundige Dienst. De bestrijding van de mond- en klauwzeer epidemie, november 1961 tot augustus 1962. **(Die Bekämpfung der MKS-Epizootie vom November 1961 bis August 1962.)** Tijdschr. Diergeneeskunde 87 (1962) Nr. 25. S. 1674-1680.

Es wird über die Organisation der Bekämpfung der MKS-Epizootie vom November 1961 bis August 1962 berichtet. Alle Schweine der verseuchten Gehöfte wurden in Gaszellen getötet und unschädlich beseitigt.

A. Heinig. 10100.

Werkman, N. F.; 's-Gravenhage, Veeartsenijkundige Dienst. De verwerking van het overtollig destructiemateriaal, de rattenbestrijding en de geïntensiveerde ontsmettingsmaatregelen. **(Die Vertilgung von überflüssigem Vernich-**

tungsmaterial, die Rattenbekämpfung und die intensiven Desinfektionsmethoden.) Tijdschr. Diergeneeskunde 87 (1962) Nr. 25. S. 1687-1692.
Während der Bekämpfung der MKS-Epizootie vom 18. 4. -2. 8. 1962 hat sich der rasche Abtransport der zu tötenden Tiere und eine zweckmäßige Desinfektion der verseuchten Gehöfte innerhalb einiger Stunden sowie eine intensive Kontrolle der Nachbargehöfte bestens bewährt. Es wird auch auf die Gefahr der Virusübertragung durch Ratten und auf die Bedeutung der Rattenbekämpfung hingewiesen und die Desinfektionsmethode eingehend besprochen.
A. Heinig. 10100.

Orlov, E. S. (Orlow, Je. S.); Kusminki, Gebiet Moskau, Unions-Inst. für Exp. Veterinärmed. Metody bor'by s brucellezom sel'skochozjajstvennych životnych. **(Bekämpfungsmethoden bei der Brucellose landwirtschaftlicher Tiere.)** Veterinarija, Moskva **39** (1962) Nr. 5. S. 40–44.
In den letzten 6–7 Jahren konnte die Zahl der verseuchten Betriebe in der UdSSR auf mehr als das Zweifache gesenkt werden. Im System der Bekämpfung spielen der Schutz der unverseuchten Farmen und die Durchführung veteriärhygienischer Maßnahmen eine wichtige Rolle. Die Schweinebrucellose hat in den letzten Jahren eine größere Verbreitung gefunden. Der bewährte allergische Intracutantest wird noch zu wenig angewandt. Bei Feststellung der Brucellose muß die gesamte Schweinegruppe auf Mast gestellt werden. Mit der Vaccinierung würden nur Infektionsherde geschaffen. Verschiedentlich wurde in nördlichen Distrikten Brucellose der Rene festgestellt. Die Diagnostik wird wie beim Rind durchgeführt. Zur Impfung eignet sich eine Trockenvaccine vom Stamm 19. Da sich die untersuchten Stämme kulturell und biochemisch anders wie die bekannten 3 Brucellentypen verhalten, wird gefolgert, daß für das Ren ein selbständiger Typ existiert. Nach sowjetischen Autoren soll er *Brucella rangiferi tarandi* genannt werden. Die Vaccinierung der großen und kleinen Wiederkäuer kann nur eine zusätzliche Maßnahme im Komplex der Bekämpfung sein. Die Indikationen zur Jungtierimpfung sind ähnlich denen in der DDR — vor allem in stärker verseuchten Kreisen. Die Impfung erwachsener Rinder wird offenbar wenig praktiziert. Revaccinierungen bei Jungtieren erscheinen dem Vf. wenig oder auch nicht begründet. Persitieren Titer über den empirischen Zeitraum hinaus, so sind Infektionen vor oder nach der Impfung anzunehmen. Verschiedenen Angaben aus der Praxis zufolge, kommen positive KBR-Ergebnisse in der Hochträchtigkeit vor. Auch jahreszeitlich bedingte Schwankungen in den Ergebnissen der serologichen Untersuchungen wurden beoachtet. Im Frühjahr sollen die positiven Ergebnisse ansteigen, im Herbst absinken. Vf. hält die Zeit für gekommen, einige die B_{19}-Impfung betreffende Punkte der Staatlichen Instruktion zur Bekämpfung der Brucellose zu verändern. H. Rauch. 10100.

Redaktionsschluß 29. 5. 1963

Herausgeber: Deutsche Demokratische Republik · Deutsche Akademie der Landwirtschaftswissenschaften zu Berlin, Institut für Landwirtschaftliche Information und Dokumentation, Berlin W 8, Krausenstraße 38/39; Fernsprecher: 22 51 61. Chefredakteur: Dr. Ursula Wittbrodt, stellvertretender Chefredakteur: Dr. Werner Kleeberg, Berlin W 8, Krausenstraße 38/39; Fernsprecher: 22 51 61. Redaktion der Abteilung IV — Veterinärmedizin: Oberveterinärrat Dr. Kurt Reinhardt und Prof. Dr. Ekkehard Wiesner, Berlin W 8, Krausenstraße 38/39; Fernsprecher: 22 51 61. Verlag: Akademie-Verlag GmbH, Berlin W 8, Leipziger Straße 3—4; Fernsprecher: 22 04 41, Telex-Nr. 011773, Postscheckkonto: Berlin 350 21. Bestellnummer dieses Heftes: 1030 IV–VIII/8. Das Landwirtschaftliche Zentralblatt, Abt. Veterinärmedizin, erscheint monatlich. Einzelheft DM 16,—; einseitig bedruckte Ausgabe DM 20,—. Jahresbezugspreis DM 192,—; einseitig bedruckte Ausgabe DM 240,— einschl. Register, zuzüglich Porto- und Versandkosten. Gesamtherstellung: VEB Druckerei „Thomas Müntzer" Bad Langensalza. Veröffentlicht unter der Lizenznummer 1292 des Presseamtes beim Vorsitzenden des Ministerrates der Deutschen Demokratischen Republik.

www.ingramcontent.com/pod-product-compliance
Lightning Source LLC
LaVergne TN
LVHW042239300926
849161LV00003B/403